药物代谢动力学

教　程

U0247795

主　编　　刘晓东　柳晓泉
副主编　　陈西敬　杨　劲　陈卫东
编写人员　（以姓氏笔画排序）
　　　　　　任欣怡　刘　李　刘晓东　杨　劲
　　　　　　何　华　陈卫东　陈西敬　赵　娣
　　　　　　柳晓泉　程远国

江苏凤凰科学技术出版社
·南京·

前　言

　　药物代谢动力学(又称药代动力学、药物动力学或药动学)是定量研究药物在体内吸收、分布、排泄和代谢规律的一门学科。药物进入体内后,经过吸收进入血液,并随血流进入靶组织与受体结合,从而产生药理作用,作用结束后,还须从体内消除。通过在实验的基础上建立数学模型,求算相应的药物代谢动力学参数后,可以定量预测药物的体内过程。新药和新制剂均需要进行动物和人体试验,了解其药物代谢动力学过程。通过药物代谢产物和代谢过程,人们可以发现生物活性更高、更安全的新药。因此,在创新研制过程中,药物代谢动力学研究在评价新药中与药效学、毒理学研究处于同等重要的地位。药物代谢动力学也是临床医学的重要组成部分。

　　中国药科大学药物代谢动力学研究中心为本科生、研究生开设《药物代谢动力学》课程已有三十多年的历史,《药物代谢动力学教程》是在原《药物动力学教学讲义》和《药物代谢动力学》基础上,经多年修正、拓展而成的。全书十七章,分别为概述、药物体内转运、药物的代谢研究、药物代谢动力学经典理论、非线性药物代谢动力学、非房室模型的统计矩方法、生物利用度和生物等效性评价、临床药物代谢动力学、药代动力学与药效动力学结合模型、创新药物的非临床药代动力学研究、生理药物代谢动力学模型及其实践、手性药物的药物代谢动力学、生物技术药物的药代动力学研究、药物转运体、药物代谢酶、药物相互作用、药物代谢动力学计算软件及其原理。

　　本书编著者均是长期工作在药物代谢动力学教学和研究第一线的教师。因此,本书的实践性与理论性较强,可作为高年级本科生、硕士生教材使用,也可作为从事药物代谢动力学研究及相关科研人员的参考书。

编　者

2015 年 3 月于南京

目录

第一章 概 述

一、什么是药物代谢动力学

药物进入机体后,出现两种不同的效应。一种是药物对机体产生的生物效应,包括药物对机体产生的治疗作用和不良反应,即药效学(pharmacodynamics)和毒理学(toxicology)。另一种是机体对药物的作用,包括药物的吸收(absorption)、分布(distribution)、代谢(metabolism)和排泄(excretion),即 ADME。药物代谢动力学(pharmacokinetics)是定量研究药物在生物体内吸收、分布、排泄和代谢(简称体内过程)规律的一门学科。在实验的基础上,通过建立数学模型,并求算药物代谢动力学参数,实施药物的体内过程预测。无论是新化学实体和新制剂研制,还是药物临床应用与评价均需开展药物代谢动力学研究,以充分了解其药物代谢动力学规律。

二、药物代谢动力学研究与其他学科的关系

药物代谢动力学研究成果在医学等相关学科中得到广泛地应用。

1. 在临床及药物治疗学中的应用

一般情况下药物疗效/毒性与血药浓度的关系比与剂量的关系更为密切,如何调节血药浓度以控制药物的疗效或降低毒性成为临床药物治疗的关注问题,在临床上形成重要的研究方向——临床药物代谢动力学(clinical pharmacokinetics)。临床药物代谢动力学主要研究成就之一就是利用药物代谢动力学模型,定量预测血药浓度,制订临床给药方案(dosage regiment)或对某些临床现象做出合理的解析。因此,临床药物代谢动力学在药物临床给药方案的制订和治疗药物监测(therapeutic drug monitoring,TDM)方面得到广泛地应用。药物体内过程因受到遗传基因变异的影响,它也是遗传药理学(pharmacogenetics)研究的内容。

药物作用有时受到生物节律的影响,如 5-氟尿嘧啶体内的代谢酶——二氢嘧啶脱氢酶存在昼夜变化,一些疾病如冠脉梗死、心绞痛和哮喘等在一天 24 h 内的发病概率也是不同的。由于生物时辰节律的存在,药物与机体的相互作用呈现时辰变化,出现了时辰药理学(chrono-pharmacology)、时辰药物代谢动力学(chronopharmacokinetics)和时辰治疗学(chronothera-py)、时辰毒理学(chronotoxicology)等研究课题。它们的研究引申出关于抗高血压、平喘、激素、抗肿瘤和免疫调节等药物时辰治疗学的概念,有助于调整给药时间,使之与生物节律和疾病节律相适应,达到增加疗效、降低毒副作用的目的。哮喘病人在夜间比白天的病情重,服用茶碱后的代谢节律表明,血药浓度白天比夜间高,这与哮喘病情变化的节律相吻合,通过调整剂量可以解决这一问题。又如氨基苷类抗生素通常 12 h 一次,时辰药物代谢动力学研究表明,该药主要经肾排泄,并对肾和听神经有一定毒性,该药物的白天浓度低、夜间浓度高。利用时辰问题调整用药剂量,势必会减低毒性,但不降低抗菌作用。类似地如 5-氟尿嘧啶等抗肿瘤药物采用时辰治疗,可以改善病人的生活质量,降低其毒副作用。

2. 在基础药理学中的应用

药物代谢动力学是基础药理学的重要组成部分。它的研究成果除直接应用于医药科学实

践外,还可以充实基础药理学,深化人们对药物作用的认识,促使药理学新理论和新概念的发现。如药物体内蓄积问题过去认为是药物本身属性,通过药物代谢动力学研究发现它还取决于给药方案,特别是给药间隔、时间等因素。同时检测药物浓度和效应(包括毒性),将药物代谢动力学和药效动力学结合研究(药动学-药效学结合模型),以动态分析浓度、效应和时间三者关系。基于药物代谢动力学模型和疾病的病理生理过程结合,形成新的研究方向机制性药动学-药效学结合模型。该模型可以定量地表述药物与效应的真实连接,包括实际的生理、病理过程和药理学过程。理论上,该模型可以进行:① 用体外结果对体内的效应进行预测;② 动物间的药物效应预测;③ 由正常人的结果对病人的临床疗效预测;④ 个体间和个体内的临床效应的变异预测。将药物代谢动力学研究成果用于毒理学研究中,形成交叉研究领域——毒代动力学(toxicokinetics,TK)。

3. 在药剂学中的应用

好的药物必须有好的剂型方能发挥好的疗效。事实上,含量相同的同类药物制剂,往往因制造厂商不同,其吸收速率与程度(合称为生物利用度)不同,导致疗效不同。因此制剂的研究只有同步研究其药物吸收程度和速率,才能保证其质量。制剂生物利用度研究已成为新制剂的重要内容。此外,对于在体内停留时间短的药物,通过将其制成控释、缓释制剂,以达到减少给药次数、方便病人服药的目的。药物代谢动力学研究成为生物药剂学(biopharmaceutics)研究的基础。其中基于药物与胃肠道黏膜间相互作用形成的生物药剂学分类系统(biopharmaceutics classification system,BCS)以及随后形成的基于药物体内处置的生物药剂学分类系统(biopharmaceutics drug disposition classification system,BDDCS)已经成为体内外相关性研究、食物药物相互作用研究、药物制剂处方筛选和药物制剂评价中广泛使用的预测模型。

4. 在药物化学中的应用

药物的体内过程取决于药物的化学结构。通过对药物体内过程与化学结构的关系研究,建立药物代谢动力学、药效学与药物化学结构的相关关系,有助于设计体内过程合适的、疗效长的新药。如抗生素氨苄西林在胃酸的 pH 下稳定,但吸收不好,生物利用度只有 30%~50%,而在苯环上引入羟基形成阿莫西林后生物利用度可达 90%。代谢产物结构及其活性研究,有助于发现新的药物。如抗组胺药特非那定有很好的抗过敏作用,而无中枢镇静作用,但该药高剂量时,导致心电图的 Q—T 延长,已有死亡的报道。该药在体内代谢主要是由 CYP3A4 介导的,与红霉素、氟康唑等 CYP3A4 抑制剂合用,心脏毒性更容易发生,因此该药已被淘汰。而其活性代谢产物非索那定在体内不经 CYP3A4 酶代谢,心脏毒性作用明显降低,仍然表现类似活性,已替代特非那定上市。类似通过对氯雷他定代谢产物活性研究,得到了活性更强的抗组胺药物地洛他定。对地西泮的代谢产物研究,得到了系列活性代谢物,这些产物多数已作为药物上市。一些药物在体内代谢过程中形成活性中间产物或毒性代谢物,通过对药物的代谢途径和代谢致毒机制研究,经化学结构改造,绕开可能形成毒性中间产物或代谢物的代谢途径,以降低药物的毒性。

5. 与其他领域的关系

药物对于机体来说,是一种外来化学异物,其体内过程研究同样适合于外来化学异物(如毒物、食品添加剂、化妆品等)研究。因此,药物代谢动力学与环境科学、工业毒理学、农药研究、食品科学、法医学、军事毒理学等学科存在密切关系。

(刘晓东)

第二章　药物体内转运

第一节　概　述

服药后,药物从给药部位吸收(absorption)进入血液,随血流分布(distribution)到相应的组织中,发挥药效或毒性。多数药物在肝脏等组织中发生代谢(metabolism)。药物及其代谢物经胆汁和肾脏排泄(excretion)出体外。药物代谢和排泄过程合称药物消除(elimination)。药物在体内的吸收、分布、代谢与排泄过程,统称为体内过程,又称药物处置(disposition),缩写为 ADME。静脉注射给药,药物直接进入血液,不存在吸收过程。药物体内过程可用图2-1形式描述,药物在体内过程自始至终都处于动态变化之中,药物在体内的命运是这些过程的综合结果。

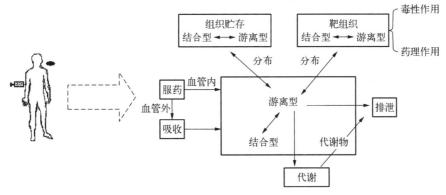

图 2-1　药物在体内过程

第二节　药物跨膜转运及其影响因素

药物吸收、分布、代谢和排泄均涉及跨膜转运问题。因此,了解药物跨膜转运机制及其影响因素是十分重要的。

一、生物膜

生物膜主要由脂质、蛋白和多糖组成。该脂膜呈液态骨架,脂质形成一列双分子层,蛋白质镶嵌在其中,蛋白质多为物质转运的载体(transporter)、受体或酶,担负着物质转运或信息传递任务。此外,在膜中还存在一些孔道,使一些小分子化合物如水和尿素等通过。生物膜的脂质特性,使得一些药物可以溶于脂膜中,顺浓度差,从膜的一侧向另一侧转运。不同种属动物,甚至同一动物不同组织的生物膜组成往往是不同的,这是构成组织具有各自转运特性的物质基础。

二、药物的跨膜转运方式

常见药物跨膜转运有以下几种类型：

1. 被动扩散(passive processes，passive diffusion)

大多数药物是通过这种方式转运的，即借助于在生物膜中的脂溶性顺浓度差实施药物跨膜转运。这种转运方式有以下特点：

(1) 顺浓度梯度转运，即药物从膜高浓度的一侧向低浓度的一侧转运，其转运速度与浓度差成正比，无需能量。当两侧浓度相等时，达到动态平衡。可以用 Fick 定律描述药物的转运速率(dM/dt)。

$$dM/dt = -P \cdot A \cdot \Delta c/\Delta X \qquad (2-1)$$

式中，A 为扩散膜的面积，ΔX 为膜厚度，Δc 为膜两侧药物浓度差，P 为药物的通透性系数(permeability)。

(2) 药物跨膜转运无选择性。药物跨膜转运速率只与其脂溶性大小及通透性系数(P)有关。

(3) 药物跨膜转运无饱和现象。

(4) 药物跨膜转运无竞争性抑制作用。

药物的脂溶性大小往往与药物的离子化程度有关。多数药物是有机酸或有机碱，通常只有非离子型的药物才能跨膜转运，其浓度差也是指非离子型药物。因此，膜两侧 pH 和药物 pK_a 决定了药物的离子化程度和药物的转运方向。可用 Henderson-Hasseslbalch 方程计算离子型药物浓度(c_i)和非离子型药物浓度(c_m)比值。

碱性药物： $\qquad B + H^+ \rightleftharpoons BH^+ \qquad \dfrac{c_i}{c_m} = 10^{pK_a - pH}$

酸性药物： $\qquad AH \rightleftharpoons A^- + H^+ \qquad \dfrac{c_m}{c_i} = 10^{pK_a - pH} \qquad (2-2)$

图 2-2 比较了几种不同 pK_a 值的酸性和碱性药物的非离子型分数与体系中 pH 的关系。图 2-3 比较了几种酸性药物和碱性药物在胃、十二指肠、空肠和回肠中非离子型分数。可见药物在胃肠道不同的部位，其非离子型分数不同。

一些酸性很弱的药物如戊巴比妥的 $pK_a > 7.0$，在 pH 1~8 范围内，主要呈非离子型，该药物的吸收不受 pH 的影响。对于 pK_a 在 2.5~7.5 之间的药物，它的解离受到 pH 影响较大。pH 的改变直接影响药物的吸收速度。如水杨酸的 pK_a 为 2.95，在小肠中主要以离子形式存在，而戊巴比妥主要以非离子型存在。一些 $pK_a > 7.5$ 的碱性药物如维拉帕米在肠道中主要以离子型存在。

膜两侧的 pH 不同往往会改变药物的转运方向。如丙戊酸的 $pK_a = 4.6$，利用 Henderson-Hasseslbalch 方程算得在血浆(pH 7.4)侧非离子型与离子型药物浓度比为 1∶631，而在胃液(pH 1.7)侧非离子型与离子型药物浓度比为 1∶0.001，在这种情况下在胃中药物主要从胃侧向血浆侧转运。而对于弱碱性药物，如厄洛普尼的 $pK_a = 5.42$，则出现相反的结果，即在血浆(pH 7.4)侧非离子型与离子型药物浓度比为 1∶0.01，而在胃液(pH 1.7)侧非离子型与离子型药物浓度比为 1∶5 248，即在胃液中几乎全部以离子型存在，而在血浆中主要以非离子型存在，此时药物不但不从胃中吸收，反而可能由血浆向胃液侧转运。

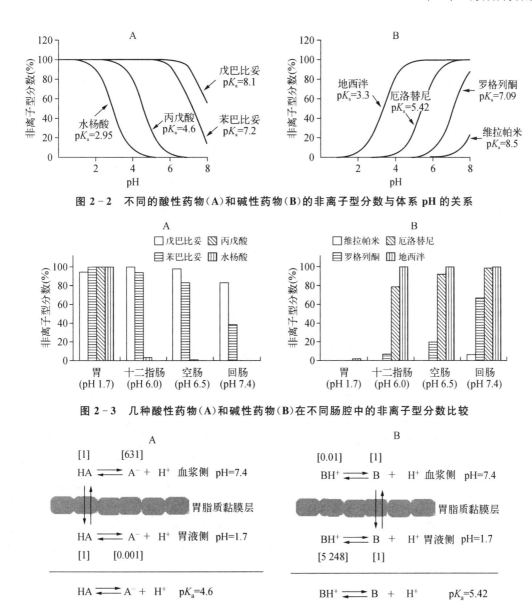

图 2-2　不同的酸性药物（A）和碱性药物（B）的非离子型分数与体系 pH 的关系

图 2-3　几种酸性药物（A）和碱性药物（B）在不同肠腔中的非离子型分数比较

图 2-4　丙戊酸（A）和厄洛普尼（B）在胃液侧和血浆侧非离子型和离子型分配比较

2. **孔道转运**（filtration through process）

生物膜上有水通道或蛋白质分子孔道。一些物质包括水和某些电解质等可以通过这些孔道转运。这种转运通常与药物的分子结构和大小有关。转运速率主要取决于相应组织的血流速率以及生物膜的性质，而与脂溶性和 pH 的梯度关系不大。但脑等特殊组织，由于毛细管内皮细胞紧密连接，缺乏孔道转运。

3. **特殊转运过程**（specialized transport process）

葡萄糖、氨基酸和嘧啶碱等物质，既非脂溶性，也非小分子，但仍能透过生物膜，并且转运往往是逆浓度差的，即从浓度低侧向高侧转运。通常有主动转运（active transport）、载体转运（carrier-mediated transport）和受体介导的转运（receptor-mediated transport）等特殊转运过程。特殊转运过程主要包括载体及酶两种机制。与被动扩散相比,特殊转运过程具有以下特征:能从低浓度侧向高浓度侧转运;常需要能量;转运速率有饱和性(transport maximum);对物质转运存在化学和立体选择性;同类物质往往能竞争同一载体,产生相互拮抗作用。在肠、肾小管、脉络丛等上皮细胞上都存在主动转运过程。在脉络丛和脑毛细血管内皮细胞上也存在特殊的主动转运机制,如P-糖蛋白(P-glycoprotein,P-GP)、多药耐药相关蛋白(multidrug resistance-associated proteins,MRP 1-9)、乳腺癌耐药蛋白(breast cancer resistance protein,BCRP)、氨基酸转运载体和葡萄糖转运载体等。

易化扩散(facilitate diffusion)也属于特殊转运过程,它需要载体,存在饱和性以及类似物间的竞争性,但不需要能量。在一些组织如肠和肝脏中表达有机阳离子转运体(organic cation transporters,OCTs)、有机阴离子转运体(organic anion transporters,OATs)、有机阴离子转运多肽(organic anion transporting polypeptides,OATPs)和肽转运体(peptide transporters,PEPTs)等药物转运体。胞饮(pinocytosis)也属于特殊转运,它是机体转运大分子化合物如多肽和蛋白质转运方式之一。

不同药物往往采用不同的转运方式,有时同一药物在不同的组织也会采取不同的转运方式。

第三节　药物的吸收

吸收是指药物从在给药部位进入血液循环的过程。除了动脉和静脉给药外,其他给药途径均存在吸收过程。药物从给药部位进入血液循环过程通常用吸收速度和吸收程度来描述。药物吸收程度通常指生物利用度(bioavailability),即药物由给药部位到达血液循环中的相对量。口服给药,药物在到达体循环之前,经肠道、肠壁和肝脏的代谢分解,使进入体内的相对药量降低,这种现象称为首过效应(first pass effect)。影响药物吸收的因素有药物制剂因素和生理因素两大类型。药物制剂因素主要包括药物理化性质(如溶解度和药物的晶型等)、处方中赋型剂的性质与种类、制备工艺、药物的剂型以及处方中相关药物的性质等。生理因素主要包括病人的生理特点,如胃肠 pH、胃肠活动性、肝功能及肝肠血流灌注情况、胃肠结构和肠道丛菌状况、年龄、性别、遗传因素及病人饮食特点等。

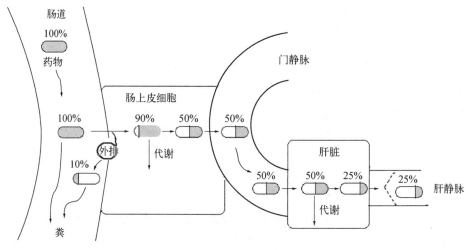

图 2-5　口服药物在吸收过程中可能产生首过效应的部位

一、药物在胃肠道中吸收

口服给药是常用的给药方式,也是最安全、方便和经济的方式。因消化道各部位组织结构以及相应的 pH 不同,对药物的吸收能力与吸收速度也是不同的。药物的吸收通常与吸收表面积、血流速率、药物与吸收表面接触时间长短以及药物浓度有关。大多数药物在胃肠中吸收是被动扩散的,因此脂溶性的、非离子型药物易吸收。在了解药物在胃肠道中吸收特性之前,有必要先简单地复习一下胃肠道的生理特性。

1. **胃肠道的生理解剖学特点**

胃是消化道中最膨大的部分,成人的容量一般为 $1\sim2$ L,因而具有暂时贮存食物的功能。胃表面覆盖着一层黏膜组织,胃液的 pH 为 $0.9\sim1.7$。由于胃液呈强酸性,对于多数酸性药物而言,主要呈非离子型,是可以吸收的。由于胃被一层厚厚的、高电阻的黏膜层覆盖,相对肠而言,胃的吸收表面积小,仅 1 m^2,血流速率也小,只有 150 ml/min,加之在胃中停留的时间较短,因此,胃不是药物的主要吸收部位。需要注意的是由于胃液呈强酸性,某些酸不稳定的药物可能因分解而失活。在这种情况下,应考虑将药物制成肠溶制剂,以避免胃酸对药物的分解作用。

小肠是营养成分以及药物的主要吸收部位。人的小肠长约 4 m,它的黏膜具有环形皱褶,并有大量的绒毛及微绒毛。由于环形皱褶、绒毛和微绒毛的存在,最终使小肠的吸收面积比同样长的简单圆筒面积增加约 600 倍,达 200 m^2 左右。小肠除了具有较大的吸收面积外,在小肠内停留时间长、血流速率丰富($1\,000$ ml/min)也是小肠吸收的有利条件。

小肠绒毛内有毛细血管、毛细淋巴管、平滑肌纤维和神经纤维网等结构。空腹时,绒毛不活动,进食则可引起绒毛产生节律性伸缩和摆动,这些运动可加速绒毛内血流和淋巴的流动,有助于物质的吸收。

一般来说,糖、氨基酸和脂肪以及大部分药物是在十二指肠和空肠吸收的。回肠有其独特的机能,即主动吸收胆盐和维生素 B_{12}。对于多数物质,当它们到达回肠时,基本上已吸收完毕。大肠主要吸收水分和盐类。

物质在小肠内的传送时间为 $3\sim4$ h,在大肠中需要 $10\sim12$ h。因此,当药物在胃肠中的释放时间大于 4 h 或更长,肯定会有一部分药物在大肠中释放。一些药物往往存在最佳吸收部位,即吸收窗(absorption window)。

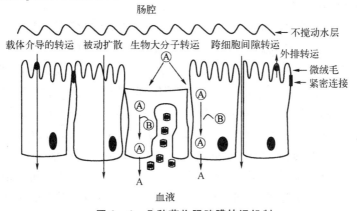

图 2-6 几种药物肠跨膜转运机制

2. 药物胃肠转运机制

通常认为弱酸性药物在胃中易吸收,而弱碱性药物在小肠中吸收。由于小肠有很大的吸收表面积,因此药物的吸收以小肠为主。多数药物主要以被动扩散方式吸收。其吸收程度取决于药物的分子量大小、离子化程度和脂溶性。但一些与营养成分相似的药物如氨基酸衍生物、嘧啶碱衍生物和嘌呤碱衍生物等则通过相对应的载体主动转运吸收。三肽或二肽类则可通过相应的肽类转运体转运而吸收。如 β-内酰胺类抗生素通过肠上皮上的 PEPTs 转运而吸收,左旋多巴是通过氨基酸载体转运吸收的。肠黏膜上皮细胞中表达有 OATs、OATPs 和 OCTs 等药物转运体,后者参与相应底物药物吸收。

(1) 药物通过不搅动水层 肠腔与小肠上皮细胞交界处有一个不搅动水层(UWL),其厚度大约 400 nm,它是药物吸收的一个重要屏障。药物透过此层的流动速率(J),服从 Fick 定律,即 J 与肠腔内溶质浓度 c_1、刷毛缘膜的水-脂质界面的药物浓度 c_2 差值及扩散系数 R 成正比,而与 UWL 的厚度 d 成反比:

$$J = \frac{(c_1 - c_2) R}{d} \qquad (2-3)$$

若药物通过刷毛缘膜速度很快,则药物通过不搅动水层扩散成为吸收的主要限制因素。因此,不搅动水层限制了某些脂溶性药物如长链脂肪酸和胆固醇类药物的吸收。增加肠蠕动,特别是绒毛膜的收缩,可以降低不搅动水层的厚度,从而加速药物通过不搅动水层。

(2) 药物通过肠上皮 药物通过肠上皮涉及通过刷毛缘膜、细胞间隙及细胞侧膜。若药物透过生物膜是被动扩散的,则取决于药物的脂溶性,刷毛缘膜是肠道药物吸收的主要屏障。通常药物通过刷毛缘膜服从 pH 分配学说。但是有时弱酸性或弱碱性药物在小肠的吸收与计算值不一致。如水杨酸的 pK_a 为 2.95,人空肠的 pH 为 6.5。此时 99.97% 的水杨酸以离子形式存在,似乎药物不吸收,但实际上水杨酸是吸收的,这可能与存在较大的吸收面积以及药物随血流快速带走,保持较大浓度差有关。

(3) 药物透过细胞间隙 药物透过细胞间隙的途径包括紧密连接和细胞侧通道。相邻细胞在接近刷毛缘处紧密相连,称为紧密连接。在功能上可以通过水、电解质及某些小分子物质。

(4) 通过淋巴吸收 淋巴发源于固有层,固有层毛细血管多,呈网状,因此一定大小的颗粒,无论是脂溶性,还是水溶性,均可通过。一些药物可以通过淋巴吸收。

3. 影响药物吸收的因素

影响药物的吸收因素除药物本身因素外,凡是能影响胃肠活动的因素均会影响药物的吸收。

(1) 药物和剂型 口服药物制剂,药物经过释放、溶解和跨膜转运三个过程。药物制剂的释放速率和在胃肠中的溶解速率影响药物吸收速率和程度。不同的制剂因药物释放速率和溶解速率不同,吸收速率亦不同。如果药物的释放速率和溶解速率大于药物跨膜转运速率,则跨膜转运速率是吸收的限速因素。如新霉素在胃肠道中溶解快,但该药难以透过肠黏膜上皮,吸收差。尽管各种新霉素制剂的释放速率不同,但药物吸收过程无多大改善。另一种情况是药物的释放速率或溶解度是药物吸收的限制因素。如灰黄霉素在胃肠道溶液中很难溶解。固体给药,由于没有足够的时间溶解,因而吸收不完全。延长胃肠排空时间,可增加该药物的吸收。

(2) 胃肠排空作用 延缓胃排空时间,有利于一些碱性药物在胃中溶解,因而会促进其进入肠道吸收;对于某些酸性药物则相反,如普鲁本辛延缓胃排空,使扑热息痛吸收减慢。食物对不同药物在胃肠道中吸收影响不一。食物可延缓利福平、异烟肼、左旋多巴等药物的吸收，另一方面食物则促进硝基呋喃妥因和克拉霉素的吸收。脂肪因抑制胃排空，因而增加灰黄霉素在胃中溶解时间，促进吸收。肠蠕动对药物吸收有作用，适当的肠蠕动可促进固体药物制剂的崩解和溶解，尤其是微绒毛的蠕动可使不搅动水层厚度减少，有利于药物的吸收；但另一方面，蠕动加快又使一些溶解度小的药物，因在肠内停留时间缩短，反而使其吸收不完全。

（3）首过效应　口服给药必须经胃肠道（壁）和肝脏后才进入体循环，对于首过效应大的药物，口服给药往往生物利用度很低或个体差异大，难以获得满意的疗效。

（4）肠上皮的外排机制　在肠黏膜上皮细胞中存在 P-GP 和 BCRP 等药物外排转运体，使得进入肠黏膜上皮细胞中的药物外排到肠腔，这也可能是多种药物生物利用度低的原因之一。

（5）疾病　有胃肠疾病的人往往药物吸收变异较大，这种变异与疾病的部位及严重程度无直接联系，故难以预测。

（6）药物相互作用　当两个或以上的药物合用时，可通过以下途径影响药物的吸收：① 影响肠腔 pH，改变药物的离子化程度；② 改变药物的溶解度；③ 影响胃肠蠕动或胃排空，改变药物在肠中停留时间；④ 形成复合物；⑤ 影响药物在肠黏膜上皮细胞中代谢；⑥ 影响肠黏膜上皮细胞中药物转运体功能等。

4. 研究药物在胃肠道中吸收常用的方法

（1）在体肠灌流法（in situ intestinal perfusion）　在动物麻醉状态下，不切断血管和神经，将待研究的肠段两端结扎，肠管插管，洗净肠内容物，构成循环回路，使药物在肠腔内循环。不同时间测定灌流液中药物浓度变化，可以获得药物在肠内吸收情况。本法能避免胃内容物和消化道固有生理活动对结果的影响。

（2）Caco-2 细胞模型（Caco-2 cell model）　将 Caco-2 细胞作为评价药物肠吸收模型最早是由 Borchardt 和 Workers 提出的。Caco-2 细胞来源于人体结肠上皮癌细胞。将 Caco-2 细胞培养于多孔纤维膜上，形成单细胞层。Caco-2 单细胞层在形态学和生物学特性上与肠黏膜上皮细胞有许多类似性，如肠黏膜上皮中药物转运体和代谢酶在 Caco-2 细胞中均存在。由于药物在 Caco-2 单细胞层中的透过速率与药物人口服生物利用度呈现良好的相关性，Caco-2 细胞目前已被广泛接受作为细胞模型，研究体外药物吸收特性。用 Caco-2 单细胞层作为体外模型，有下列优点：① 作为研究体外药物吸收的快速筛选模型；② 在细胞水平上研究药物在小肠黏膜中的吸收、转运和代谢；③ 研究药物对肠黏膜的毒性；④ 由于 Caco-2 细胞来源于人，不存在种属的差异性。

通过将 Caco-2 细胞接种在 Transwell 小室中，在 5%CO_2 条件下，37 ℃培养 19~25 d 后可形成致密细胞层。在进行药物转运时，根据研究目的将腔面侧（A）或基底侧（B）作为供池（donor），另一侧为受池（receiver）。待试药物溶液加入到供池中，受池中加不含药物溶液。不同时间从受池室取样，测定相应药物浓度。按下式计算有效通透系数（effective permeability coefficients，P_{app}）。

$$P_{app} = (\Delta Q/\Delta t)/(Ac_0) \qquad (2-4)$$

式中，ΔQ 为在 Δt 时间内通过单细胞层的药量，A 为扩散面积（cm^2），c_0 为供侧池中初始药物浓度。P_{app} 的单位为"cm/s"。

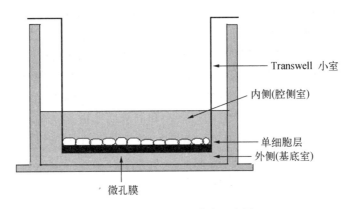

图 2 - 7 Transwell 小室示意图

二、药物在其他部位吸收

1. 药物在口腔黏膜中吸收

口腔黏膜有上皮和固有层。硬腭部为角化的复层扁平上皮,其余部分均为未角化的复层扁平上皮。固有层结缔组织向上皮形成乳头,其间有丰富的毛细血管。口腔黏膜薄,面积大,相对皮肤而言,药物容易通过。黏膜下有大量毛细血管汇总至颈内静脉,不经过肝脏而直接进入血液循环,避免了肝脏首过代谢。口腔黏膜层扁平上皮是药物吸收的主要屏障,不同部位的角化度不同,其药物的通透性也是不同的,通常舌下>颊>硬腭。在黏膜细胞间也有一些间隙,允许一些药物通过。药物在口腔黏膜中吸收过程主要是被动扩散。

2. 药物在直肠黏膜中吸收

直肠的吸收面积不大,但血流量较为丰富,药物容易吸收。直肠给药主要通过痔上、痔中和痔下静脉进入血液循环。由于痔上静脉经过肝脏后才能到达血液循环,直肠给药仍然存在肝脏的首过效应。由于直肠给药吸收不规则,因此剂量往往难以控制。

3. 药物透皮肤吸收

皮肤作为人体的最外层组织,为保护机体免受外界环境中有害因素侵入的屏障,也能阻止机体内体液和生理必需成分的损失,同时具有汗腺和皮脂的排泄功能。皮肤可以简单地分为四个层次:角质层、生长皮层、真皮层和皮下脂肪组织。角质层、生长皮层合称表皮。在真皮层存在丰富的毛细血管丛、汗腺、皮脂腺和毛囊等。经皮吸收药物的主要屏障是角质层。在药物角质层中扩散有两种途径:① 通过细胞间隙扩散;② 通过细胞膜的扩散。通常脂溶性的药物可以与角质层中脂质相溶,角质层屏障作用小,而分子量大、极性或水溶性的药物难以通过。皮肤角质层受损可导致药物的通透性显著增加,如湿疹、溃疡或烧伤创面,药物的通透可增加数倍至数十倍。不同部位的角质层厚度是不同的,足底和手掌>腹部>前臂>背部>前额>耳后和阴囊,因此,药物在这些不同的部位吸收程度也是不同的。

外用药物通常用透皮肤吸收制剂,有时也可利用药物皮肤吸收特点,制成透皮吸收制剂,以达到缓释和控释目的。皮肤有较大的表面积,皮肤吸收往往也是农药等毒物吸收造成中毒的途径之一。

4. 药物在肺部吸收

气体或挥发性药物可以在肺上皮细胞或气管黏膜吸收。通常肺吸收速度很快,因吸收面积大,某些吸入性麻醉剂或治疗性药物采用这种方式。有些药物可通过雾化吸收。这种方式的优点是药物吸收快,可避免肝肠分解,若用于肺部治疗,则可达到局部用药的目的。但这种方式的缺点是药物的剂量难以控制,药物也会对肺上皮细胞产生刺激。肺吸收也往往是毒品和环境毒物的重要吸收途径。

5. 药物在眼部吸收

许多药物是可以通过眼而吸收的。眼结膜囊内局部用药是常见的用药方式。药物在眼部吸收有以下特点:① 简单、经济。许多药物通过眼部吸收与注射同样有效。② 可以避免肝首过效应。③ 对免疫反应不敏感。适合于蛋白多肽类药物。但眼部给药存在以下缺陷:① 眼部刺激性。眼睛感觉敏感,如药物有刺激性,不仅会损伤眼组织,而且会引起眼泪,使药物稀释。② 剂量损失。眼部用药的流失量大,容量小,一般眼部仅有 $7\ \mu l$ 容量。③ 药物在眼部的停留时间问题。一般制剂在眼部的停留时间短。停留长的制剂如眼药膏,又对视线有障碍。④ 一般病人难以接受眼部给药。

6. 药物在鼻腔黏膜中吸收

鼻腔给药对于许多分子量小于 $1\ 000$ 的药物吸收迅速有效,对于一些大分子药物,在吸收促进剂的作用下达到有效的生物利用度。鼻腔给药有以下特点:① 鼻腔黏膜有众多的细微绒毛,可大大增加药物吸收的有效表面积,鼻上皮细胞下有大量的毛细血管,能使药物快速通过血管壁进入血液循环。② 药物直接进入血液循环,避免肝、胃、肠的代谢,对于在胃、肠和肝分解代谢药物尤为适用。③ 鼻腔中黏液纤毛将药物从鼻甲部向鼻咽部传送,这样大大缩短了药物与吸收表面积的接触时间,影响药物的吸收和生物利用度。不同的药物吸收程度是不同的,如普萘洛尔和雌二醇等药物吸收快而完全,青霉素和头孢唑林等药物的生物利用度只有肌肉给药的 50%,而麻黄碱、肾上腺素和尼古丁等不能通过鼻腔黏膜吸收。

7. 药物在肌肉中吸收

肌内注射给药也是常用的给药途径之一,水溶性药物注入肌肉后,迅速吸收,吸收速率取决于注射部位的血流速率。例如,在大腿肌肉中注射胰岛素的降血糖作用强于在臂部或臀部肌肉。一般来说,水溶性成分股外肌吸收比臀大肌快,在男性臀大肌的吸收比女性快,这主要由于皮下脂肪量差异所致。如注射剂为油剂或混悬液,则会使吸收减慢。有些药物因溶解度低,在注射部位形成沉淀,再次溶解成为限制因素,造成难以吸收或吸收缓慢,如盐酸利眠宁的肌内注射吸收很慢,甚至无效。

8. 药物在皮下部位吸收

一般来说,皮下注射给药吸收缓慢,可以维持稳定的效应。例如,胰岛素混悬剂的吸收速率比水溶性制剂慢。血管收缩剂的使用可延缓药物的吸收。皮下植入给药往往可维持数周或数月的疗效。

第四节　药物的分布

一、药物的分布及其影响因素

无论哪种给药途径,药物进入血液后,随血液分布到机体各组织中。药物首先分布于血流速率快的组织,然后分布到肌肉、皮肤或脂肪等血流速率慢的组织。药物的分布类型取决于生理因素和药物的理化性质,包括组织血流速率、生理性屏障存在、药物与组织的亲和力、药物的脂溶性以及药物血浆蛋白结合率等。

1. 组织血流速率

组织血流速率又称灌注速率。药物从血液向组织分布的速率受到血流灌注速率和药物经膜扩散两个因素的影响。若药物是脂溶性小分子,则药物很容易通过组织细胞膜,或通过结构疏松的毛细管壁,此时扩散因素不是药物分布的限制因素,而组织血流灌注速率成为限制因素。相应的组织模型称为血流灌注限制模型(limited perfusion rate model)。组织的血流速率通常用每分钟血流量(ml/min)表示,定义达到分布平衡时间 t 为

$$t = \frac{K_p}{(Q/V_t)} \tag{2-5}$$

式中,K_p 为平衡时组织/血液药物浓度比值,Q 和 V_t 分别为组织血流速率和组织大小。由式(2-5)中可见,分布平衡时间 t 与 K_p 成正比,与组织血流速率成反比。

2. 膜扩散速率

通常药物进入血流后,能够快速分布到各组织,但往往难以进入到脑等具有生理性屏障的组织。体内主要生理性屏障有血脑屏障(blood-brain barrier,BBB)、胎盘屏障(placental barrier)和血睾屏障(blood testis barrier)等。药物透过这些屏障多数以被动转运为主,主要取决于药物的脂溶性和解离度,膜扩散速率是主要限速因素。如水杨酸和戊巴比妥的油/水分配系数相近,但戊巴比妥为弱酸,在血浆中大部分呈非离子型,进入脑脊液达分布平衡时间仅4 min,而水杨酸大部分以离子形式存在,入脑脊液达分布平衡时间需 115 min。

3. 药物与血浆蛋白、红细胞及组织成分结合作用

药物进入血液后,通常与血浆中蛋白质结合,只有游离的药物才能透过生物膜进入相应的组织或靶器官,产生效应或进行代谢与排泄,因此结合型药物起着类似药库的作用。这类库对于药物作用和维持时间长短有十分重要的意义。

血浆蛋白是体内有效的药物传送载体。多数药物是难溶于水的,与血浆蛋白结合后,在血液中被传送,结合型与游离型药物处于动态平衡状态,游离药物不断透过生物膜进入组织。通常酸性药物与白蛋白(albumin)结合,而碱性药物与 α_1-糖蛋白(α_1-glycoprotein)结合。这种结合大多是可逆的,只有极少数是共价结合,如抗肿瘤药物烷化剂。通常用血浆中结合药物与总药物浓度比值表示血浆蛋白结合力大小,其比值在 0 与 1 之间,比值大于 0.9 时,表示高血浆蛋白结合,小于 0.2 表示低血浆蛋白结合。在一定的范围内,这种比值是常数,即线性结合。然而,由于血浆中蛋白浓度有限,药物达到一定浓度以上,则有可能出现非线性结合,导致血药浓度增加,血浆中游离药物浓度剧增。

药物与血浆蛋白结合的特异性差,理化性质相近的药物间可产生相互作用。例如,磺胺类等有机阴离子药物可置换胆红素,导致血浆中游离胆红素浓度增加,从而增加中枢神经系统毒性。实际上药物间的血浆蛋白结合相互作用,导致增加毒性的作用有时被过分夸大,因为血浆蛋白结合率的改变往往伴随药物的分布改变,血浆药物游离分数并不显著变化。但是对于治疗窗窄的药物,应考虑药物相互作用造成的短暂浓度变化,引起药物作用和毒性改变。

药物的分布容积 V 与血浆中药物结合率和组织中药物结合率可用式(2-6)表示。

$$V = V_p + V_{WT} f_u / f_{uT} \tag{2-6}$$

式中，V_p 和 V_{WT} 分别为血浆和血浆外体液体积，f_u 和 f_{uT} 分别为血浆和组织中药物浓度游离分数。正常人的血浆体积约为 3 L，细胞外液约 15 L，总的体液体积约为 42 L。

4. 再分布（redistribution）

一般来说，药物的消除取决于代谢与排泄，某些药物如硫喷妥因高度的脂溶性，造成血药浓度与效应部位浓度快速降低，主要原因是药物快速进入脂肪组织所致。

二、血浆蛋白结合率及常用的测定方法

在血浆中药物以结合型和游离型两种形式存在。通常结合型与游离型处于动态平衡状态。药物与血浆蛋白结合符合质量作用定律，即

$$D + P \underset{k_2}{\overset{k_1}{\rightleftharpoons}} PD$$

$$K = \frac{k_1}{k_2} = \frac{[PD]}{[D][P]} \qquad (2-7)$$

式中，[D] 为游离药物浓度，[P] 为血浆蛋白浓度，[PD] 为结合型药物浓度，k_1 和 k_2 分别表示结合常数和解离常数。K 为平衡时的亲和力常数。在实际工作中通常用血浆蛋白结合率来反映药物与血浆蛋白亲和力的大小，即

$$血浆蛋白结合率 = \frac{[PD]}{[D] + [PD]} \times 100\% \qquad (2-8)$$

血浆蛋白结合率是反映药物分布的重要参数。常用的测定方法有平衡透析法（equilibrium dialysis）和超滤法（ultrafiltration）等。

（一）平衡透析法

1. 原理

平衡透析法是利用与血浆蛋白结合的药物不透过半透膜的特性进行测定的。此方法是将血浆蛋白置于一个隔室内，用半透膜将它与另一个隔室分开，另一隔室为缓冲液。半透膜可以让游离型药物自由通过，而与蛋白质结合型药物（大分子物质）则不能通过半透膜，如图 2-8 所示。

平衡时，两室的游离药物浓度相等。测定两室药物浓度，就可以计算相应药物的血浆蛋白结合率。

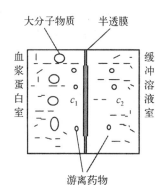

$$血浆蛋白结合率 = \left(\frac{c_1 - c_2}{c_1}\right) \times 100\% \qquad (2-9)$$

图 2-8 平衡透析法的原理示意图

式中，c_1 和 c_2 分别为血浆蛋白室和缓冲溶液室中的药物浓度。

2. 过程

（1）缓冲溶液 通常用 pH 7.4 的缓冲液（应与血浆侧等渗），内加适量的 NaCl，以消除 Donnan 效应。

（2）血浆蛋白 通常采用拟研究的动物或人的血浆进行研究。

（3）半透膜 最常用的是醋酸纤维膜，需要注意的是它有不同的截流分子量和厚度。市售的半透膜在实验前应进行处理，以除去可能的杂质。常用的处理方法之一是用 50% 乙

醇加热煮沸 1 h,再用 0.01 mol/L NaHCO₃ 热煮沸 1 h,加热水洗 3 次,用水浸泡过夜。

（4）透析

a. 仪器　有各种类型的仪器供选择。最简单的装置是小广口瓶。即取一段袋,用线将一端扎牢封死,加入定量血浆后,将另一端也扎牢封死(内留一小气泡)。使其悬浮于盛有缓冲液的广口瓶中,调节两端线,使其袋内液面与袋外液面一致,然后盖上玻璃塞,置于4 ℃冰箱或37 ℃水浴中。

b. 透析时间　透析时间长短与温度及药物的扩散速度有关。因此,在正式实验前应进行预试验,以确保扩散达到动态平衡。

（5）药物浓度确定与加样　一般血浆的体积小于缓冲液,为了防止因药物稀释给分析带来困难,可将药物溶解于缓冲液中。

最好用 3 种以上的药物浓度,以考查药物与血浆蛋白结合是否是线性的,其中一种浓度应与体内药物浓度相当。

3. 平衡透析法注意事项

（1）药物与膜发生结合　药物与膜结合程度取决于药物的性质,当结合严重时,会给出不正确的结果,在这种情况下,应更换其他类型半透膜或改用其他方法。在实验过程中,应设立一对照组。

（2）空白干扰　有时从膜中溶解出一些成分会干扰药物的测定。因此,在实验前应对膜进行处理,尽可能降低空白干扰。

（3）Donnan 效应　由于膜两侧的电荷特性不同,往往出现 Donnan 效应。可加中性盐如NaCl,以最大限度地降低这种效应。

（4）当药物在水中不稳定或易被血浆中酶代谢时,不宜用此法。

（5）应防止蛋白质的破坏。

（二）超过滤法

1. 原理

与平衡透析法不同的是在血浆蛋白室一侧加压力或离心力,将使游离药物快速通过滤膜进入另一隔室。

2. 方法

将含有药物的血浆蛋白液加到由滤膜分隔的装置中。根据装置要求,离心或加压促使溶液通过滤膜,测定滤液中药物浓度即为游离药物浓度。有相配套的装置可供选择。

3. 评价

该方法的优点是快速,只要有足够的滤液分析即可停止实验,可用于那些不稳定的药物血浆蛋白结合率测定。如采用微量超滤装置,则生物样品量大大减少,故该方法可用于在体的血浆蛋白结合率测定。与平衡透析法一样,要注意药物与滤膜的结合问题以及滤膜的孔径问题。

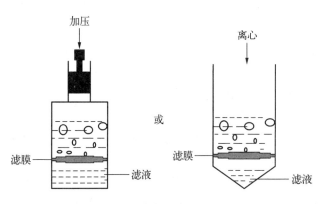

图 2 - 9　超过滤法的原理示意图

三、药物在特殊屏障中转运

（一）血脑屏障

1. 血脑屏障的特点

血脑屏障（BBB）指血-脑（blood-to-brain）及血-脑脊液（blood-to-cerebrospinal fluid）构成的屏障。主要的屏障是脑毛细血管内皮细胞构成的屏障。与其他组织不同的是脑毛细血管内皮细胞紧密连接，缺乏孔道转运和胞饮转运。此外，在内皮细胞周围存在大量的胶质细胞，构成了脑微血管的以下特性：① 低水溶性物质的扩散通透性；② 低导水性；③ 高反射系数；④ 高电阻性。由于存在这些特性，限制了一些极性大、电荷性高和大分子化合物通过血脑屏障进入脑内。脂溶性药物多数是通过被动转运进入脑内，其难易程度往往取决于脂溶性和分子大小。一些营养物质如糖、氨基酸、胆碱和核苷酸等通过载体转运系统运输。一些活性肽也通过不同转运类型进行转运，如受体介导转运、载体介导转运、入胞-出胞（endocytosis-exocytosis）转运、液相入胞转运（fluid-phase endocytosis）和吸附入胞（adsorptive endocytosis）转运等系统。在脑微血管内皮细胞上还存在 P-GP 和 BCRP 等外排转运体，将进入脑中物质又泵回到血液中。此外，在血脑屏障上还存在多种药物代谢酶（如单胺氧化酶和儿茶酚胺-O-甲基转移酶等），进一步对药物起着分解代谢作用。可见血脑屏障不仅是一个简单的机械屏障，而且还是一个主动屏障。

2. 影响药物通过血脑屏障的因素

有许多因素可以影响药物透过血脑屏障。

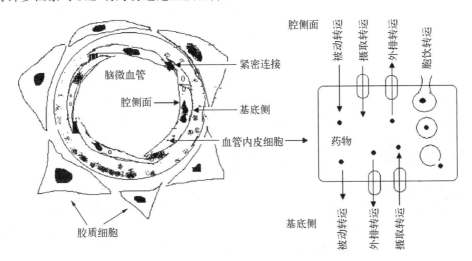

图 2-10 物质透过血脑屏障的主要途径

（1）药物因素

a. 药物的脂溶性 通常用正丁醇/水分配系数（octanol/saline partition coefficient，P_{oct}）反映药物的脂溶性大小。对于被动扩散的药物而言，脂溶性大的药物容易透过血脑屏障。脑摄取指数（brain uptake index，BUI）与 P_{oct} 间呈 Sigma 型关系曲线，即药物通过血脑屏障与脂溶性存在一阈值，在一定的范围内，随脂溶性增加，药物通透性线性增加，最后通透性达极值，即不再随脂溶性增加而增加。

b. 分子量大小 除了脂溶性外，分子量大小也是影响药物通过血脑屏障的主要因素。由于细胞间紧密连接，极性大的水溶性药物只能通过"水通道"转运。因此，药物分子大小和脂溶性均是影响药物透过血脑屏障的主要因素。

（2）生理因素和病理因素　许多生理因素和病理因素均会影响药物的通透性。① 渗透压改变。一些高渗性溶液如甘露醇、尿素和蔗糖等，通过使血管内皮皱缩破坏紧密连接，而开放血脑屏障，促进药物进入脑内，但这种开放作用是短暂的。某些疾病如中风、惊厥、脑水肿等也会引起血脑屏障开放。② 一些作用于中枢神经系统的药物或毒物通过某种方式改变血脑屏障的功能。如慢性安非他明中毒可引起血脑屏障开放，促进多种物质进入脑内。金属离子铝和铅等也可引起血脑屏障的通透性增加。③ 电荷性改变。鱼精蛋白等带正电荷的物质，通过中和血脑屏障上的电荷，也可促进血浆蛋白等大分子物质进入脑内。④ 各种原因引起的脑损伤如脑缺血、缺氧，脑外伤等均可不同程度地影响血脑屏障的通透性。⑤ 炎症及其炎症介质通过各种机制促进血脑屏障开放。

（3）药物相互作用　一些药物可能通过作用于同一载体，而影响药物的转运。如 P – GP 抑制剂环孢素 A 通过抑制血脑屏障上的 P – GP，促进多种药物或毒物如柔红霉素和尼莫地平等进入脑内。

（二）药物胎盘转运

胎盘是将母体与胎儿血液循环隔开的一种膜性结构。人类胎盘属于绒毛膜受血型，胎儿血与母体血之间仅有合胞体滋养层、结缔组织和胎儿血管内皮组织这三层膜。人类的胎儿成长分为早期 2 个月的胚胎期和以后 7 个月的胎儿期两个主要的阶段。在妊娠头 3 个月，胎盘还没有完全形成，故无屏障可言。因此，在头 3 个月内药物是非常容易进入胎儿体内的。在胎儿期，胎盘在胎儿的营养供应和维持妊娠分泌功能调节方面起着十分重要的作用。胎盘中存在药物氧化、还原、水解和结合的代谢酶，可参与药物代谢。某些药物可以通过胎盘进入胎儿体内，影响胎儿发育。也有一些药物在胎盘中代谢成毒性产物。因此，胎盘也是药物或毒性作用的靶器官。药物透过胎盘转运有被动扩散和主动转运。主动转运系统主要位于母体侧的合胞体滋养层膜上。非极性的药物容易透过胎盘进入胎儿体内，而极性药物则较难。因此，胎盘也可认为是一个屏障，它的作用是使胎儿尽可能少地接触母体的药物或毒物。

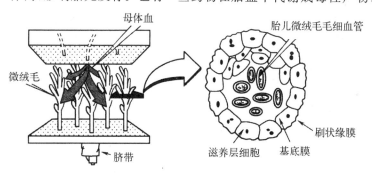

图 2 – 11　滋养层细胞构成的胎盘屏障示意图

第五节　药物的排泄

药物或其代谢物从体内通过排泄排出体外，主要排泄途径是肾脏排泄和胆汁排泄，其他组织器官如肺、皮肤也参与某些物质的排泄。

一、肾脏排泄（renal excretion）

肾脏是药物及其代谢物的主要排泄器官，肾脏排泄药物及其代谢物涉及三个过程，即肾小球滤过（glomerular filtration）、肾小管主动分泌（active secretion）和肾小管重吸收（reabsorption）。

（一）肾的药物排泄特点及其影响因素

1. 肾小球滤过

多数药物以膜孔扩散的方式经肾小球滤过。只有游离药物才能滤过,滤液中药物浓度与血浆中游离药物浓度相等。通常人的肾小球的滤过率(glomerular filtration rate, GFR)约为125 ml/min,若药物仅从肾小球滤过,既无重吸收,也无肾小管的分泌,则其游离药物肾清除率等于肾小球滤过率。当游离药物肾清除率大于肾小球滤过率时,提示存在肾小管的主动分泌。

2. 肾小管主动分泌

一些有机酸化合物如丙磺舒、β-内酰胺类药物、尿酸和有机碱物质如四乙胺等,除肾小球滤过外,还有肾小管主动分泌参与,其肾清除率有可能大于肾小球滤过率。主动分泌过程往往因药物竞争同一载体而发生相互作用,如丙磺舒阻断分泌青霉素,从而延长其疗效。

3. 肾小管重吸收

有些药物到达肾小管后,被肾小管重吸收,肾小管的重吸收有主动过程和被动过程两种类型。

（1）主动重吸收　大多发生在近曲小管,主要为营养成分如糖、氨基酸、维生素和电解质。

（2）被动重吸收　大多为外源性物质,这种重吸收主要是被动扩散,其吸收程度取决于药物的脂溶性和解离度。碱化尿液和酸化尿液均会影响药物的重吸收。如人口服甲基苯丙胺,正常情况下,16 h 有 16% 的药物从尿中排出;若加服碳酸氢钠碱化尿液,则仅有 1%～2% 的药物排泄;若服用氯化铵,则排出量达 70%～80%。

（二）研究药物肾排泄的常用方法

研究药物从尿中排泄多采用在体法。对象为人或是动物。通常是在给药后,不同时间收集尿量,记录尿量,测定尿浓度,计算累积排泄量,直至排泄完成。利用尿药总排泄量与给予药剂量比作为尿药排泄分数,可同时计算尿药排泄速率。

二、胆汁排泄（biliary excretion）

1. 胆汁中药物排泄的特点及其影响因素

胆汁排泄是药物的另一个重要的排泄系统。在肝细胞间隙贯穿许多毛细胆管,最后汇集成胆总管入胆囊。由于胆汁分泌是连续的,胆囊实际上是胆汁的贮存库。多数动物有胆囊,但大鼠无胆囊,肝脏中分泌的胆汁直接进入十二指肠。

胆汁排泄是原型药物的次要排泄途径,却是多数药物的代谢产物,尤其是结合型代谢产物的主要排泄途径。药物及其代谢物经胆汁排泄往往是主动过程。某些药物,尤其是胆汁排泄分数高的药物,经胆汁排泄至十二指肠后被重吸收,称为肝肠循环(enterohepatic cycle)。也有一些结合型代谢物经胆汁排泄入肠道后,在肠道菌的作用下,水解释放出原型药物,也会再次吸收形成肝肠循环。由于胆囊排空是间断的,药物的再次吸收有可能使血药浓度出现双峰或多峰。胆汁排泄能力大小与药物分子量和性质有关,且存在种属差异。对于阴离子药物,大鼠胆汁排泄分子量通常大于 400 Da,而人胆汁排泄分子量一般大于 475 Da,但犬的分子量为394 Da,而阳离子药物或阳离子/中性药物似乎不存在门槛。

由于肝肠循环的存在,使一些药物的体内停留时间延长,如格鲁米特在正常大鼠的半衰期为 24 h,而胆瘘大鼠的半衰期仅为 6.5 h。

肾排泄与肝胆排泄间往往存在相互代偿。肾和肝胆是机体重要的排泄器官,二者的排泄能力存在相互代偿现象。如大鼠结扎肾动脉后,头孢唑林经胆汁排泄增加 4.5 倍。而结扎胆管后,头孢唑林的肾排泄从 16% 增加到 50%。类似的,经四氯化碳处理的大鼠,胆汁中丙米嗪的排泄降低,而尿排泄增加。

2. 研究药物胆汁中排泄的常用方法

对于新药而言,研究药物胆汁排泄的主要方法是胆汁引流,动物通常用清醒大鼠。即大鼠用乙醚麻醉后,做胆管插管手术,等动物清醒后,给药,按一定的时间间隔收集胆汁至药物排泄完全。记录胆汁体积,测定胆汁中药物浓度,计算累积排泄量和排泄分数。

三、粪排泄(fecal excretion)

1. 粪中药物排泄的特点及其影响因素

对于口服药物而言,粪便中药物主要来源于未吸收部分、由胆汁排入肠以及药物自肠排泄(intestinal excretion)。对于其他途径给药则主要来自后两部分。肠道也是许多药物及其代谢产物的主要排泄途径之一。药物自肠道排泄的机制既有被动过程,也有主动过程。如给大鼠静脉注射甲氟喹后,粪便中排泄量达 77%,胆瘘后,粪便仍有药物排出,说明肠道排泄是该药的主要排泄途径。其他如地高辛、红霉素、奎宁和苯妥因等药物均有肠道排泄。近来研究发现,在肠上皮细胞上存在 P-GP 等外排转运系统,促使其底物从肠中排泄。

药物自肠道排泄,在解毒方面起着十分重要的作用。用不被吸收或消化的物质,在肠道中吸附药物,可以加速药物排出体外。如胆瘘大鼠非肠道给地高辛后,肠道排出 13%,口服活性炭后可增加到 33.4%。

2. 研究药物粪中排泄的常用方法

药物从粪中排泄多采用在体法。对象为人或者是动物。通常是在给药后,不同时间收集粪,将粪制成匀浆,定量,测定匀浆中药物浓度,计算累积排泄量,直至排泄完成。利用粪中总药物排泄量与给药剂量比作为粪中药物排泄分数。由于一些药物在肠道菌群中发生代谢,使得粪中测定的结果低于实际排泄结果。

四、其他途径

药物也可进入乳汁、唾液和泪液中,这些途径排泄的量往往是有限的。药物的这种转运往往是被动扩散,为 pH 依赖性。药物进入唾液,某些药物在唾液中的浓度与血浆中药物浓度相当,在这种情况下,可利用唾液中药物浓度进行药物浓度检测。药物也可进入乳汁中,因乳汁的 pH 呈酸性,碱性药物易进入乳汁中。某些非电解质化合物如乙醇、尿素可快速进入乳汁中,乳汁中药物浓度可与血浆中药物浓度相当。

皮肤和毛发中药物排泄量甚微,但对于某些有毒物质如有毒金属的检测是有意义的。如微量的汞和砷在毛发中可以检测。

(刘晓东)

参考文献

[1] Yang X, Gandhi YA, Duignan DB, et al. Prediction of biliary excretionn rats and humans using molecular weight and quantitative structure-pharmacokinetic relationships[J]. AAPS J, 2009,11:511 - 525.

[2] Yang X, Gandhi YA, Morris ME. Biliary excretion in dogs: evidence for a molecular weight threshold [J]. Eur J Pharm Sci, 2010,40:33 - 37.

[3] 王广基. 药物代谢动力学[M]. 北京:化学工业出版社,2005.

第三章　药物的代谢研究

第一节　药物代谢方式及代谢后的活性变化

一、药物代谢方式

药物的生物转化(biotransformation)也称为代谢(metabolism),是药物从体内消除的主要方式之一。药物在体内的生物转化主要经历两个步骤,即Ⅰ相代谢和Ⅱ相代谢反应。药物在Ⅰ相代谢中被氧化、还原或水解,催化Ⅰ相代谢反应的酶主要为肝微粒体中的细胞色素CYP450酶,因此肝脏是药物在体内生物转化的重要场所和主要部位;在Ⅱ相代谢反应中药物与一些内源性物质如葡萄糖醛酸、甘氨酸、硫酸等形成结合物,催化Ⅱ相反应的酶有很多,其中主要是葡萄糖醛酸转移酶、谷胱甘肽-S-转移酶、磺基转移酶和乙酰基转移酶等。在上述的两相代谢反应中由CYP450酶所催化的Ⅰ相代谢反应是药物在体内生物转化的关键性限速步骤,它可以直接影响药物的许多重要的药动学特性,如药物的消除半衰期、清除率和生物利用度等。

(一)氧化反应

氧化反应是最为常见的药物代谢反应,可由肝微粒体酶或非微粒体酶催化。

微粒体酶催化的氧化反应

(1)O-脱烃基

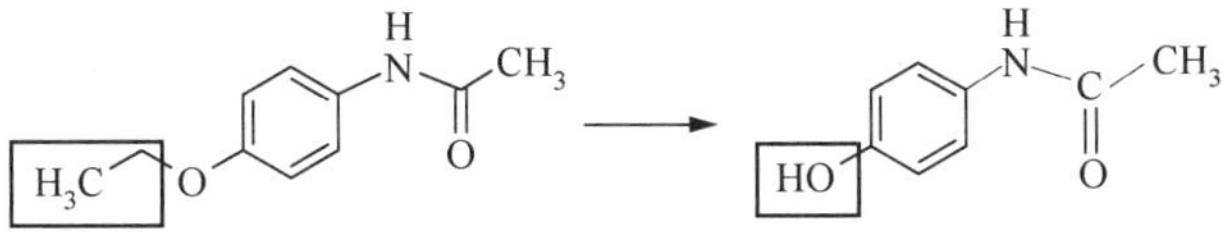

非那西丁

(2)N-脱烃基

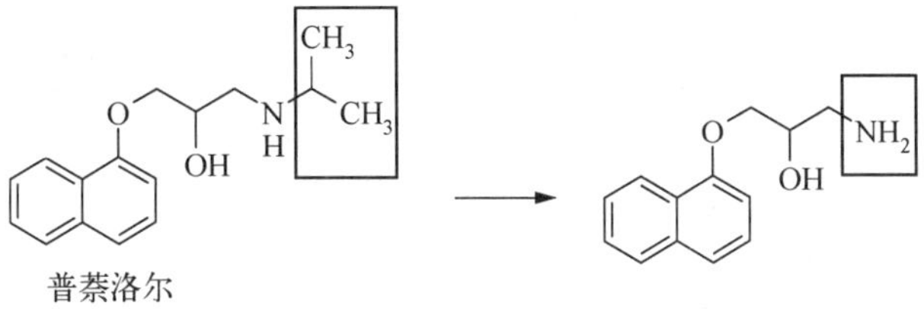

普萘洛尔

(3)羟化

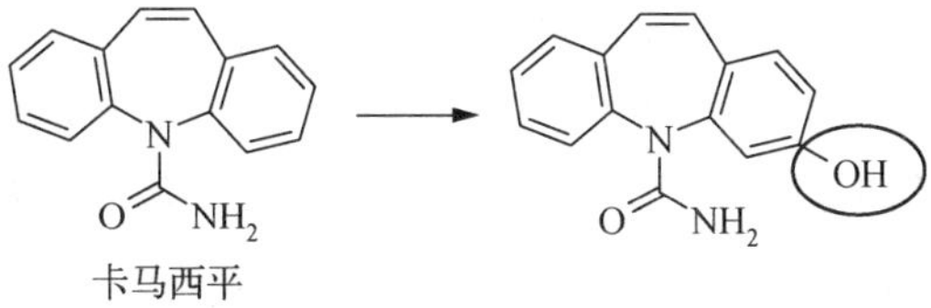

卡马西平

（4）N-氧化

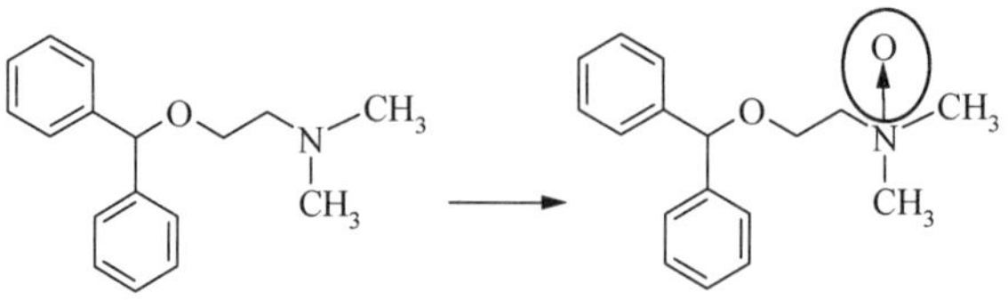

苯海拉明

（5）S-氧化

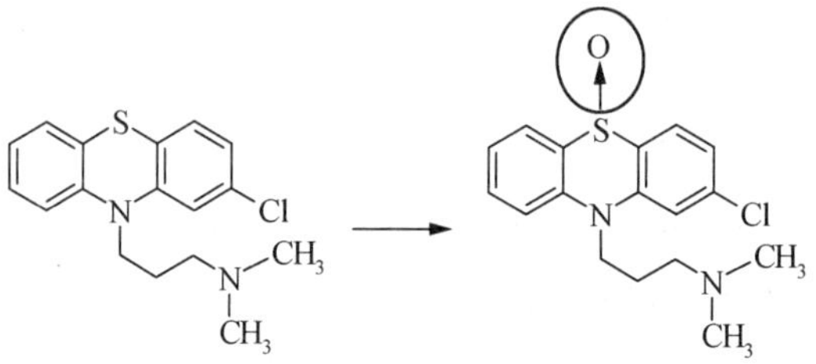

氯丙嗪

（6）脱氨氧化

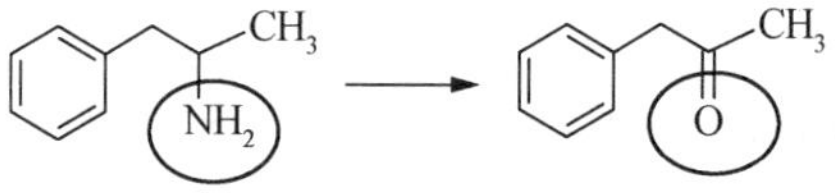

苯丙胺

（二）还原反应

微粒体酶催化的还原

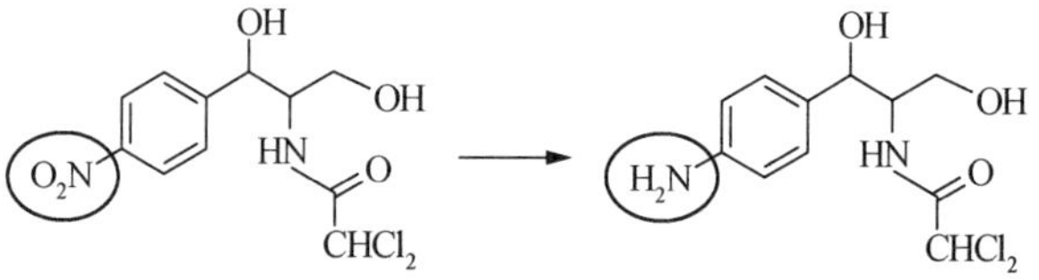

氯霉素

（三）水解反应

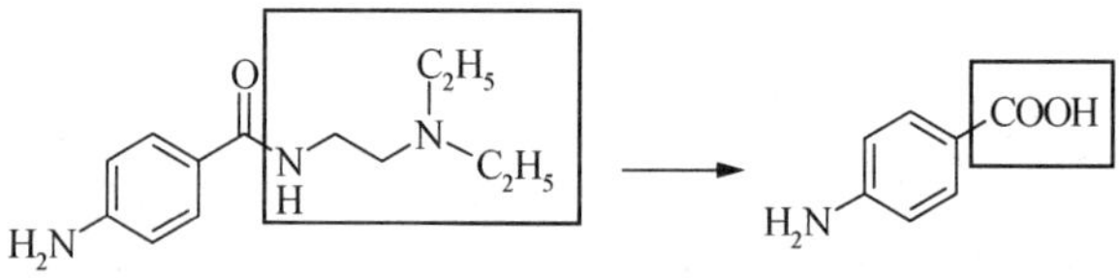

普鲁卡因胺

（四）结合反应

　　药物的结合反应常常使其极性增加，以便药物排出体外，但与此同时药物的活性常常降低，因此，药物的结合反应常被认为是药物在体内的重要解毒方式之一。药物在体内的结合反应类型很多，包括葡萄糖醛酸结合、硫酸结合、甲基化、乙酰化、谷胱甘肽结合、氨基酸结合等，其中以葡萄糖醛酸结合、硫酸结合、甲基化、乙酰化反应较为常见，其代谢特点见表3-1。

表 3 - 1 药物的主要结合反应特点

药　　　物	反应类型	内源性反应物	催化酶	结合基团
萘普生、奥沙西泮、可待因、丙戊酸、普萘洛尔、劳拉西泮	葡萄糖醛酸结合	活化的葡萄糖醛酸	葡萄糖醛酸转移酶	羟基、羧基、氨基、巯基
对乙酰氨基酚、雌激素类、异丙肾上腺素	硫酸化	活化的硫酸	硫酸转移酶	羟基
磺胺、异烟肼、氨苯砜、氯硝西泮	乙酰化	活化的醋酸	N-乙酰转移酶	伯氨基
去甲肾上腺素、组胺、儿茶酚胺类	甲基化	活化的甲基	甲基转移酶	羟基

1. 葡萄糖醛酸结合反应

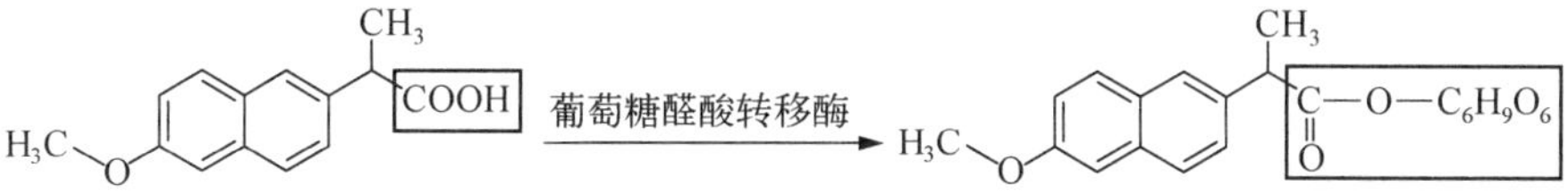

萘普生 → 萘普生葡萄糖醛酸苷（葡萄糖醛酸转移酶）

2. 乙酰化反应

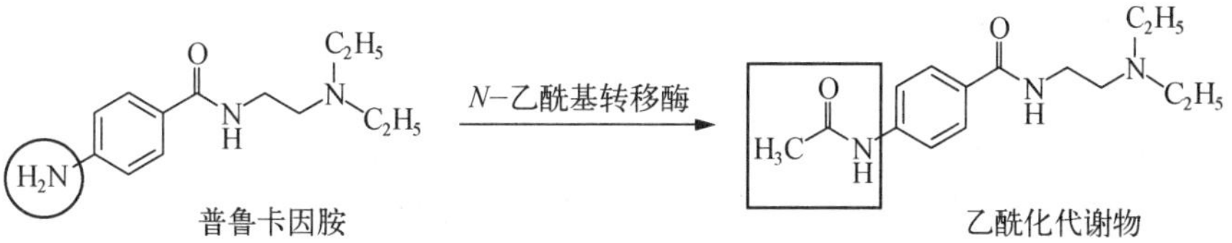

普鲁卡因胺 → 乙酰化代谢物（N-乙酰基转移酶）

3. 硫酸化反应

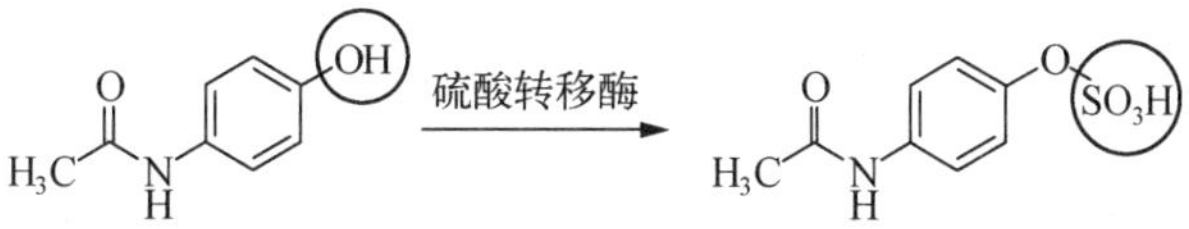

对乙酰氨基酚 → 硫酸结合物（硫酸转移酶）

4. 甲基化反应

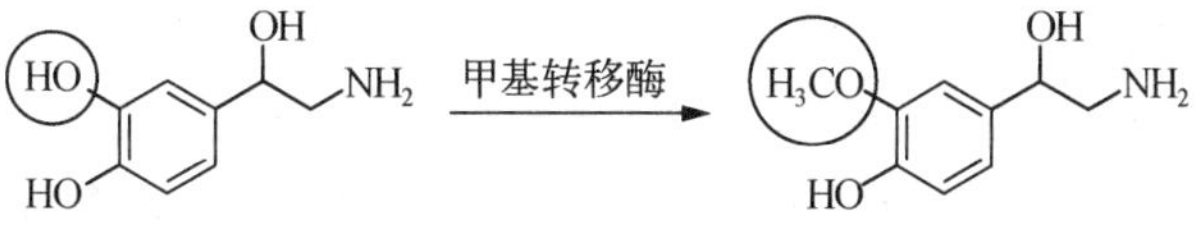

去甲肾上腺素 → 甲基化代谢物（甲基转移酶）

二、药物经生物转化后的活性变化

一般来说,药物在体内经过生物转化后,其极性是增加的,这便于药物从体内消除。但药物在体内经生物转化后,其代谢物活性变化较为复杂,概括起来大致有下列几种变化。

1. 代谢物活性或毒性降低

多数药物经代谢转化后其活性降低甚至失活,如抗高血压药吡那地尔的 N -氧化物也有降压活性,但其活性仅为母药的1/4;西地那非的 N -去甲基代谢物也具有活性,但其活性仅为原药的50%;比索洛尔和阿糖胞苷在体内代谢后失活;特非那定在体内代谢后毒性降低。

2. 代谢物活性与原药相当或强于原药

有些药物在体内形成的代谢物仍具有药理活性，其活性与原药相当甚至比原药还强，如抗心律失常药普鲁卡因胺在体内被代谢为活性代谢物乙酰普鲁卡因胺，两者的抗心率失常活性相当；氯雷他定的代谢物去羧乙氧基氯雷他定的抗组胺活性强于原药，因此后者又被开发上市。由此可见，通过活性代谢物来寻找更为安全有效的药物是新药研发的一条重要线索，故药物的代谢研究日益为人们所重视。

3. 形成毒性代谢物

有些药物本身并无毒性，但其在体内经代谢转化后可形成毒性代谢物，从而导致药物出现不良反应。如异烟肼进入体内在酰胺酶的作用下可以形成具有肝毒性的代谢产物肼。吗啡在体内可以被肝微粒体内的 6-脱氢酶代谢成吗啡酮，后者可以与组织的生物大分子形成共价结合并导致肝毒性。双氯芬酸在体内可以形成具有肝毒性的羟化代谢产物。

4. 前体药物(prodrug)的代谢激活

前体药物本身没有药理活性，一般需在体内经代谢激活才能发挥疗效，如奥卡西平在体内被代谢为具有活性的 10-羟基代谢物而发挥其抗癫痫作用，它是药物结构转化规律的一种成功应用。前体药物可以从以下几个方面提高或改善药物的作用。

(1) 提高药物的口服生物利用度　许多口服药物在体外表现出良好的活性，但口服生物利用度低，直接影响了其疗效，对于这类药物可以通过前体药物的设计来加以解决。如氨苄青霉素的口服生物利用度仅为约 50%，将其极性羧基酯化后得到了其前体药物吡呋氨苄青霉素，后者的脂溶性增加，口服生物利用度可以提高到 98%；依那普利是依那普利拉的乙酰化前体药物，后者的口服生物利用度不到 10%，而依那普利的口服生物利用度可以达到 60%，依那普利进入体内后迅速在肝脏被代谢为依那普利拉而发挥疗效。因此，对于口服吸收差的药物可以设计合适的前体药物来促进其吸收，提高药物的口服生物利用度。

(2) 提高药物作用的选择性，降低不良反应发生率　许多药物在体内的疗效十分确切，但由于其在体内选择性低或缺乏选择性，使其不良反应发生率高，应用受到了极大的限制。针对这一问题可以通过设计合适的前体药物来加以克服，因为在全身各个组织中常常分布有一些组织特异性的酶，只要了解靶组织中所含有的特异性酶，就可以设计出相应的前体药物，使其只在特定的靶组织中被代谢激活，这样就可以提高药物作用的选择性，达到提高疗效和降低药物不良反应发生率的目的。如肾脏中富含 γ-谷氨酰转肽酶和 L-芳香氨基酸脱羧酶，而其他组织中该酶的含量和活性很低，针对这一特点制成了左旋多巴的前体药物 γ-谷氨酰多巴，后者在肾脏中被转化为多巴胺，而在其他组织中不能或很少被转化为多巴胺，使得 γ-谷氨酰多巴可以选择性地舒张肾血管。在肿瘤组织中，一些酶的活性较其他正常组织显著升高，如偶氮还原酶、酸性磷酸酶、β-葡萄糖醛酸酶和 γ-谷氨酰胺转肽酶等，利用这一特点，可以将原先具有细胞毒作用的药物制成相应的前体药物，待其进入肿瘤组织后即可以在这些酶的作用下转化为活性代谢物，杀灭肿瘤细胞，而体内其他组织由于缺乏相应的酶或活性很低，不能产生或很少产生活性代谢物，从而提高了药物的选择性，降低了药物对其他组织的毒副作用。前列腺肿瘤组织中含有丰富的酸性磷酸酶，故可以将药物制成磷酸酯，如将己烯雌酚制成二磷酸己烯雌酚，药物在前列腺肿瘤组织中被转化为己烯雌酚而发挥抗肿瘤作用，这大大地提高了药物的疗效并降低了药物的不良反应发生率。氟尿嘧啶的前体药物卡培他滨可以在肿瘤组织中被瘤组织所富含的胸腺嘧啶脱氧核苷酸磷酸化酶转化为氟尿嘧啶，而发挥抗肿瘤作用。上述的这些实例说明,前体药物可以起到靶向性给药的作用,是提高药物选择性的一种很好的手段和方法,并已经在药物的设计中得到广泛的应用且具有广阔的前景。

第二节　药物代谢的部位和代谢酶

一、药物在肝脏中的代谢及其代谢酶

肝脏是药物的主要代谢器官,含有丰富的药物Ⅰ相和Ⅱ相代谢所需的各种代谢酶,如Ⅰ相代谢酶细胞色素 P450 酶(CYP450)、环氧化物水合酶、水解酶、黄素单加氧酶及醇和醛脱氢酶等;Ⅱ相代谢酶葡萄糖醛酸转移酶、硫酸转移酶、乙酰转移酶、甲基转移酶和谷胱甘肽转移酶等。在肝脏中参与药物代谢的Ⅰ相和Ⅱ相代谢酶中以 CYP450 酶最为重要,因为由它所催化的代谢反应常常是药物从体内代谢消除的限速步骤。一方面,CYP450 酶的含量和活性的变化可以使药物在体内许多重要的药动学参数如消除半衰期、清除率等发生改变;另一方面,CYP450 酶的含量和活性可以受到体内外诸多因素的影响而发生变化,因此我们有必要了解 CYP450 酶的生物学特性,以便更好地掌握药物在体内的生物转化的规律。

CYP450 酶是一种以铁卟啉为辅基的蛋白质,它是由多种酶共同组成的一个庞大的混合功能酶系,因此它不同于我们以往了解的酶,概括起来具有以下几方面的生物学特性:其一,CYP450 酶是一个多功能的酶系,它可作为单加氧酶、脱氢酶、还原酶、过氧化酶、酯酶等而催化药物的代谢反应,因此 CYP450 酶可以催化一种底物同时产生几种代谢物,如尼莫地平在 CYP450 酶的作用下可以形成二氢吡啶环脱氢代谢物和二氢吡啶环侧链脱甲基代谢物。其二,CYP450 酶不同于以往我们了解的酶与底物具有很强的结构特异性,它对底物的结构特异性不强,可代谢各种化学结构类型的底物,每一种 CYP450 酶都具有广泛的底物,既能代谢小分子底物,也能代谢大分子的底物。其三,CYP450 酶存在明显的种属差异、性别差异和年龄的差异,其中以种属差异表现最为明显,具体表现为不同种属的 CYP450 同工酶的组成不同,因此药物在不同种属的动物和人体内的代谢途径和代谢产物可能是不同的。这是由于不同种属中 CYP450 酶基因表达上的差异所造成的,CYP450 酶在不同种属的动物和人体内的表达有质和量的差异,前者是指某些 CYP450 酶只在特定的种属表达,而后者是指某些 CYP450 酶在不同种属的表达有高低之分。因此,不同种属的 CYP450 酶的底物和产物的特异性及 CYP450 酶的含量和活性可以不同,这是造成代谢出现种属差异的主要原因,我们不能简单地用动物 CYP450 酶来代替人的 CYP450 酶进行研究。CYP450 酶的性别差异在大鼠体内表现最为明显,现已发现雌雄大鼠体内的 CYP450 同工酶的组成有明显的质和量的差异,如雄性大鼠的 CYP3A 的含量和活性远高于雌性大鼠。因此,某些药物在雌雄大鼠体内的药动学表现出非常明显的性别差异,其主要代谢途径和代谢产物可能是不同的,这有可能导致其在雌雄大鼠体内的毒性也存在明显的性别差异,因为许多药物的毒性源于其在体内形成的毒性代谢物。这一现象应引起临床前药动学和毒理学研究的重视。CYP450 酶在年龄上的差异主要表现为酶的含量和活性方面。其四,CYP450 酶具有多型性,它是一个由多种亚型 CYP450 酶组成的一个庞大的酶系,目前已知每种哺乳动物至少有 30 种以上的 CYP450 酶,由此可见,CYP450 酶系是由多种类型的 CYP450 酶所组成的一个庞大家族。其五,CYP450 酶具有多态性,即同一种属的不同个体间某一 CYP450 酶的表达存在明显的差异,导致其活性在不同个体间存在较大的差异,可将个体按代谢速度的快慢分为强代谢型(extensive metabolizers,EMs)和弱代谢型(poor metabolizers,PMs)。现已发现在人肝 CYP450 酶中 CYP2D6 和 CYP2C19 表现出典型的多态性,如由 CYP2C19 参与的 S-美芬妥因的羟化代谢就表现出典型的多态性,PMs 的血药浓度明显高于 EMs,且 AUC 显著升高,消除半衰期明显延长,这一现象值得引起临床重视。CYP450 酶的多态性主要是由于其基因缺陷所致,这种基因缺陷可能是由于遗传变异所造成的,所以 CYP450 酶的多态性也称为遗传多态性。其六,CYP450 酶可以被诱导和抑制,一方面很多化学异物包括药物如苯巴比妥、利福平、地塞米松等可对 CYP450 酶产生诱导作用,使某些 CYP450 酶的含量和活性显著增加,其结果是使得由这些酶参与的代谢加速,如苯巴比妥可以诱导肝药酶,可使抗凝药的代谢加速而失效。但一般来说,肝药酶的诱导剂常常缺乏选择性,往往可以同时诱导多个 CYP450 酶,如利福平可以同时诱导 CYP2C9、CYP2C19 和 CYP3A4。另一方面,许多外源性的化学异物包括药物如氯霉素、酮康唑、别嘌醇等可以选择性地抑制某些 CYP450 酶,使其活性明显降低,因而可以抑制其对其他化学异物的代谢,如氯霉素可以抑制双香豆素的代谢。相对于肝药酶的诱导剂而言,许多肝药酶的抑制剂具有较高的选择性,如酮康唑可以选择性地抑制 CYP3A4。

参与药物代谢的动物肝微粒体 CYP450 酶较为复杂,而人肝微粒体中参与药物代谢的 CYP450 酶主要有 CYP1A、CYP2C、CYP2D、CYP2E 和 CYP3A 五大类,其特点见表 3-2。

表 3-2 参与药物代谢的主要人肝 CYP450 酶的特性

CYP450 酶	探针药物及其特征反应	底 物	特异性抑制剂	诱导剂
CYP1A2	非那西丁 O-脱乙基	扑热息痛、咖啡因、芳香胺、丙米嗪、华法林、雌二醇、乙酰苯胺、非那西丁、茶碱	呋拉茶碱	吸烟、奥美拉唑
CYP2C8	紫杉醇 6-羟化	卡马西平、紫杉醇	槲皮素	
CYP2C9	甲苯磺丁脲甲基化羟化	双氯芬酸、苯妥英、替尼酸、炎痛喜康、替诺昔康、S-华法林、甲苯磺丁脲	磺胺苯吡唑	利福平
CYP2C19	S-美芬妥因 4-羟化	安定、普萘洛尔、苯妥英钠、丙米嗪、兰索拉唑、奥美拉唑、S-美芬妥因、甲苯巴比妥	反苯环丙胺	利福平
CYP2D6	丁呋洛尔 1-羟化	安搏律定、卡托普利、氟卡尼、氯氮平、可待因、恩卡尼、氟西汀、氟桂利嗪、慢心律、曲匹西隆、吲哚拉明、美托洛尔、帕罗西汀、心律平、奋乃静、普萘洛尔	奎尼丁	
CYP2E1	氯羟苯噁唑 6-羟化	扑热息痛、咖啡因、乙醇、安氟醚、氨砜、对硝基酚、异氟烷、茶碱、氯羟苯噁唑	二乙基二硫代氨基甲酸酯	乙醇、异烟肼
CYP3A4	睾酮 6β-羟化	扑热息痛、奥芬太尼、安定、息斯敏、环磷酰胺、卡马西平、氨苯砜、环孢素、茶碱、氯雷他定、利多卡因、丙米嗪、兰索拉唑、氟他胺、洛沙坦、洛伐他汀、硝苯地平、奥美拉唑、他莫昔芬、特非那定、地尔硫草、维拉帕米	三乙酰竹桃霉素、酮康唑	苯巴比妥、卡马西平、苯妥英、利福平、地塞米松

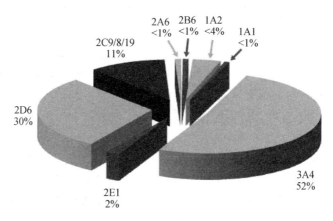

图 3-1 人肝微粒体内参与药物代谢的主要 CYP450 酶的含量

二、药物的肝外组织代谢及其代谢酶

众所周知,肝脏是药物的主要代谢器官。但随着分子生物学新技术和新方法如蛋白质分离纯化技术、免疫抗体标记及 cDNA 技术的发展和应用,许多药物代谢酶如Ⅰ相代谢反应中的 CYP450 酶及黄素单加氧酶等及Ⅱ相代谢反应中的葡萄糖醛酸转移酶、硫酸转移酶、乙酰化酶、甲基化酶、氨基酸结合酶等在肝外组织和器官中被发现。随着药物代谢研究的不断深入,人们逐渐发现有些药物如红霉素、环磷酰胺和阿糖胞苷等在肝内及肝外均有代谢;而有些药物的部分代谢过程仅在肝外的特定组织进行,如维生素 D_3 的 1 位羟化仅在肾脏中进行。这表明许多肝外组织也参与了药物的代谢,但肝外组织又因其各自的组织解剖及生理功能的不同而各具特点。

1. 药物肝外代谢酶的种类和分布及生物学意义

对于药物肝外代谢酶的研究始于 20 世纪 70 年代,多年来的研究发现,这些酶广泛分布于许多肝外组织,如肠道、肾脏、血浆、肺、脑、肾上腺等。肝外组织中药酶具有分布广泛、种类繁多、含量少、影响因素多等特点,使得其研究十分复杂,但却有着重要的临床意义。因为这些组织中的代谢酶参与了许多内源性物质如激素、脂肪酸、生物胺等及外源性物质如药物、食品添加剂、致癌物等的代谢处置,并在多种生理及病理过程中发挥重要的作用。如 CYP1A1 可以催化多环碳氢化合物的氧化代谢,参与机体对多种前致癌物和致突变物的活化过程;CYP1B1参与了许多甾体激素如雌二醇、雄激素酮、睾丸激素等的代谢,对甾体激素的功能有着重要影响。有些肝外组织如肠道含有丰富的Ⅰ相和Ⅱ相代谢酶并直接参与了许多药物的代谢,此外,在肝移植或肝功能受损的情况下,药物的肝代谢受阻,药物的肝外代谢作用会增强,以弥补肝代谢的不足。因此,肝外代谢在药物代谢中发挥了不容忽视的作用。

2. 药物肝外代谢的主要部位

(1)药物的肠代谢 肠道中含有丰富的Ⅰ相和Ⅱ相药物代谢酶,许多药物如阿司匹林、吗啡、环孢霉素、氟西泮、异烟肼等均可在肠道中进行Ⅰ相和Ⅱ相药物代谢,因此肠道是药物肝外代谢的重要部位。肠道中药物代谢酶主要分布于肠黏膜上皮细胞,其中绒毛尖端活性最强,然后朝着腺窝方向逐渐降低,十二指肠和空肠的代谢活性高于回肠和结肠。肠道中Ⅰ相药物代谢酶主要包括 CYP3A、酯酶和羟化酶等;肠道中Ⅱ相药物代谢酶主要包括葡萄糖醛酸转移酶、硫酸转移酶、乙酰转移酶、儿茶酚氧位甲基转移酶等。

胃肠道是药物进入体内的一条重要途径,但研究发现,许多药物及化学异物通过肠道时即被代谢,使进入体循环的实际药量减少,从而导致药物的生物利用度降低,这种肠道代谢导致的首过效应已引起相当重视。肠中代谢酶催化结合反应的能力远超过催化分解反应的能力,因此药物在肠中主要形成结合产物。在结合反应中主要是形成硫酸结合物和葡萄糖醛酸结合物,因此药物的肠代谢多具有解毒性质。

（2）药物的肾代谢　肾脏是药物的主要排泄器官,但近年来的研究发现,肾脏中也含有 I 相和 II 相药物代谢酶。肾中的 I 相代谢酶主要包括 CYP450 酶、脱氢酶及各种单加氧酶等,但其含量或活性均明显低于肝脏,因此药物在肾脏中的 I 相代谢处于次要地位。肾中的代谢酶主要是 II 相代谢酶,如葡萄糖醛酸转移酶、硫酸转移酶、谷胱甘肽-S-转移酶、N-乙酰化酶和氨基酸结合酶等,因此 II 相代谢在药物的肾代谢中占据主要的地位,如去甲丙米嗪、吗啡、齐多夫定等均可在肾脏中形成 II 相代谢物。肾脏中的药物代谢酶主要分布于肾皮质和肾髓质中。

药物在肾中的代谢研究促进了药物靶向性组织分布系统的发展,药物靶向性的组织分布可以降低药物的不良反应发生率。可以根据肾脏中特异性分布的代谢酶设计相应的前体药物,使其只在肾脏中被代谢活化,这样就可以大大地降低药物的不良反应发生率。如肾脏中含有丰富的 β 裂合酶,可以促使 S-6-嘌呤-L-半胱氨酸转化成 6-MP 而发挥抗肿瘤和免疫抑制作用,这样就使其在靶组织——肾脏中被代谢激活,降低了药物的系统毒性。肾近曲小管广泛分布的高浓度的 γ-谷酰转肽酶,它可将前体 γ-谷酰多巴转化为肾特异性产物多巴胺。此外,药物在肾中代谢后,可以使其排泄和重吸收发生改变。除了甲基化代谢物外,大多数结合反应会产生极性更强的代谢物而被迅速排出体外。

（3）药物的肺代谢　肺是化学异物通过呼吸进入体内的主要门户,它既可与空气中的环境化学异物接触,又可与体循环中的化学物质相接触。而肺中各种细胞对各种化学异物的处置是不同的,它可以使之失活,也可以使之活化。这是由于肺是一种复杂的极不均匀的组织,由 40 种以上不同类型的细胞所组成,在许多类型的细胞中,其代谢酶的活性和含量存在显著的差异。肺中也含有许多药物代谢酶,许多肝脏中的药物代谢酶在肺脏中也有表达,如CYP450 酶、水解酶、结合酶、单胺氧化酶、黄素单加氧酶等。其中肺 CYP450 酶在对异物的生物转化及吸入的化学致癌物的失活和肺毒素的解毒方面发挥了重要作用。CYP450 酶在肺泡晶状体、杯状细胞、纤毛上皮细胞和血管上皮细胞仅有较低含量,但在无纤毛细支气管上皮细胞（clara 细胞）和 II 型肺细胞中,CYP450 酶的分布可能是很高的,但是这种细胞在肺中很少,所以肺中 CYP450 酶的功能相对较弱。而黄素单加氧酶的一个亚型 FMO2 在肺中高度表达,在肝脏中却没有表达,但其生物学意义目前尚不十分清楚。此外,除了上述的 I 相代谢酶外,肺中也存在一些 II 相代谢酶如葡萄糖醛酸转移酶、硫酸转移酶。人类肺微粒体中还有一种依赖花生四烯酸的过氧化物酶——前列腺素 H 合成酶,它可以使有些致癌的芳胺类化合物通过过氧化作用而被活化,此酶只在肺中存在。由于肺中所含的药物代谢酶的含量和活性较低,因此药物在肺中的代谢是有限的,目前已知只有为数不多的药物如茶碱可以在肺中代谢。虽然肺不是药物的主要代谢场所,但由于肺代谢在某些疾病如癌症的形成过程中发挥了一定的作用,这就使得肺代谢具有特殊重要的意义。

（4）药物的脑代谢　脑是人体中最复杂、最敏感的组织。环境毒物在神经变性疾病的发病机制中的作用激发了人们研究脑对化学异物代谢能力的兴趣。另外,精神兴奋性药物在靶组织的代谢能导致在作用部位的局部药理作用,也引起了人们对药物脑代谢的关注。

脑中也存在一些重要的Ⅰ相和Ⅱ相代谢酶,其中的Ⅰ相代谢酶包括CYP450酶、黄素单加氧酶、单胺氧化酶和酮还原酶等;Ⅱ相代谢酶主要有葡萄糖醛酸转移酶、硫酸转移酶和甲基转移酶等。脑中不同部位CYP450酶的分布存在较大差异,其中脑干和小脑CYP450酶含量最高,纹状体和海马CYP450酶含量最低。黄素单加氧酶的几种亚型如FMO1、FMO2、FMO4在脑中都有表达。细胞免疫化学定位研究揭示CYP450酶系和FMO主要分布在神经元细胞体,特别是在大的网状结构神经元和较低的人延髓颅神经核。CYP450酶系主要代谢脑中各种异物,而FMO可将各种精神兴奋性药物代谢为其N-氧化物和S-氧化物,如脑中FMO能迅速地将丙米嗪代谢为其N-氧化物。虽然在脑中存在有Ⅰ相代谢和Ⅱ相代谢酶,但由于其含量和活性较低,且因血脑屏障的存在,使得许多药物无法进入到脑中,因此脑在体内药物代谢中的作用是有限的,脑中的药物代谢酶更多的是参与一些内源性物质如神经递质的代谢,只有为数不多的可以进入到脑中中枢神经系统的药物有可能在脑中被代谢。

由于脑组织的生理解剖特点,使得脑代谢具有不同于其他组织的特点。首先,通常药物的代谢常常导致水溶性代谢物的形成,以便药物从肾脏排出。然而在脑中,由于血脑屏障的存在,水溶性代谢物的形成将导致代谢物在脑中的消除半衰期延长;脑中CYP450酶的同工酶可被苯巴比妥、乙醇和3-甲基胆蒽诱导。有趣的是尼古丁选择性诱导脑中的CYP450酶和某些单加氧酶的活性,但对肝脏中的CYP450酶毫无影响。再者,脑中微粒体CYP450酶和线粒体CYP450酶都参与异物的代谢,且脑中线粒体CYP450酶的含量明显高于微粒体中CYP450酶含量。

(5)其他组织中的药物代谢　除了上述的组织和器官外,血浆、胎盘、皮肤、眼和脾脏中也存在一些药物代谢酶,因此药物在这些组织和器官也可进行代谢,但目前对于药物在这些组织和器官中的代谢了解甚少。

随着药物代谢研究的进一步深入及分子生物学和免疫化学等新技术的发展和应用,我们可以更进一步地了解参与药物代谢的主要的肝外代谢酶及其组织分布。这将有助于我们更清楚地了解药物的肝外代谢在药物代谢中发挥的作用和所处的地位及其意义。

第三节　影响药物代谢的因素

药物在体内的生物转化一般是在肝脏的CYP450酶作用下进行的,因此肝药酶的含量和活性必然会对药物在体内的生物转化产生影响。而CYP450酶的一个重要特性就是可以被许多内源性和外源性化学异物包括药物所诱导或抑制,同时某些CYP450酶存在明显的种属、性别和年龄的差异,且具有明显的多态性,这些因素都会影响肝药酶的含量和活性,从而影响药物在体内的生物转化,并进一步使药物的药效和药动学行为产生相应的变化。由此可见,CYP450酶的含量和活性在体内可以受到体内外诸多因素的影响,因此存在较大的个体差异,但在所有这些影响因素中,遗传因素是造成个体差异的主要原因。这是造成药物在体内的药动学和药效学过程存在较大个体差异的主要原因之一。由于药物在体内的生物转化会直接影响其在体内的药动学和药效学行为,因此具有十分重要的意义。根据CYP450酶的生物学特性可知,影响药物代谢的因素主要有以下几种。

一、代谢相互作用

CYP450酶的一个重要的特性就是可以被诱导或抑制。目前联合用药已经成为临床常用的治疗手段,而许多临床常用的药物本身就是 CYP450 酶诱导剂或抑制剂,因此当两种或两种以上的药物合用时就有可能出现药物间的代谢相互作用,若使用不当就有可能会导致严重的不良反应,所以药物间的代谢相互作用已经成为药物相互作用的一个重要的因素并日益为人们所关注。所谓的肝药酶诱导剂是指可使肝药酶的活性增加的化学异物或药物,许多临床常用的药物如苯巴比妥、卡马西平、苯妥英钠、利福平、地塞米松等均具有肝药酶诱导作用,它们可以加速其他药物的代谢而使药效减弱。如苯巴比妥与口服抗凝药合用时,可使抗凝药的代谢加速而失效;而利福平与口服避孕药合用时,可使避孕药的代谢加速而导致意外怀孕。所谓的肝药酶抑制剂是指可使肝药酶的活性减弱的化学异物或药物,许多临床常用的药物如氯霉素、别嘌醇、异烟肼、酮康唑、西咪替丁和保泰松等均具有肝药酶抑制作用,使其他药物的代谢减慢而药效增强。如氯霉素与抗凝药双香豆素合用时,可使双香豆素的代谢受阻而引起出血;酮康唑可以抑制盐酸坦索罗辛的代谢,导致盐酸坦索罗辛的暴露大幅增加(图 3-2 和表 3-3)。故药物间的代谢抑制一般被认为是一种潜在危险,应尽量加以避免。近年来,有许多药物由于药物间的相互作用,尤其是代谢相互作用而被黑框警告或撤市(表 3-4)。因此,了解联合用药时药物间的潜在代谢相互作用具有十分重要的临床意义。

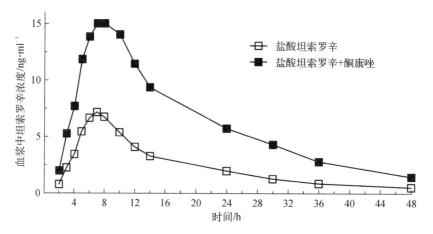

图 3-2 受试者单独口服 0.4 mg 盐酸坦索罗辛($n=24$) 或与 400 mg 酮康唑合用($n=23$)后的血药浓度-时间曲线

引自 Troost J, et al. Br J Clin Pharmacol, 2011, 72:247-256。

表 3-3 受试者单独口服 0.4 mg 盐酸坦索罗辛($n=24$)或与 400 mg 酮康唑合用($n=23$)后的主要药动学参数比较

参　　数	盐酸坦索罗辛	盐酸坦索罗辛+酮康唑
$c_{max}/ng \cdot ml^{-1}$	7.7	17.0
t_{max}/h	6.98	7.0
$AUC_{0\sim t}/ng \cdot h \cdot ml^{-1}$	108	297
$t_{1/2}/h$	10.5	11.8
$CL/F/L \cdot h^{-1}$	3.47	1.23
$V/F/L$	52.4	20.8

引自 Troost J, et al. Br J Clin Pharmacol, 2011, 72:247-256。

除了上述的药物外,许多化学异物如毒物、环境污染物、食物及食品添加剂等也可以对肝药酶产生诱导或抑制作用,从而影响药物的代谢。

表 3-4 近年来由于药物相互作用而被黑框警告或撤市的药物

药 物	类 别	黑框警告或撤市原因	处置意见
特非那定	抗组胺药	与酮康唑 DDI	撤市
他汀类药物	降血脂药	与 HIV 蛋白酶抑制剂 DDI	黑框警告
质子泵抑制剂	抗胃溃疡药	与甲氨蝶呤 DDI	黑框警告
氯吡格雷	抗血小板聚集药	与奥美拉唑 DDI	黑框警告
布洛芬	非甾体抗炎药	与阿司匹林 DDI	黑框警告

二、种属差异性

有些药物在不同种属的动物和人体内的代谢途径及代谢产物是不同的,即表现出明显的种属差异性。这是由于不同种属中的 CYP450 酶基因表达上存在一定的差异,导致不同种属的 CYP450 同工酶的组成是不同的(表 3-5)或不同种属的 CYP450 同工酶的含量或活性是不同的,前者被称为质的差异,主要表现为代谢物种类的差异;后者被称为量的差异,主要表现为代谢产物量的差异。由于不同种属的动物和人体内的 CYP450 酶的底物和产物的特异性及 CYP450 酶的含量或活性可以不同,因此同一种药物在不同种属的动物和人体内的代谢途径及代谢产物可能是不同的。这是造成药物等外源性物质在不同种属中存在代谢种属差异的主要原因,因此我们不能简单地用动物代谢研究来代替人体的代谢研究。

表 3-5 人和不同种属实验动物 CYP450 酶的表达差异

家族	亚家族	人	小鼠	大鼠	狗	猴
CYP1	A	1A1,1A2	1A1,1A2	1A1,1A2	1A1,1A2	1A1,1A2
	B	1B1	1B1	1B1	1B1	1B1
CYP2	A	2A6,2A7,2A13	2A4,2A5,2A12,2A22	2A1,2A2,2A3	2A13,2A25	2A23,2A24
	B	2B6,2B7	2B9,2B10	2B1,2B2,2B3	2B11	2B17
	C	2C8,2C9,2C18,2C19	2C29,2C37,2C38,2C39,2C40,2C44,2C50,2C54,2C55	2C6,2C7*,2C11*,2C12*,2C13*,2C22,2C23	2C21,2C41	2C20,2C43
	D	2D6,2D7,2D8	2D9,2D10,2D11,2D12,2D13,2D22,2D26,2D34,2D40	2D1,2D2,2D3,2D4,2D5,2D18	2D15	2D17,2D19,2D29,2D30
	E	2E1	2E1	2E1	2E1	2E1
CYP3	A	3A4,3A5,3A7,3A43	3A11,3A13,3A16,3A25,3A41,3A44	3A1/3A23,3A2*,3A9*,3A18*,3A62	3A12,3A26	3A8

注:＊存在性别差异。

　　由于药物在不同种属的动物和人体内的代谢途径及代谢产物可能存在一定的差异,这必然会导致其在不同种属的动物和人体内的药效和毒性也存在一定的差异,因为许多药物的毒性来自其在体内形成的毒性代谢产物,所以药物的毒性也常常会表现出明显的种属差异,这种毒性的种属差异常常是源于其代谢的种属差异。例如,吡咯里西啶生物碱 clivorine 的代谢就表现出明显的种属差异,其肝脏毒性就表现出非常明显的种属差异,其在大鼠体内的毒性远大于其在豚鼠体内的毒性。在对其代谢种属差异性研究中发现,其在大鼠和豚鼠体内的代谢也存在明显的种属差异性,其在大鼠和豚鼠肝微粒体内的代谢如图 3 - 3 所示。clivorine 在豚鼠肝微粒体内主要以水解方式代谢为无肝毒性的 clivopic acid;但 clivorine 在大鼠肝微粒体内主要形成氧化型吡咯代谢物,而 clivorine 的肝毒性是其在体内形成的具有肝毒性的吡咯代谢物 bound pyrroles 所致,因此 clivorine 毒性的种属差异是源于其代谢的种属差异所导致的。这种代谢的种属差异导致毒性差异的现象应引起足够的重视。因此在进行药物的临床前有效性和安全性评价时应尽可能选择代谢与人体相似的动物进行,以便为药物的临床研究和使用提供更为可靠的参考依据。

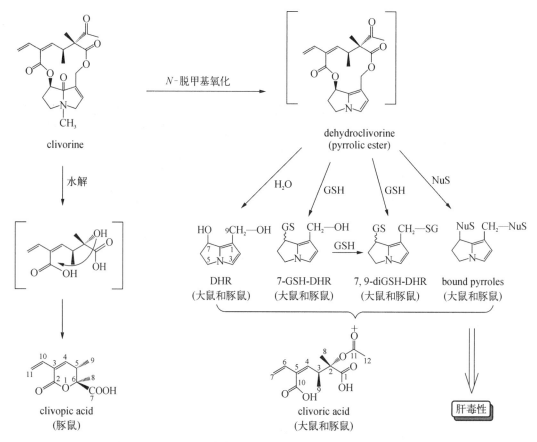

图 3 - 3　clivorine 在大鼠和豚鼠肝微粒体中的主要代谢途径

引自 Lin G, et al. Chem Res Toxicol, 2002,15:1421 - 1428。

三、年龄和性别差异

1. 年龄的影响

　　药物在儿童和老年人中的代谢常常与其在成年人中的代谢存在非常明显的年龄差异,这是由于机体的许多生理机能如肝、肾功能等与年龄有关。儿童正处于机体的生长发育期,其肝脏尚未发育完全,因此肝药酶的含量和活性较低,如新生儿肝脏中的CYP450酶含量仅约为成年人的28%,其 N-乙酰转移酶和葡萄糖醛酸结合酶等的活性偏低,药物在体内的代谢消除和解毒能力较差,常常使药物的血药浓度升高,消除半衰期延长,易引起蓄积性中毒,以致出现严重的毒副作用。如新生儿肝脏葡萄糖醛酸结合酶活性偏低,使氯霉素消除缓慢,服用氯霉素后,血浆中游离型氯霉素显著增加,可导致灰婴综合征。随着年龄的增长,机体的各组织器官如心、肝、肾、中枢神经系统等功能逐渐衰退,老年人肝药酶的含量和活

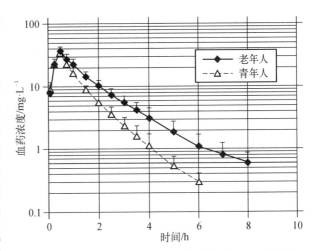

图3-4 青年人和老年人静脉滴注0.5g美罗培南后的平均血药浓度-时间曲线($n=8$)

引自 Ljungberg B. Wilsson-ehle I. Antimicrob Agents Chemother, 1992, 36:1437-1440。

性明显降低,对药物的代谢能力和解毒能力下降,可使血药浓度明显升高或消除半衰期延长使作用持续时间过久而出现不良反应甚至毒性。如美罗培南在青年人和老年人体内的药物代谢动力学就存在显著的差异,青年人和老年人分别静脉滴注0.5g美罗培南后,从其血药浓度-时间曲线(图3-4)和药物代谢动力学参数(表3-6)看出,美罗培南在青年人和老年人体内的药物代谢动力学过程存在明显的差异。与青年人相比老年人的 $t_{1/2}$ 明显延长,清除率明显下降,同时血浆暴露明显增加。因此应针对老年人的特点制订相应的给药方案,以确保老年人用药的安全性。

表3-6 青年人和老年人静脉滴注0.5g美罗培南后的主要药物代谢动力学参数

剂量/g	组别	年龄/岁	$t_{1/2}$/h	c_{max}/mg·L^{-1}	CL/ml·min^{-1}	AUC$_{0\sim t}$/mg·h·L^{-1}
0.5	青年人	28±5.2	0.81	35.6	203	39.6
0.5	老年人	73±4.6	1.27	37.0	139	58.33

引自 Ljungberg B. Wilsson-ehle I. Antimicrob Agents Chemother, 1992, 36:1437-1440。

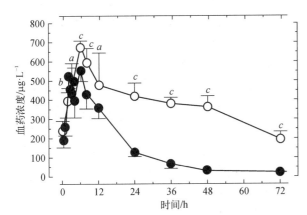

图3-5 雌(○)雄(●)大鼠灌服2 mg/kg来曲唑后的血药浓度-时间曲线($x\pm s, n=5$)

$^{a}P>0.05, ^{b}P<0.05, ^{c}P<0.01$

2. 性别的影响

有些药物在动物体内的药物代谢动力学存在非常显著的性别差异。药物在动物体内的药物代谢动力学性别差异在大鼠体内表现的尤为明显,如来曲唑在大鼠体内的药物代谢动力学就表现出非常明显的性别差异,雌性大鼠的血药浓度以及 AUC 和 c_{max} 明显高于雄性大鼠,雌性大鼠的半衰期也明显长于雄性大鼠(图3-5和表3-7)。近年来的研究发现,大鼠体内参与药物代谢的CYP450酶存在明显的性别差异,如 CYP2A2、CYP2C11、CYP2C13 和

CYP3A2 在雄性大鼠体内的含量和活性远高于雌性大鼠,而 CYP2C12 和 CYP2C7 在雌性大鼠体内的含量和活性远高于雄性大鼠。因此有些药物在雌雄大鼠体内的药物代谢动力学存在明显的性别差异,有时其代谢方式和代谢产物也可能会表现出明显的性别差异,这一现象值得引起临床前的药物代谢动力学和毒理学研究的重视。

表 3-7　来曲唑在雄性和雌性大鼠中主要药物代谢动力学参数比较

剂量 /mg·kg^{-1}	性别	$t_{1/2}$ /h	c_{max} /μg·L^{-1}	CL /L·h^{-1}·kg^{-1}	AUC$_t$ /μg·h·L^{-1}
2.0	雄	10.5	552	0.185	10 420
	雌	40.4	674	0.051	27 359

引自 Liu XD et al. Acta Pharmacol Sin, 2000, 21(8):680-684。

虽然许多药物在动物体内的药物代谢动力学表现出非常明显的性别差异,但人体内只有为数不多的药物表现出明显的性别差异,如利多卡因在女性体内的半衰期比男性长,阿司匹林和利福平在女性体内的血药浓度高于男性,普萘洛尔、利眠宁和地西泮在女性体内的清除率低。人体内的药物代谢动力学性别差异可能主要是由于女性在月经周期、怀孕和哺乳期的激素水平的变化对药物的吸收、分布和消除等体内过程产生影响,使药物的药物代谢动力学行为表现出明显的性别差异。但药物在人体内的药物代谢动力学性别差异的临床意义,尚有待临床进一步研究证实。

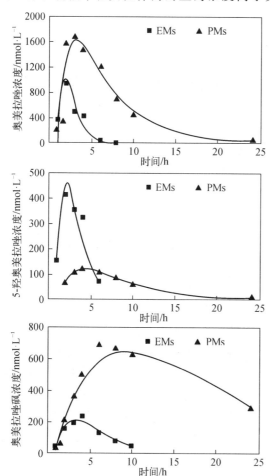

图 3-6　16 名健康志愿者口服 20 mg 奥美拉唑后血浆中奥美拉唑及其代谢物的血药浓度-时间曲线
引自楼雅卿,等. 中国临床药理学杂志,1994,10:14-21。

四、遗传变异性

遗传变异是影响药物作用的重要因素之一。它是造成药物在不同种属和不同个体间药物体内过程出现差异的主要原因之一。因为大多数药物在体内通过各种代谢酶如肝 CYP450 酶、葡萄糖醛酸结合酶、甲基转移酶和乙酰基转移酶等的代谢转化而消除。遗传变异可以使这些酶的含量或活性在不同种属和同一种属的不同个体间表现出明显的差异,因而对药物的代谢转化产生影响。目前已知某些 CYP450 同工酶的活性在同一种属的不同个体间存在明显的差异,即所谓的多态性。如人肝 CYP450 酶中 CYP2D6、CYP2C19、CYP3A4、CYP2E1、CYP2C8-9 和 CYP1A1-3 等就存在明显的多态性,由它们所介导的代谢就会表现出非常显著的个体差异,如由 CYP2C19 所介导的美芬妥英和奥美拉唑在体内就表现出非常明显的遗传多态性,使得其在不同种属和同一种属的不同个体间的代谢发生改变,而出现不同的遗传表型,将代谢能力降低者称为慢代谢者或弱代谢者(PMs),将代谢能力增强者称为快代谢者或强代谢者(EMs),前者使药物的代谢消除减慢,导致血药浓度和 AUC 显著升高,半衰期明显延长,后者则正好与此相反。由此可见,遗传变异是影响药物代谢的一个重要的因素。

　　例如,奥美拉唑在体内主要分别由 CYP2C19 和 CYP3A4 代谢为 5 -羟基奥美拉唑和奥美拉唑砜,而参与其代谢的 CYP2C19 具有典型的多态性,导致奥美拉唑在人群中的药代动力学存在非常显著的个体差异(图 3-6)。奥美拉唑在弱代谢者中的消除半衰期明显延长,血药浓度显著升高,而5-羟基奥美拉唑的量明显低于强代谢者,这说明弱代谢者奥美拉唑羟化代谢酶的活性或含量低下。

五、病理状态

　　肝脏是药物代谢的主要器官,因此当肝功能严重不足(如肝硬化)时,可使 CYP450 酶的含量和活性降低,必然会对主要经肝脏生物转化的药物产生非常显著的影响。如安普那韦在肝功能受损者体内的消除半衰期明显延长,且 AUC 和 c_{max} 显著增加,清除率明显降低(图 3-7 和表 3-8)。当肝功能严重不足时,经肝脏代谢激活的药物,如可的松、强的松等的代谢激活作用被减弱,其疗效也被减弱;而主要经肝脏代谢失活的药物如甲苯磺丁脲、氯霉素等的代谢减弱,作用则被加强。除了肝药酶活力的改变外,肝脏的一些其他指标的变化也可能对药物的肝代谢产生影响,如肝血流量、肝细胞对药物的摄取、排泄和血浆蛋白浓度等。某些疾病如心脏病可使肝血流量减少而使肝血流限制性清除的药物如普萘洛尔、利多卡因等的代谢速率减慢。因此在病理状态下,如肝功能受损时应相应地调整药物的给药剂量。

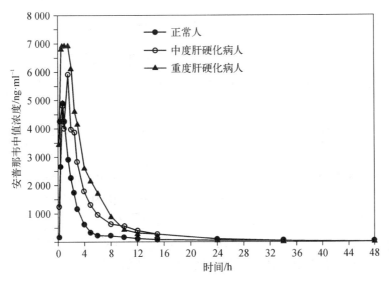

图 3 - 7　安普那韦在健康志愿者和肝功能受损者体内的血药浓度-时间曲线

引自 Veronese L, et al. Antimicrob Agents Chemother, 2000, 44:821 - 826。

表 3-8 安普那韦在健康志愿者和肝功能受损者体内的药代动力学参数

药代动力学参数	组别		
	健康人($n=10$)	中度肝硬化病人($n=10$)	重度肝硬化病人($n=10$)
$AUC_{0\sim\infty}$/ng·h·ml^{-1}			
数学均数(% CV)	11 999(37)	25 761(57)	38 656(42)
GLS 均数[a](95% CI)	9 679(6 965,13 451)	23 815(17 280,32 823)	43 699(31 786,60 076)
均数比[b](90% CI)	NA[c]	2.46(1.76,3.44)[d]	4.51(3.06,6.7)
c_{max}/ng·ml^{-1}			
数学均数(% CV)	4 901(28)	6 483(35%)	9 435(28%)
GLS 均数(95% CI)	4 712(3 436,6 463)	6 049(4 471,8 184)	9 240(6 752,12 645)
均数比(90% CI)	NA	1.28(0.95,1.74)	1.96(1.34,2.87)
t_{max}/h			
数学均数(% CV)	0.98(31)	1.08(38)	1.08(80)
中位数[a](95% CI)	0.88(0.75,1.25)	1.00(0.75,1.50)	0.90(0.50,1.78)
中位数差(90% CI)	NA	0.00(−0.25,0.50)	−0.25(−0.50,0.50)
$t_{1/2}$/h			
数学均数(% CV)	5.56(25)	7.81(65)	7.93(50)
GLS 均数(95% CI)	4.78(3.41,6.70)	6.04(4.38,8.34)	6.35(4.54,8.87)
均数比(90% CI)	NA	1.26(0.91,1.75)	1.33(0.89,1.99)
CL/F/mL·min^{-1}			
数学均数(% CV)	946(37)	564(73)	295(35)
GLS 均数(95% CI)	1 033(743,1 437)	420(305,579)	229(166,315)
均数比(90% CI)	NA	0.41(0.29,0.57)[d]	0.22(0.15,0.33)[d]
V_z/F(L)			
数学均数(% CV)	462(49)	458(148)	196(56)
GLS 均数(95% CI)	389(225,674)	255(151,431)	124(72,214)
均数比(90% CI)	NA	0.66(0.39,1.11)	0.32(0.16,0.62)[d]

a 为 GLS 几何均数。b 为病人与健康人的 GLS 均数比。c 为 NA,无可用。d 为 $P<0.05$ 与健康人比数。
引自 Veronese L, et al. Antimicrob Agents Chemother, 2000,44:821-826。

第四节 药物代谢研究常用的方法

药物代谢的研究可分为体内代谢研究和体外代谢研究,两者是相辅相成的,有时运用体外模型预测体内代谢不理想时,就必须借助于体内方法,因此,体内代谢研究是体外代谢研究良好的衔接点。此外,体内代谢研究可以对体外代谢研究的结果加以验证并帮助寻找和建立更富预见性的体外代谢模型。而体外代谢模型研究可以通过高通量筛选对大量的候选化合物的药物代谢动力学特性做出初步的评价,从而缩小体内筛选的范围。

一、药物的体内代谢研究

虽然目前已经建立了体外代谢模型,但体内的代谢研究仍占据重要的地位,并且是不可替代的。因为药物或候选化合物在体内的处置过程极为复杂,受到诸多因素的影响。如很多原因都可能造成候选药物口服生物利用度偏低,这其中包括候选药物难以通过肠黏膜上皮细胞、存在肝肠首过消除、存在 P - GP 参与外排机制等,因此很难用一个体外模型来分析其生物利用度低的原因。此外,可以通过体内药动学研究获得一些非常重要的药动学参数如生物利用度、半衰期、清除率、分布容积等。但体内药物代谢研究也存在许多不足。首先,这种方法需要花费大量的时间和人力,且无法进行大规模的筛选,因而无法满足新药药物代谢动力学筛选的需求;其次,这种方法需要消耗大量的样品和实验动物,因而研究费用高昂;再者,候选药物的某些代谢物在体内的代谢转化率较低,因而浓度很低很难被检测到。

　　药物的体内代谢研究主要是在整体水平上开展的,给予一定剂量的药物后,于不同的时间点采集血样并在一定的时间段分别收集尿液、粪便和胆汁,然后采用 LC - MS/MS 等方法从血样、尿液、粪便和胆汁中寻找药物的Ⅰ相代谢产物和Ⅱ相代谢产物,并对代谢产物进行初步的分析和鉴定,最终确定药物在体内的代谢产物和途径。

　　如大鼠、犬和人口服奥洛他定后从其血浆和尿液中分离 4 个Ⅰ相代谢物,分别为两个 N - 脱甲基代谢物,一个 N - 氧化代谢物和一个羟基化代谢物;此外,还发现了一个Ⅱ相代谢物,为羟基化代谢物的硫酸结合物。其在人和大鼠体内代谢途径如图 3 - 8 所示。

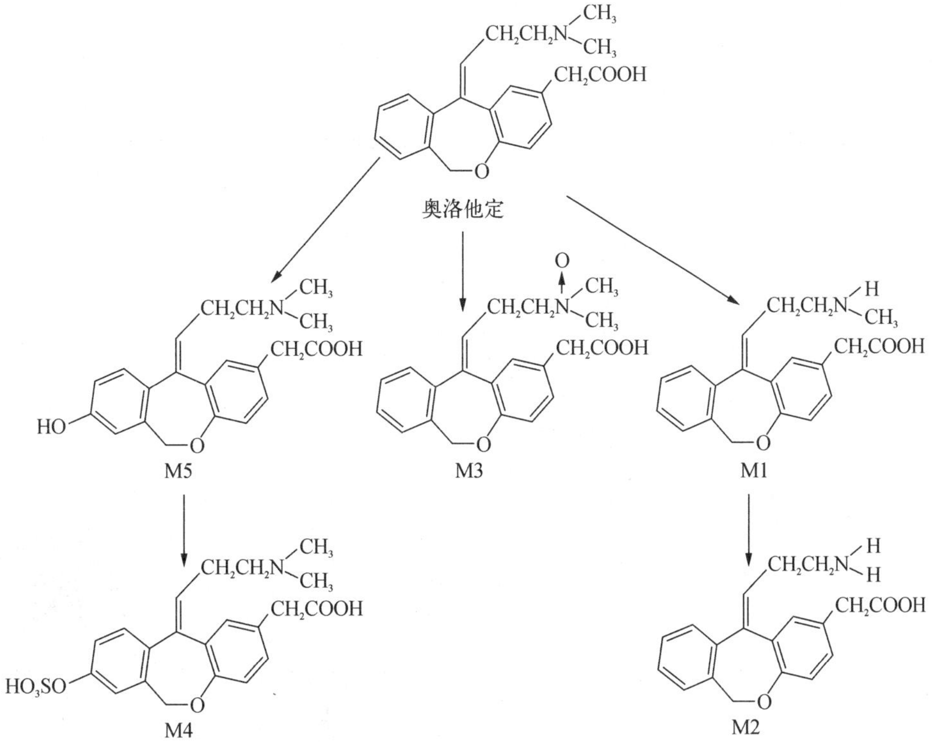

图 3 - 8　奥洛他定在体内的代谢途径

引自 Kajita J, et al. Drug Metab Dispos, 2002, 30: 1504 - 1511。

二、药物的体外代谢研究

　　与体内代谢研究方法相比,体外代谢研究方法有以下几个方面的优势和特点:① 体外代谢模型可以排除体内诸多的干扰因素,直接观察代谢酶对底物的选择性代谢,为体内代谢研究提供重要的线索和依据；② 对于那些体内代谢转化率低，且缺乏灵敏检测手段的候选药物来说，体外代谢可以提高其转化率，克服其检测灵敏度低的问题；③ 体外代谢方法的最大优点是快速简便，尤其适合于候选药物大批量的药物代谢动力学筛选，这使得其在新药的开发研究中得到广泛应用；④ 体外代谢方法不需要消耗大量的样品和实验动物，因而研究费用相对较低。但体外代谢研究方法也存在某些不足之处，如体外代谢研究结果可能与体内代谢情况并不完全一致，因为药物在体内的代谢受到体内诸多因素的影响，两者常常存在一定的差异，所以体外代谢研究无法代替体内代谢研究，两者是相辅相成的。肝脏是药物主要的代谢器官和生物转化的主要场所，富含参与药物代谢的酶系，因此药物的体外代谢模型主要是以肝脏为基础建立的亚细胞结构模型（如微粒体模型）、细胞模型（如肝细胞模型）和组织器官模型（如肝切片和肝灌流模型），体外代谢模型以其独有的优势和特点在新药的开发研究中得到广泛的应用。下面着重介绍几种目前常用的体外肝代谢模型。

（一）肝微粒体及重组 CYP450 酶体外温孵法

1. 肝微粒体体外温孵法

肝微粒体体外温孵法的关键是肝微粒体的制备，一般采用差速离心法制备，如图 3-9 所示。采用所制备的肝微粒体，再辅以 NADPH 再生系统，在体外模拟生理条件进行代谢反应，经过一定时间的反应后，采用 LC-MS/MS 等技术测定温孵液中原型药物及其代谢产物，并对代谢产物进行初步的分析和鉴定。目前这一方法主要用于药物的代谢产物的结构鉴定和代谢途径的研究，通过测定药物体外代谢酶促反应动力学参数 V_{max} 和 K_m 来预测药物的体内代谢清除率，对药酶的抑制作用、药物代谢的种属和性别差异、药物代谢的相互作用等方面的研究。

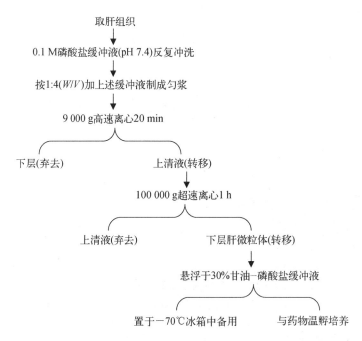

图 3-9 差速离心法肝微粒体制备流程图

肝微粒体体外温孵法具有酶制备技术简单、代谢过程快、结果重现性好、易于大批量操作、便于收集和富集代谢样品供代谢物结构确证研究；但该法所得的结果与体内代谢的一致性方面存在一定的差异,因而其实验结果尚需体内代谢研究的进一步证实。

如 Wang 等人采用肝微粒体技术研究抗血栓新药阿哌沙班在体外的代谢,结果发现(图3-10)阿哌沙班在肝微粒体中可被代谢成三个代谢物 M2、M4 和 M7,经初步鉴定前者为其氧位脱甲基代谢物,后两者为羟化代谢物。

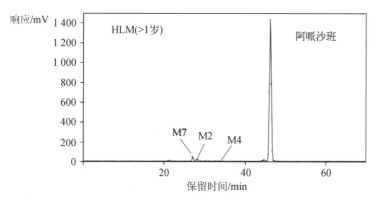

图 3-10 ^{14}C 阿哌沙班(2.5 μM)在人肝和肠微粒体中的代谢(37 ℃温孵时间 60 min,蛋白浓度 1 mg/ml)

引自 Wang L, et al. Drug Metab Dispos, 2010, 38:448-458。

2. 重组 CYP450 酶体外温孵法

基因重组 CYP450 酶与肝微粒体主要区别在于酶的制备和纯度,前者是纯度较高的单一的 CYP450 同工酶;而后者纯度较低,且是一种含有多种 CYP450 同工酶的混合酶。基因重组 CYP450 酶是利用基因工程及细胞工程制备的纯度较高的、单一的 CYP450 同工酶。基因重组 CYP450 主要用于鉴别参与药物代谢的主要的 CYP450 同工酶、药物代谢多态性和药物的代谢相互作用研究。

利用基因重组人 CYP450 酶可迅速鉴别出参与阿哌沙班代谢的主要的 CYP450 同工酶。由图 3-11 可知,CYP1A2、CYP2J2 和 CYP3A4/5 参与了 M2 的形成,而 CYP3A4/5 则是羟化代谢物 M4 和 M7 生成的主要代谢酶。

(二)肝细胞体外温孵法

与肝微粒体法相似,肝细胞体外温孵法以制备的肝细胞辅以氧化还原型辅酶,在模拟生理环境条件下进行代谢反应,在反应过程中定时地从反应体系中采样,监测细胞的活性、药物及其代谢物的浓度,运用 LC-MS/MS 对代谢产物进行初步的结构鉴定。该法适于研究蛋白及 mRNA 水平药物代谢酶的诱导和酶活性,在药物代谢酶的诱导研究中占据主导地位,被广泛用于药物间的相互作用研究。

肝细胞体外温孵法的关键是肝细胞的制备,目前主要以胶原酶灌注技术制备肝细胞,其制备过程如下:麻醉大鼠,暴露分离肝门静脉插管固定,灌注无钙、镁的 Hanks 液(含 EDTA 1 mM),速度为 30 ml/min,$T=39$ ℃,待肝脏呈肉色,除保留肝门静脉,离断肝脏血管、韧带及系膜,移入无菌平皿,灌注Ⅳ型胶原酶 Hanks 液,速度 15 ml/min,$T=39$ ℃,去除肝包膜及血管,钝性撕裂肝组织,培养基溶解,多层纱布过滤,50 g 3 min 反复离心洗涤三次,培养基制备单个肝细胞悬液用于悬浮培养。

肝细胞被分离后,可进行悬浮培养,也可用培养液适当稀释,使每毫升培养液(pH 7.4)中含$(0.5\sim1)\times10^6$个肝细胞,培养液可选用 DMEM 或其他配方。培养液中需有适量的葡萄糖

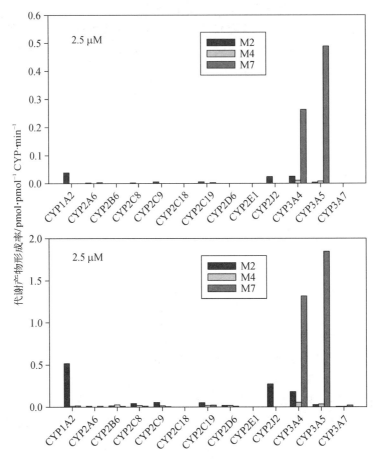

图 3-11 ^{14}C 阿哌沙班(2.5 μM 或 25 μM)与 cDNA 重组表达的人肝 CYP450 酶温孵后阿哌沙班代谢物 M2、M4 和 M7 的生成情况(37 ℃温孵时间 60 min,酶浓度 50 pmol/ml)

引自 Wang L, et al. Drug Metab Dispos, 2010, 38: 448-458。

和充分的缓冲体系,培养液中加入适量的小牛血清或清蛋白对细胞有一定的保护作用,还应加入适量的激素和抗生素。

与肝微粒体法相比,在代谢物生成、体外代谢清除率等方面有许多相似之处,但针对具体药物,两者在代谢物种类、主要代谢物的生成和所反映的药物代谢特性上存在着程度不同的量或质的差异。该法的主要不足是肝细胞制备技术复杂,且体外肝细胞活性仅能维持 4 h,不利于储存和长期使用。

(三) 离体肝灌流法

与肝微粒体法、肝细胞体外温孵法比较,离体肝灌流法一方面保留着完整细胞的天然屏障和营养液的供给,因而能在一段时间内保持肝脏的正常生理活性和生化功能;另一方面,具有离体系统的优势,能够排除其他组织器官的干扰,可控制受试物的浓度,定性或定量地观察受试物对肝脏的作用。适合于定量研究药物体外代谢行为和特点及药物本身对肝脏的影响。

大鼠麻醉后,暴露下腔静脉和门静脉,结扎下腔静脉与右肾之间的血管,将流出导管插入下腔静脉,固定后立即注入 1‰肝素 1~2 ml,使血液自然流出并保持通畅,注入导管插入门静

脉,固定后立即开动蠕动泵注入葡聚糖
Krebs-Henseleit灌流液(pH 7.4),打开胸
腔后,在靠横膈一侧结扎下腔静脉上端,使
肝脏形成体外循环(图3-12),然后将肝脏
完整无损地分离并转移到灌流装置(图3-
13)中,用含有低分子量葡聚糖并以氧和二
氧化碳饱和的Krebs-Henseleit溶液代替血
液,以恒温、恒速的条件灌注肝脏,使之在一
定时间内维持其正常生理和生化功能。可
观察药物在一过式通过肝脏或反复循环通
过肝脏后,药物本身的代谢变化或它对肝脏
的影响。目前肝灌流主要有循环型和一过
型两种形式。循环型在体系上更接近体内
循环,灌流液需要量也少;而一过型可以提
供大量的灌流液样品,能直接评价受试物经
肝脏后的损失以及稳态下代谢产物的生成,
便于建立剂量-反应关系。

离体肝灌流法具有器官水平的优势,

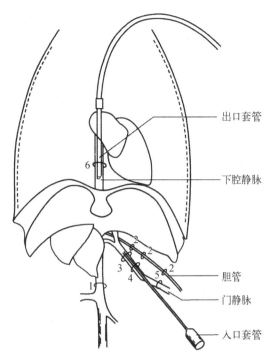

图3-12 肝脏体外循环示意图

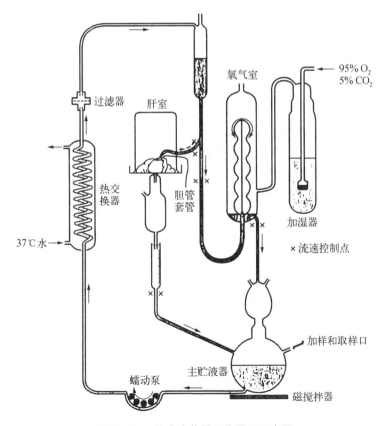

图3-13 肝灌流装置工作原理示意图

兼备体外实验和整体动物实验的优点,能够解决其他体外肝代谢模型和整体动物实验中不能得到满意解决的难点。该方法在药理学和毒理学研究中已得到广泛地应用。但其对实验设备和技术有一定的要求,这在很大程度上限制了其应用。

(四)肝切片法

肝切片不仅完整地保留所有肝脏药酶及各种细胞器的活性,而且保留了细胞与细胞间的联系及一定的细胞间质。因此对某些药物代谢研究来说,使用肝切片技术比使用游离肝细胞孵育或培养更能反映药物在体内的真实代谢过程。该法主要用于药物的体外代谢研究,包括Ⅰ相和Ⅱ相代谢,特别适合于比较不同组织器官的代谢差异和代谢的种属差异性。

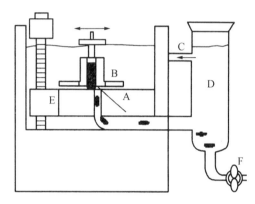

图 3 - 14　Krumdieck 组织切片机工作原理示意图

肝切片的制备方法如下:

用乙醚麻醉动物后,取出整个肝脏,浸在 pH 7.4 的冰 Krebs-Henseleit 缓冲溶液中洗净,分离各个肝叶,采用特制的不锈钢打孔器将其制备成肝条,然后将肝条放入切片机的卡座,切成厚度为 250～300 μm 的肝切片,将切片直接浸在冰 Krebs-Henseleit 缓冲液中备用,其工作原理如图 3 - 14 所示。将肝切片放入盛有 3～5 ml 含有 25 mmol/L Hepes 的 Krebs-Henseleit 液的温孵杯中,每杯 1～2 片。加入受试物作为底物,浓度应控制在每升微摩至毫摩范围之内。盖上橡胶盖子,通氧置恒温振荡水浴箱内孵育。根据实验设计在不同时间点取孵育液测定代谢产物及其生成速率。

该法保留了器官的组织结构和细胞结构,兼备Ⅰ相和Ⅱ相代谢功能,因此所得的结果与体内法更为接近,且可以在 8～24 h 时间内保持代谢活性。其不足之处是需要一些特殊的设备(如切片机),使其使用受到一定的限制。

第五节　药物代谢研究在新药研发中的作用

一、药物的代谢研究与新药的设计和开发

新药的研发过程一般可以分为两个阶段,即药物的设计和新药的开发。首先,针对某一特定的治疗靶点设计先导化合物,然后对先导化合物进行药效、毒性和药物代谢动力学筛选及评价,再根据先导化合物药效、毒性和药物代谢动力学筛选及评价的结果对先导化合物进行结构改造或修饰以便获得新的候选化合物,这样循环往复最终获得具有理想的药效学、毒性学和药物代谢动力学特性的候选药物进入下一阶段的临床评价。许多体外高活性的化合物,一方面由于其不良的药物代谢动力学行为(如吸收不良、代谢过快导致半衰期太短、首过效应较强,导致生物利用度太低或不易通过生物膜)而在体内疗效不佳甚至无效;另一方面,由于其在体内形成的活性代谢物产生毒性而失去开发价值。据文献报道,进入临床试验后约有 40% 的候选化合物是由于药物代谢动力学方面的原因而被淘汰的。因此,一个理想的候选化合物不仅要具有高效、低毒的特点,还应具有理想的药物代谢动力学性质,即具有较高的生物利用度和理

想的半衰期并能够到达靶器官而发挥疗效,且应尽量避免在体内形成毒性代谢物。因此药物的代谢研究已成为新药筛选的一个重要环节,在新药开发研究的早期即在进行体外药效和毒性筛选的同时,利用各种体外模型(如肝微粒体、肝细胞、肝切片等模型)对候选化合物的代谢特性如代谢的速率及是否具有肝首过效应、是否有活性代谢物形成及其活性和毒性等进行评价,以便在新药开发的早期确定候选化合物是否有进一步开发的价值。

通过上述的代谢研究,一方面可以了解候选化合物在体内可能的代谢物及其潜在的毒性;另一方面可使我们预知在体外有效的药物是否在体内同样有效,因为许多在体外高活性的候选化合物在体内疗效很差或无效的原因是其在体内的吸收和代谢转运不良所造成的。因此这一工作可为新药在体内的代谢研究和毒性的评价提供重要的线索,同时对新药的设计也具有一定的指导意义。

二、药物代谢与药物的毒性评价

药物的毒性可能来自于母药,也可能来自于其在体内形成的毒性代谢物。此外,药物代谢过程中的氧化还原反应、对肝药酶的诱导或抑制、药物的立体选择性代谢及肝药酶的遗传多态性都与药物的毒性的产生密切相关。因此药物代谢是影响药物在体内毒性的一个重要因素。一个候选化合物在获准进入临床实验前必须对其毒性进行全面的评价。但由于伦理道德方面的原因,无法在人身上进行有关的毒性试验,一般是在实验动物身上进行安全性评价。随着新药开发研究的不断深入,人们又面临着一个新的问题,即药物所产生的毒性可能具有种属特异性,一个药物在不同种属间的毒性可能是不同的,这种毒性的种属差异可以从药物代谢动力学的方面加以解释,因为药物的代谢就存在种属差异,同一种药物在不同种属的动物体内的代谢产物、方式和途径可以不同,而许多药物的毒性来自于其毒性代谢物,如腈美克松在小鼠体内可形成细胞毒性代谢物,而在大鼠和人体内则无此代谢物,故不宜用小鼠进行毒性研究。因此如毒性试验的动物选择不当,就可能会对药物的毒性做出错误的评价。为了确保药物在动物体内的毒性能够反映其在人体内的毒性,选择何种动物进行毒性研究就显得十分重要,一般应尽可能选择代谢与人相似的动物进行临床前的安全性评价,这样可以提高临床前的安全性评价的可参考价值。因此了解药物代谢的种属差异及其机理将有助于我们解释和预测某一药物在体内的毒性或潜在的毒性,并帮助我们确定选择何种动物进行毒性研究。

三、药物代谢研究与药物的代谢相互作用

生物转化是许多药物在体内的主要消除方式和途径,因此当两种或多种药物均由同一药酶代谢时,药物间则有可能出现对药酶的竞争而发生相互作用。此外,许多临床常用的药物本身就是肝药酶的诱导剂或抑制剂,因此当两种或多种药物联合使用时就有可能出现药物间的代谢相互抑制,导致某些药物的血药浓度显著升高,清除率下降,半衰期延长,而出现不良反应。如酮康唑可以显著地抑制特非那丁的代谢,当两药合用时,造成特非那丁的代谢受阻而使血药浓度显著升高,可以导致致命的室性心率失常;奥美拉唑和地西泮皆由 CYP2C19 所代谢,当联合使用时就会相互竞争代谢酶,其结果是地西泮的代谢减弱,在强代谢人群中可见地西泮血药浓度显著升高,导致严重的不良反应。这种由药物间的代谢相互作用所产生的毒副作用是药物的潜在毒性,有时这种毒性是十分危险的,故药物间的代谢相互抑制通常被视为是一种潜在的危险或至少是所不期望的,应尽量加以避免。这对于那些安全范围窄的药物如抗

凝药、抗忧郁药和心脑血管药物在联合用药时应格外谨慎。因此药物间的代谢相互作用已成为新药研究的一个重要内容,在新药的开发研究阶段就应了解何种肝药酶参与了药物代谢及其本身对肝药酶的影响,对于那些安全范围窄又常与其他药物合用的药物这一点尤为重要。这可以为新药的临床研究和临床的合理用药提供理论依据。

(柳晓泉,何华)

参考文献

［1］王广基.药物代谢动力学［M］.北京:化学工业出版社,2005.

［2］Veronese L,Rautaureau J,Sadler BM et al. Single-dose pharmacokinetics of amprenavir, a human immunodeficiency virus Type 1 protease inhibitor, in subjects with normal or impaired hepatic function[J]. Antimicrob Agents Chemother,2000,44:821 - 826.

［3］Troost J,Tatami S,Tsuda Y, et al. Effects of strong CYP2D6 and 3A4 inhibitors, paroxetine and ketoconazole, on the pharmacokinetics and cardiovascular safety of tamsulosin[J]. Br J Clin Pharmacol,2011,72:247 - 256.

［4］Kajita J,Inanoet K,Fuse E, et al. Effects of olopatadine, a new antiallergic agent, on human liver microsomal cytochrome CYP450 activities[J]. Drug Metab Dispos,2002,30:1504 - 1511.

［5］Wang L,Zhang D,Raghavan N,et al. In vitro assessment of metabolic drug-drug interaction potential of apixaban through cytochrome CYP450 phenotyping, inhibition, and induction studies[J]. Drug Metab Dispos,2010,38:448 - 458.

第四章 药物代谢动力学经典理论

药物进入体内并发挥疗效前首先在体内经历吸收、分布、代谢和排泄过程的处置(图 4-1),简称 ADME 过程,然后才能到达其相应的作用部位而发挥其疗效。由此可见,药物在体内的处置过程在其疗效的发挥中扮演了十分重要的角色。药物代谢动力学研究的目的就是要揭示药物在体内的动态变化规律,但药物在体内的处置过程极为复杂,且自始至终都处于动态变化之中,并可受到体内外诸多因素的影响。为了揭示体内药量随时间变化的规律,药物代谢动力学借助数学的原理和方法,从速度论的角度出发,根据体内药量随时间而变化的特点,建立一定的数学模型,然后根据体内药量和时间的数据及所建立的数学模型,采用计算机求得相应的药物代谢动力学参数,通过这些参数来阐明体内药量随时间而变化的规律。掌握了药物在体内变化的这一规律可以帮助我们了解药物疗效和毒性发生和发展的规律,阐明药物的疗效和毒性产生的物质基础,进而指导临床制订合理的给药方案,提高临床用药的安全性和有效性。

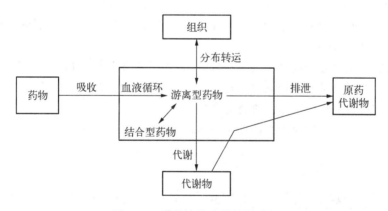

图 4-1 药物在体内的处置过程

第一节 房室模型基本原理

一、房室模型(compartment model)及其动力学特征

1. 房室模型的基本概念

为了阐明体内药量随时间而变化的规律,常常要借助数学的原理和方法来定量地描述药物体内过程的动态变化规律。房室模型理论从速度论的角度出发,建立一个数学模型来模拟药物在机体内的处置过程,它将整个机体视为一个系统,按药物在体内的转运速率将机体划分为若干个房室,把机体看成是由若干个房室组成的一个系统,称之为房室模型。在上述的模型中,房室划分的主要依据是药物在体内各组织或器官中的转运速率,将药物的转运速率相同或

相似的组织或器官可归纳成为一个房室,但这里所指的房室只是数学模型中的一个抽象概念,并不代表生理解剖学上的任何一个组织或器官,且对于不同的药物而言,每个房室中所包括的组织或器官可以是不同的,因此房室模型的划分具有抽象性、相对性和主观随意性。但房室的概念又与机体各组织器官的血流量、膜通透性等生理解剖学特性有一定的联系。同一房室中的各组织器官的药物浓度并不一定相同,但药物在其间的转运速率应是相同或相似的。

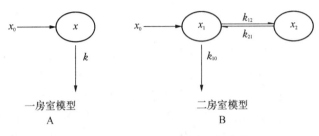

图 4 - 2　一房室和二房室模型示意图

根据药物在体内转运速率的不同,可将机体划分为单房室模型和多房室模型。单房室模型是指药物可在体内迅速达到动态平衡,药物在全身各组织部位的转运速率是相同或相似的,此时把整个机体视为一个房室,称之为单房室模型或一房室模型,如图 4 - 2A 所示。多房室模型中最常见的是二房室模型,它将机体分为两个房室,即中央室(central compartment)和外周室(peripheral compartment),如图 4 - 2B 所示。中央室由一些膜通透性较好、血流比较丰富、药物易于灌注的组织器官组成,如血液、心、肝、肾、肺等。药物在体内往往首先进入这类组织器官,因为药物在其中的转运速率较快,血液中的药物可迅速与这些组织器官中的药物达到动态平衡;外周室则是由一些血流不丰富、药物转运速率较慢的组织器官组成,如脂肪、静止状态的肌肉等。这些组织器官中的药物与血液中的药物需经一段时间方能达到动态平衡。

2. **房室模型的动力学特征**

在采用房室模型研究药物的动力学特性时,首先要假设药物从房室中消除的速率及其在各房室间的转运速率均符合一级动力学过程。为了更好地理解这一点,有必要介绍一下化学反应动力学是如何将各种反应速度进行分类的。

若反应速率不受反应物量的影响而始终恒定,则称为零级反应,其数学式表达为

$$\frac{\mathrm{d}x}{\mathrm{d}t} = -kx^0 = -k \tag{4-1}$$

式中,x 为反应物的量,k 为速率常数,$\mathrm{d}x/\mathrm{d}t$ 表示反应速率,负号则表示反应朝反应物量减少的方向进行。

若反应速率与反应物的量或浓度成正比,则称为一级反应,其数学式表达为

$$\frac{\mathrm{d}x}{\mathrm{d}t} = -kx^1 = -kx \tag{4-2}$$

若反应速率与反应物的量的二次方成正比,则称为二级反应,其数学式表达为

$$\frac{\mathrm{d}x}{\mathrm{d}t} = -kx^2 \tag{4-3}$$

在房室模型中假设药物在各房室间的转运速率以及药物从房室中消除的速率均符合一级动力学过程,因此其动力学过程属于线性动力学范畴,房室模型又称线性房室模型,它只适合于描述按线性动力学处置药物的体内过程。

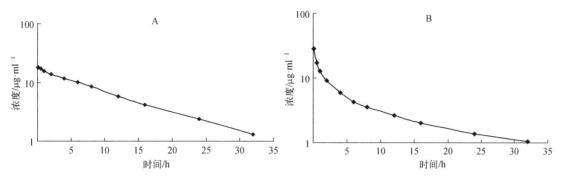

图 4 - 3　静脉注射给药后的血药浓度-时间曲线
A. 按一室模型处置的药物；B. 按二室模型处置的药物。

按一房室模型处置的药物静注给药后，其血药浓度-时间曲线呈单指数函数的特征，即半对数血药浓度-时间曲线呈直线关系，如图 4 - 3A 所示；按二房室模型处置的药物静注给药后，其血药浓度-时间曲线呈现出双指数函数的特征，即半对数血药浓度-时间曲线呈双指数曲线，如图 4 - 3B 所示。这是我们判别一室模型和二室模型的重要的动力学特征。

二、拉普拉氏变换（Laplace transform）

药物在体内的处置过程多数属于一级过程，即线性过程，根据数学模型给出线性微分方程组，通常借助于拉普拉氏变换法求解，拉普拉氏变换先将上述线性微分方程化为象函数的代数方程，再求出象函数 $F(s)$，然后经拉氏逆变换求得原微分方程的解。其过程如下：

$$\underset{\text{原函数}}{f(t)} \xrightarrow{\text{拉氏变换}} L[f(t)] \longrightarrow \underset{\text{象函数}}{F(s)} \xrightarrow{\text{拉氏逆变换}} \underset{\text{象原函数}}{L^{-1}[F(s)]}$$

其定义为：将原函数乘以 e^{-st}（s 为拉氏算子），然后从 $0 \rightarrow \infty$ 积分即得象函数，象函数再经拉氏逆变换求得原微分方程的解。下面介绍几种在药代动力学研究中常见函数的拉氏变换：

1. 常系数 A 的拉氏变换

$$L[A] = \int_0^\infty A e^{-st} dt = -A\left(\frac{1}{s}\right)e^{-st} \mid_0^\infty = \frac{A}{s} \tag{4-4}$$

2. 指数函数 e^{-at} 的拉氏变换

$$\begin{aligned} L(e^{-at}) &= \int_0^\infty e^{-at} e^{-st} dt = \int_0^\infty e^{-(a+s)t} dt \\ &= -\frac{1}{s+a} e^{-(a+s)t} dt \mid_0^\infty \\ &= \frac{1}{s+a} \end{aligned} \tag{4-5}$$

3. 导数函数 $df(t)/dt$ 的拉氏变换

$$\begin{aligned} L[df(t)/dt] &= \int_0^\infty df(t)/dt \; e^{-st} dt = \int_0^\infty e^{-st} df(t) \\ &= e^{-st} f(t) \mid_0^\infty - \int_0^\infty f(t) de^{-st} = s\overline{X} - f(0) \end{aligned} \tag{4-6}$$

将 $\int_0^\infty e^{-st} f(t)\,dt$ 定义为 $L[f(t)] = \overline{X}$。

4. 和的拉氏变换

$$L[f_1(t) + f_2(t)] = L[f_1(t)] + L[f_2(t)] \tag{4-7}$$

即和的拉氏变换等于拉氏变换的和。

常见函数的拉氏变换见表 4-1。

表 4-1 一些常用函数的拉普拉氏变换表

函数，$F(t)$	拉氏变换，$f(s)$
1	$1/s$
A	A/s
t	$1/s^2$
Ae^{-at}	$A/(s+a)$
$At\,e^{-at}$	$A/(s+a)^2$
$\dfrac{A}{\alpha}(1-e^{-at})$	$A/s(s+a)$
$\dfrac{A}{\alpha}e^{-\left(\frac{b}{a}\right)t}$	$A/(as+b)$
$\dfrac{(B-Aa)e^{-at}-(B-Ab)e^{-bt}}{b-a}\ (b\neq a)$	$(As+B)/(s+a)(s+b)$
$\dfrac{A}{b-a}(e^{-at}-e^{-bt})$	$A/(s+a)(s+b)$
$e^{-at}[A+(B-Aa)t]$	$(As+B)/(s+a)^2$
$-\dfrac{1}{PQR}\big[P(Aa^2-Ba+C)e^{-at}+Q(Ab^2-Bb+C)e^{-bt}+R(Ac^2-Bc+C)e^{-ct}\big]$ $(P=b-c,Q=c-a,R=a-b)$	$\dfrac{(As^2+Bs+C)}{(s+a)(s+b)(s+c)}$
$A\left[\dfrac{1}{ab}+\dfrac{1}{a(a-b)}e^{-at}-\dfrac{1}{b(a-b)}e^{-bt}\right]$	$A/s(s+a)(s+b)$
$\dfrac{A}{a}t-\dfrac{A}{a^2}(1-e^{-at})$	$A/s^2(s+a)$
$\dfrac{B}{ab}-\dfrac{Aa-B}{a(a-b)}e^{-at}+\dfrac{Ab-B}{b(a-b)}e^{-bt}$	$(As+B)/s(s+a)(s+b)$
$\dfrac{B}{ab}-\dfrac{a^2-Aa+B}{a(b-a)}e^{-at}+\dfrac{b^2-Ab+B}{b(b-a)}e^{-bt}$	$\dfrac{(s^2+As+B)}{s(s+a)(s+b)}$

引自朱家璧. 药物代谢动力学. 北京:科学出版社,1987,394。

三、房室模型的判别和选择

在运用房室模型估算药物代谢动力学参数时,所选择模型对药物代谢动力学参数估算有直接影响,如半衰期等药物代谢动力学参数的估算值呈现出明显的模型依赖性,即选用不同的模型所估算出的结果是不同的,因此模型的选择显得尤为重要。在进行药物代谢动力学分析时应首先确定所研究的药物按几室模型进行处置,一般可先用半对数图进行初步判断,但尚需计算机拟合后加以进一步判断。在用计算机进行药动学分析时常用的判别标准有三个。

其一是残差平方和(R_e):

$$R_e = \sum_{i=1}^{n} (c_i - \hat{c}_i)^2 \tag{4-8}$$

式中,c_i 为实测浓度,$\hat{c}_i$ 为拟合浓度。

其二是拟合度 r^2:

$$r^2 = \frac{\sum_{i=1}^{n} c_i^2 - \sum_{i=1}^{n} (c_i - \hat{c}_i)^2}{\sum_{i=1}^{n} c_i^2} \tag{4-9}$$

其三是 AIC(Akaike's information criterion)值:

$$AIC = N\ln R_e + 2P \tag{4-10}$$

式中,N 为实验数据的个数,P 是所选模型参数的个数,R_e 为加权残差平方和,P 和 R_e 按下式计算。

$$P = 2n \tag{4-11}$$

$$R_e = \sum_{i=1}^{n} W_i (c_i - \hat{c}_i)^2 \tag{4-12}$$

式中,n 为指数项的个数,W_i 为权重系数。权重系数可以为 1 或 $1/c_i$ 或 $1/c_i^2$,选择哪一个权重系数应视具体情况而定。

目前比较公认的判别法是 AIC 值法,该法被广泛地用于模型判别和选择。AIC 的绝对值越小,则可认为该模型拟合越好。在两种模型算得的 AIC 值相同时,则以简单的模型为最佳拟合模型。在使用 AIC 法选择模型时,应充分考虑到不同的权重系数对结果的影响,特别是当血药浓度范围跨度比较大时应考虑采用加权法估算药物代谢动力学参数,以便减少估算的误差。

四、药物代谢动力学参数的生理及临床意义

药物代谢动力学参数(pharmacokinetic parameters)是反映药物在体内动态变化规律性的一些常数,如消除半衰期、药峰时间、药峰浓度、清除率、表观分布容积和血药曲线下面积等,通过这些参数来反映药物在体内经时过程的动力学特点及动态变化规律性。药物代谢动力学参数是临床制订给药方案的主要依据之一,根据药物代谢动力学参数可以设计和制订安全有效的给药方案,包括给药剂量、给药间隔和最佳的给药途径等;此外还可针对不同的病理状态,制订个体化给药方案,提高用药的安全性和有效性。掌握这些参数还有助于阐明药物作用的规律性,了解药物在体内的治疗作用和毒性产生的物质基础。有些参数还是评价药物制剂体内质量的重要指标,在药剂学和新药的开发研究中常常被用于制剂的体内质量评价。

1. 药峰时间(t_{max})和药峰浓度(c_{max})

药物经血管外给药后出现的最大血药浓度值为药峰浓度(c_{max}),达到药峰浓度所需的时间

为药峰时间(t_{max}),如图4-4所示。

两者是反映药物在体内吸收速率的两个重要指标,常被用于药物吸收速率的评价。与吸收速率常数相比它们能更直观和准确地反映药物的吸收速率,因此更具有实际意义。药物的吸收速度快,则达峰时间短,峰浓度高,反之亦然。如A、B、C三种制剂的吸收程度相同,但吸收速度A>B>C,如图4-5所示。从图4-5可以看出,A、B、C三种制剂的疗效和不良反应也是不同的。

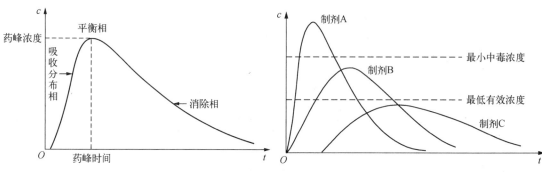

图4-4 血管外给药的血药浓度-时间曲线 图4-5 制剂A、B和C的血药浓度-时间曲线

2. 消除半衰期(half life time,$t_{1/2}$)

消除半衰期是指血药浓度下降一半所需的时间,其单位为"min"或"h"。它是反映药物从体内消除速率快慢的一个重要的参数,它与消除速率常数之间存在倒数关系,临床上常用$t_{1/2}$来反映药物消除的快慢,它是临床制订给药方案的主要依据之一。按一级过程消除的药物的半衰期和消除速率常数之间的关系可用下式表示:

$$t_{1/2} = \frac{0.693}{k} \tag{4-13}$$

3. 表观分布容积(apparent volume of distribution,V_d)

表观分布容积是药物在体内达到动态平衡时,体内药量与血药浓度的一个比例常数,其本身并不代表真实的容积,因此没有直接的生理学意义,主要用以反映药物在体内分布程度的广窄,其单位为"L"或"L/kg"。对于单室模型的药物而言,其分布容积与体内药量x和血药浓度c之间存在下列关系:

$$V_d = \frac{x}{c} \tag{4-14}$$

药物的分布容积的大小取决于其脂溶性、膜通透性、组织分配系数、器官的大小和血流量及药物与血浆蛋白等生物物质的结合率等因素。如药物的血浆蛋白结合率高,则其分布容积较小,血药浓度高。根据药物的分布容积可以粗略地推测其在体内的大致分布情况。如果药物的V_d为3~5 L,那么这个药物可能主要分布于血液,这类药物常常与血浆蛋白大量结合,因而难以向其他组织器官转运,如保泰松、双香豆素和苯妥英钠等;如药物的V_d为10~20 L,则说明这个药物主要分布于血浆和细胞外液,这类药物往往不易通过细胞膜而进入细胞内液,如溴化物和碘化物等;如药物的V_d为40 L,则这个药物可以分布于血浆和细胞内外液,表明其在体内可以广泛分布,如安替比林;有些药物的V_d非常大,可以达到100 L以上,这一容积已远远地超过了体液的总容积,这类药物在体内往往有特异性的组织分布;而I^{131}可以大量地浓集于甲状腺,因而其分布容积也很大。由此可见,我们可以通过分布容积来了解药物在体内的大致分布情况。

4. 血药浓度-时间曲线下面积(area under the curve，AUC)

AUC 为血药浓度-时间曲线下面积，它是评价药物吸收程度的一个重要指标，常被用于评价药物及其制剂的吸收程度。AUC 可用梯形面积法按下式进行估算：

$$AUC = \sum_{i=1}^{n} \frac{c_{i-1} + c_i}{2}(t_i - t_{i-1}) + \frac{c_n}{k} \qquad (4-15)$$

式中，c_n 为最后一取血点药物浓度。

5. 生物利用度(bioavailability，F)

生物利用度是指药物经血管外给药后，药物被吸收进入血液循环的速度和程度的一种量度，它是评价药物吸收程度的重要指标。生物利用度可以分为绝对生物利用度和相对生物利用度两种，前者主要用于比较血管内和血管外给药后的吸收差异，而后者主要用于比较两种制剂的吸收差异，可分别用下式表示：

$$绝对生物利用度 \quad F = \frac{AUC_{ext}}{AUC_{iv}} \times \frac{D_{iv}}{D_{ext}} \times 100\% \qquad (4-16)$$

式中，AUC_{iv} 和 AUC_{ext} 分别为静注和血管外给药后的血药曲线下面积，D_{iv} 和 D_{ext} 分别为静注和血管外给药剂量。

$$相对生物利用度 \quad F = \frac{AUC_T}{AUC_R} \times \frac{D_R}{D_T} \times 100\% \qquad (4-17)$$

式中，AUC_R 和 AUC_T 分别为服用参比制剂和受试制剂的血药曲线下面积，D_R 和 D_T 分别为参比制剂和受试制剂的剂量。

6. 清除率(clearance，CL)

清除率是指在单位时间内，从体内消除的药物的表观分布容积数，其单位为"L/h"或"L/(h·kg)"，它主要反映机体从血中清除药物的速率或效率，它也是反映药物从体内消除的一个重要的参数。清除率 CL 与消除速率常数 k 和分布容积 V_d 之间存在下述的关系：

$$CL = k \cdot V_d \qquad (4-18)$$

第二节　一房室模型

一房室模型把整个机体视为一个房室，是一种最简单的房室模型，按一房室模型处置的药物进入体内后迅速在体内各组织器官之间达到动态平衡。药物在各组织器官之间的转运速率是相同或相似的，但达到动态平衡后各组织器官部位的药量并不一定相等，药物按一级过程从体内消除。按一房室模型处置的药物静注给药后，其血药浓度-时间曲线呈现出典型的单指数函数的特征，即血药浓度的半对数与时间呈直线关系，这是一房室模型的重要的动力学特征，也是判别一房室模型的主要依据之一。

一、单剂量给药动力学

(一)静脉注射给药动力学

1. 静注给药的模型及其动力学特征

按一房室模型处置的药物静注给药的模型如图 4-6 所示，其血药浓度-时间曲线如

图 4 - 7 所示。

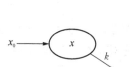

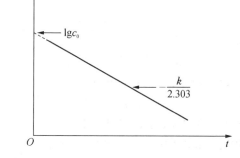

图 4 - 6　一房室静注给药的模型图　　**图 4 - 7　一房室模型静注给药血药浓度-时间曲线**

图 4 - 6 中,k 为一级消除速率常数,x_0 为给药剂量,x 为体内药量,根据上述模型,体内药量的变化速率可用下列微分方程表示:

$$\frac{\mathrm{d}x}{\mathrm{d}t} = -kx \tag{4-19}$$

上式经拉氏变换得式(4 - 20),式中的 s 为拉氏算子

$$s\overline{x} - x_0 = -k\overline{x} \tag{4-20}$$

上式经整理后,再经拉氏逆变换得到体内药量变化的函数表达式:

$$x = x_0 \mathrm{e}^{-kt} \tag{4-21}$$

根据定义:

$$x = Vc \tag{4-22}$$

故可将体内药量变化的函数表达式改写为血药浓度与时间的关系式:

$$c = c_0 \mathrm{e}^{-kt} \tag{4-23}$$

2. 静注给药的药代动力学参数估算

将式(4 - 23)两边取对数得

$$\lg c = \lg c_0 - \frac{k}{2.303}t \tag{4-24}$$

上述方程表明 $\lg c$ 与 t 呈线性关系,该直线的斜率为 $-k/2.303$,截距为 $\lg c_0$。经线性回归,从其斜率可求得消除速率常数 k,从其截距可求得给药后瞬间的血药浓度 c_0。根据 V 的定义可按下式求得分布容积

$$V = \frac{x_0}{c_0} \tag{4-25}$$

根据消除半衰期的定义

$$\lg \frac{c_0}{2} = \lg c_0 - \frac{k}{2.303}t_{1/2} \tag{4-26}$$

故消除半衰期可按下式求得

$$t_{1/2} = \frac{0.693}{k} \qquad (4-27)$$

根据清除率的定义：

$$CL = \frac{-\,dx/dt}{c} \qquad (4-28)$$

根据式(4-19)得

$$CL = \frac{kx}{c} \qquad (4-29)$$

根据式(4-22)得

$$CL = kV \qquad (4-30)$$

根据 AUC 的定义：

$$AUC = \int_0^\infty c\,dt = \int_0^\infty c_0\,e^{-kt}\,dt = \frac{c_0}{k} = \frac{x_0}{kV} \qquad (4-31)$$

从上式可以看出，AUC 与给药剂量 x_0 成正比。

(二)静脉滴注给药动力学

1. 静脉滴注给药的模型及其动力学特征

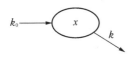

图 4-8 一房室静脉滴注给药模型图

静脉滴注是药物以恒速经静脉给药的一种方式，血药浓度随时间的递增而增加，直至达到稳态 c_{ss}，其模型如图 4-8 所示。

图 4-8 中，k_0 为滴注速率，x 为体内药量，k 为一级消除速率常数。根据上述模型可以得出下列微分方程：

$$\frac{dx}{dt} = k_0 - kx \qquad (4-32)$$

上式经拉氏变换后得

$$s\,\overline{x} = k_0/s - k\,\overline{x} \qquad (4-33)$$

上式经整理后，再经拉氏逆变换后得到体内药量变化的函数表达式：

$$x = \frac{k_0}{k}(1 - e^{-kt}) \qquad (4-34)$$

根据 $x = Vc$ 关系式，可将式(4-34)改写为

$$c = \frac{k_0}{Vk}(1 - e^{-kt}) \qquad (4-35)$$

药物以恒速静脉滴注给药后，其血药浓度-时间曲线如图 4-9 所示。达稳态前任一时间的血药浓度均小于 c_{ss}，因此任一时间点的 c 值可用 c_{ss} 的某一分数来表示，即达坪分数，以 f_{ss} 表示，则

$$f_{ss} = \frac{c}{c_{ss}} = \frac{k_0/kV(1-e^{-kt})}{k_0/kV} \tag{4-36}$$

故
$$f_{ss} = 1 - e^{-kt} \tag{4-37}$$

如以 $t_{1/2}$ 的个数 n 来表示时间,则上式变为

$$f_{ss} = 1 - e^{-0.693n} \tag{4-38}$$

将上式两边取对数并整理得

$$n = -3.32 \lg(1 - f_{ss}) \tag{4-39}$$

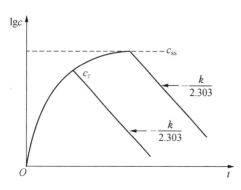

图 4 - 9 一房室静脉滴注给药血药浓度-时间曲线

从图 4-9 及式(4-35)和式(4-39)可以看出,一房室模型静脉滴注给药的动力学特征。

(1) 血药浓度随时间递增,当 $t \to \infty$ 时,$e^{-kt} \to 0$,血药浓度即达到稳态水平,稳态血药浓度 c_{ss} 可按下式估算:

$$c_{ss} = \frac{k_0}{Vk} \tag{4-40}$$

(2) 从上式可以看出,稳态水平高低取决于滴注速率,即 c_{ss} 与 k_0 成正比关系。

(3) 达到稳态水平所需要的时间取决于药物的消除半衰期,而与滴注速率无关。从式(4-39)可以看出,经 $3.32t_{1/2}$ 即可达到坪水平的 90%,经 $6.64t_{1/2}$ 即可达到坪水平的 99%。

(4) 一旦期望稳态水平确定后,滴注速率可按下式计算:

$$k_0 = c_{ss}Vk \tag{4-41}$$

2. 药物代谢动力学参数的估算

静脉滴注给药的药物代谢动力学参数估算有两种方法:其一是在达稳态后停止滴注,估算药物代谢动力学参数,对于半衰期短的药物而言,一般可采用这种方法;其二是在达稳态前即停止滴注,估算药物代谢动力学参数,这种方法适合于半衰期较长的药物。

(1) 血药浓度达稳态前停止滴注 如在达到稳态前即停止滴注,则其血药浓度变化可用下式表示:

$$c = \frac{k_0}{Vk}(1-e^{-kT})e^{-kt'} \tag{4-42}$$

式中,T 为滴注时间,t' 为滴注后时间,将上式两边取对数得

$$\lg c = \lg\frac{k_0}{Vk}(1-e^{-kT}) - \frac{kt'}{2.303} \tag{4-43}$$

上述方程经线性回归,从其斜率可求得消除速率常数 k,从其截距可求得分布容积 V。

(2) 血药浓度达稳态后停止滴注 如在血药浓度达到稳态后停止滴注,则此时血药浓度变化可用下式表示:

$$c = \frac{k_0}{Vk}e^{-kt'} \tag{4-44}$$

式中，t' 为滴注结束后时间，将上式两边取对数得

$$\lg c = \lg\frac{k_0}{Vk} - \frac{kt'}{2.303} \tag{4-45}$$

上述直线的斜率为 $-k/2.303$，截距为 $\lg k_0/Vk$，从其斜率我们可求得消除速率常数 k，从其截距我们可求得分布容积 V。

（三）静脉注射加静脉滴注给药的动力学

根据静脉滴注给药的动力学特征可知，对于半衰期较长的药物采用静脉滴注给药时，欲达到期望的稳态水平需要较长的时间。但临床上对于某些危重疾病的治疗常常期望血药浓度能够迅速地达到预期的治疗水平，为使血药浓度迅速达到该水平，并维持在该水平上，可采用滴注开始时给予静注负荷剂量(loading dose)。要使血药浓度瞬时达到期望的 c_{ss} 水平，其负荷剂量 $x_{ss} = c_{ss}V$，维持该水平所需的滴注速率为 $k_0 = c_{ss}Vk$，静脉注射加静脉滴注给药后体内药量变化的函数表达为

$$x = x_{ss}e^{-kt} + \frac{k_0}{k}(1 - e^{-kt}) \tag{4-46}$$

由式(4-40)可知，$c_{ss}V = \dfrac{k_0}{k}$，故负荷剂量可按下式计算：

$$x_{ss} = \frac{k_0}{k} \tag{4-47}$$

（四）血管外途径给药动力学

1. 血管外给药的模型及其动力学特征

血管外给药是指静脉以外的给药途径，一般包括口服、肌注和直肠等给药途径。经血管外给药后，药物不直接进入血液循环系统，需经历一个吸收过程才能进入血液循环系统，其模型如图 4-10 所示。药物按一级过程从吸收部位吸收，血药浓度随时间的增加而递增，直至达到血药浓度峰值 c_{max}，而后药物按一级过程从体内消除，药物经血管外给药后，其血药浓度-时间曲线如图4-11所示。

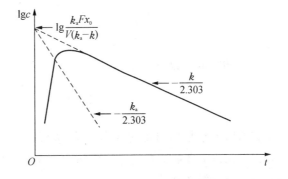

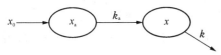

图 4-10　一房室模型血管外给药模型图　　图 4-11　一房室模型血管外给药后的血药浓度-时间曲线

图 4-10 中，x 为体内药量，x_a 为吸收部位的药量，k_a 为一级吸收速率常数，k 为一级消除速率常数。

根据上述模型体内药量的变化速率的微分方程为

$$\frac{\mathrm{d}x}{\mathrm{d}t} = k_a x_a - kx \tag{4-48}$$

而吸收部位药量的变化速率的微分方程为

$$\frac{\mathrm{d}x_a}{\mathrm{d}t} = -k_a x_a \qquad (4-49)$$

式(4-48)和式(4-49)经拉氏变换后得

$$s\overline{x} - 0 = k_a \overline{x}_a - k\overline{x} \qquad (4-50)$$

$$s\overline{x}_a - Fx_0 = -k_a \overline{x}_a \qquad (4-51)$$

式中,体内药量的初始值为零,吸收部位的初始药量为 Fx_0,F 为生物利用度,上式经整理,再经拉氏逆变换后得到体内药量变化的函数表达式为

$$c = \frac{k_a Fx_0}{V(k_a - k)}(\mathrm{e}^{-kt} - \mathrm{e}^{-k_a t}) \qquad (4-52)$$

从图4-11和式(4-52)可以看出,血管外给药的动力学特征。

(1)血药浓度-时间曲线为一条双指数曲线,这条双指数曲线可以看成是由两条具有相同截距的直线相减而成,即

$$c = I\mathrm{e}^{-kt} - I\mathrm{e}^{-k_a t} \qquad (4-53)$$

$$I = \frac{k_a Fx_0}{V(k_a - k)} \qquad (4-54)$$

(2)在这条双指数曲线中因为 $k_a \gg k$,所以当 t 充分大时 $\mathrm{e}^{-k_a t}$ 先趋于零,即 $\mathrm{e}^{-k_a t} \to 0$。

(3)血药浓度-时间曲线可分为三个时相,即吸收分布相、平衡相和消除相。

2. 血管外给药的药物代谢动力学参数估算

(1)消除速率常数　根据前述的血管外给药的动力学特性,其药物代谢动力学参数可采用残数法(method of residual)估算,当 t 充分大时 $\mathrm{e}^{-k_a t}$ 先趋于零,即 $\mathrm{e}^{-k_a t} \to 0$,故式(4-53)可以改写为

$$c = I_1 \mathrm{e}^{-kt} \qquad (4-55)$$

将上式两边取对数得

$$\lg c = \lg I_1 - \frac{k}{2.303}t \qquad (4-56)$$

上述方程经线性回归后,即可从其斜率和截距求得消除速率常数 k 和 I_1。

(2)吸收速率常数　用式(4-55)减去式(4-53),即 $I\mathrm{e}^{-kt} - I(\mathrm{e}^{-kt} - \mathrm{e}^{-k_a t}) = I\mathrm{e}^{-k_a t}$,得到剩余血药浓度函数表达式:

$$c_r = I_2 \mathrm{e}^{-k_a t} \qquad (4-57)$$

将上式两边取对数得

$$\lg c_r = \lg I_2 - \frac{k_a}{2.303}t \qquad (4-58)$$

上述方程经线性回归后,即可从其斜率和截距求得吸收速率常数 k_a 和 I_2。

（3）分布容积 分布容积可按下式估算。

$$V = \frac{k_a F x_0}{I(k_a - k)} \qquad (4-59)$$

（4）滞后时间 t_0（lag time） 从理论上讲 I_1 应等于 I_2，但实际上常常出现 $I_1 \neq I_2$ 的现象，这是由于药物吸收前有一个释放过程，然后才能被吸收，存在一个滞后时间，导致 I_1 和 I_2 出现位移，使 $I_1 \neq I_2$，此时 I_1 和 I_2 在 t_0 处相交。故

$$I_1 e^{-k t_0} = I_2 e^{-k_a t_0} \qquad (4-60)$$

$$\frac{I_2}{I_1} = e^{-(k-k_a)t_0} \qquad (4-61)$$

将式（4-61）两边取对数并整理得

$$t_0 = \frac{\ln I_2/I_1}{(k_a - k)} \qquad (4-62)$$

（5）药峰时间（$t_{\max}$）和药峰浓度（$c_{\max}$）

1）药峰时间：对 $c = I e^{-kt} - I e^{-k_a t}$ 进行一阶导数求极值，则 t 达到最大值 $t_{\max}$。

$$\frac{dc}{dt} = I(-k e^{-k t_{\max}} + k_a e^{-k_a t_{\max}}) = 0 \qquad (4-63)$$

$$\frac{k_a}{k} = \frac{e^{-k t_{\max}}}{e^{-k_a t_{\max}}} = e^{(k_a - k)t_{\max}} \qquad (4-64)$$

将式（4-64）两边取对数得

$$t_{\max} = \frac{2.303}{k_a - k} \times \lg \frac{k_a}{k} \qquad (4-65)$$

2）药峰浓度：以 $t_{\max}$ 代入式（4-53）即可求得药峰浓度 $c_{\max}$。

$$c_{\max} = I(e^{-k t_{\max}} - e^{-k_a t_{\max}}) \qquad (4-66)$$

二、多剂量给药动力学

在临床实践中，许多慢性疾病的药物治疗必须经重复多次给药方能达到预期的疗效。这类药物需按照一定的剂量和给药间隔，经多次重复给药后才能使血药浓度保持在一定的有效浓度范围内，从而达到预期疗效。

1. 静注多剂量给药动力学

临床上为达到预期的疗效常采用多剂量给药，以便使血药浓度维持在有效的浓度范围内。按一房室模型处置的药物经连续多次给药后，血药浓度呈现出规律性的波动，如图 4-12 所示。对于一房室静注给药而言，若按等剂量和间隔给药，则首次静注给药后，体内的最大药量 $(x_1)_{\max}$ 和最小药量

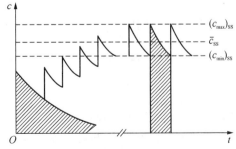

图 4-12 静注重复多次给药后的血药浓度-时间曲线

$(x_1)_{\min}$可用下列方程表示：

$$(x_1)_{\max} = x_0 \tag{4-67}$$

$$(x_1)_{\min} = x_0 e^{-k\tau} \tag{4-68}$$

经一个间隔τ，给予第二次相同剂量的药物后，体内的最大和最小药量分别为

$$(x_2)_{\max} = x_0 + x_0 e^{-k\tau} = x_0(1 + e^{-k\tau}) \tag{4-69}$$

$$(x_2)_{\min} = x_0(1 + e^{-k\tau})e^{-k\tau} \tag{4-70}$$

经一个间隔τ，给予第三次相同的剂量后，体内的最大和最小药量分别为

$$(x_3)_{\max} = x_0(1 + e^{-k\tau} + e^{-2k\tau}) \tag{4-71}$$

$$(x_3)_{\min} = x_0(1 + e^{-k\tau} + e^{-2k\tau})e^{-k\tau} \tag{4-72}$$

依次类推，至第n次，体内的最大和最小药量分别为

$$(x_n)_{\max} = x_0[1 + e^{-k\tau} + e^{-2k\tau} + \cdots + e^{-(n-1)k\tau}] \tag{4-73}$$

$$(x_n)_{\min} = x_0[1 + e^{-k\tau} + e^{-2k\tau} + e^{-3k\tau} + \cdots + e^{-(n-1)k\tau}]e^{-k\tau} \tag{4-74}$$

（1）多剂量函数　若设 $r = 1 + e^{-k\tau} + e^{-2k\tau} + \cdots + e^{-(n-1)k\tau}$ $\qquad$ (4-75)

将上式两边乘以 $e^{-k\tau}$ 则

$$r e^{-k\tau} = e^{-k\tau} + e^{-2k\tau} + e^{-3k\tau} + \cdots + e^{-(n-1)k\tau} + e^{-nk\tau} \tag{4-76}$$

由式(4-75)减去式(4-76)得

$$r - r e^{-k\tau} = 1 - e^{-nk\tau} \tag{4-77}$$

经整理后即可得到多剂量函数 r

$$r = \frac{1 - e^{-nk\tau}}{1 - e^{-k\tau}} \tag{4-78}$$

则经 n 次给药后，体内的最大和最小药量可分别表示为

$$(x_n)_{\max} = x_0 \frac{1 - e^{-nk\tau}}{1 - e^{-k\tau}} \tag{4-79}$$

$$(x_n)_{\min} = x_0 \frac{1 - e^{-nk\tau}}{1 - e^{-k\tau}} e^{-k\tau} \tag{4-80}$$

（2）稳态时最大血药浓度（$c_{\max}^{ss}$）和最小血药浓度（$c_{\min}^{ss}$）　经 n 次给药后，血药浓度的变化可表示为

$$c_n = \frac{x_0}{V}\left(\frac{1 - e^{nk\tau}}{1 - e^{-k\tau}}\right)e^{-k\tau} \tag{4-81}$$

随着给药次数的增加，血药浓度不断递增，但递增的速度逐渐减慢，直至达到稳态（steady state）水平，此时若继续给药则血药浓度不再继续增加，而是在稳态水平上下波动，如图 4-12 所示。稳态时的血药浓度 c_{ss} 变化可用下式表示，其血药浓度-时间曲线如图 4-12 所示。

$$c_{ss} = \frac{x_0}{V}\left(\frac{1}{1 - e^{-k\tau}}\right)e^{-k\tau} \tag{4-82}$$

稳态时的最大和最小血药浓度可分别用下式表示

$$c_{max}^{ss} = \frac{x_0}{V}\left(\frac{1}{1 - e^{-k\tau}}\right) \tag{4-83}$$

$$c_{min}^{ss} = \frac{x_0}{V}\left(\frac{1}{1 - e^{-k\tau}}\right)e^{-k\tau} \tag{4-84}$$

（3）稳态时的"坪"血药浓度 c_{av}　稳态时的"坪"血药浓度指稳态时间隔 τ 期间的"坪"血药浓度，用 c_{av} 表示，其定义为

$$c_{av} = \frac{\int_0^{\tau} c_{ss}\,dt}{\tau} = \frac{x_0}{kV\tau} \tag{4-85}$$

（4）稳态水平分数　药物浓度达到稳态水平的某一分数 f_{ss}，可按下式估算

$$f_{ss} = \frac{\overline{c_n}}{c_{av}} = 1 - e^{-nk\tau} \tag{4-86}$$

式中，c_n 和 c_{av} 分别为第 n 次给药的坪浓度和稳态时的坪浓度

$$e^{-nk\tau} = 1 - f_{ss} \tag{4-87}$$

两边取对数得

$$-nk\tau = 2.303\lg(1 - f_{ss}) \tag{4-88}$$

由上式可知，经 $3.32t_{1/2}$ 可达到 90% 稳态水平，经 $6.64t_{1/2}$ 可达到 99% 稳态水平。故一般认为经 $4\sim6$ 个半衰期药物已基本达到稳态浓度。上述的关系式表明达到稳态水平某一百分比所需的时间与药物的半衰期成正比，而与给药次数和给药间隔无关。

（5）负荷剂量　对于一些半衰期较长的药物而言，需经过较长的时间才能达到稳态水平，而临床上一些急重病人必须得到及时的治疗，为使药物迅速达到期望的治疗浓度，常采用负荷剂量（loading dose）法，即首先给予负荷剂量，然后再给予维持剂量，使血药浓度始终维持在有效水平。凡首次剂量即可使血药浓度达到稳态水平的剂量称之为负荷剂量，可用下式估算：

$$x_0^* = x_0\left(\frac{1}{1 - e^{-k\tau}}\right) \tag{4-89}$$

式中，x_0^* 和 x_0 分别为负荷剂量和维持剂量。

（6）积累系数 R　经重复多次给药后，药物在体内有蓄积的现象，其积累程度可用积累系数 R 表示，定义为稳态平均血药浓度与第一次给药的平均血药浓度之比：

$$R = \frac{c_{av}}{\overline{c_1}} = \frac{\int_0^{\tau} c_{ss}\,dt}{\int_0^{\tau} c_1\,dt} = \frac{1}{1 - e^{-k\tau}} \tag{4-90}$$

2. 血管外途径多剂量给药动力学

按单室模型处置的药物,其重复多次给药后的血药浓度-时间方程,可在单剂量给药后的血药浓度-时间方程式中,将每一个指数项乘以多剂量函数 r,即可得到血管外重复多次给药的血药浓度-时间方程:

$$c_n = \frac{k_a F x_0}{V(k_a - k)}\left(\frac{1 - e^{-nk\tau}}{1 - e^{-k\tau}}\, e^{-kt} - \frac{1 - e^{-nk_a\tau}}{1 - e^{-k_a\tau}}\, e^{-k_a t}\right) \tag{4-91}$$

其血药浓度-时间曲线如图 4-13 所示。

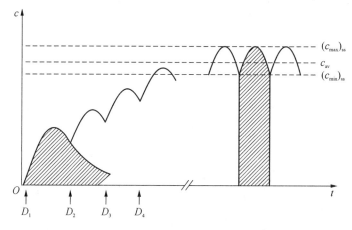

图 4-13 一室模型血管外重复多次给药后的血药浓度-时间曲线

(1) 稳态时的血药浓度 稳态时的血药浓度可用下列关系式表示:

$$c_{ss} = \frac{k_a F x_0}{V(k_a - k)}\left(\frac{1}{1 - e^{-k\tau}}\, e^{-kt} - \frac{1}{1 - e^{-k_a\tau}}\, e^{-k_a t}\right) \tag{4-92}$$

(2) 稳态达峰时间 (t_{max}^{ss}) 采用一阶导数求极值的方法估算稳态达峰时间,则

$$\frac{d\, c_{ss}}{dt} = \frac{k_a F x_0}{V(k_a - k)}\left(\frac{-k\, e^{-kt_{max}}}{1 - e^{-k\tau}} - \frac{-k_a\, e^{-k_a t_{max}}}{1 - e^{-k_a\tau}}\right) = 0 \tag{4-93}$$

上式经整理后得

$$t_{max}^{ss} = \frac{1}{k_a - k}\ln\left[\frac{k_a(1 - e^{-k\tau})}{k(1 - e^{-k_a\tau})}\right] \tag{4-94}$$

(3) 稳态时最大血药浓度和最小血药浓度 根据定义,稳态时最大血药浓度可按下式表示:

$$c_{max}^{ss} = \frac{k_a F x_0}{V(k_a - k)}\left(\frac{e^{-kt_{max}^{ss}}}{1 - e^{-k\tau}} - \frac{e^{-k_a t_{max}^{ss}}}{1 - e^{-k_a\tau}}\right) \tag{4-95}$$

稳态时最小血药浓度可按下式表示:

$$c_{min}^{ss} = \frac{k_a F x_0}{V(k_a - k)}\left(\frac{e^{-k\tau}}{1 - e^{-k\tau}} - \frac{e^{-k_a\tau}}{1 - e^{-k_a\tau}}\right) \tag{4-96}$$

第三节　多房室模型

在多房室模型中最为常见的为二房室模型,故本章主要介绍二房室模型的一些动力学特征。按二房室模型处置的药物静注给药后,其半对数血药浓度-时间曲线呈现出双指数函数的特征,这是我们判别二房室模型的重要的动力学特征。静注给药后,中央室血药浓度迅速衰减,表示药物迅速由中央室向外周室转运,然后血药浓度以单指数形式衰减。外周室血药浓度-时间曲线前段药物浓度逐渐递升直至达到动态平衡,后段与中央室一样呈单指数衰减。

一、单剂量给药动力学

(一)静注给药动力学

1. 模型的建立及其动力学特征

药物经快速静注后,首先进入血液,然后迅速与中央室中的药物达到动态平衡,同时药物由中央室按一级过程向外周室转运并从中央室按一级过程消除。按二房室模型处置的药物静注给药的模型如图 4-14 所示,其血药浓度-时间曲线如图 4-15 所示。

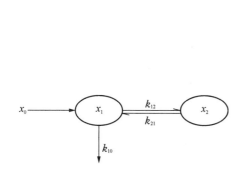

图 4-14　二房室模型静注给药模型图　　图 4-15　二房室模型静注给药的血药浓度-时间曲线

图 4-14 中,x_0 为静注剂量,k_{12} 和 k_{21} 为中央室与外周室间的一级转运速率常数,k_{10} 为一级消除速率常数,x_1 和 x_2 分别为中央室与外周室药量。

根据上述模型可以列出中央室和外周室药量变化的微分方程:

$$\frac{\mathrm{d}x_1}{\mathrm{d}t} = k_{21}x_2 - k_{12}x_1 - k_{10}x_1 \tag{4-97}$$

$$\frac{\mathrm{d}x_2}{\mathrm{d}t} = k_{12}x_1 - k_{21}x_2 \tag{4-98}$$

上述两式经拉氏变换后得

$$s\,\overline{x}_1 - x_0 = k_{21}\,\overline{x}_2 - k_{12}\,\overline{x}_1 - k_{10}\,\overline{x}_1 \tag{4-99}$$

$$s\,\overline{x}_2 - 0 = k_{12}\,\overline{x}_1 - k_{21}\,\overline{x}_2 \tag{4-100}$$

上述两式经整理得

$$\overline{x}_1 = \frac{(s+k_{21})x_0}{(s+k_{21})(s+k_{12}+k_{10})-k_{12}k_{21}} \tag{4-101}$$

$$\overline{x}_2 = \frac{k_{12}\,\overline{x}_1}{s+k_{21}} \tag{4-102}$$

令

$$(s+k_{21})(s+k_{12}+k_{10})-k_{12}k_{21}=(s+\alpha)(s+\beta)$$

将上式展开得

$$s^2+(k_{21}+k_{12}+k_{10})s+k_{21}k_{10}=s^2+(\alpha+\beta)s+\alpha\beta \tag{4-103}$$

由式(4-103)按待定系数法可知

$$\alpha+\beta=k_{21}+k_{12}+k_{10} \tag{4-104}$$

$$\alpha\beta=k_{21}k_{10} \tag{4-105}$$

故式(4-101)可改写为

$$\overline{x}_1 = \frac{(s+k_{21})x_0}{(s+\alpha)(s+\beta)} \tag{4-106}$$

故式(4-102)可改写为

$$\overline{x}_2 = \frac{k_{12}x_0}{(s+\alpha)(s+\beta)} \tag{4-107}$$

式(4-106)经拉氏逆变换后得

$$c_1 = \frac{x_0(\alpha-k_{21})}{V_1(\alpha-\beta)}e^{-\alpha t}+\frac{x_0(k_{21}-\beta)}{V_1(\alpha-\beta)}e^{-\beta t} \tag{4-108}$$

令

$$A=\frac{x_0(\alpha-k_{21})}{V_1(\alpha-\beta)},B=\frac{x_0(k_{21}-\beta)}{V_1(\alpha-\beta)}$$

则

$$c_1 = Ae^{-\alpha t}+Be^{-\beta t} \tag{4-109}$$

式(4-107)经拉氏逆变换后得

$$c_2 = \frac{k_{12}x_0}{V_2(\alpha-\beta)}(e^{-\beta t}-e^{-\alpha t}) \tag{4-110}$$

从其血药浓度-时间曲线和函数方程可以看出其动力学特征。

(1)血药浓度-时间曲线为一条双指数函数曲线,该曲线由两条直线相叠加而成,两条直线的截距分别为 $\lg A$ 和 $\lg B$,斜率分别为 $-\alpha/2.303$ 和 $-\beta/2.303$。

(2)由于 $\alpha\gg\beta$,当 t 充分大时 $e^{-\alpha t}$ 先趋于零。

2. 药物代谢动力学参数估算

根据前述的二房室模型静脉注射给药的动力学特性,其药物代谢动力学参数可采用残数法估算。

(1)消除相速率常数 当 t 充分大时 $e^{-\alpha t}$ 先趋于零,式(4-109)变为

$$c_1 = Be^{-\beta t} \tag{4-111}$$

将上式两边取对数得

$$\lg c_1 = \lg B - \frac{\beta}{2.303}t \tag{4-112}$$

由上式的斜率和截距可以分别求得消除相速率常数 β 和 B，消除相半衰期 $t_{1/2\beta}$ 可按下式计算。

$$t_{1/2\beta} = \frac{0.693}{\beta} \tag{4-113}$$

（2）分布相速率常数　用式（4-109）减去式（4-111）得到剩余浓度 c_r

$$c_r = A e^{-at} \tag{4-114}$$

将上式两边取对数得

$$\lg c_r = \lg A - \frac{\alpha}{2.303}t \tag{4-115}$$

由上式的斜率和截距可以分别求得分布相速率常数 α 和 A，分布相半衰期 $t_{1/2a}$ 可按下式计算。

$$t_{1/2a} = \frac{0.693}{\alpha} \tag{4-116}$$

（3）中央室分布容积 V_1　根据定义，当 $t=0$ 时，$c=c_0$

$$c_0 = \frac{x_0(\alpha - k_{21})}{V_1(\alpha - \beta)} + \frac{x_0(k_{21} - \beta)}{V_1(\alpha - \beta)} \tag{4-117}$$

故 $c_0 = A + B$，中央室分布容积 V_1 可按下式估算

$$V_1 = \frac{x_0}{A + B} \tag{4-118}$$

（二）静脉滴注给药动力学

1. Benet 方程

对于二房室以上的模型很难用拉氏变换法直接求解，Benet 等人建立了线性乳突模型（linear mammillary model），并推导出中央室药量变化的经验公式，又称 Benet 方程。线性乳突模型（图4-16）可以看作是房室模型的通式，该模型把机体看成由 n 个房室组成的一个系统，中央室处在特殊的地位，它与其他各室按一级过程相联，其他各室间无直接的联系，药物仅从中央室消除。Benet 方程把体内药量变化的函数分解为两部分，即输入函数和配置函数，然后通过简单的一般处理，推导出具有任意一级、零级输入过程的线性乳突模型的公式。它运用配置函数和输入函数来表达某一模型房室中中央室药物经时过程公式的拉氏变换，输入函数与配置函数的乘积即为药物经时过程公式的拉氏变换：

$$a_{s,c} = \text{in}_s \cdot d_{s,c} \tag{4-119}$$

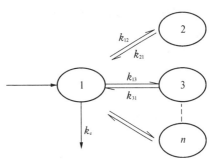

图4-16　线性乳突模型示意图

式中，in_s为输入函数的拉氏变换，$d_{s,c}$为配置函数的拉氏变换。

（1）输入函数

1）静脉注射的输入函数的拉氏变换

$$in_s = x_0 \tag{4-120}$$

2）一级吸收的输入函数的拉氏变换

$$in_s = \frac{k_a F x_0}{s + k_a} \tag{4-121}$$

3）零级静脉输注的输入函数的拉氏变换

$$in_s = \frac{k_0(1 - e^{-Ts})}{s} \tag{4-122}$$

（2）配置函数　下面是一个凭经验推导的用来表征中央室配置函数拉氏变换的通式：

$$d_{s,c} = \frac{\prod\limits_{i=2}^{n}(s + E_i)}{\prod\limits_{i=1}^{n}(s + E_i) - \sum\limits_{j=2}^{n}\left\{ k_{lj}k_{jl}\prod\limits_{\substack{m=2\\m\neq j}}^{n}(s + E_m)\right\}} \tag{4-123}$$

式中，$d_{s,c}$为中央室的配置函数，它是拉氏运算子 s 的函数；$\prod$ 为连乘号；$\sum$ 为加和号；k_{lj} 和 k_{jl} 分别为 l 室与第 j 室间的一级转运速率常数；E_i 和 E_m 为从 i 室或 m 室输出的所有一级速率常数之和；n 为房室数。

由式（4-123）可得中央室配置函数拉氏变换：

一房室模型
$$d_{s,c} = \frac{1}{s + k} \tag{4-124}$$

二房室模型
$$d_{s,c} = \frac{s + k_{21}}{(s + \alpha)(s + \beta)} \tag{4-125}$$

三房室模型
$$d_{s,c} = \frac{(s + k_{21})(s + k_{31})}{(s + \alpha)(s + \beta)(s + \pi)} \tag{4-126}$$

2. 静脉滴注给药动力学

药物以恒速静脉滴注给药后，血药浓度随时间的增加而递增，最终达到稳态浓度，药物由中央室按一级过程向外周室转运，并按一级过程从中央室消除，其模型如图 4-17 所示，血药浓度-时间曲线如图 4-18 所示。

其输入函数的拉氏变换为

$$in_s = \frac{k_0(1 - e^{-Ts})}{s} \tag{4-127}$$

二房室模型静脉滴注给药中央室配置函数的拉氏变换为：

$$d_{s,c} = \frac{s + k_{21}}{(s + \alpha)(s + \beta)} \tag{4-128}$$

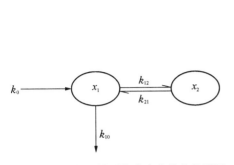

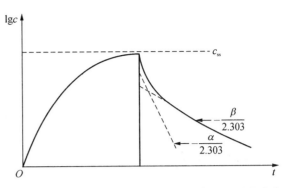

图 4 - 17　二房室模型静脉滴注给药模型图　　**图 4 - 18　二房室模型静脉滴注给药血药浓度-时间曲线**

则中央室药物经时过程公式的拉氏变换为

$$a_{s,c} = \frac{k_0(1 - e^{-Ts})(s + k_{21})}{s(s + \alpha)(s + \beta)} \qquad (4 - 129)$$

上式经拉氏逆变换得中央室药物的函数表达式为

$$c_1 = \frac{k_0(k_{21} - \alpha)(1 - e^{\alpha T})}{\alpha(\alpha - \beta)V_1}e^{-\alpha t} + \frac{k_0(k_{21} - \beta)(e^{\beta T} - 1)}{\beta(\beta - \alpha)V_1}e^{-\beta t} \qquad (4 - 130)$$

（三）血管外途径给药动力学

药物经血管外给药后,药物从吸收部位按一级过程吸收进入中央室,然后药物由中央室按一级过程向外周室转运,并按一级过程从中央室消除,其模型如图 4 - 19 所示,血药浓度-时间曲线如图 4 - 20 所示。

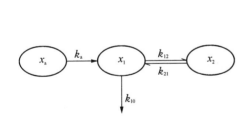

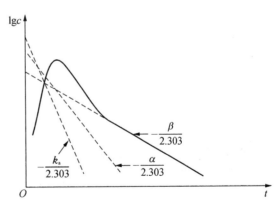

图 4 - 19　二房室模型血管外给药模型图　　**图 4 - 20　二房室模型血管外给药血药浓度-时间曲线**

其输入函数的拉氏变换为

$$in_s = \frac{k_a F X_0}{s + k_a} \qquad (4 - 131)$$

二房室模型血管外给药中央室配置函数的拉氏变换为

$$d_{s,c} = \frac{s + k_{21}}{(s + \alpha)(s + \beta)} \qquad (4 - 132)$$

则中央室药物经时过程公式的拉氏变换为

$$a_{s,c} = \frac{Fx_0 k_a (s + k_{21})}{(s + k_a)(s + \alpha)(s + \beta)} \qquad (4-133)$$

上式经拉氏逆变换得中央室药物的函数表达式为

$$c_1 = \frac{k_a Fx_0 (k_{21} - k_a)}{V_1 (\alpha - k_a)(\beta - k_a)} e^{-k_a t} + \frac{k_a Fx_0 (k_{21} - \alpha)}{V_1 (k_a - \alpha)(\beta - \alpha)} e^{-\alpha t} + \frac{k_a Fx_0 (k_{21} - \beta)}{V_1 (\alpha - \beta)(k_a - \beta)} e^{-\beta t}$$

$$(4-134)$$

二、多剂量给药动力学

按二室模型处置的药物,其重复多次给药后的血药浓度-时间方程,可在单剂量给药后的血药浓度-时间方程式中,将每项指数项乘以多剂量函数 r,即可得到重复多次给药的血药浓度-时间方程。

1. 静注给药动力学

将式(4-109)每项指数项乘以多剂量函数 r,即可得到具有二室模型特征药物静注重复多次给药的血药浓度随时间变化的函数表达式:

$$c_n = A \left(\frac{1 - e^{-n\alpha\tau}}{1 - e^{-\alpha\tau}} \right) e^{-\alpha t} + B \left(\frac{1 - e^{-n\beta\tau}}{1 - e^{-\beta\tau}} \right) e^{-\beta t} \qquad (4-135)$$

2. 血管外给药动力学

将式(4-134)每项指数项乘以多剂量函数 r,即可得到具有二室模型特征药物血管外重复多次给药的血药浓度随时间变化的函数表达式:

$$c_n = L \left(\frac{1 - e^{-nk_a\tau}}{1 - e^{-k_a\tau}} \right) e^{-k_a t} + M \left(\frac{1 - e^{-n\alpha\tau}}{1 - e^{-\alpha\tau}} \right) e^{-\alpha t} + N \left(\frac{1 - e^{-n\beta\tau}}{1 - e^{-\beta\tau}} \right) e^{-\beta t} \qquad (4-136)$$

式中, $L = \dfrac{k_a Fx_0 (k_{21} - k_a)}{V_1 (\alpha - k_a)(\beta - k_a)}, M = \dfrac{k_a Fx_0 (k_{21} - \alpha)}{V_1 (k_a - \alpha)(\beta - \alpha)}, N = \dfrac{k_a Fx_0 (k_{21} - \beta)}{V_1 (\alpha - \beta)(k_a - \beta)}$。

(柳晓泉,何 华)

参考文献

[1] 梁文权.生物药剂学与药物代谢动力学[M].北京:人民卫生出版社,2000.

[2] 赵香兰.临床药代动力学基础与应用[M].郑州:郑州大学出版社,2002.

[3] 王广基.药物代谢动力学[M].北京:化学工业出版社,2005.

第五章　非线性药物代谢动力学

在目前临床使用的药物中,绝大多数药物在体内的动力学过程属于线性药物代谢动力学(linear pharmacokinetics)。这类药物在体内的转运和消除速率常数呈现剂量或浓度非依赖性(dose independent),表现为血药浓度或血药浓度-时间曲线下面积与剂量成正比。但临床上某些药物如抗坏血酸、甲氧萘丙酸等存在非线性的吸收或分布,这主要是药物的吸收及药物与血浆蛋白的结合存在饱和,还有一些药物以非线性的方式从体内消除,如水杨酸、苯妥英钠和乙醇等。这主要是由于酶促转化时药物代谢酶具有饱和性,其次肾小管主动转运时所需的载体也具有饱和性,所以药物在体内的转运和消除速率常数呈现剂量或浓度依赖性(dose-dependent),此时药物的消除呈现非一级过程,一些药动学参数如药物半衰期、清除率等不再为常数,AUC、c_{max}等也不再与剂量成正比变化。上述这些情况在药动学上被称为非线性动力学(nonlinear pharmacokinetics)。

非线性药物代谢动力学的研究对临床上一些治疗指数较窄的药物(如苯妥英等)来说意义非常重大,了解它们的药动学特征,有利于避免出现药物不良反应和保证临床疗效。目前新药的药物代谢动力学研究中规定必须对药物代谢动力学性质进行研究,即研究不同剂量下药物的药物代谢动力学行为是否发生变化,有时还需研究药物在中毒剂量下的药物代谢动力学性质。

本章着重讨论药物的非线性消除问题,采用 Michaelis-Menten 方程分析血药浓度对药物半衰期和药物浓度-时间曲线下面积的影响,并介绍常用的米氏常数的计算方法和非线性药物代谢动力学的临床应用,此外对药物的非线性吸收及非线性药动学近年的研究进展作简单的介绍。

第一节　非线性药物消除

一、非线性药物代谢动力学的表达方法

药物的生物转化、肾小管主动分泌及胆汁的分泌,通常需要酶或载体系统参与,这些系统相对于底物有较高的专属性,且有一定的限度,即具有饱和性,这些饱和过程的动力学可以用米氏方程来表征

$$-\frac{dc}{dt} = \frac{V_m c}{K_m + c} \tag{5-1}$$

式中,c 为血药浓度;V_m 为酶促反应的最大速率,其单位为浓度/时间;K_m 为米氏速率常数,其单位为浓度,其定义为酶促反应达到最大速率一半时的血药浓度。

非线性消除的动力学特征如图 5-1 所示。下面分三种情况来讨论具有饱和特性的动力

学过程。

（1）当剂量或浓度较低时 $c \ll K_m$，此时米氏方程

$$-\frac{\mathrm{d}c}{\mathrm{d}t} = \frac{V_m c}{K_m + c}$$

分母中的 c 可以忽略不计，则上式可简化为

$$-\frac{\mathrm{d}c}{\mathrm{d}t} = \frac{V_m c}{K_m} = k'c \qquad\qquad (5-2)$$

此时相当于一级过程。由图 5-1 可见，低浓度时 $\lg c - t$ 为一直线。

（2）当剂量或浓度较高时 $c \gg K_m$，分母中的 K_m 可以忽略不计，则式（5-1）简化为

$$-\frac{\mathrm{d}c}{\mathrm{d}t} = V_m \qquad\qquad (5-3)$$

此时相当于零级过程，由图 5-1 可见，高浓度时 $\lg c$ 几乎不随 t 变化，原因是酶的作用出现饱和，此时 $t_{1/2}$ 与初浓度成正比关系

$$t_{1/2} = c_0/(2V_m) \qquad\qquad (5-4)$$

即 $t_{1/2}$ 随 c_0 而递增。

（3）当剂量或浓度适中时 则式（5-1）不变

$$-\frac{\mathrm{d}c}{\mathrm{d}t} = \frac{V_m c}{K_m + c}$$

此时药物在体内的消除呈现为混合型。$\lg c - t$ 为一曲线，如图 5-1 所示。

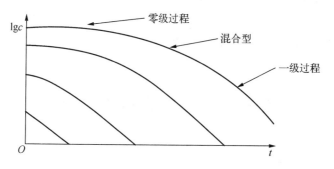

图 5-1 非线性消除的动力学特征

二、动力学特征

据上所述，可将非线性药物代谢动力学的动力学特征总结如下：

一是高浓度时为零级过程，低浓度时为近似的一级过程。

二是消除速率和半衰期不再为常数，而与初浓度 c_0 有关。

三是 AUC 与剂量不成比例。

四是药物的消除半衰期随剂量增加而延长。

三、非线性药物代谢动力学的鉴别方法

1. $\lg c - t$ 图形观察法

静注药后,根据血浆浓度 c 及时间 t 作 $\lg c - t$ 图,若图形呈明显的上凸曲线可考虑为非线性动力学,若为直线或下凹曲线则可初步判断为线性动力学,如图 $5-2$ 所示。

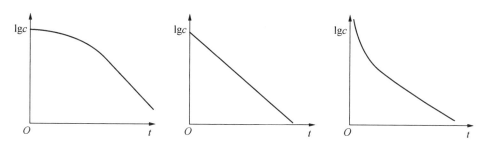

图 $5-2$　非线性动力学与线性动力学的 $\lg c - t$ 图比较

2. 面积法

对同一受试者给予不同的剂量,分别计算 AUC 值,若 AUC 与 x_0 间成比例,说明为线性,否则为非线性。若 AUC 随剂量增加较快,可考虑为非线性消除;若 AUC 随剂量增加较慢,血管外给药的情况下可考虑为吸收出现饱和,即非线性吸收,如图 $5-3$ 所示。

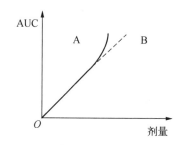

图 $5-3$　线性与非线性动力学的 AUC 与剂量的关系

A. 非线性动力学;B. 线性动力学。

3. 血药浓度-剂量比法

静脉给予低、中、高不同剂量,比较不同时间下的血药浓度/剂量比值,若不同时间、不同剂量下血药浓度/剂量比值基本相同,则为线性动力学,否则为非线性动力学,如图 $5-4$ 所示。

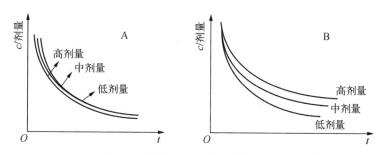

图 $5-4$　线性与非线性动力学的 c/剂量与 t 之间的关系

A. 线性动力学;B. 非线性动力学。

四、$t_{1/2}$ 和 AUC 与 c_0 间的关系

对于单室系统,按单纯饱和过程消除的药物静注后,血药浓度的经时过程可通过米氏方程的积分形式来表征。

$$\frac{\mathrm{d}c}{\mathrm{d}t} = -\frac{V_\mathrm{m}c}{K_\mathrm{m} + c}$$

$$V_\mathrm{m}\mathrm{d}t = -\frac{(K_\mathrm{m} + c)}{c}\mathrm{d}c \tag{5-5}$$

$$\int V_\mathrm{m}\mathrm{d}t = -K_\mathrm{m}\int \mathrm{d}c/c - \int \mathrm{d}c \tag{5-6}$$

$$V_\mathrm{m}t + i = -K_\mathrm{m}\ln c - c \tag{5-7}$$

当 $t = t_0$ 时,

$$V_\mathrm{m}t_0 + i = -K_\mathrm{m}\ln c_0 - c_0 \tag{5-8}$$

式(5-7)和式(5-8)相减得

$$V_\mathrm{m}(t - t_0) = (c_0 - c) + K_\mathrm{m}\ln(c_0/c) \tag{5-9}$$

1. 半衰期 $t_{1/2}$

$c = c_0/2$ 时,$t - t_0 = t_{1/2}$,代入式(5-9)可得

$$t_{1/2} = \frac{c_0 + 1.4K_\mathrm{m}}{2V_\mathrm{m}} \tag{5-10}$$

$t_{1/2}$ 表现为浓度 c_0 依赖性。

2. 血药浓度曲线下面积(AUC)

将米氏方程形式改变后可得

$$c\mathrm{d}t = -\frac{(K_\mathrm{m} + c)}{V_\mathrm{m}}\mathrm{d}c \tag{5-11}$$

根据 $t = 0$ 时,$c = c_0$;$t \to \infty$ 时,$c = 0$,对式(5-11)作定积分得

$$\int_0^\infty c\mathrm{d}t = -\int_{c_0}^0 (K_\mathrm{m}/V_\mathrm{m})\mathrm{d}c - \int_{c_0}^0 (c/V_\mathrm{m})\mathrm{d}c = -K_\mathrm{m}/V_\mathrm{m}c\mid_{c_0}^0 - c^2/(2V_\mathrm{m})\mid_{c_0}^0$$

$$= \frac{K_\mathrm{m}}{V_\mathrm{m}}c_0 + \frac{c_0^2}{2V_\mathrm{m}}$$

$$= \frac{c_0}{V_\mathrm{m}}(K_\mathrm{m} + \frac{c_0}{2}) \tag{5-12}$$

当浓度很低时 $(K_\mathrm{m} \gg c_0/2)$,上式简化为

$$\int_0^\infty c\mathrm{d}t = \frac{K_\mathrm{m}}{V_\mathrm{m}}c_0 \tag{5-13}$$

此时 AUC 与初浓度或剂量成正比。

当浓度很高时 $(K_\mathrm{m} \ll c_0/2)$,上式简化为

$$\int_0^\infty c\,\mathrm{d}t = \frac{c_0^2}{2V_\mathrm{m}} \tag{5-14}$$

此时 AUC 与初浓度或剂量的平方成正比,其关系为抛物线形式。

第二节　米氏参数的估算方法

在计算机普及应用之前,对非线性方程多采用数学变换使其直线化的方法进行解析,由于该法比较简便和直观,现在仍在使用。下述方法 1~4 均是根据这一原理提出的,方法 5 为计算机拟合法。

1. 对米氏方程两端取倒数

$$\frac{1}{\dfrac{\mathrm{d}c}{\mathrm{d}t}} = -\frac{K_\mathrm{m}+c}{V_\mathrm{m}c} = -\frac{K_\mathrm{m}}{V_\mathrm{m}}\cdot\frac{1}{c} - \frac{1}{V_\mathrm{m}} \tag{5-15}$$

以 $\mathrm{d}c/\mathrm{d}t$ 的倒数对 c 的倒数作图,可得一条直线,从截距 $-1/V_\mathrm{m}$,斜率 $-K_\mathrm{m}/V_\mathrm{m}$ 可求得 V_m 和 K_m。

2. 对米氏方程两端取倒数后 $\times c$

$$\frac{c}{\dfrac{\mathrm{d}c}{\mathrm{d}t}} = -\frac{K_\mathrm{m}+c}{V_\mathrm{m}} = -\frac{K_\mathrm{m}}{V_\mathrm{m}} - \frac{c}{V_\mathrm{m}} \tag{5-16}$$

以 $c/(\mathrm{d}c/\mathrm{d}t)$ 对 c 作图,可得一条直线,其斜率为 $-1/V_\mathrm{m}$,截距为 $-K_\mathrm{m}/V_\mathrm{m}$。

3. 采用米氏方程的等价形式

$$\frac{\mathrm{d}c}{\mathrm{d}t} = -\frac{V_\mathrm{m}c}{K_\mathrm{m}+c} = -\frac{(V_\mathrm{m}c+V_\mathrm{m}K_\mathrm{m})-V_\mathrm{m}K_\mathrm{m}}{K_\mathrm{m}+c}$$

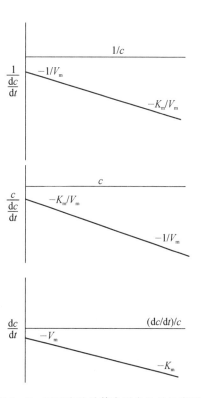

图 5-5　不同方法计算米氏参数的示意图

$$= -V_\mathrm{m} + \frac{V_\mathrm{m}c}{K_\mathrm{m}+c}\times\frac{K_\mathrm{m}}{c} = -V_\mathrm{m} - \frac{\mathrm{d}c}{\mathrm{d}t}\times\frac{K_\mathrm{m}}{c} \tag{5-17}$$

以 $\mathrm{d}c/\mathrm{d}t$ 对 $(\mathrm{d}c/\mathrm{d}t)/c$ 作图可得一条斜率为 K_m,截距为 V_m 的直线。

4. 生物半衰期法

由半衰期公式

$$t_{1/2} = \frac{1}{2V_\mathrm{m}}\times c_0 + \frac{0.693K_\mathrm{m}}{V_\mathrm{m}} \tag{5-18}$$

在静注给药后,对不同的浓度求出不同的 $t_{1/2}$,则由 $t_{1/2}$ 对 c_0 作图可得斜率为 $1/(2V_\mathrm{m})$,截距为 $0.693K_\mathrm{m}/V_\mathrm{m}$ 的直线,由斜率和截距即可求出 K_m 和 V_m。

5. 计算机拟合法

以上都是变换坐标系统求算米氏方程参数的方法,也可以采用计算机以非线性最小二乘法对试验数据进行拟合求出 K_m 和 V_m。

第三节 非线性药物消除的个体化给药

本节以苯妥英钠为例说明药物存在非线性消除时如何进行给药剂量调整。个体病人的苯妥英钠浓度往往存在较大的差异,其原因主要为苯妥英钠在体内的消除为非线性,此外尚存在生物利用度的个体差异、药物相互作用或未遵照医嘱服药等。因而苯妥英钠浓度往往需要进行监测。

1. 根据用药后的非线性动力学方程

$$\frac{\mathrm{d}c}{\mathrm{d}t} = \frac{R}{V_\mathrm{d}} - \frac{V_\mathrm{m}c}{K_\mathrm{m} + c} \tag{5-19}$$

式中,R 为每天给药速率,单位为"mg/d";V_d 为分布容积,V_m 和 K_m 的定义按前述。

多次给药后,体内药量不断增加,达稳态时,进入和消除到达平衡,血药浓度为稳态水平 c_ss。于是 $\mathrm{d}c/\mathrm{d}t = 0$,则

$$R = \frac{R_\mathrm{max}c_\mathrm{ss}}{K_\mathrm{m} + c_\mathrm{ss}} \tag{5-20}$$

上式经变换后可得到不同形式的方程。

稳态浓度 c_ss 与给药速率的关系

$$c_\mathrm{ss} = \frac{K_\mathrm{m}R}{R_\mathrm{max} - R} \tag{5-21}$$

该式表示,当给药速率 R 很小时,c_ss 和给药速率呈线性,随着 R 增加,逐步呈非线性,药物 R 接近 R_max,达到酶饱和时,c_ss 急骤上升,如图 5-6 所示。

2. 利用 R 和 R/c_ss 的关系式:

$$R = R_\mathrm{max} - K_\mathrm{m}\frac{R}{c_\mathrm{ss}} \tag{5-22}$$

将 R 对 R/c_ss 作图得斜率为 $-K_\mathrm{m}$、截距为 R_max 的直线,由此算出个体化病人的参数 K_m 和 R_max 值。

实例:某一癫痫病人,按苯妥英钠 90 mg/d,经数天后测得稳态水平为 3.70 μg/ml,然后改用剂量为 270 mg/d,测得水平为 47 μg/ml。将两次结果估算出 R_max 和 K_m。若该病人期望的浓度 c_ss 为 15 μg/ml,试问给药速率 R 多大为合适。

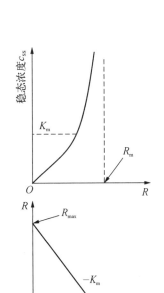

图 5-6 R 和 R/c_ss 关系图

解:将两次结果分别代入式(5-22),或按 R/c_ss 对 R 两点作图法,如图 5-6 所示,算得 K_m 和 R_max。

$$\begin{cases} 90 = R_\mathrm{max} - K_\mathrm{m} \times \dfrac{90}{3.70}, \\ 270 = R_\mathrm{max} - K_\mathrm{m} \times \dfrac{270}{47} \end{cases} \Rightarrow 计算出 \begin{cases} K_\mathrm{m} = 9.7, \\ R_\mathrm{max} = 326 \end{cases}$$

将 K_m 和 R_max 值代入,算出剂量。

$$R = \frac{R_\mathrm{max}c_\mathrm{ss}}{K_\mathrm{m} + c_\mathrm{ss}} = \frac{326 \times 15}{9.7 + 15} = 198(\mathrm{mg/d})$$

3. 利用双倒数公式

$$\frac{1}{c_{ss}} = \frac{-1}{K_m} + \frac{R_{max}}{K_m} \cdot \frac{1}{R}$$

$(5-23)$

$1/c_{ss}$ 和 $1/R$ 作图将得到斜率为 R_{max}/K_m，截距为 $-1/K_m$ 的直线。于是从群体的平均值，$R_{max} = 10.3$ mg/(kg·d)，$K_m = 11.5$ mg/L，可设计列线图；图5-7为按式(5-23)倒数刻度相对距离绘制的列线图。

举例：某病人体重 70 kg，给苯妥英钠100 mg，测得稳态浓度为 8.2 mg/L，试按列线图，算出期望浓度 c_{ss} 为 15 mg/L 所需的剂量。

解：每日总剂量为 100 mg×3/70 kg，即 4.3 mg/(kg·d)，从图 5-7 中横轴找出 4.3 mg/(kg·d)，其纵轴交于列线图中参考标准线上 8.2 处，于是沿该直线而上至纵轴的 15 mg/L 处，向横轴作垂线，其垂足处得需剂量 5.8 mg/(kg·d)，或 406 mg/(70 kg·d)。

该方法不足之处：因 $R_{max} = 10.3$ mg/d 和 $K_m = 11.5$ mg/L 为来自一批数据的平均值，如果按上述调整后，未能达到期望的稳态浓度，那么根据两种剂量和两次浓度 c_{ss}，按上述"2"法算出 K_m 和 R_{max} 后再调整。

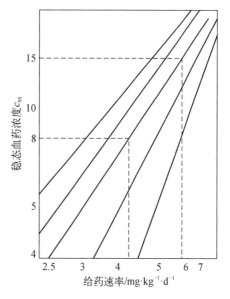

图 5-7　给药速率与稳态血药浓度关系图

第四节　非线性药物吸收

药物的吸收过程至少有两种机制参与，即被动扩散和主动转运。主动转运又分为主动摄取和主动外排。大多数药物的吸收是通过在小肠黏膜的被动扩散进入血液的；一部分药物的吸收是靠主动转运完成的，如 β-内酰胺类抗生素和 ACEI 依那普利等可通过肠黏膜上皮细胞腔面的寡肽转运蛋白 PEPT1 的摄取而吸收；另一些药物在进入肠黏膜上皮细胞或血液后又通过 P-GP 或 MRP2 等转运蛋白分泌至肠腔。理论上讲，无论上述哪种机制均可产生饱和情况，从而造成药物吸收的非线性现象。主动吸收或被动吸收的饱和会导致剂量增加时 c_{max} 或 AUC 不按比例增加，而分泌饱和时由于被外排的药物比例减少，AUC/剂量则会随剂量的增加而增大，从而使药物的生物利用度有所提高，如图5-8所示。

鉴于目前对药物分泌饱和的体外研究较多而在体研究较少，故本节主要对吸收饱和的近期研究成果进行介绍。

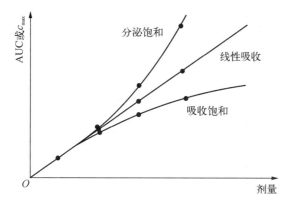

图 5-8　吸收或分泌饱和时 AUC(或 c_{max})与剂量间的关系

一、对抗癫痫药加巴喷丁的非线性吸收研究

加巴喷丁为一种抗癫痫药,它在体内不被代谢而以肾排泄的方式被消除,该药物口服给药后存在非线性吸收现象。Gidal 等对该药的非线性吸收性质和给药间隔对吸收量的影响进行了研究。结果发现该药的吸收与剂量间存在明显的非线性关系。随着给药剂量的增加,被吸收药量的比例逐渐减少,如图 5-9 所示。

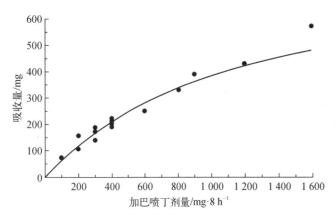

图 5-9 健康人给予加巴喷丁后吸收量随剂量的变化

引自 Gidal. BE et al. Epilepsy,1998,31:91-99。

为了验证增加给药次数可以提高药物的吸收量,作者对不同剂量下间隔 8 h 和间隔 6 h 给药的方法进行了比较,结果在高剂量时(4 800 mg/d)增加给药次数对药物的峰浓度、生物利用度的增加十分明显,如表 5-1 所示。作者认为,通过增加给药次数可以提高该药物的生物利用度,但应同时考虑病人用药的方便性和安全性。

表 5-1 不同剂量下增加给药次数对加巴喷丁血药浓度和生物利用度的影响

项 目		加巴喷丁日剂量/mg			
		1 200	2 400	3 600	4 800
间隔 6 h 给药	c_{max}	4.8	8.2	10.6	12.5
	F	55	46	40	35
间隔 8 h 给药	c_{max}	4.9	8.1	10.2	11.8
	F	52	42	35	31

引自 Gidal. BE et al. Epilepsy,1998,31:91-99。

二、对头孢呋辛酯的非线性吸收和非线性消除研究

头孢呋辛酯为一种 β-内酰胺抗生素,静脉给药后呈二房室模型分布,主要消除途径为肾排泄并且呈现肾小管重吸收饱和现象;口服给药后该药在消化道被部分降解,吸收过程中有寡肽转运蛋白 PEPT1 参与,高剂量下吸收出现饱和。

Ruiz-Carretero 等采用静脉注射和灌胃两种途径给药,以 HPLC 法测定给药后头孢呋辛酯的血药浓度,对该药的药动学性质进行了研究。结果在静注 1.69 mg、8.45 mg 和 16.9 mg 头孢呋辛酯后药物的消除动力学呈明显的非线性特征,表现为随着剂量的增加血浆清除率增大,药物的消除半衰期和平均驻留时间缩短,血药浓度曲线下面积和给药剂量的比值 $AUC_{0\sim\infty}$/剂量由 30.8 h/L 减小至 20.9 h/L(表 5-2)。作者认为药物经肾小球滤过后在肾小管的重吸收过程中出现了饱和现象。灌胃给予其前体药物头孢呋辛酯后药物的消除速度呈现出与静脉给药相似的剂量依赖性,而血药浓度曲线下面积和给药剂量的比值 $AUC_{0\sim\infty}$/剂量由 7.4 h/L 减小至 4.2 h/L(表 5-3),说明药物的吸收过程出现了饱和。

表 5 − 2　静脉注射不同剂量头孢呋辛酯后的药动学参数（均值）

药动学参数	静脉注射头孢呋辛酯的剂量			P
	1. 69 mg	8. 45 mg	16. 9 mg	
MRT/h	2. 02	1. 67	1. 30	0. 001 7
CL/L·h⁻¹	0. 033	0. 047	0. 048	0. 000 1
$AUC_{0\sim\infty}$/mg·h·L⁻¹	52. 0	182. 4	352. 7	0. 000 1
$AUC_{0\sim\infty}$/剂量/h·L⁻¹	30. 8	21. 6	20. 9	0. 000 1

引自 Ruiz-Carretero P. et al. Eur J Pharm Sci，2004，21：217 − 223。

表 5 − 3　灌胃给予不同剂量头孢呋辛酯后的药动学参数（均值）

药动学参数	灌胃给予头孢呋辛酯的剂量		P
	1. 69 mg	8. 45 mg	
MRT/h	2. 42	1. 99	0. 002 2
CL/L·h⁻¹	0. 14	0. 25	0. 000 1
$AUC_{0\sim\infty}$/mg·h·L⁻¹	12. 4	35. 2	0. 000 1
$AUC_{0\sim\infty}$/剂量/h·L⁻¹	7. 4	4. 2	0. 000 1

引自 Ruiz-Carretero P. et al. Eur J Pharm Sci，2004，21：217 − 223。

最后作者根据这些结果建立了非线性吸收和非线性消除的二房室模型，其微分方程见式（5 − 24）和式（5 − 25），

$$\frac{\mathrm{d}Q_a}{\mathrm{d}t} = -\frac{V_{ma}(Q_a/V_c)}{K_{ma}+(Q_a/V_c)} - k_d Q_a \tag{5 − 24}$$

$$\frac{\mathrm{d}Q_c}{\mathrm{d}t} = -\frac{V_{ma}(Q_a/V_c)}{K_{ma}+(Q_a/V_c)} - k_{12}Q_c + k_{21}Q_p - \left[k_{el}Q_c - \frac{V_m(Q_c/V_c)}{K_m+(Q_c/V_c)}\right] \tag{5 − 25}$$

据此计算出的群体药动学参数见表 5 − 4，以这些参数的拟合值对实测值作图得到了良好的线性关系。

表 5 − 4　以非线性混合效应模型计算出的头孢呋辛酯的群体药动学参数

参　数	估算值（均值）	个体间变异（均值）
V_c/L	0. 044 6	
K_{12}/h⁻¹	0. 734	0. 098
K_{21}/h⁻¹	1. 79	0. 098
V_m/mg·h⁻¹	0. 887	
K_m/mg·L⁻¹	27. 4	
V_{ma}/mg·h⁻¹	4. 09	0. 025
K_{ma}/mg·L⁻¹	116	
残差变异		0. 026
目标函数值		1 024. 1
$F_{(1.69\ mg)}$		22
$F_{(8.45\ mg)}$		17

引自 Ruiz-Carretero P. et al. Eur J Pharm Sci，2004，21：217 − 223。

第五节　非线性药动学的研究进展

一、新发现的一些非线性药动学的药物

近年来，又有一些非线性药动学的研究报道，如抗胃酸药奥美拉唑在美洲驼羊身上试验时，静注 0.2 mg/kg、0.4 mg/kg 和 0.8 mg/kg 三种剂量的半衰期分别为 0.61 h、0.72 h 和 1.07 h，其 AUC 增大的比例超过剂量增加的比例，MRT 也随剂量增加而延长，类似的情况也在抗真菌药伏立康唑、抗老年痴呆症药利凡斯的明、抗胆固醇血症药氟伐他汀、抗癌药表皮生长因子抗体 C225、紫杉醇、DNA 拓扑异构酶抑制剂 NB-506 和 HIV-1 逆转录酶药依法韦仑等中存在。药物在吸收、分布、代谢、排泄的一个或多个过程都会存在饱和的状态，即药物的非线性动力学。常见的非线性药物见表 5-5。

表 5-5　常见生理过程的饱和性及对药动学参数的影响

过程	机　制	剂量增加时药动学变化	例　子
吸收	溶解受限	$F \downarrow$	灰黄霉素
	胃肠道主动吸收	$F \downarrow$	阿莫西林
	胃肠道外排	$F \uparrow$	非索非那定
	胃肠道 P-GP 诱导	$F \downarrow$	替拉那非
分布	饱和性血浆蛋白结合	$V \uparrow CL(\uparrow$ 或 $\leftrightarrow$，依赖于 E)	保泰松、水杨酸盐
	非特异性	与白蛋白与 α-糖蛋白结合	水杨酸、萘普生
	受体	特异性蛋白结合（活性位点）	ACEI
	饱和性组织结合	$V \downarrow$	卡那霉素、硫喷妥
	非特异性	组织非活性位点结合	—
	目标介导物质处置	体内大多数药物与活性位点结合	曲氟嗪、波生坦
代谢	能力-限制性代谢	$CL \downarrow$	苯妥英钠、帕罗西汀
	饱和首过代谢	$F \uparrow$	尼卡地平、美沙胺
	自身诱导作用	$CL \uparrow$	卡马西平
	自身抑制	$CL \downarrow$	卡拉霉素、噻氯匹定
	胆汁分泌	$CL_H \downarrow$	硫酸结合物或葡萄糖醛酸结合物
排泄	肾小球分泌	$CL_R \downarrow$	青霉素 G
	肾小管主动分泌	$CL_R \uparrow$	维生素 C
	尿 pH 的变化		茶碱、水杨酸

引自临床药代动力学与药效动力学，陈东生等译。

二、其他因素引起的药物非线性消除现象

在作用机制研究上也注意到了药物本身以外的因素，如 Ellis 等发现紫杉醇的非线性消除现象与制剂中的一种赋型剂 cremophor 有关，该赋型剂对许多细胞毒药物的代谢具有抑制作用，在对大鼠的试验中使用 80 μg 和 800 μg 两种剂量的 cremophor，发现与 80 μg 相比，

800 μg 的 cremophor 使紫杉醇的 AUC 增加 9 倍,CL 降低 9 倍,半衰期延长了 5 倍,胆汁中代谢产物的清除量由原来相当于母药量 85% 降低为 45%。Tagawa 等对一种新型非甾体抗炎药 TAK－603 的体内外试验表明,引起非线性消除的原因在于其去甲基化代谢物 M－I,该产物是 TAK－603 在大鼠与人体的主要代谢产物,对肝药酶有很强的抑制作用,可完全抑制硝苯地平的氧化型代谢,所以作者推断对其母药 TAK－603 也会有抑制作用。

三、新技术在非线性药物代谢动力学研究中的应用

在研究手段上也不断有新方法出现,如 Yeh 等采用稳定同位素标记和 HPLC－MS/MS 技术对抗 HIV 药茚地那韦的非线性代谢行为进行了研究。三组受试者在静注 16 mg 6 原子气标记药物(D_6)的同时,分别静注 400 mg、800 mg 和滴注 16 mg 的非标记药物(D_0),结果发现滴注 D_0 16 mg 对 D_6 的药动学几无影响,而静注 400 mg、800 mg 后 D_6 的血药浓度显著增高,且以 800 mg 剂量为最高。作者认为该法在药物非线性代谢的研究中有很高的使用价值。

四、药物的非线性结合研究

除了对吸收和代谢方面的研究外,最近也注意到了蛋白结合引起的非线性代谢。如对一种新的青霉素类药物 MK－826 在大鼠和猴身上实验时,将剂量从 10 mg/kg 提高至 180 mg/kg 时,其总体清除率提高了 5 倍,但根据血浆中游离药物浓度计算出的清除率则不随剂量变化。作者推断该现象是由于药物与血浆蛋白的非线性结合所致。

Musson 等对抗生素厄他培南的血浆蛋白结合进行了研究,对给予 500 mg/kg 和 2 000 mg/kg 两种剂量后男性志愿者的血浆游离药物浓度进行了检测,发现药物的血浆蛋白结合率与血药浓度有较大关系,表现为高浓度下药物的游离分数增加,500 mg/kg 剂量下血浆药物总浓度范围为 0～80 μg/ml, 药物的游离分数为 4%～6%, 而 2 000 mg/kg 剂量下血浆药物总浓度范围为 0～270 μg/ml, 此时药物的游离分数最高可达 15% 左右。

(陈西敬,赵　娣)

参考文献

[1] Gidal BE, DeCerce, J Bockbrader, HN et al. Gabapentin bioavailability: effect of dose and frequency of administration in adult patients with epilepsy[J]. Epilepsy, 1998, 31:91－99.

[2] Ruiz-Carretero P, Merino-Sanjuán M, Nácher A, et al. Pharmacokinetic models for the saturable absorption of cefuroxime axetil and saturable elimination of cefuroxime[J]. Eur J Pharm Sci, 2004, 21: 217－223.

[3] Christensen JM, Limsakun T, Smith BB, et al. Pharmacokinetics and pharmacodynamics of antiulcer agents in llama[J]. J Vet Pharmacol Ther, 2001, 24:23－33.

[4] Ellis, AG Webster, LK. Inhibition of paclitaxel elimination in the isolated perfused rat liver by Cremophor EL[J]. Cancer Chemother Pharmacol, 1999, 43:13－18.

[5] Tagawa Y, Miwa K, Yamashita K, et al. Possible factor for nonlinear pharmacokinetics of TAK－603, a new antirheumatic agent, in rats[J]. Biopharm Drug Dispos, 1999, 20: 11－18.

[6] Yeh, KC Stone, JA Carides, AD, et al. Simultaneous investigation of indinavir nonlinear pharmacokinetics and bioavailability in healthy volunteers using stable isotope labeling technique: study design and model-independent data analysis[J]. J Pharm Sci, 1999, 88:568－573.

［7］Wong BK，Bruhin PJ，Lin JH. Dose-dependent plasma clearance of MK－826，a carbapenem antibiotic，arising from concentration-dependent plasma protein binding in rats and monkeys［J］. J Pharm Sci，1999，88：277－280.

［8］Musson DG，Birk KL，Kitchen CJ，et al. A ssay methodolgy for the quantitation of unbound ertapenem，a new carbapenem antibiotic，in human plasma［J］. J Chromatogr B Analyt Technol Biomed Life Sci，2003，783：1－9.

［9］陈东生，黄璞主译. 临床药代动力学与药效动力学(第四版)［M］. 北京：人民卫生出版社，2012.

第六章　非房室模型的统计矩方法

经典房室模型理论处理血药浓度时间数据,有比较严格的前提假设。其原理抽象,解析繁杂,借助相应的软件才能处理。在实际工作中数据和房室模型经典理论有时候吻合并不理想。1969 年有文献首次用统计矩方法描述了胆固醇的药物代谢动力学特征。

采用概率论和数理统计学中的统计矩(statistical moment)方法作为理论基础,对数据进行解析,包括零阶矩、一阶矩和二阶矩,体现平均值、标准差等概念,反映了随机变量的数字特征。

统计矩方法在药物代谢动力学中,零阶矩为 AUC,与给药剂量成正比,是一个反映量的参数;一阶矩为 MRT,反映药物分子在体内的平均停留时间,是一反映速度的参数;二阶矩为VRT,反映药物分子在体内的平均停留时间的差异大小。

虽然统计矩的公式推导依旧复杂,但是公式的使用和经典房室模型相比简单得多。与经典房室模型相比,非房室模型适用于任何房室,仅假设药物末端以单指数消除。其实统计矩方法和房室模型各有优缺点,相互补充。目前的体内数据解析中统计矩方法很普遍,各国药品审评当局均在相应的指导原则中推荐采用。

第一节　非房室模型参数的定义和计算公式

一、AUC

不管何种房室模型或给药途径,血药浓度的经时过程均可看成随机分布的曲线,其零阶矩AUC 定义如下:

$$\mathrm{AUC} = \int_0^\infty c(t)\mathrm{d}t \tag{6-1}$$

计算 $0 \sim \infty$ 时间内的血药浓度-时间曲线下面积 AUC 时可划分为两个阶段:在通常单剂量给药的药物动力学研究中,血药浓度只能观察至某一个时间 t^*,于是从 $0 \sim t^*$ 时间曲线下的面积可用梯形法计算,再把 $t^* \sim \infty$ 时间内曲线下面积与这块面积相加起来。所以

$$\mathrm{AUC} = \int_0^\infty c(t)\mathrm{d}t = \int_0^{t^*} c(t)\mathrm{d}t + \int_{t^*}^\infty c(t)\mathrm{d}t \tag{6-2}$$

时间由 $0 \sim t^*$ 的曲线下面积用线性梯形法则求出:

$$\mathrm{AUC}_{0 \sim t} = \sum (c_i + c_{i-1})(t_i - t_{i-1})/2 \tag{6-3}$$

由于血药浓度-时间曲线的尾端一般符合指数消除,所以

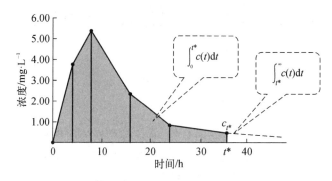

图 6-1　AUC 计算示意图

$$\mathrm{AUC}_{t^{\cdot}\sim\infty} = \int_{t^{\cdot}}^{\infty} c(t)\,\mathrm{d}t = \int_{t^{\cdot}}^{\infty} c_{t^{\cdot}}\,\mathrm{e}^{-kt}\,\mathrm{d}t = c_{t^{\cdot}}/k \tag{6-4}$$

则

$$\mathrm{AUC}_{0\sim\infty} = \sum (c_i + c_{i-1})(t_i - t_{i-1})/2 + c_{t^{\cdot}}/k \tag{6-5}$$

式中，k 可从末端相对数浓度-时间曲线回归求算，$c_{t^{\cdot}}$ 为 $t^{\cdot}$ 时的浓度。

二、平均驻留时间 MRT(mean residence time) 和 VRT(variance of mean residence time)

MRT 和 VRT 分别称为一阶原点矩和二阶中心矩。其计算方法如下：

$$\mathrm{MRT} = \int_0^{\infty} tc(t)\,\mathrm{d}t/\mathrm{AUC} = \mathrm{AUMC}/\mathrm{AUC} \tag{6-6}$$

$$\mathrm{AUMC} = \int_0^{t^{*}} tc(t)\,\mathrm{d}t + \int_{t^{*}}^{\infty} tc(t)\,\mathrm{d}t = \int_0^{t^{*}} tc(t)\,\mathrm{d}t + \frac{t^{*}c^{*}}{k} + \frac{c^{*}}{k^2} \tag{6-7}$$

$$\mathrm{VRT} = \int_0^{\infty} (t - \mathrm{MRT})^2 c(t)\,\mathrm{d}t/\mathrm{AUC} = \int_0^{\infty} t^2 c(t)\,\mathrm{d}t/\mathrm{AUC} - \mathrm{MRT}^2 \tag{6-8}$$

MRT 代表药物分子在体内的平均驻留时间，VRT 为其方差。

一次给药含有无数个药物分子，例如，对于分子量为 300 g/mol，即使 1 mg 的药物也含有 2×10^{18} 个药物分子($0.001/300\times6.023\times10^{23}$)。这些分子在体内停留的时间并不一致，有些被迅速排泄，而有些可能停留较长的时间。平均驻留时间 MRT 中"平均"就是这些药物分子停留时间的平均值。对于正态分布，平均值计算公式如下：

$$平均 = \frac{1}{n}\sum_{i=1}^{n}(y_i) \tag{6-9}$$

但是对于线性药物动力学过程的药物，药物的消除符合指数函数衰减，其停留时间遵从"对数正态分布"。理论上，正态分布的累积曲线，平均值在样本总体的 50% 处；对数正态分布的累积曲线，则在 63.2% 处。对于静注来说，MRT 就表示消除给药量的 63.2% 所需要的时间，但是如果存在吸收项，MRT 大于消除给药量的 63.2% 所需要的时间。

不是所有的情况都可以计算 MRT。例如，对于多剂量给药，给药达稳态后，因为有前面给药的残留，所以不能简单计算其 MRT 值。由前述公式可见，AUC 和 MRT 的计算都要用

到 k 值,所以如果药物的消除不符合线性药代动力学特征,也不能计算 MRT 和 AUC 值。

VRT 为二阶矩,由于误差较大,难以提供明确结论,实用价值很小,目前已很少使用。

第二节　生物利用度

生物利用度通常是指某口服剂量实际到达血液循环的分数(F),用于指药物经血管外给药后,药物被吸收进入血液循环的速度和程度的一种量度,是评价制剂的重要指标。生物利用度分为绝对生物利用度和相对生物利用度。

由于通常静脉注射剂量的生物利用度等于 1,故绝对生物利用度计算公式为

$$F = \frac{D_{\mathrm{iv}} \times \mathrm{AUC}_{\mathrm{oral}}}{D_{\mathrm{oral}} \times \mathrm{AUC}_{\mathrm{iv}}} \times 100\% \tag{6-10}$$

相对生物利用度计算公式为

$$F = \frac{D_{\mathrm{R}} \times \mathrm{AUC}_{\mathrm{T}}}{D_{\mathrm{T}} \times \mathrm{AUC}_{\mathrm{R}}} \times 100\% \tag{6-11}$$

上述公式的前提条件是口服与静注给药时的清除率相等。

第三节　清除率

对于指数特征消除的药物,药物按等比进行消除。单位时间内消除的药物的量并不一致,但是和浓度的比值保持恒定,所以就用 $\mathrm{d}x/\mathrm{d}t$ 对全血或血浆药物浓度 c 的比值来表示清除率,单位是"L/h"。总清除率 CL 等于总消除速率常数 $\mathrm{d}x/\mathrm{d}t$ 对全血或血浆药物浓度 c 的比值:

$$\mathrm{CL} = \frac{\mathrm{d}x/\mathrm{d}t}{c} \tag{6-12}$$

将上式右端从 $0 \to \infty$ 时间积分,可得

$$\mathrm{CL} = \frac{\int_0^\infty (\mathrm{d}x/\mathrm{d}t)\mathrm{d}t}{\int_0^\infty c\mathrm{d}t} \tag{6-13}$$

$\int_0^\infty c\mathrm{d}t$ 即为 AUC, $\int_0^\infty (\mathrm{d}x/\mathrm{d}t)\mathrm{d}t$ 等于最终消除的药物的总量,对于非静脉给药,则

$$\mathrm{CL} = \frac{FD}{\mathrm{AUC}} \tag{6-14}$$

对于静脉给药:

$$\mathrm{CL} = \frac{D_{\mathrm{iv}}}{\mathrm{AUC}} \tag{6-15}$$

对于静脉滴注:

$$CL = \frac{k_0}{c_{ss}} \tag{6-16}$$

式中，c_{ss} 是稳态浓度，k_0 是药物恒定输入速率。

通过尿药数据，可以估算肾清除率（CL_r）。肾清除率是指单位时间内从肾中多少表观分布容积内的药物被清除掉，可以简单地用尿药排泄速率和血药浓度的比值来估算：

$$CL_r = \frac{\dfrac{dx_u}{dt}}{c} \tag{6-17}$$

转换成下式

$$\frac{dx_u}{dt} = CL_r \cdot c \tag{6-18}$$

对两端进行积分，则

$$x_u(\infty) = \int_0^\infty \left(\frac{dx_u}{dt}\right)dt = \int_0^\infty k_e x \, dt = k_e V \int_0^\infty c \, dt = CL_r \cdot AUC \tag{6-19}$$

可以采用尿药数据依据上式来估算肾清除率。

第四节 MRT 和半衰期的关系

对于静脉注射给药的 MRT 是一种类似于半衰期（$t_{1/2}$）的统计矩。前面已经阐明 MRT 代表消除掉 63.2% 的给药剂量所需要的时间。

对于静注后单室模型的药物，其 MRT 符合以下公式：

$$MRT_{iv} = \frac{1}{k} \tag{6-20}$$

式（6-20）可用类似推导半衰期公式的方法证明：

当 $t = 0, c = 100, t = MRT_{iv}, c = 100 - 63.2 = 36.8$

所以
$$MRT_{iv} = \frac{2.303}{k}\lg\frac{100}{36.8} \approx \frac{1}{k} \tag{6-21}$$

式中，k 为一级消除速度常数。由上可见

$$t_{1/2} = 0.693 \times MRT \tag{6-22}$$

对于多室处置药物 MRT 为模型中分布以及消除速率常数的函数，可用下式近似表示 MRT 与消除速率的关系：

$$MRT_{iv} = \frac{1}{\bar{k}} \tag{6-23}$$

式中，$\bar{k}$ 是一个一级速度常数，它等于清除率与稳态表观分布容积 V_{ss} 的比值，对于多室模型药物的有效生物半衰期是合适的。

$$\bar{k} = \mathrm{CL}/V_{\mathrm{ss}} \qquad\qquad (6-24)$$

MRT 取决于给药方法。非瞬时给药的 MRT 值总是大于静注时的 MRT。但 $\mathrm{MRT_{iv}}$ 有时也可以通过其他给药方法来估算。例如,当短时间恒速静滴时,其 MRT 计算如下:

$$\mathrm{MRT_{inf}} = \mathrm{MRT_{iv}} + \frac{T}{2} \qquad\qquad (6-25)$$

式中,T 为输液时间,由此可见,$\mathrm{MRT_{inf}}$ 可通过上式来计算。

第五节　吸收动力学

对于非静脉给药,可以利用统计矩方法对吸收进行解析。通过计算不同给药方法的平均驻留时间之差,可估算口服或者肌内注射给药后的吸收速度和平均吸收时间(MAT, mean absorption time),即

$$\mathrm{MAT} = \mathrm{MRT_{oral}} - \mathrm{MRT_{iv}} \qquad\qquad (6-26)$$

式中,$\mathrm{MRT_{oral}}$ 为非瞬间方式给药后的平均驻留时间,而 $\mathrm{MRT_{iv}}$ 为静注给药后的平均驻留时间。只有吸收速率常数 $k_{\mathrm{a}} \gg k$,药物的消除符合一房室模型时,$\mathrm{MRT_{iv}}$ 可以用 $\frac{1}{k}$ 代替。

$$\mathrm{MAT} = \mathrm{MRT_{oral}} - \frac{1}{k} \qquad\qquad (6-27)$$

当吸收可用单纯的一级过程来表征时,则

$$\mathrm{MAT} = \frac{1}{k_{\mathrm{a}}} \qquad\qquad (6-28)$$

式中,k_{a} 为表观一级吸收速度常数,则吸收半衰期为

$$t_{1/2k_{\mathrm{a}}} = 0.693\mathrm{MAT} \qquad\qquad (6-29)$$

当吸收为零级过程,则

$$\mathrm{MAT} = \frac{T}{2} \qquad\qquad (6-30)$$

式中,T 为吸收过程所需时间。

口服给药时,由于药物的释放、药物的溶解扩散以及胃肠蠕动的不规则,药物的吸收常常不能简单地用一级过程来表征,经典房室模型拟合所得的速率常数 k_{a} 仅为一表观值。如果能获取静脉注射的 $\mathrm{MRT_{iv}}$ 值,计算出 MAT 则更具有参考意义。

第六节　稳态表观分布容积

分布容积是一个能将血药浓度和体内的药物总量联系起来的药动学参数,虽然它不能代表具有生理意义的真正容积,但是根据分布容积大小可推测药物在体内分布以及结合情况,故它有广泛的实用意义。分布容积的表达方式有多种,选择一个合适的容积参数是值得探讨的过程。

前面章节在描述一房室模型时,存在着组织和血液之间药物的平衡在瞬时就完成的假设,即相当于分布容积从初始时就已确定,可以表示为给药剂量除以给药后的瞬时浓度

$$V = \frac{D}{c_0} \tag{6-31}$$

某些药物如安替比林,在人的体液中均匀分布,可按一房室模型的理论进行研究,但是药物的分布是需要一定时间的,并且机体无论是在生理还是数学上,都表现出至少是二房室的特点,而非一房室,所以如此计算分布容积的应用是有限的。

药物血药浓度-时间的数据可以用一系列指数项的和进行拟合,如静脉推注二房室模型中的血药浓度数据可以表示为两个指数项的和,为了统一化,这里可以表示为

$$c = A_1 e^{-\lambda_1 \cdot t} + A_2 e^{-\lambda_2 \cdot t} \tag{6-32}$$

A_i 和 λ_i 分别为指数项的系数和指数。在零时,血药浓度应当等于式(6-32)的系数之和,即 $A_1 + A_2$,此时,体内的药量就是给药剂量 D。因此,药物最初开始分布所占的容积,即初始稀释容积 V_1(在多室模型中也常常称为中央室分布容积 V_c)被定义为

$$V_1 = \frac{D}{A_1 + A_2} \tag{6-33}$$

V_1除了能表示血浆容积外,还很有可能包括肝、肺和肾等高灌注组织。初始稀释容积最初达到了将血药浓度和体内总药量联系起来的目的,但随着药物分布进入缓慢平衡的组织,血药浓度的下降比体内药量下降的速率更快。如图6-2所示,有效的分布容积随着时间的增大而增大,直至药物在血浆与所有组织间的分布达到平衡为止。只有此时,所有组织中的药量下降与血浆中药量的下降平行,血浆中浓度与体内总药量之间成比例关系,这种现象在末端相才出现。

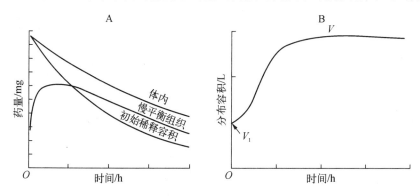

图6-2 单剂量静脉推注给药后的现象

A. 药物从初始稀释容积(血浆是其组成之一)中消失的药量是由于药物的消除或分布到平衡更慢的组织中。因此,初始稀释容积内下降的药量要比体内药量下降得多,只有分布达到平衡时,初始稀释容积中药量的衰减才与体内药量的衰减平行。B. 作为这些过程相应的反应,分布容积随着时间增大,直至一个极值(V)。引自 Rowland M, Tozer TN. Clinical pharmacokinetics and pharmacodynamics: concepts and applications. Lippincott Williams and Wilkins, 2011。

若以上述二房室模型来看,末端相的分布容积 V 可按下式计算:

$$V = \frac{CL}{\lambda_2} \text{ 或 } V = \frac{D}{\lambda_2 AUC} \tag{6-34}$$

虽然上述分布容积通常可以表示末端相时体内药量与血药浓度的关系,但是明显可以看

出,消除能够影响它的值。当药物的消除相对于分布表现得越快,则在末端相时,缓慢平衡组织与血浆中的药量比值就越大,相应得到的表观分布容积就越大。因此,需要定义一个反映纯分布的容积参数,这个容积术语就是稳态表观分布容积(V_{ss})。

稳态表观分布容积 V_{ss} 的数学表达式如下所示:

$$V_{ss} = \frac{A_{ss}}{c_{ss}} \tag{6-35}$$

式中,A_{ss} 是指稳态时体内的药物总量,c_{ss} 是指稳态时的血药浓度。稳态表观分布容积适用于不产生净消除且分布达到平衡的(稳态)情况,如恒速输注和单次给药的一个瞬时。需要注意的是,临床实践中获取 c_{ss} 是比较简单的事情,但是难以得到 A_{ss} 值。因此,一般不能通过上述公式求得 V_{ss} 值。

直到 20 世纪 80 年代,V_{ss} 的使用还只局限在特定的房室模型中。不可否认的是,用房室模型来讨论药物代谢动力学现象更易理解。下面我们可以根据二房室模型来了解一下 V_{ss} 的计算,二房室模型如图 6-3 所示。

k_{12} 和 k_{21} 分别代表从中央房室至组织(外周)室和从组织(外周)室至中央房室的一级分布速率常数,A_2,A_1 分别代表一时间 t 组织(外周)房室和中央房室中的药量,k_{10} 是指仅发生在中央室的一级消除速率常数。当中央室向外周室分配的同时中央室由于代谢和排泄而连续消失药量,两室之间药物的稳态结果只有发生于

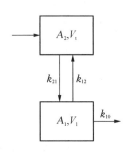

图 6-3　二房室模型示意图

当外周室内药量变化率等于零的瞬时($dA_2/dt = 0$),即外周室的药量最大,此时

$$A_{2,ss} = \frac{k_{12}}{k_{21}} \cdot A_{1,ss} \tag{6-36}$$

稳态时体内药量等于 $A_{1,ss}$ 和 $A_{2,ss}$ 的和,所以

$$A_{ss} = \left(1 + \frac{k_{12}}{k_{21}}\right) \cdot A_{1,ss} \tag{6-37}$$

最后,由于 $A_{1,ss} = V_1 \cdot c_{ss}$,$A_{ss} = V_{ss} \cdot c_{ss}$,所以

$$V_{ss} = \left(1 + \frac{k_{12}}{k_{21}}\right) \cdot V_1 \tag{6-38}$$

二房室模型通过上式即可求得 V_{ss} 值。

近年来,统计矩参数的使用大受欢迎,这不只是因为其计算简单,同样也是因为这些参数不依赖于模型假设。根据统计矩原理,V_{ss} 可在药物单剂量静注后通过清除率与平均驻留时间的简单相乘进行计算,即

$$V_{ss} = CL \cdot MRT = \frac{D_{iv}}{AUC} \cdot MRT = \frac{D_{iv} \cdot AUMC}{AUC^2} \tag{6-39}$$

利用上述公式进行计算时基于两个假设:① 从机体中消除药物只出现在采样室(即血液/血浆);② 符合一级动力学过程。但是值得注意的是,上面的公式仅仅严格适用于单次静脉推注给药的药物,如果相同的剂量被滴注或者分成递增剂量混合输注或在不同的时刻进行推注,

则 AUC_{total} 和 AUC_{iv} 相等,但 $AUMC_{total}$ 将大于 $AUMC_{iv}$,导致 V_{ss} 被过高估计。所以对于静脉输注、口服给药或者多次给药的药物,必须调整 AUMC 的计算方法。

对于静脉滴注:

$$MRT_{iv} = MRT_{inf} - \frac{t}{2} = \frac{AUMC}{AUC} - \frac{t}{2} \quad\quad (6-40)$$

式中,t 为静脉滴注的持续时间,因为滴注为恒速滴注,所以注入体内的药量符合正态变化,平均注入时间为 $t/2$。

$$V_{ss} = \frac{D}{AUC}\left(\frac{AUMC}{AUC} - \frac{t}{2}\right) = \frac{k_0 t \cdot AUMC}{AUC^2} - \frac{k_0 t^2}{2AUC} \quad\quad (6-41)$$

式中,k_0 为零级输注速率。

对于血管外给药:

$MAT = MRT_{ni} - MRT_{iv}, MRT_{ni} = AUMC/AUC,$ 即 $MRT_{iv} = AUMC/AUC - MAT$,当吸收属于单纯的一级速率过程时,$MAT = 1/k_a$,则

$$V_{ss} = \frac{FD}{AUC} \cdot \left(\frac{AUMC}{AUC} - MAT\right) = \frac{FD}{AUC} \cdot \left(\frac{AUMC}{AUC} - \frac{1}{k_a}\right) \quad\quad (6-42)$$

式中,D 为血管外给药剂量,F 为吸收分数,k_a 为表观一级吸收速率常数,AUC 和 AUMC 分别从血管外给药后的药时数据求得。

上述系列公式是基于统计矩方式来获取 V_{ss} 值。我们更倾向于使用 V_{ss} 来描述药物的分布程度是因为在消除只出现在采样房室的前提下,该参数是不依赖于消除进程的,因此可以用来比较不同组病人的分布容积,对临床实践具有指导意义。

第七节　药物代谢分数求算

需要了解药物变为某种代谢产物的代谢分数,不仅需要药物,而且还需要将代谢物作单剂量给药。

某代谢物的代谢分数 f_m 等于药物给药后该代谢物的浓度-时间曲线的零阶矩,比等摩尔该代谢物投用后代谢物浓度-时间曲线的零阶矩。

$$f_m = \frac{AUC'_x}{AUC'} \quad\quad (6-43)$$

式中,AUC'_x 为药物静注后 $0\sim\infty$ 时间内血浆中代谢物浓度-时间曲线下面积,而 AUC' 则为等摩尔该代谢物给药后 $0\sim\infty$ 时间内代谢物浓度-时间曲线下面积。但是由于大多数情况下代谢物未经审批机关批准供人体使用,故无法将代谢物直接给人使用。一次给药,同时测定原型和代谢物的浓度,此时以下公式成立:

$$\frac{AUC(m)}{AUC} = f_m \cdot \frac{药物的清除率}{代谢物的清除率} \quad\quad (6-44)$$

式中,$AUC(m)$ 为代谢物的血药浓度曲线下面积,AUC 为原型药物的血药浓度曲线下面积。

第八节　稳态浓度（坪浓度）的计算

当药物以某一剂量、用相等的间隔时间作多剂量给药后，在稳态时一个剂量间期内血药浓度-时间曲线下的面积等于单剂量给药时曲线下的总面积。稳态"坪"浓度 c_{av} 可用下式计算：

$$c_{av} = \frac{AUC}{\tau} = \frac{AUC_{ss}}{\tau} \tag{6-45}$$

式中，AUC 是单剂量给药后曲线下的总面积，τ 为给药间期，AUC_{ss} 为稳态时在给药间隔内的 AUC。坪浓度的估算可以用于计算临床多次给药的相对波动情况等。

第九节　预估到达稳态浓度的时间

为了进行稳态下的药物动力学解析或判断某病人在持续用药后是否已经到达稳态，需估算血药浓度达到稳态浓度的某个重要分数（如 90% 或 99%）所需要的时间。对于分布快、可用单房室模型来表征的药物，达到稳态的某一分数所需要的时间与该药的生物半衰期有较简单的函数关系：

$$f_{ss} = 1 - e^{-nk\tau} = 1 - 2^{-nN} \tag{6-46}$$

式中，$N = \tau/t_{1/2}$，例如，达到稳态浓度的 90%，至少需要 3.33 个半衰期。

具有多房室特征的药物则情况比较复杂，而利用统计矩原理则能顺利解决这个问题。连续多次给药，给药周期内的 $AUC_{0\sim\tau}$ 达到稳态时给药周期内的 AUC_{ss} 的某一分数时所需的时间，实质上就等于多剂量给药后达到稳态水平的同一分数所耗用的时间。这种关系可用如下公式表示：

$$f_{ss} = \frac{AUC_{0\sim\tau}}{AUC_{ss}} \tag{6-47}$$

第十节　非房室模型和房室模型的优缺点比较

统计矩方法和经典房室模型都能用于处理药物浓度-时间数据，两者各有优缺点，相互补充。

统计矩最大的优点是限制性假设较少，只要求血药浓度-时间曲线的末端符合指数消除，而这一点容易被实验所证实。此外，解决了不能用相同房室模型拟合全部实验数据的问题。例如，有的实验对象其数据符合一房室模型，另有部分对象数据符合二房室模型，很难比较各参数。而用非房室模型分析，不管指数项有多少，都可以比较各组参数，如 AUC、MRT、CL 等。但是从另一个角度看，这也是非房室模型的缺点，不能提供血药浓度-时间曲线的细节，只能提供总体参数。对于相同的 AUC 值，可以同时存在无数条不同的血药浓度-时间曲线。

经典房室模型的优点是理论所获得的参数具有一定的生理意义，但是目前不少论文忽视了模型的前提和假设,存在不少滥用和错误。例如,对于缓控释制剂或者吸收不规则的制剂,药物的吸收很难采用指数形式进行描述,但是目前还是有不少文献进行 k_a 的拟合。这种情况下房室模型拟合出来的理论参数往往和实际相差很大。

（杨　劲）

参考文献

[1] Rowland M，Tozer TN. Clinical pharmacokinetics and pharmacodynamics：concepts and applications[M]. Lippincott Williams and Wilkins，2011.

[2] Meibohm B. Pharmacokinetics and pharmacodynamics of biotech drugs：principles and case studies in drug development[M]. John Wiley & Sons，2006.

第七章 药物制剂人体生物利用度和生物等效性评价

第一节 概　述

一、生物利用度和生物等效性的概念

生物利用度（bioavailability，BA），是指药物或者药物活性成分从制剂释放并吸收进入血液循环的程度和速度，可分为绝对生物利用度和相对生物利用度。绝对生物利用度是指假定两种给药途径，药物的分布和消除性质不变，以静脉注射给药为 100%，在同一受试者中不同的时期进行静脉注射和血管外途径给药，比较两种给药途径的 AUC 即得绝对生物利用度 F。

$$F = \frac{\mathrm{AUC_{exe}} D_{iv}}{\mathrm{AUC_{iv}} D_{exe}} \times 100\% \qquad (7-1)$$

式中，D 为剂量，iv 和 exe 分别表示静脉注射和血管外途径给药。

相对生物利用度则是在同一受试者中不同的时期比较血管外途径给药的参比制剂和受试制剂的 AUC 的相对量。

$$F = \frac{\mathrm{AUC_T} D_R}{\mathrm{AUC_R} D_T} \times 100\% \qquad (7-2)$$

生物等效性（bioequivalence，BE），是指药学等效制剂或可替代药物在相同实验条件下，服用相同剂量，原型药物或者其活性成分吸收程度和速度在一定的后验范围内差异无统计学意义。通常意义的 BE 研究是指用 BA 研究方法，以药代动力学参数为终点指标，根据预先确定的等效标准和限度进行的比较研究。而严格来讲，生物等效性有四个研究方法，生物利用度只是其中的一种，还包括药物效应方法，临床比较方法，体外方法。所谓药物效应方法指不以浓度为指标研究生物利用度，而是以药物的药理效应为指标研究生物利用度。临床比较研究指直接研究参比制剂和受试制剂对病人的临床疗效和不良反应，而决定两者是否生物等效。在部分情况下，有些药物获得生物豁免（biowaiver），可以不进行生物利用度和临床比较实验，仅仅用体外溶出比较实验替代生物等效性研究。

对于大多数药物而言，生物等效性研究着重考察药物自制剂释放进入体循环的过程，通常将受试制剂在机体内的暴露情况与参比制剂进行比较。在上述定义的基础上，以药代动力学参数为终点评价指标的生物等效性研究又可表述为：通过测定可获得的生物基质（如血液、血浆、血清）中的药物浓度，取得药代动力学参数作为终点指标，借此反映药物释放并被吸收进入循环系统的速度和程度。通常采用药代动力学终点指标 $c_{\max}$ 和 AUC 进行评价。如果血液、血浆、血清等生物基质中的目标物质难以测定，也可通过测定尿液中的药物浓度进行生物等效性研究。

药学等效性(pharmaceutical equivalence):是指两制剂含等量的药物,具有相同的剂型,符合同样的或可比较的质量标准。药学等效是生物等效的前提,但不意味着一定生物等效,因为辅料的不同或生产工艺差异等可能会导致药物溶出或吸收行为的改变。

生物利用度和生物等效性实验是药品研究开发的一种重要的评价方法,主要用于仿制药品的上市评价。由于仿制药品和仿制对象含有相同活性成分,可以直接进行临床实验,观察临床治疗效果,确保仿制药品的治疗等效性(therapeutic equivalence),即两制剂具有相同的安全性和有效性。如果仿制药品和仿制对象两制剂中所用辅料本身并不会导致有效性和安全性问题,生物利用度和生物等效性研究是证实两制剂生物等效性最合适的办法。两制剂治疗等效的前提是药学等效和生物等效。

二、生物利用度和生物等效性研究的目的和意义

同一种药物,不同的制剂,生物利用度可能不同;同一制剂,不同厂家产品的生物利用度往往也有可能不同,甚至同一厂家的制剂,不同的生产批次也可能出现生物利用度的差异。这种生物利用度的差异可能会对药物疗效和安全性产生影响。研究药物制剂的生物利用度,有助于:① 指导药物剂型改变的筛选和评价。② 新处方、新工艺的评价以及生产过程控制。③ 新剂型给药剂量的估计,用来指导临床合理用药。④ 寻找药物无效或中毒的原因,例如,验证同一药物的不同时期产品的一致性,包括早期和晚期的临床实验用药品,临床实验用药品(尤其是用于确定剂量的实验药)和拟上市药品等。目前制剂的生物利用度是评价药物制剂的重要标准之一。

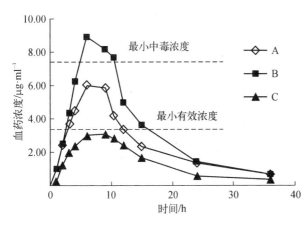

图 7-1　A、B 和 C 三种制剂的血药浓度关系

图 7-1 比较了 A、B 和 C 三种制剂的血药浓度与临床疗效的关系。

三、生物等效性评价和临床疗效评价的关系

生物等效性评价和临床疗效评价均可作为药品上市的依据。当无适宜的药物浓度检测方法,也缺乏明确的效应动力学指标时,也可以通过以阳性药为对照的临床疗效评价实验,以综合的疗效终点指标或效应动力学指标来验证两制剂的等效性。然而,临床疗效评价实验往往检测指标不灵敏或变异大而缺乏足够的把握以检验差异,相比较而言生物等效性评价实验变异相对较小,实验周期通常也较短,故建议尽量采用药代动力学研究方法。

生物等效性实验替代临床疗效评价实验包含如下前提:药物必须是进入全身血液循环后产生全身治疗效果的,在作用部位药物浓度和血液中药物浓度存在一定的比例关系,因此可以通过测定血液中的药物浓度来获得反映药物体内的吸收速度和程度的主要药代动力学参数,间接预测药物制剂的临床治疗效果,以评价制剂的质量。并且两制剂血药浓度等效,必须可以认为疗效和不良反应亦等效。

不能通过生物利用度实验和生物等效性评价替代临床比较实验的几种情况:

1. 制剂因杂质不同导致不良反应有差异

单纯测定有效物质的浓度只能认为疗效一致,并不能认为不良反应发生情况一致,在这种情况下,生物利用度实验并不能替代临床实验。

2. 生物利用度提高

虽然生物利用度提高可能是制剂工艺进步的体现,因为提高生物利用度,固然临床疗效可能增加,但不良反应也可能相应增加(如图 7-1 中的 B 制剂)。

3. 在胃肠道直接发挥作用的药物

例如,氢氧化铝片就无法通过生物利用度实验和等效性评价来替代临床实验。

四、生物利用度研究和生物等效性评价的主要参数

在进行制剂的生物利用度和生物等效性评价时,主要考虑血药浓度-时间曲线下面积(AUC)、血药浓度达峰时间(t_{max})和药峰浓度(c_{max})三个参数。

通常用 AUC 反映药物的吸收程度。同一受试者,AUC 大,表示吸收程度高。c_{max} 和 t_{max} 的大小能综合反映药物制剂的吸收、分布、消除情况,在同一受试者中,c_{max} 和 t_{max} 主要与药物制剂的吸收有关,由图 7-2 可见,在其他参数一致,吸收速率 k_a 值不同的情况下,c_{max} 和 t_{max} 有相应的变化:k_a 增加,c_{max} 增加,t_{max} 提前;k_a 减慢,c_{max} 降低,t_{max} 延长。其他参数如 MRT 等也可用作生物等效性评价的指标。

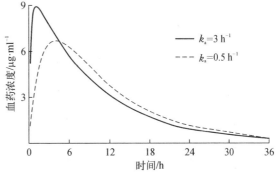

图 7-2 不同 k_a 值对血药浓度-时间曲线的影响

五、影响口服生物利用度的因素

(一)药物的理化性质

口服药物制剂,药物经过释放、溶解和跨膜转运三个过程。药物制剂的释放速率和在胃肠道中的溶解速率影响药物吸收速度和程度。药物本身的化合物特性,如脂溶性和空间结构等也影响其通过肠上皮细胞的能力和首过效应等。

(二)胃肠排空和食物因素

口服给药,胃肠排空作用对生物利用度有很大的影响。延缓胃排空时间,有利于一些碱性药物在胃中的溶解时间,因此会促进其肠道吸收;对于某些酸性药物则相反,如普鲁本辛可延缓胃排空,使扑热息痛吸收减慢。

食物对不同药物在胃肠道中吸收影响不一。食物可延缓利福平、异烟肼和左旋多巴等药物的吸收。食物纤维会与地高辛等药物结合,使其吸收减缓。四环素等能与多种金属离子结合,如 Ca^{2+}、Mg^{2+}、Al^{3+} 等。若食物中含有上述离子,则会延缓药物的吸收。另一方面食物则促进硝基呋喃妥因和克拉霉素吸收。脂肪因抑制胃排空,而增加灰黄霉素在胃中的溶解时间,促进吸收。肠蠕动对药物吸收有必要,适当的肠蠕动可促进固体药物制剂的崩解和溶解,尤其是微绒毛的蠕动可使小肠上皮细胞表面不流动水层厚度减少,有利于药物的吸收,但另一方面,蠕动加快又使一些溶解度小的药物或有特殊转运的药物在肠道有效吸收部位停留时间缩短,反而使其吸收不完全。

在刚用完餐马上服药时,食物对药物影响是最大的。食物的营养成分、液体含量、温度、热量可以影响生理变化的程度,而这些生理变化可以影响药物的吸收。高热量、高脂肪、高密度的食物可能对生物利用度有着极大的影响。

(三)首过效应

口服给药必须经胃肠道(壁)和肝脏后才进入体循环,对于首过效应大的药物,口服给药往往生物利用度很低或个体差异大,难以获得满意的疗效。对于这类药物最好采取其他给药途径,避免首过效应。还有一些药物,由于对酸不稳定,在胃内降解,口服给药生物利用度也会降低。

(四)肠上皮的外排机制

近年来研究发现,在肠黏膜细胞上存在P-糖蛋白等外排系统,使得通过其他转运途径进入上皮细胞中的药物外排到肠腔,这也可能是多种药物生物利用度低的原因之一。

第二节 生物利用度及生物等效性实验工作流程

人体生物利用度研究和生物等效性评价实验是一个规范化的实验工作,美国、加拿大、日本、中国以及欧盟等药品行政管理机构都有相应的具体实验指导原则。

一、生物等效性评价实验项目工作流程

生物等效性评价是一种规范性很强的实验,工作流程相对固定。具体流程如下(图7-3):

(1)首先是委托方(可以是药品生产厂家,也可以是药品研发机构)获得行政管理机构的临床研究批准文件,然后和国家药品临床研究基地洽谈实验事项,签订实验协议书。

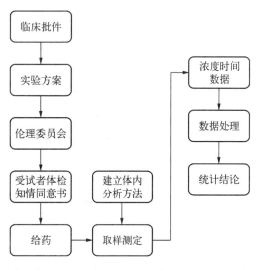

图7-3 生物利用度和生物等效性实验流程略图

(2)所有涉及人的实验,在实验前,其研究计划和知情同意书,必须经过医学伦理委员会批准,实验过程接受医学伦理委员会的监督和检查,以保证最大程度地保护受试者的权益,降低实验风险。国家药品临床研究基地实验前召开的医学伦理委员会,重点对实验方案、受试者的利益、风险等进行审查,确定其符合伦理学要求后才能进行正式实验。实验前委托方需提供符合临床应用质量标准的中试/生产规模的受试产品,同时提供其体外溶出度、稳定性、含量或效价测定、批间一致性报告等,供实验单位参考。个别药物尚需提供多晶型及光学异构体的资料。人体生物利用度研究和生物等效性评价实验方案必须包括受试者的选择和排除标准、参比制剂的选择、给药剂量和方法、生物样品采样时间表、样品测试方法、统计处理方法等。

(3)获得医学伦理委员会的许可后,临床研究单位可以招募志愿受试者,对受试者进行健康体检,讲解药物的作用及可能遇到的不良反应,并签署"知情同意书"。"知情同意书"中必须包含受试者的权利、收益、意外伤害的补偿等内容。

(4)同时建立生物样品中的药物浓度测定方法,并进行方法确证。

（5）开始预实验（该步骤可以跳过），确认生物样品分析方法确实可行，实验方案可行后可以正式进行实验。受试者给药，并按照实验方案的时间点取样分析，所得药物浓度数据进行分析处理，得到统计结论，撰写最终实验报告，结题。

二、实验方案

（一）研究总体设计

根据药物特点，可选用：① 两制剂、单次给药、交叉实验设计。② 两制剂、单次给药、平行实验设计。③ 重复实验设计。对于一般药物，推荐选用第 1 种实验设计，纳入健康志愿者参与研究，每位受试者依照随机顺序接受受试制剂和参比制剂。对于半衰期较长的药物，可选择第 2 种实验设计，即每个制剂分别在具有相似人口学特征的两组受试者中进行实验。第 3 种实验设计（重复实验设计）是前两种的备选方案，是指将同一制剂重复给予同一受试者，可设计为部分重复（单制剂重复，即三周期）或完全重复（两制剂均重复，即四周期）。重复实验设计适用于部分高变异药物（个体内变异≥30％），优势在于可以入选较少数量的受试者进行实验。对于高变异药物，可根据参比制剂的个体内变异，将等效性评价标准作适当比例的调整，但调整应有充分的依据。

1. 受试者的选择

由于生物利用度和生物等效性实验的目的主要是比较药物制剂在人体内的吸收速度和程度，受试者的选择应当尽量使个体间差异减到最小，降低实验的偶然变异，有助于突出制剂间的差异，所以对受试者有一些特殊的要求，但是伦理方面的考虑应该优先。

受试者的选择一般应符合以下要求：① 年龄在 18 周岁以上（含 18 周岁）。② 应涵盖一般人群的特征，包括年龄、性别等。③ 如果研究药物拟用于两种性别的人群，一般情况下，研究入选的受试者应有适当的性别比例，某一性别人数不少于总人数的 1/3。④ 如果研究药物主要拟用于老年人群，应尽可能多地入选 60 岁以上的受试者。⑤ 入选受试者的例数应使生物等效性评价具有足够的统计学效力。筛选受试者时的排除标准应主要基于安全性方面的考虑。当入选健康受试者参与实验可能面临安全性方面的风险时，则建议入选实验药物拟适用的患者人群，并且在实验期间应保证患者病情稳定。

对于特殊药品应根据具体情况选择受试者。下面是一些特殊药物的受试者选择情况：

（1）基于伦理考虑　雌激素类的药物应选择健康女性受试者。

（2）待测药物存在已知的不良反应　例如，抗肿瘤药物会带来安全性问题，可考虑选择患者作为受试者。但是，单剂量给药对于肿瘤患者来说，也没有明显的可以接受的医学上的益处，所以必须采用多剂量给药设计。同时对于患者来说，交叉给药也是难以接受的，可以考虑采用平行实验设计，但是例数要符合统计学要求。

（3）有强烈的首剂效应的药物　首剂效应系指首剂药物引起强烈效应的现象。有些药物，例如，氯氮平和 5-单硝酸异山梨酯等药物，本身作用较强烈，首剂药物如按常量给予，可出现强烈的反应，以至于受试者不能耐受。对于这样的药物，可以考虑采用具有耐受性的病人进行实验。如 2005 年 6 月，美国食品药品监督管理局（FDA）提出了最新的氯氮平生物等效性研究指南，明确规定必须采用多剂量稳态实验设计。

受试者应经过全面体检，身体健康，无心、肝、肾、消化道、神经系统、精神异常及代谢异常等病史；体格检查显示血压、心率、心电图、呼吸状况、肝功能、肾功能和血象无异常，避免药物体内过程受到疾病干扰。根据药物类别和安全性情况，还应在实验前、实验期间、实验后进行特殊项目检查,如降糖药应检查血糖水平。

为避免其他药物干扰,实验前两周内及实验期间禁服任何其他药物。实验期间禁烟酒及含咖啡因的饮料,或某些可能影响代谢的果汁等,以免干扰药物体内代谢。受试者应无烟酒嗜好。如有吸烟史,在讨论结果时应考虑可能的影响。如已知药物存在遗传多态性导致代谢差异,应考虑受试者由于慢代谢可能出现的安全性等问题。受试者必须签署知情同意书。中止实验条件:① 受试者出现严重不良反应。② 实验期间生病,需要接受治疗。③ 受试者要求中止实验。④ 其他原因如受试者不按实验要求或受试者提出退出实验等。

2. 受试者的例数

为了保证结果具有足够的功效,必须有例数要求,一般制剂通常要求18~24例。对于个体差异大的制剂,受试者的例数应相应增加。

在生物利用度实验设计中,不可能使受试者风险和制药厂风险两类风险同时很小,除非增加受试者例数。从经济及医学伦理角度考虑,人体实验所需例数越少越好,但若例数过少,又得不到肯定的科学结论。所以我们必须在符合统计学原则的前提下,用较少的受试者例数进行实验就能说明问题,达到实验目的。

决定受试者例数的因素有:显著性水平 α,通常取 $\alpha=0.05$;把握度 $(1-\beta)$,一般定为 80% 以及两制剂生物等效性检验中检测指标的变异性(CV%)和两制剂对检测指标的差别 (θ)。通常基于预实验结果或文献结果,初步获得。

表7-1给出了不同情况下的例数要求。通常在实验前 θ 和CV是未知的。可以通过预实验或文献值获得初步的 θ 和CV,估算实验所需的例数。也可以在实验完成后,根据 θ、CV和把握度等参数求出 n 值,并与实验选择的受试者例数进行比较,检查实验者例数是否合适。

表7-1 生物等效性评价的双交叉实验样本例数要求(假定 $\alpha=5\%$, $\beta=20\%$, $\theta=\mu_T/\mu_R$ 在 0.8~1.2 之间)

CV$=\sqrt{\exp(MSe^2)-1}$	$\theta=\mu_T/\mu_R\times100\%$							
	0.85	0.9	0.95	1	1.05	1.1	1.15	1.2
5.0	12	6	4	4	4	6	8	22
7.5	22	8	6	6	6	8	12	44
10	36	12	8	6	8	10	20	76
12.5	54	16	10	8	10	14	30	118
15.0	78	22	12	10	12	20	42	168
17.5	104	30	16	14	16	26	56	226
20.0	134	38	20	16	18	32	72	294
22.5	168	46	24	20	24	40	90	368
25.0	206	56	28	24	28	48	110	452
27.5	248	68	34	28	34	58	132	544
30.0	292	80	40	32	38	68	156	642

注:引自 Hauschke D, Steinijans VW. J Pharmacokinet Biopharm, 1992, 20: 557-561.

3. 参比制剂选择

无论是绝对生物利用度还是相对生物利用度,都必须有参比制剂。参比制剂的好坏将直接影响受试制剂评价的可靠性。参比制剂的安全有效性应合格,一般应选择国内已经批准上市的相同剂型药物中的原创药或上市主导产品。参比制剂是指用于仿制药质量和疗效一致性评价的对照药品,通常为被仿制的对象,如原研药品或国际公认的同种药物。参比制剂应为处方工艺合理、质量稳定、疗效确切的药品。原研药品是指境内外首个获准上市,且具有完整和充分的安全性、有效性数据作为上市依据的药品。国际公认的同种药物是指在欧盟、美国、日本获准上市并获得参比制剂地位的仿制药。仿制药是指与被仿制药具有相同的活性成分、剂型、给药途径和治疗作用的药品。

参比制剂首选国内上市的原研药品。作为参比制剂的进口原研药品应与其原产国上市药品一致。若原研企业能证明其地产药品与原研药品一致,地产药品也可作为参比制剂使用。若原研药品未在国内上市或有证据证明原研药品不符合参比制剂的条件,也可以选用在国内上市国际公认的同种药物作为参比制剂,其产品应与被列为参比制剂国家的上市药品一致。若原研药品和国际公认的同种药物均未在国内上市,可选择在欧盟、美国、日本上市并被列为参比制剂的药品。

在没有相应的制剂时,可以考虑用其他类型的制剂作为参比制剂,但应充分说明理由。

4. 实验设计

（1）常用实验设计 实验设计必须遵循"随机""对照"的原则。由于受试者的血药浓度往往存在较大的个体差异,为了克服这种差异对实验结果的影响,在同一受试者中分别进行受试制剂（T）和参比制剂（R）实验,这就是所谓的双交叉实验设计（two-period cross-

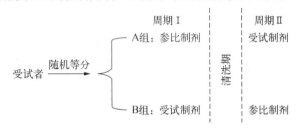

图7-4 双交叉实验设计

over design）。将受试者等分成两组,一组先服参比制剂,后服受试制剂;另一组先服受试制剂,后服参比制剂（图7-4）。两个周期至少间隔药物的7个消除半衰期,称为清洗期（wash-out）。

如两个受试制剂 T_1 和 T_2 共用一个参比制剂 R,可采用三周期、三交叉二重 3×3 的拉丁方设计。常规的 3×3 的拉丁方不能满足交叉设计中每个制剂先后均衡的要求。受试者例数为6 的倍数,一般为18 或24 例。表7-2 给出了18 例的 3×3 的实验设计。

表7-2 三制剂、三周期的实验设计

受试者编号	周期1	周期2	周期3
1	T_1	R	T_2
2	T_1	R	T_2
3	T_1	R	T_2
4	R	T_1	T_2
5	R	T_2	T_1
6	R	T_2	T_1
7	T_1	T_2	R
8	T_1	T_2	R
9	T_2	T_1	R
10	T_2	R	T_1
11	T_2	R	T_1
12	R	T_2	T_1
13	R	T_1	T_2
14	R	T_1	T_2
15	T_2	R	T_1
16	T_1	T_2	R
17	T_2	T_1	R
18	T_2	T_1	R

当受试者的体重相差较大时,应对体重进行均衡后再分组。对于双交叉而言,可采用配对交叉设计。

对于半衰期较长的口服常释制剂,若实验设计了足够长的清洗期,仍然可以采用单次给药的交叉实验设计进行生物等效性研究。交叉实验难以实施时,可采用平行实验设计。无论交叉设计还是平行设计,均应有足够长的生物样品采集时间,以覆盖药物通过肠道并被吸收的时间段。可分别用 c_{max} 和适当截取的 AUC 来描述药物浓度的峰值和总暴露量。如对于药物分布和清除个体内变异较小的药物,可用 $AUC^{0\sim 72h}$ 来代替 $AUC^{0\sim tn}$ 或 $AUC^{0\sim \infty}$。但对于药物分布和消除个体内变异较大的药物,则不能采用截取的 AUC 评价生物等效性。当药物的半衰期很长的情况下,取样周期、清洗期会变得很长(表 7-3),受试者的生理状况、实验条件、受试者的耐受性都会有很大的影响,个体内的变异可能会大于个体间变异,这时候可以考虑采用平行实验设计。

表 7-3 几种长半衰期($t_{1/2}$)药物采用双交叉设计时的实验设计

药物	$t_{1/2}/d$	取样周期/W	清洗期/W
胺碘酮	50	21	50
地高辛	7	3	7
羟基氯喹	45	19	45
三苯氧胺	8	4	8

采用平行设计可以提高受试者的顺应性,缩短实验周期,对于数据缺失处理也很方便。

(2)实验过程与一般处理原则 通常推荐采用单次给药药代动力学研究方法评价生物等效性,因为单次给药在评价药物释放的速度和程度方面比多次给药稳态药代研究的方法更敏感,更易发现制剂释药行为的差异。若出于安全性考虑,需入选正在进行药物治疗,且治疗不可间断的患者时,可在多次给药达稳态后进行生物等效性研究。

食物与药物同服,可能影响药物的生物利用度,因此通常需进行餐后生物等效性研究来评价进食对受试制剂和参比制剂生物利用度影响的差异。对于口服常释制剂,通常需进行空腹和餐后生物等效性研究。但如果参比制剂说明书中明确说明该药物仅可空腹服用(饭前 1 h 或饭后 2 h 服用)时,则可不进行餐后生物等效性研究。对于仅能与食物同服的口服常释制剂,除了空腹服用可能有严重安全性方面的风险外,均建议进行空腹和餐后两种条件下的生物等效性研究。如有资料充分说明空腹服药可能有严重安全性风险,则仅需进行餐后生物等效性研究。对于口服调释制剂,建议进行空腹和餐后生物等效性研究。

5. 实验的实施

正式实验开始之前,可在少数志愿者中进行预实验,用以验证分析方法、评估变异程度、优化采样时间,以及获得其他相关信息。预实验的数据不能纳入最终统计分析。

(1)空腹实验 实验前夜至少空腹 10 h。通常,在空腹状态下用 240 ml 水送服受试制剂和参比制剂。口腔崩解片等特殊剂型应参考说明书规定服药。

(2)餐后实验 实验前夜至少空腹 10 h。受试者实验当日给药前 30 min 开始进食标准餐,并在 30 min 内用餐完毕,在开始进餐后 30 min 准时服用实验药,用 240 ml 水送服。

(3)服药前 1 h 至服药后 1 h 内禁止饮水,其他时间可自由饮水。服药后 4 h 内禁食。每个实验周期受试者应在相同的预定时间点用标准餐。

(4)通常最高规格的制剂可以一个单位(单片或单粒)服用,如生物样品分析方法灵敏度不足,则可在安全性允许的条件下,在说明书单次服药剂量范围内同时服用多片/粒最高规格制剂,但不得超过最大安全剂量,以防可能给受试者带来不必要的不良反应,过高剂量也可能导致非线性动力学特征出现。

（5）实验给药之间应有足够长的清洗期（一般为待测物 7 个 $t_{1/2}$ 以上）。

（6）应说明受试制剂和参比制剂的批号、参比制剂的有效期等信息。建议受试制剂与参比制剂药物含量的差值小于 5%。实验机构应对受试制剂及参比制剂按相关要求留样。实验药物应留样保存至药品获准上市后 2 年。

6. 餐后生物等效性研究标准餐的组成

建议采用对胃肠道生理功能和药物生物利用度影响大的餐饮进行餐后生物等效性研究。FDA 建议采用标准餐。由于高热量、高脂肪（约占餐中总热量的 50%）、高密度的食物可能对生物利用度有着最大的影响,所以 FDA 规定的标准餐为"高脂早餐":2 个黄油煎蛋,2 片咸肉,2 片奶油土司,4 盎司(1 盎司=28.3 g)熟肉末炒马铃薯泥,8 盎司全脂牛奶(大约相当于 150 g 蛋白质热量,250 g 碳水化合物热量,500~600 g 脂肪热量)。含同等营养成分的食物也可作为选择。由于有些果汁会影响药物代谢/转运特性,所以研究过程中绝对不能喝果汁饮料。报告中应提供实验标准餐的热量构成。

7. 取样点的设计和生物样品采集

多数采用的生物样品是血浆或血清样本,测定其中的原型药物或其代谢产物浓度。因此取样点的设计对保证实验结果可靠性及药代动力学参数计算的合理性,有着十分重要的意义。应根据预实验或国内外的参考文献,为设计合理的采样点提供依据。

应用血药浓度测定法时,一个完整的血药浓度-时间曲线应包括吸收相、平衡相和消除相,在每个时相应有足够的取样点。在血药浓度-时间曲线各时相及预计达峰时间前后应有足够采样点,使血药浓度-时间曲线能全面反映药物在体内处置的全过程。服药前应先取空白血样。一般在吸收相部分取 2~3 个点,峰浓度附近至少需要 3 个点,消除相取 3~5 个点。采样持续到受试药原型或其活性代谢物 3~5 个 $t_{1/2}$ 时,或至血药浓度为 c_{max} 的 1/20~1/10。$AUC^{0\sim tn}/AUC^{0\sim\infty}$ 通常应当大于 80%。一般建议每位受试者每个实验周期采集 12~18 个样品包括给药前的样品。实际给药和采样时间与计划时间可能有偏差,建议采用实际时间进行药代动力学参数计算。

生物等效性研究中,有时会出现首个生物样品的浓度为 c_{max} 的现象。预实验有助于避免此种现象。第 1 个采样点设计在给药后 5~15 min 以内,之后在给药后 1 h 以内采集 2~5 个样品,一般就足以获得药物的峰浓度。对首个样品为 c_{max},且未采集早期(给药后 5~15 min)样品的受试者数据,一般不纳入整体数据分析。如果给药前血药浓度小于 c_{max} 的 5%,则该受试者的数据可以不经校正而直接参与药代动力学参数计算和统计分析。如果给药前血药浓度大于 c_{max} 的 5%,则该受试者的数据不应纳入等效性评价。如果受试者服用常释制剂后,在 t_{max} 中位数值2倍的时间以内发生呕吐,则该受试者的数据也不应纳入等效性评价。对于服用调释制剂的受试者,如果在服药后短于说明书规定的服药间隔时间内发生呕吐,则该受试者的数据不应纳入等效性评价。

对于长半衰期药物,因为末端消除项对该类药物吸收过程的评价影响不大,可以取样持续到吸收过程结束,一般认为取样时间点延续到服药后 72 h 就比较完整了。此时可以用截尾的 $AUC^{0\sim 72}$ 代替 $AUC^{0\sim tn}$ 或 $AUC^{0\sim\infty}$。

8. 检测物质

（1）原型药/代谢产物　通常测定原型药物。对于主要代谢产物,如果同时满足以下两点,应同时予以测定:① 代谢产物源于首过代谢或肠道内代谢等。② 代谢产物显著影响药物的安全性和有效性。该原则也适用于前体药物。此时,建议在原型药物进行评价生物等效性时,用代谢产物的相关数据进一步支持临床疗效的可比性。

如果原型药物浓度过低,难以获得完整的药物浓度数据,可用代谢产物的相关数据进行生物等效性评价。

(2) 外消旋体/对映体　对于外消旋体,通常推荐用非手性的检测方法进行生物样品测定。若满足以下条件之一,则需分别测定各对映体:① 对映体药效动力学特征不同。② 对映体药代动力学特征不同。③ 药效源自血药浓度低的对映体。④ 至少有一个对映体在吸收过程中存在非线性动力学特征等。

(3) 内源性化合物　内源性化合物是指体内产生或饮食中含有的化合物。建议先估算内源性化合物在血样中的基线值,再从给药后测得的总血药浓度中减去这一基线值,依此估算自药物释放的药量。因内源性化合物来源不同,生物等效性研究方法可能有所不同:① 若内源性化合物由机体产生,建议给药前根据药代动力学特征多点测定基线值,从给药后的血药浓度中减去相应的基线值。② 若内源性化合物来源于食物,建议实验前及实验过程中严格控制该化合物自饮食摄入。受试者应自实验前即进入研究中心,统一标准化饮食。

有些内源性化合物的基线值可能是周期特异性的,此时建议每个实验周期均采集基线值。若经过基线校正后血药浓度出现负值,则以零计。校正前和校正后的数据应分别进行药代动力学参数计算和统计分析。采用校正后的数据进行生物等效性评价。

9. 数据分析

(1) 药代动力学参数求算　用矩量法求算相应的药代动力学参数。曲线下面积(AUC),口服清除率(CL/F),平均驻留时间(MRT)分别按下列各式估算。

$$\mathrm{AUC}^{\mathrm{tn}} = \sum (c_i + c_{i-1})(t_i - t_{i-1})/2 \tag{7-3}$$

$$\mathrm{AUMC}^{\mathrm{tn}} = \sum (c_i t_i + c_{i-1} t_{i-1})(t_i - t_{i-1})/2 \tag{7-4}$$

$$\mathrm{AUC} = \mathrm{AUC}^{\mathrm{tn}} + c_{\mathrm{tn}}/\lambda \tag{7-5}$$

$$\mathrm{AUMC} = \mathrm{AUC}^{\mathrm{tn}} + c_{\mathrm{tn}}(t_n/\lambda + 1/\lambda^2) \tag{7-6}$$

$$\mathrm{MRT} = \mathrm{AUMC}/\mathrm{AUC} \tag{7-7}$$

$$\mathrm{CL}/F = D/\mathrm{AUC} \tag{7-8}$$

式中,c_{tn} 为服药后最后取血点 t_n 时的血药浓度,λ 为末端相消除速率常数,用末端相 ln(浓度)-时间直线回归求得,$t_{1/2} = 0.693/\lambda$。$c_{\max}$ 和 $t_{\max}$ 用实测值。

对于多剂量给药设计方案,需要计算的药代动力学参数如下:① 各受试者至少连续 3 次测定稳态谷浓度($c_{\min,\mathrm{ss}}$)。② 各受试者在血药浓度达稳态后末次给药的血药浓度-时间曲线。稳态峰浓度($c_{\max,\mathrm{ss}}$)、峰时间($t_{\max,\mathrm{ss}}$)及 $c_{\min,\mathrm{ss}}$ 的实测值。并计算末次剂量服药前与达 τ 时间点实测 $c_{\min,\mathrm{ss}}$ 的平均值。③ 各受试者的稳态血药浓度-时间曲线下面积($\mathrm{AUC}^{\mathrm{ss}}$)、"坪"浓度($c_{\mathrm{av}}$),$c_{\mathrm{av}} = \mathrm{AUC}^{\mathrm{ss}}/\tau$。式中 τ 是用药间隔时间。④ 各受试者血药浓度波动度(DF),即 $\mathrm{DF} = (c_{\max,\mathrm{ss}} - c_{\min,\mathrm{ss}})/c_{\mathrm{av}} \times 100\%$。

(2) 生物利用度比较方法　受试者在不同的时间周期服用受试制剂和参比制剂后,测定血药浓度-时间数据,用梯形面积法求算 AUC 后。假定药物的清除率不变。根据要求不同,有

a. 相对生物利用度 F

$$F_1 = \frac{AUC_T^{tn} D_R}{AUC_R^{tn} D_T} \times 100\%\qquad\qquad(7-9)$$

$$F_2 = \frac{AUC_T D_R}{AUC_R D_T} \times 100\%\qquad\qquad(7-10)$$

式中,AUC_T 和 AUC_R 为分别给受试制剂 D_T 和参比制剂 D_R 后估算的 AUC。

b. 利用尿药浓度数据

在只有尿药数据的情况下,利用尿药数据也可以求算生物利用度。假定尿中药物累积排泄量($A_{e\infty}$)与药物吸收总量的比值保持恒定,测定受试者口服受试制剂和参比制剂后尿中药物累积排泄量 $A_{e\infty,T}$ 和 $A_{e\infty,R}$,则有

$$F_1 = \frac{A_{e\infty,T} D_R}{A_{e\infty,R} D_T} \times 100\%\qquad\qquad(7-11)$$

c. 代谢产物数据

对于一些前药,由于药物在体内代谢极快,无法测定原型药物,此时只能用相应的代谢产物进行生物利用度研究,假定药物在体内按一级过程转化为活性的代谢物,则口服一定剂量 D 的原型药物后,代谢产物的 AUC_{im} 可以表示为 $AUC_{im}=F'f_m CL_m D$。式中,F' 为相应制剂的绝对生物利用度,f_m 和 CL_m 分别为代谢产物转化分数和代谢产物的清除率。

$$F_1 = \frac{AUC_{m,T}^{tn} D_R}{AUC_{m,R}^{tn} D_T} \times 100\%\qquad\qquad(7-12)$$

$$F_2 = \frac{AUC_{m,T} D_R}{AUC_{m,R} D_T} \times 100\%\qquad\qquad(7-13)$$

（3）生物等效性评价中提交的药代动力学相关信息和统计学要求　① 受试者编号、给药周期、给药顺序、制剂种类。② 血药浓度和采血时间点。③ 单次给药:$AUC^{0\sim tn}$、$AUC^{0\sim\infty}$、c_{max}、t_{max}、λ_z 和 $t_{1/2}$。④ 稳态研究:AUC^{ss}、$c_{max,ss}$、$c_{min,ss}$、c_{av}、$t_{max,ss}$ 和波动度 DF。⑤ 药代动力学参数的个体间、个体内和/或总的变异。⑥ 建议提供 $AUC^{0\sim tn}$、$AUC^{0\sim\infty}$ 和 c_{max}（稳态研究提供 AUC^{ss} 和 $c_{max,ss}$）几何均值、算术均值、几何均值比值（geometric mean ratio,GMR）及其 90% 置信区间（confidence interval,CI）等。⑦ 生物等效的接受标准:一般情况下,上述参数 GMR 的 90% CI 间数值应不低于 80%,且不超过 125%。对于窄治疗窗药物,应根据药物的特性适当缩小 90% CI 范围。

10. 临床观察

药物制剂的人体生物利用度研究和生物等效性评价属于临床研究范畴,因此人体实验必须在符合药物临床实验质量管理规范（good clinical practice,GCP）要求的临床机构中进行,其研究方案和过程必须通过医学伦理委员会批准。受试者于服药后至少在观察室中停留一段时间（长短取决于药物性质）,并在临床医生的监护下,随时观察和记录受试者的耐受性和药物不良反应发生情况。一旦出现严重的不良反应,应采取相应的急救措施和治疗,并通报新药研发单位和药品监督管理部门。

第三节　生物等效性评价的统计学方法

药物制剂的生物等效性评价是一个统计学概念。受试制剂与参比制剂一定存在差异,

只是差异的大小不同。受试制剂在多大的程度上可以代替参比制剂,确保安全性和有效性可接受最大允许范围是多少,这涉及很多统计学概念。常用的统计方法有方差分析、双单侧 t 检验(two one-side t test)和90%置信区间法。目前被大家公认的方法是双单侧 t 检验和90%置信区间法。

一、方差分析

根据实验设计,常规的统计方法是对药物代谢动力学参数进行方差分析。对于用交叉设计的方差分析,可同时分析制剂间、周期间和个体间的变异。一些参数如 AUC 和 c_{max} 为非正态性,在分析前需要进行对数转换。方差分析属于差异性检验,用来检验均值之间差异有无显著性意义,至于差异是否很大,这种差异是否具有实际意义,方差分析无法回答。仅用方差分析进行制剂的生物等效性评价是不够的,但它是其他分析方法的基础。

二、双单侧 t 检验法

双单侧 t 检验的本质是同时进行两个单侧的 t 检验。通常主要检验制剂的暴露参数 AUC 和 c_{max} 是否生物等效(图 7-5)。

如果受试制剂同时满足其暴露参数显著大于参比制剂的80%和显著小于参比制剂的125%,则认为受试制剂与参比制剂生物等效。其中80%和125%是根据经验提出来的,就是所谓的后验,可以根据统计对象的不同而改变。

由于暴露参数 AUC 和 c_{max} 符合对数正态分布,因此,在进行等效性检验时,先进行对数转换。

双单侧 t 检验假设为

$H_0 : \mu_T - \mu_R \leqslant \theta_1$ 或 $\mu_T - \mu_R \geqslant \theta_2$

$H_1 : \theta_1 < \mu_T - \mu_R < \theta_2$

其中,θ_1 和 θ_2 由有关部门规定,通常情

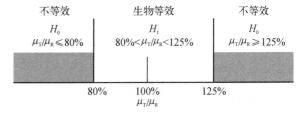

图 7-5 双单侧 t 检验原理示意图

况下规定 $\theta_1 = -0.2\mu_R$,$\theta_2 = 0.25\mu_R$。式中,μ_R 和 μ_T 分别为参比制剂和受试制剂的总体均数。在实际工作中,总体数值 μ_T 和 μ_R 无法得到,可用实验均数 $\overline{x}_T$ 和 $\overline{x}_R$ 近似代替。

统计量:

$$t_1 = \frac{\overline{x}_T - (\ln 0.8 + \overline{x}_R)}{s \sqrt{2/n}} \text{ 和 } t_2 = \frac{\ln 1.25 + \overline{x}_R - \overline{x}_T}{s \sqrt{2/n}} \quad (7-14)$$

t_1 和 t_2 服从自由度为 $\lambda(\lambda = n-2)$ 的 t 分布,临界值为 $t_{1-a}(\lambda)$,$a = 0.05$,s 为误差的均方平方根(即 $s = \sqrt{MSe}$)。

若 $t_1 \geqslant t_{1-a}(\lambda)$ 和 $t_2 \geqslant t_{1-a}(\lambda)$ 同时成立,则接受两制剂相应暴露参数生物等效的假设。

三、90%置信区间法

90%置信区间法和双单侧 t 检验法是一个统计结果的两种表达形式。用上述双单侧 t 检验法计算的统计量,就可直接用式(7-15)求算 90% CI。

$$[0.8 \overline{x}_R + t_{1-a}(\lambda) s \sqrt{2/n}], [1.25 \overline{x}_R - t_{1-a}(\lambda) s \sqrt{2/n}] \quad (7-15)$$

若 $\overline{x}_T$ 落在上述区间内,可认为两制剂生物等效。

也可计算 GMR 及其 90% CI。如果参数是经自然对数(ln)转换后进行分析的,则 GMR 及其 90% CI 分别为

$$GMR = \exp(\overline{x}_T - \overline{x}_R) \tag{7-16}$$

和

$$\left[\exp(\overline{x}_T - \overline{x}_R - t_{1-a}(\lambda)s\sqrt{2/n}) \sim \exp(\overline{x}_T - \overline{x}_R + t_{1-a}(\lambda)s\sqrt{2/n})\right] \tag{7-17}$$

如果 GMR 的 90% CI 落在规定 80%～125% 的范围,认为两制剂生物等效。

对于三交叉设计等效性检验,检验方法采用可信区间法检验。计算公式如下:

$$C = c_1 T_1 + c_2 T_2 + c_3 R = 0 \tag{7-18}$$

式中,C 为一个对比,T_1 与 R 相同等价于 $c_1=1$,$c_2=0$,$c_3=-1$;T_2 与 R 相同等价于 $c_1=0$,$c_2=1$,$c_3=-1$。其标准误为

$$S_c = \sqrt{MSe\sum(c_i^2/n_i)} \tag{7-19}$$

式中,MSe 为方差分析中的误差均方,n_i 为各组样本含量。对比的 90% CI 计算公式为

$$C \pm S_c\sqrt{(k-1)F_{0.05,k-1,\nu_e}} \tag{7-20}$$

式中,C 是两制剂均数差值,F 是自由度为 $(k-1)$ 的 F 分布 α 分位数,ν_e 是方差分析中误差的自由度。k 为药物组数,取 90% CI,$\alpha=0.05$。c_{max} 和 $AUC^{0\sim tn}$ 的 90% CI 为

$$\left[\exp(L_T - L_R - S_c\sqrt{(k-1)F_{a,k-1,\gamma}}) \sim \exp(L_T - L_R + S_c\sqrt{(k-1)F_{a,k-1,\gamma}})\right] \tag{7-21}$$

式中,L_T、L_R 分别为受试制剂、参比制剂相应参数的对数均值,其他参数意义同上。当 c_{max} 和 $AUC^{0\sim tn}$ 的 GMR 90% CI 完全落在 80%～125% 以内,判定两制剂生物等效。

四、Wilcoxon 方法

药代动力学参数 t_{max},由于属于离散数据,分布特性未知,通常采用非参数检验。对于配对两组比较,采用 Wilcoxon 符号秩和检验。假设在 n 个受试者中,第 i 个受试者服用两种制剂后的参数分别为 x_{Ti} 和 x_{Ri},其差值 $d_i = x_{Ti} - x_{Ri}$。计算过程如下:

(1) 将 d_i 按其绝对值大小排列,依次标注 $1,2,3,\cdots$ 作为序值。

(2) 在序值前按差值的正负标上正负号。

(3) 当差值相同时,取平均序值;差值为 0 时,正负各取 0.5。

(4) 计算正负序值和 (S^+, S^-),取较小的序值和,记为 $S = \min(S^+, S^-)$。

(5) 根据 α 和 n 具体值,查 Wilcoxon 表,得到 S_α,如果 $S < S_\alpha$,则认为两制剂为显著差异。

五、研究功效

众所周知,在进行统计分析和推断时,可能会犯第一类或第二类错误,生物等效性检验也不例外。按照统计学理论,当认为受试制剂与参比制剂生物等效时,应考虑两制剂生物等效的把握度有多大,即研究功效有多大。研究功效的大小是统计检验中重要概念之一,也是生物等

效性评价中不可回避的问题。研究功效一般用 $1-\beta$ 表示，β 为犯第二类错误的概率。对于双单侧 t 检验法，其研究功效应满足 $P(\theta_1 \leqslant \mu_T - \mu_R \leqslant \theta_2)$，即 $P[t_1 \leqslant -t_{1-a}(\lambda) \bigcap t_2 \leqslant t_{1-a}(\lambda)]$。由于 (t_1, t_2) 服从自由度为 $\lambda(\lambda = n-2)$ 的二元非中心 t 分布。其概率计算相当困难，有关作者已列出相应的表格。也可根据贝叶理论进行双单侧的研究功效的计算，即

$$P(\theta_1 \leqslant \mu_T - \mu_R \leqslant \theta_2) = T_\lambda \left(\frac{\ln(1.25) + \overline{x}_R - \overline{x}_T}{s\sqrt{2/n}} \right) - T_\lambda \left(\frac{\ln(0.8) + \overline{x}_R - \overline{x}_T}{s\sqrt{2/n}} \right) \qquad (7-22)$$

根据 t 分布表，通过式(7-22)，即可计算双单侧检验研究功效。

六、实例

为了考查受试的氟康唑胶囊(T)与参比氟康唑胶囊(R)是否生物等效，对 20 名健康男性受试者单剂量口服 200 mg 氟康唑后的血药浓度-时间数据进行分析，求算主要的药物代谢动力学参数，结果列于表 7-4。

表 7-4 受试者单剂量口服 200 mg 氟康唑后主要的药物代谢动力学参数

	$c_{max}/\mu g \cdot ml^{-1}$		t_{max}/h		$AUC^{tn}/\mu g \cdot h \cdot ml^{-1}$		$F_1\%$
	R	T	R	T	R	T	
A	4.52	5.19	1.0	0.5	157.55	140.57	112.08
B	4.90	4.24	1.0	2.0	146.79	151.49	96.90
C	3.86	5.87	1.0	1.5	192.89	189.41	101.84
D	7.48	6.79	1.5	1.0	251.80	228.43	110.23
E	5.11	4.99	1.0	1.5	183.14	171.52	106.77
F	4.71	5.17	1.5	1.0	183.62	156.43	117.38
G	3.77	4.65	1.5	1.0	134.64	150.78	89.30
H	4.04	3.48	2.0	1.0	137.90	118.91	116.32
I	5.02	4.31	0.5	2.0	137.27	139.62	98.32
J	4.31	4.93	2.0	1.0	139.62	155.42	89.83
K	4.26	4.58	1.0	1.0	144.46	141.67	101.97
L	3.73	5.00	2.0	3.0	180.81	167.47	107.97
M	3.35	5.61	1.0	1.0	148.32	173.41	85.53
N	5.43	4.49	1.5	1.0	148.03	161.07	91.90
O	4.33	3.50	1.0	1.0	145.63	117.11	124.35
P	5.40	4.79	3.0	1.5	160.09	188.68	84.85
Q	3.89	4.44	2.0	1.0	145.65	140.72	103.75
R	3.90	3.87	2.0	3.0	148.07	151.57	97.69
S	4.15	3.79	2.0	1.5	167.10	124.75	133.95
T	3.60	5.16	1.5	2.0	148.43	153.22	96.87
均数	4.49	4.74	1.5	1.4	160.09	156.11	103.09
$\pm s$	0.93	0.81	0.6	0.7	27.66	26.17	13.01

(一) AUC^{tn} 的等效性评价

1. 方差分析

将表 7-4 中 AUC^{tn} 值对数转换($\ln AUC^{tn}$)后，按交叉实验设计的方差分析方法进行分析，结果列于表 7-5。

表 7－5　AUC^{tn} 自然对数转换后方差分析

误差来源	SS	d.f.	MS	F	临界值	P
总变异	0.947 0	39				
药品间	0.006 6	1	6.65E－03	8.61E－01	$F0.05(1,18)=4.41$	0.365 9
周期间	0.004 7	1	4.74E－03	6.14E－01	$F0.05(1,18)=4.41$	0.443 4
个体间	0.796	19	4.19E－02	5.43E＋00	$F0.05(19,18)=2.20$	0.000 4
误差	0.139	18	7.72E－03			

方差分析显示,两制剂间、周期间无显著差异,但个体间存在显著差异($P<0.01$)。

2. 双单侧 t 检验法

算得 20 名受试者口服受试制剂和参比制剂后,AUC^{tn} 对数的均数分别为 $\bar{x}_T=5.064\,0$,$\bar{x}_R=5.037\,9$。将 $n=20$,$s=\sqrt{0.007\,72}=0.087\,86$,$\bar{x}_T=5.064\,0$,$\bar{x}_R=5.037\,9$,代入方程(7－14),求得 $t_1=8.97$,$t_2=7.09$。用 $\lambda=20-2=18$,$\alpha=0.05$,查 t 值表(单侧),得 $t_{1-0.05}(18)=1.73$。t_1 和 t_2 均大于 1.73,接受生物等效的假设检验,即两制剂吸收程度生物等效。

3. 90% 置信区间法

将 $t_{1-\alpha}(\lambda)s\sqrt{2/n}=1.73\times0.087\,86\times\sqrt{2/20}=0.048\,18$,代入方程(7－15),算得

$$[\ln 0.8+5.037\,9+0.048\,18,\ln 1.25+5.037\,9-0.048\,18]=[4.862\,9,5.212\,8]$$

$\bar{x}_T=5.064\,0$ 落在 $[4.862\,9,5.212\,8]$ 区间内。

GMR 及其 90% CI:

$$GMR=\exp(\bar{x}_T-\bar{x}_R)=\exp(0.261)=1.026\,4$$

90% CI:

$$\exp(\bar{x}_T-\bar{x}_R\pm t_{1-\alpha}(\lambda)s\sqrt{2/n})=\exp(0.261\pm0.048\,18)$$
$$=0.977\,8\sim1.076\,8=97.78\%\sim107.68\%。$$

GMR 的 90% CI 在规定的 80%～125% 之间,两制剂生物等效。

（二）c_{max} 等效性评价

1. 方差分析

将表 7－4 中 c_{max} 值对数转换($\ln c_{max}$)后,按交叉实验设计的方差分析方法进行分析,结果列于表 7－6。

表 7－6　c_{max} 经对数转换($\ln c_{max}$)后的方差分析结果

误差来源	SS	d.f.	MS	F	临界值	P
总变异	1.23E＋00	39				
药品间	3.48E－02	1	3.48E－02	1.48E＋00	$F0.05(1,18)=4.41$	0.239 3
周期间	1.73E－02	1	1.73E－02	7.38E－01	$F0.05(1,18)=4.41$	0.401 6
个体间	7.50E－01	19	3.95E－02	1.68E＋00	$F0.05(19,18)=2.20$	0.138 4
误差	4.23E－01	18	2.35E－02			

2. 双单侧 t 检验法

算得 20 名受试者口服受试制剂和参比制剂后,c_{max} 对数的均数分别为 $\bar{x}_T=1.484\,1$,$\bar{x}_R=$

1.543 1。

将 $n=20,s=\sqrt{0.023\ 5}=0.153\ 3,\overline{x}_\mathrm{T}=1.484\ 1,\overline{x}_\mathrm{R}=1.543\ 1$,代入方程(7-14),求得 $t_1=3.39$,$t_2=5.82$。t_1 和 t_2 均大于 1.73,接受生物等效的假设检验,即两制剂的 c_{max} 生物等效。

3. 置信区间法

将 $t_{1-0.05}(18)\times0.153\ 3\times\sqrt{2/20}=0.084\ 06$,代入方程(7-15)

$[\ln(0.8)+1.543\ 1+0.084\ 06,\ln(1.25)+1.543\ 1-0.084\ 06]$

$=[1.404\ 1,1.682\ 2]$

$\overline{x}_\mathrm{T}=1.484\ 1$ 落在 $[1.404\ 1,1.682\ 2]$ 区间。

GMR 及其 90% CI：

GMR$=\exp(1.484\ 1-1.543\ 1)=0.942\ 7$

90% CI$=\exp(1.484\ 1-1.543\ 1\pm0.084\ 06)$

$\qquad=0.866\ 7\sim1.025\ 4=86.67\%\sim102.54\%$。

GMR 的 90% CI 在规定的 80%～125% 之间,两制剂生物等效。

（三）t_{max} 等效性评价

对表 7-4 中 t_{max} 值用 Wilcoxon 方法进行计算,结果列于表 7-7。

表 7-7 t_{max} 的 Wilcoxon 方法计算结果

	T	R	差值 d	正号序值	负号序值
A	1.0	0.5	0.5	5	
B	1.0	2.0	−1.0		−12.5
C	1.0	1.5	−0.5		−5
D	1.5	1.0	0.5	5	
E	1.0	1.5	−0.5		−5
F	1.5	1.0	0.5	5	
G	1.5	1.0	0.5	5	
H	2.0	1.0	1.0	12.5	
I	0.5	2.0	−1.5		−16.5
J	2.0	1.0	1.0	12.5	
K	1.0	1.0	0	0.5	−0.5
L	2.0	3.0	−1.0		−12.5
M	1.0	1.0	0	0.5	−0.5
N	1.5	1.0	0.5	5	
O	1.0	1.0	0	0.5	−0.5
P	3.0	1.5	1.5	16.5	
Q	2.0	1.0	1.0	12.5	
R	2.0	3.0	−1.0		−12.5
S	2.0	1.5	0.5	5	
T	1.5	2.0	−0.5		−5
	1.5	1.4			
	0.6	0.7	序值和	85.5	−70.5

$S=\min(85.5,-70.5)=70.5>S_{0.05}(20)=52$。两制剂的 t_{max} 无显著差异。

（四）结论

两制剂的暴露参数（AUC^{tn} 和 c_{max}）生物等效,且两制剂的 t_{max} 也无显著差异,提示受试的氟康唑胶囊与参比的氟康唑胶囊生物等效。

第四节　人体生物等效性实验豁免

一、生物药剂分类系统

在仿制药质量和疗效一致性评价中某些口服固体常释制剂可以申请生物等效性豁免。人体生物等效性实验豁免是基于国际公认的生物药剂学分类系统(biopharmaceutic classification system，BCS)起草的。

口服给药是最常用的给药方式。口服制剂给药后在胃肠道存在两个环节:药物的溶解和扩散,药物的跨膜吸收。除了颗粒剂、分散片等少数制剂外,多数口服制剂都存在以上两个环节。药物的溶解扩散取决于药物的溶解度,跨膜吸收取决于药物的通透性。依据药物的溶解度和通透性两个特征,可以将药物分成四大类,这就是BCS分类系统。

当涉及口服固体常释制剂中活性药物成分(active pharmaceutical ingredient，API)在体内吸收速度和程度时,BCS主要考虑以下三个关键因素,即药物溶解性、肠道通透性和制剂溶出度。

(一)溶解性

溶解性分类根据申请生物等效豁免制剂的最高剂量而界定。当单次给药的最高剂量对应的API在体积为250 ml(或更少)、pH为1.0～6.8范围内的水溶性介质中完全溶解,则可认为该药物为高溶解性。

(二)通透性

通透性分类与API在人体内的吸收程度间接相关(指吸收剂量的分数,而不是全身的生物利用度),与API在人体肠道膜间质量转移速率直接相关,或者考虑其他可以用来预测药物在体内吸收程度的非人体系统(如使用原位动物、体外细胞模型等方法)对通透性进行分类。当一个口服药物采用质量平衡测定的结果或是相对于静脉注射的参照剂量,显示在体内的吸收程度大于或等于85%(并且有证据证明药物在胃肠道稳定性良好),则可说明该药物具有高通透性。

(三)溶出度

口服固体常释制剂具有快速溶出的定义是:采用《中华人民共和国药典》2015年版附录通则(0931)方法1(篮法),转速为100 r/min,或是方法2(桨法),转速为50 r/min(或75 r/min),溶出介质体积为500 ml(或更少),在溶出介质为0.1 mol/L HCl或是不含酶的模拟胃液、pH为4.5缓冲介质、pH为6.8缓冲介质或是不含酶的模拟肠液中,30 min内API的溶出均能达到标示量的85%以上。

口服固体常释制剂具有非常快速溶出的定义是:在上述条件下,15 min内API的溶出均能达到标示量的85%以上。

二、基于BCS的生物等效豁免

根据BCS分类系统,药品被分为以下四类(图7-6):

第1类　高溶解性-高通透性(high solu-

	高溶解性	低溶解性
高通透性	第1类 高溶解性 高通透性	第2类 低溶解性 高通透性
低通透性	第3类 高溶解性 低通透性	第4类 低溶解性 低通透性

图7-6　BCS系统

bility-high permeability)

　　第 2 类　低溶解性-高通透性(low solubility-high permeability)

　　第 3 类　高溶解性-低通透性(high solubility-low permeability)

　　第 4 类　低溶解性-低通透性(low solubility-low permeability)

　　当口服固体常释制剂在体内的溶出相对于胃排空时间快或非常快,并且具有很高的溶解度时,药物的吸收速率和吸收程度就不会依赖于药物的溶出时间或在胃肠道的通过时间。因此,在这种情况下,对于 BCS 分类 1 类和 3 类的药物,只要处方中的其他辅料成分不显著影响 API 的吸收,则不必证明该药物在体内生物利用度和生物等效的可能性,即生物等效性豁免。

　　对于 BCS 1 类的药物需要证明以下几点:① 药物具有高溶解性。② 药物具有高通透性。③ 仿制和参比制剂均为快速溶出,并且制剂中不含有影响主药成分吸收速率和吸收程度的任何辅料。

　　对于 BCS 3 类的药物需要证明以下几点:① 药物具有高溶解性。② 仿制和参比制剂均具有非常快速的溶出。③ 仿制制剂和参比制剂应处方完全相同,各组成用量相似,当放大生产和上市后变更时,制剂处方也应完全相同。

　　对于处方相同、活性成分及辅料成相似比例的不同规格同种样品,通常高剂量规格已做过生物等效性实验的,低剂量规格可申请免做生物等效性实验,有些品种由于安全性等原因,可选择较低剂量规格进行体内生物等效性实验。

三、生物等效豁免申请的影响因素

　　当一个口服固体常释制剂申请基于 BCS 分类的生物等效性豁免时,应注意以下因素可能影响生物等效豁免。

　　1. 辅料

　　(1) BCS 1 类药物　辅料有时候可能会影响药物的吸收速率和吸收程度。一般来说,使用国家食品药品监督管理总局已经批准的常释制剂常用辅料,对于 BCS 1 类快速溶出的常释制剂的药物吸收速率和吸收程度不会有影响。为了支持生物等效豁免,常释制剂中辅料的用量应该和该辅料在处方中对应的功能保持一致(比如润滑剂)。当使用新的辅料,或者非常规的大量使用常释制剂常用辅料,要补充提交该辅料的使用没有影响制剂生物利用度的证明资料。可以通过将简单的水溶液作为参比制剂来开展生物利用度研究。大量使用特定的辅料,例如,表面活性剂(如聚山梨醇酯 80)和甜味剂(如甘露醇或山梨醇),可能会影响药物的生物利用度。

　　(2) BCS 3 类药物　该类药物与 BCS 1 类药物不同,如果想要申请生物等效豁免,必须有更充分的科学依据。BCS 3 类药物制剂必须与参比制剂含有相同的辅料组成。这主要是考虑辅料可能对低通透性药物的吸收影响更显著。因此,仿制制剂的辅料种类必须与参比制剂完全相同,辅料的用量应与参比制剂相似或相同。

　　2. 前药

　　前药的通透性通常取决于转化药物的机理和(解剖学上的)部位。若前药的转化主要表现在肠道膜通透之后,则应测定该前药的通透性。若转化表现在肠道膜通透之前,则应测定该药物的通透性。前药溶出、pH、溶解度数据也应与之相关。

　　3. 复方制剂

　　当口服固体常释的复方制剂中各活性组分均为 BCS 1 类药物,可按 BCS 1 类药物要求申请生物豁免,但应证明各组分之间以及各组分与所有辅料之间没有药物代谢动力学相互作用,否则不能申请豁免。当口服固体常释的复方制剂中各组分均为 BCS 3 类药物或有 BCS 1 类和 BCS 3 类药物,应按 BCS 3 类药物要求申请生物豁免,除证明各组分之间无药物代谢动力学相互作用外,还应证明所有辅料为国家食品药品监督管理总局已经批准的常释制剂常用辅料。

四、不适用基于 BCS 生物豁免的情况

1. 治疗范围狭窄的药品

受治疗药物浓度或药效监控的制约,按狭窄的治疗范围设计的制剂,不适用生物等效性豁免。如地高辛、锂制剂、苯妥英和茶碱等。

2. 口腔吸收制剂

由于 BCS 分类是基于胃肠黏膜的通透和吸收,因此不适用于口腔吸收制剂,如类似舌下片或颊下片的制剂。对于口含片、口腔崩解片等,如果该制剂从口腔吸收也不适用。

五、申请生物等效豁免应提供的资料

1. 高溶解性的数据支持(或文献资料)

需要有足够支持该药物高溶解性的实验数据或文献数据,包括:① 测定方法的描述,即分析方法和缓冲溶液的组成信息。② 原料药的化学结构、分子量、性质(酸、碱、两性或中性)和解离常数(pK_a)。③ 测试结果(平均值、标准偏差、变异系数)以表格的形式汇总,不同 pH 溶液、药物溶解度(如 mg/ml)以及溶解最大规格需要的介质体积。④ pH -溶解度的曲线图。

2. 高通透性的数据支持(或文献资料)

需要有足够支持该药物的高通透性的实验数据或文献数据,包括:① 测定方法的描述,即分析方法和缓冲溶液的组成。② 人体药物代谢动力学研究,即设计方案和药物代谢动力学数据对应的方法。③ 对于直接通透性研究方法,需要说明所用方法的适用性,即研究方案的描述,受试者、动物和上皮细胞系的选择标准,供体液里的药物浓度,分析方法的描述,计算吸收程度或通透性的方法等信息。④ 选择的模型药物的清单,应含以下数据,说明研究方法适用性的人体内的吸收度数据(平均值、标准偏差、变异系数),每个模型药物的通透率值(平均值、标准偏差、变异系数),每个模型药物的通透性分类,并根据通透性数据(平均值±标准偏差或95%置信区间)给吸收程度按照通透性分类上、下限和所选内标作出标示。支持一个被测原料药高通透性的信息包括被测原料药的通透性数据、内标(平均值、标准偏差、变异系数)和稳定性信息,适当的时候包括支持主动转运机制的数据,以及确定被测原料药的高通透性的研究方法。

3. 快速或极快速及相似溶出度的支持性数据

需要有足够实验数据支持药物制剂是速释制剂、快速溶出(BCS 1 类)或者极快速溶出(BCS 3 类)。包括:① 测定方法的描述,即分析方法和缓冲溶液的组成描述,溶出测定使用样品的信息,含批号、有效期、规格、重量等。② 按上述的推荐实验方法,使用 12 个单剂量仿制制剂和参比制剂所得到的溶出数据。应报告独立被测单元在每个规定时间点的标示量溶出百分数。将平均溶出百分数、溶出范围和变异系数(相对标准偏差)制表。在三种溶出介质中的仿制制剂和参比制剂的平均溶出曲线也应作图表示出来。③ 应提供支持仿制制剂和参比制剂在这三种溶出介质中的溶出曲线相似性的数据及其判断的结果。

第五节　高变异药物的生物等效性研究

一、高变异药物

生物等效性研究的等效标准是主要药代动力学参数的 GMR 的 90％置信区间在 80％～125％内，但是对于部分药物，由于个体差异较大，达到生物等效性要求所需例数有时候会变得很大，甚至会达到 100 例以上。高变异药物是指由于药物自身特性（如理化性质、首过效应）而具有多变的药代动力学性质的药物。高变异药品是指生物等效性评价指标-药代动力学参数（AUC，$AUC^{0\sim\infty}$ 或 c_{max}，下同）的个体内变异系数（within-subject coefficient of variation，CV_w）≥30％的药物制剂，通常 c_{max} 的 CV_w 最大。通过调查以往 FDA 审评过的人体生物等效性实验，发现 15％～20％的药品归属于高变异药品。一部分实验没有得到生物等效性结论是因为实验纳入的受试者例数不足等因素所致。

二、造成高变异的相关因素

大部分高变异药物为 BCS 分类中的 2 类或 4 类，这类药物具有溶解度低、首过效应大、生物利用度低、酸不稳定性高、亲脂性高等特性。除了药物本身的因素，制剂因素和饮食时间也可影响药物的变异性，而这些药物的血药浓度往往较低，在这种情况下，准确地描述药代动力学参数难度较大。常见的高变异药物包括抗抑郁药阿戈美拉汀、孕激素类药物黄体酮、钙通道阻滞剂维拉帕米等。高变异仿制药物可能需要重复多次体内生物等效性实验直至达到要求，这不仅仅会带来伦理问题，而且会增加药物研发的成本，最终加重病人的用药成本。如果采用常规例数的受试者评价会造成把握度太小，Ⅱ类错误的可能性加大，采用常规的双交叉实验设计和 80％～125％的生物等效限，两周期均服用参比制剂，都有可能得到不等效性结论。因此，一般的生物等效性评价并不适用于高变异药物生物等效性实验。

三、参比制剂校正的平均生物等效性方法

对于一般的药品，常采用平均生物等效性方法评价其与参比制剂是否具有生物等效性，以支持药品上市前的注册审批和临床用药的相互替代。对于高变异药品，如果采用平均生物等效性方法评价其与参比制剂是否具有生物等效性，则需要较大的样本量。较大样本量的实验需要纳入较多的受试者，否则会导致错误地拒绝生物等效的假设。但纳入较多的受试者无疑会增加研发难度和成本，这不利于鼓励仿制药的开发与应用。另外，样本量过大时，临床操作的可行性降低。

《中华人民共和国药典》2015 年版第 4 部《药物制剂生物利用度和生物等效性指导原则》指出，对于高变异性药物，如果 c_{max} 差异较大且对临床的影响不大，基于临床的充分理由，则可放宽接受范围，c_{max} 可接受的最宽范围为 69.84％～143.19％。2016 年国家食品药品监督管理总局（CFDA）颁布的《以药代动力学参数为终点评价指标的化学药物仿制药人体生物等效性研究技术指导原则》指出，对于高变异药物，可根据参比制剂的个体内变异，将等效性评价标准作适当比例的调整。国内对于高变异药物生物等效性评价尚无专项的指导原则。

如何进行高变异药品的生物等效性实验，最近几年，FDA 和欧盟医药管理局（EMA）提出了新的方法——参比制剂校正的平均生物等效性的方法，并实际用于药品的注册审批。EMA

与 FDA 提出的参比制剂校正的平均生物等效性方法,在实验设计、校正标准方面是一致的,但在生物等效性判断标准上是有区别的。

四、高变异药品生物等效性评价方案

1. 预实验

如果没有关于实验用药(参比制剂和受试制剂)药代动力学参数 CV_w 的信息,最好先进行一个小样本的预实验,其目的是了解实验用药药代动力学参数的 CV_w。采用 2×2 交叉实验设计,2 个周期分别服用参比制剂和受试制剂,药代动力学参数经对数转化后进行方差分析得到均方差根,如果均方差根$\geqslant 0.294$(相当于 $CV_w \geqslant 30\%$),则可以认为实验用药是高变异药品。但是,如果参比制剂与受试制剂之间药代动力学参数的 CV_w 差别较大,则不应采取此方法进行预实验。如果预实验结果提示,所有药代动力学参数的 $CV_w < 30\%$,则实验用药不按高变异药品处理,采用平均生物等效性方法进行生物等效性实验;如果预实验结果提示,只要有一个药代动力学参数的 $CV_w \geqslant 30\%$,则实验用药应该按高变异药品处理,采用参比制剂校正的平均生物等效性方法进行生物等效性实验。

此外,预实验结果还可以提供受试制剂相对生物利用度方面的信息,对设计正式实验和预期正式实验的结果有一定的参考价值。

2. 实验设计

以参比制剂校正的平均生物等效性方法进行高变异药品的生物等效性评价,可采用以下两种实验设计:① 部分重复、三周期、三交叉的实验设计(表 7-8),即将受试者随机分为 3 组,3 组受试者 3 个周期的用药顺序不同,分别为 TRR、RTR、RRT(仅重复使用参比制剂)。此实验设计仅可以得到参比制剂药代动力学参数的 CV_w,但不能得到受试制剂药代动力学参数的 CV_w,假如受试制剂和参比制剂之间药代动力学参数的 CV_w 差异较大,则生物等效结论的可信度降低。② 全重复、四周期、交叉的实验设计(表 7-9),即将受试者随机分为 2 组,两组受试者 4 个周期的用药顺序不同,分别为 TRTR 和 RTRT(重复使用参比制剂和受试制剂)。此实验设计较上述实验设计需要的样本量少,而且可以得到参比制剂和受试制剂药代动力学参数的 CV_w,其生物等效的结论不仅表示受试制剂与参比制剂生物利用度相似,而且变异性也相似,药品之间的可替代性强。但相对于部分重复、三周期、交叉的实验设计,此实验设计周期延长,易造成实验成本增加、实验难以管理及数据脱落等问题。

表 7-8 部分重复、三周期、三交叉的实验设计(T 为受试制剂,R 为参比制剂)

组别	周期		
	I	II	III
1	T	R	R
2	R	T	R
3	R	R	T

表 7-9 全重复、四周期、交叉的实验设计

组别	周期			
	I	II	III	IV
1	T	R	T	R
2	R	T	R	T

3. 受试者例数

随着个体变异性的增加,在交叉设计中的受试者例数也要相对增加。假设其他因素保持不变,则生物等效性实验受试者例数取决于检验水准、检验效能、药代动力学参数指标(AUC 和 c_{max} 等)的个体变异和受试制剂、参比制剂待评价药代动力学参数指标的差异及设定的等效限值,见公式(7-23)。

$$n_e \geqslant 2 \times [t_{(\alpha, 2n-2)} + t_{(\beta, 2n-2)}]^2 \times [CV/(\nu - \delta)]^2 \tag{7-23}$$

式中,n_e 为两周期交叉实验所需要的样本例数,n 为预实验的样本量,CV 为变异系数,ν 为生物等效限(以对数值表示),δ 为实验制剂与参比制剂的差异(以几何均数比的对数值表示),α 是犯第Ⅰ类错误的概率,通常取 5%;β 是犯第Ⅱ类错误的概率。通常取 β 不大于 20%。可根据 n_e 结果来估计参比制剂重复设计的 BE 研究样本量,其中部分重复的三周期设计样本量一般为 n_e 的 3/4,而完全重复的四周期实验设计样本量一般为 n_e 的 1/2。

计算步骤如下:

(1) 计算参比制剂个体标准差 S_{WR} 可用公式(7-24)计算。

$$S_{WR} = \sqrt{\ln(CV^2 + 1)} \tag{7-24}$$

(2) 计算生物等效限 ν 需要注意的是 EMA 公式(7-25)和 FDA 公式(7-26)计算生物等效限的公式有所不同。

$$\nu = 0.76 \cdot S_{WR} \tag{7-25}$$

$$\nu = 0.893 \cdot S_{WR} \tag{7-26}$$

(3) δ 用公式(7-27)计算

$$\delta = |\ln(GMR)| \tag{7-27}$$

(4) 代入两周期交叉实验公式(7-23)即可算得 n_e。

4. 高变异药品的生物等效性评价

判断高变异药品受试制剂与参比制剂具有生物等效性,FDA 和 EMA 的评价标准有所不同。

(1) FDA 方法 对于高变异药物生物等效性实验,仍然采用参比制剂校正的平均生物等效性(reference scaled average bioequivalence)评价方法。其暴露参数(c_{max} 和 AUC)生物等效限为

$$\frac{\ln(0.8)}{\sigma_{WO}} \cdot \sigma_{WR} \leqslant \mu_T - \mu_R \leqslant \frac{\ln(1.25)}{\sigma_{WO}} \cdot \sigma_{WR} \tag{7-28}$$

式中,μ_T 为受试制剂药代动力学参数对数转化后的群体均值,μ_R 为参比制剂药代动力学参数对数转化后的群体均值,σ_{WR} 代表参比制剂的个体内标准差,σ_{WO} 是监管部门预先设定的常数值。定义校正因子 $k = 0.223/\sigma_{WO}$,FDA 设定 $\sigma_{WO} = 0.25$,故得 $k = 0.893$。其等效限为

$$-0.893 \cdot S_{WR} \leqslant \mu_T - \mu_R \leqslant 0.893 \cdot S_{WR} \tag{7-29}$$

即

$$[\exp(-0.893 \cdot S_{WR}), \exp(0.893 \cdot S_{WR})] \tag{7-30}$$

FDA 随后对此方案提出了两点补充说明：① 当 $\sigma_{WR} \geqslant 0.294$（即 $CV \geqslant 30\%$）时，可采用参比制剂校正的平均生物等效性。② 要求 c_{max} 和 AUC 的 GMR 的 90% CI 在 $80\% \sim 125\%$ 范围内。

（2）EMA 方法　当参比制剂的个体变异大于或等于预先设定的值（CV_{WR} 为 30%，即个体内标准差 $S_{WR} = 0.294$）时，仍然可用式（7-28）计算其等效限。但 EMA 设定 $\sigma_{WO} = 0.294$，其校正因子 $k \approx 0.760$，即

$$-0.760 \cdot S_{WR} \leqslant \mu_T - \mu_R \leqslant 0.760 \cdot S_{WR} \tag{7-31}$$

即

$$[\exp(-0.760 \times S_{WR}), \exp(0.760 \times S_{WR})] \tag{7-32}$$

（3）FDA 与 EMA 评价方法的比较　FDA 与 EMA 评价标准和方法不同（图 7-7）。① 对于受试制剂与参比制剂药代动力学参数 GMR 的 90% CI，FDA 是不连续的，而 EMA 的是连续的。当 $CV_{WR} = 30\%$ 时，FDA 规定 GMR 的 90% CI 为 $77.0\% \sim 129.9\%$，而 EMA 则规定 GMR 的 90% CI 为 $80\% \sim 125\%$。② EMA 认为参比制剂校正的平均生物等效性方法只适用于 c_{max}，且前提是确信 c_{max} 差别较大时没有临床意义。③ EMA 规定校正因子为 0.760，相当于药代动力学参数的 σ_{WO} 取值为 0.294；FDA 规定 σ_{WO} 为 0.25，即校正因子 k 为 0.893。④ 对于 $CV_{WR} < 50\%$ 的高变异药品，FDA 与 EMA 计算受试制剂与参比制剂药代动力学参数几何均数比值 90% CI 的公式相同；但当 $CV_{WR} \geqslant 50\%$ 时，FDA 依然使用同样的公式，而 EMA 将 90% 置信区间固定为 $69.84\% \sim 143.19\%$。⑤ 对于规定几何均数比值限制的条件，FDA 认为是必要的，而 EMA 则认为并非那么重要，只有当实验样本量大，CV_{WR} 接近 50% 时，其重要性才显示出来。⑥ 增加实验的样本量对 FDA 的标准影响较大，而对 EMA 的标准则影响较小。

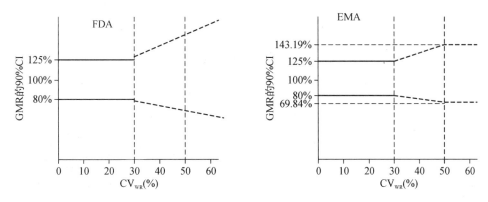

图 7-7　FDA 和 EMA 的 GMR 90% CI 随个体内变异系数变化（CV_{WR}）的比较

第六节　缓控释制剂的生物等效性评价

缓释制剂生物利用度研究工作流程和常释制剂等效性评价一致，在实验设计和等效性评价方面则有所不同。缓释制剂因为采用特殊技术改变了其体内释放或吸收过程，因此必须进行生物利用度比较研究以证实其缓释特征。一般要求空腹单次给药和多次给药达稳态两种实验都要进行。另外，由于缓释制剂释放时间长，受食物影响的可能性增加，因此必要时还应考虑食物对吸收的影响。

一、单剂量给药实验

1. 实验目的

研究空腹条件下缓释制剂体内药物的吸收速率和吸收程度,与常释制剂比较是否有缓释作用以及生物等效。由于缓释制剂的给药频率通常小于常释制剂,所以含药量都比较大,一般为常释制剂的 1 倍至数倍,所以要特别注意药物有没有突释现象,以免对病人造成不良后果。还有一个主要目的是建立体内外吸收与体外溶出度相关性,摸索合适的缓释制剂体外溶出条件,为控制制剂质量提供依据。

2. 实验设计和参比制剂的选择

单次给药的实验设计基本同常释制剂,给药方式应与临床推荐用法用量一致。参比制剂的选择分成两种情况:若国内已有相同产品上市,应选用该缓释制剂相同的国内上市的原创药或主导产品作为参比制剂;若系创新的缓释制剂,则以该药物已上市同类常释制剂的原创药或主导产品作为参比制剂。一般情况下,由于缓控释制剂的给药频率降低,剂量大于常释制剂。此时参比制剂的给药剂量最好选择临床常规方法一次服药剂量为好。剂量不等,在结果处理时进行剂量校正。取样点的设计也基本和常释制剂相同。

二、多剂量给药实验

1. 实验目的

多次给药实验旨在比较受试制剂与参比制剂多次连续用药达稳态时,药物的吸收程度、稳态血药浓度和波动情况,对于创新缓释制剂,了解缓释状态下的药代特征,指导临床合理用药有一定的价值。

2. 实验设计

基本和前述常释制剂中多剂量给药一致。按照拟定的给药方案进行给药,至达到稳态。在达到稳态前,至少连续测量 3 天的谷浓度,以确定是否达到稳态以及达稳态的速率和程度,其取样点最好安排在不同天的同一时辰,以抵消时辰对药物代谢动力学的影响,便于比较。达稳态后,在某一给药间隔,采足够的血样,测定该间隔内稳态血药浓度-时间曲线,计算有关的

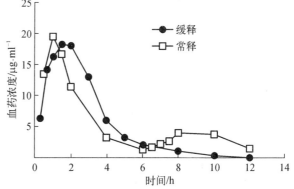

图 7 - 8　12 名受试者口服头孢拉啶常释制剂和缓释制剂达稳态后血浆中平均药物浓度-时间曲线

药物代谢动力学参数。需要注意的是在受试制剂为创新的缓释制剂时,以常释制剂为参比,常释制剂与缓(控)释制剂应分别按推荐临床用药方法给药。例如,参比常释制剂每日 2 次,缓释制剂每日 1 次,每日剂量相等。达到稳态后,缓释制剂选末次给药,参照单次给药采样时间点设计,然后计算各参数,而常释制剂仍按临床用法给药,按 2 次给药的血药浓度-时间曲线确定采样时间点,理论上 AUC 是 2 次给药的总和,稳态峰浓度、达峰时间及谷浓度可用 2 次给药的平均值。实际上有可能因时辰等因素使测得的 AUC 值不能准确反映实际情况。如图 7 - 8 所示,口服头孢拉啶缓释制剂和常释制剂多次给药达稳态后血浆中平均药物浓度曲线。可见,受

试者早晨 7:00 服药后的血药浓度和 AUC 显著高于下午 13:00 服相同剂量头孢拉啶后血药浓度和 AUC。此时仅仅比较缓释制剂和常释制剂稳态后第一次给药的需要浓度时间数据,就会导致错误的结论。

三、缓控释制剂的数据分析

在生物等效性统计方面,对于不同的情况要求不同。缓释受试制剂与缓释参比制剂比较,属于仿制药,则要求 AUC、c_{max}、t_{max} 均符合生物等效性统计学要求。若缓释受试制剂属于创新药,与已上市常释制剂作比较,则一般要求 AUC 不低于常释制剂 80%,而 c_{max} 明显降低,t_{max} 明显延迟,即显示该制剂具缓释或控释动力学特征,而对于生物利用度是否等效并没有严格要求。至于该药的临床效果,则应另外进行药物临床比较实验。生物利用度实验证明缓释制剂具有缓释效果,而至于其具体缓释到什么程度更合理则由临床实验来确定。

生物等效性实验的目的在于保证受试制剂和参比制剂的血药浓度-时间曲线形状足够相似。对于缓控释制剂,药-时曲线形状复杂,有时甚至存在多峰现象。即使受试制剂和参比制剂的 c_{max}、t_{max}、AUC 等效,并不能保证药-时曲线相似。为了体现缓控释特点,缓释制剂的数据分析应该包括两类方法:一类是常规方法,与常释制剂单次给药或多次给药处理方法相同,对每个受试者的药代动力学参数分别计算,并计算其均值与标准差:$AUC^{0\sim tn}$、$AUC^{0\sim\infty}$、c_{max}、t_{max}、F、$c_{max,ss}$、$c_{min,ss}$、DF 和 AUC^{ss} 值等;另一类是采用特殊评价方法来体现缓控释特征的指标。下面就一些特殊评价方法作简单介绍。

(一) 波动情况

1. 波动度(degree of fluctuation,DF)

通常按照我国 CFDA 推荐的方法 $DF=(c_{max,ss}-c_{min,ss})/c_{av}$ 计算 DF。由于波动度 DF 受给药次数影响。在每天剂量相等的情况下,给药频率越高,DF 越小。缓释制剂与常释制剂比较,由于给药次数减少时,DF 可能会增加。至于具体 DF 判断标准,应该结合临床疗效具体问题具体分析。通常,与常释制剂相比,在减少给药次数的情况下,缓控释制剂 DF 不应大于常释制剂 DF。

2. AUC 波动百分率(AUC fluctuation,AUCF%)

上述 DF 的计算优点在于与实测值 $c_{min,ss}$、$c_{max,ss}$ 有关,而这两个参数与安全性和最小效应有关。但是,缺点在于 $c_{max,ss}$ 很难精确获得,或者当检测限高于 $c_{min,ss}$ 时,$c_{min,ss}$ 以 0 计算,所得的 DF 就不能真实反映药物浓度的波动情况。建议用 AUCF 表示,其计算公式如下:

$$AUCF=(AUC_A+AUC_B)/AUC^{ss}\times100\% \tag{7-33}$$

式中,AUC_A 和 AUC_B 分别表示在稳态时"坪"浓度(c_{av})以上和以下的面积。AUCF 似乎比 DF 更能反映血药浓度波动情况。如图 7-9 所示,尽管两制剂的 AUC^{ss} 一致,但是制剂 A 在 c_{av} 以上和以下的面积之和远小于制剂 B,计算所得的 AUCF 远低于制剂 B。

3. 血药浓度维持时间

血药浓度维持在治疗窗内或某一特定的浓度范围内的时间长短也可用来评价缓控释制剂的缓控释效果。目前常用的有三种情况:

(1) 半峰浓度维持时间(half-value duration,HVD)　单次给药后,血药浓度维持在峰浓度一半以上水平的时间。

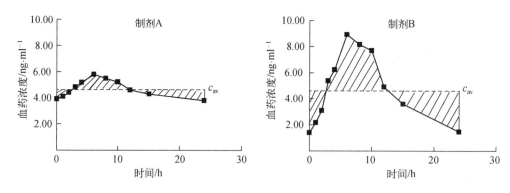

图 7 - 9　两种制剂的 $\mathrm{AUC^{ss}}$、c_{av} 相同，波动性不同的血药浓度-时间曲线比较

（2）治疗维持时间（75% $c_{\mathrm{max,ss}}$）　血药浓度超过 75% $c_{\mathrm{max,ss}}$ 值维持的时间。

（3）延迟商（retard quotients，R_{Δ}）　延迟商定义为单剂量给药后，受试制剂（T）和参比制剂（R）的 HVD 比值，即

$$R_{\Delta} = \mathrm{HVD_T}/\mathrm{HVD_R} \qquad (7-34)$$

R_{Δ} 与剂量无关，可以反映缓控释制剂的缓释特征。如果以常释制剂为参比，一般要求 R_{Δ} 大于 1.5（图 7-10）。

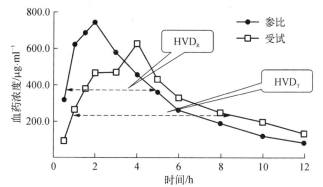

图 7 - 10　常释制剂和缓释制剂的不同 HVD 比较

（二）吸收曲线

可以用药物吸收曲线反映缓控释制剂的缓控释效果。缓控释制剂中的药物释放过程为零级、一级或混合级。缓控释制剂的吸收解析一般有两大类：模型依赖性解析和非模型依赖性解析。模型依赖性解析中，对于一房室模型采用 Wanger-Nelson 方法，对于二房室模型采用 Loo-Riegelman 方法，而非模型依赖性解析一般采用脱卷积方法。

1. Wanger-Nelson **方法**

口服给药后，药物在体内按一房室处置，$x_{\mathrm{a}}(t)$ 为 $0 \sim t$ 时间吸收总药量，$x_{\mathrm{c}}(t)$ 为 t 时间体内的残留药量，$x_{\mathrm{e}}(t)$ 为 $0 \sim t$ 时间总消除药量。V_{d}、k 和 $c(t)$ 分别为表观分布容积、消除速率常数和血药浓度。则

$$x_{\mathrm{a}}(t) = x_{\mathrm{c}}(t) + x_{\mathrm{e}}(t) \qquad (7-35)$$

$$x_{\mathrm{c}}(t) = c(t)V_{\mathrm{d}} \qquad (7-36)$$

$$x_{\mathrm{e}}(t) = kV_{\mathrm{d}}\mathrm{AUC}(t) \qquad (7-37)$$

$$x_{\mathrm{a}}(t) = c(t)V_{\mathrm{d}} + kV_{\mathrm{d}}\mathrm{AUC}(t) \qquad (7-38)$$

当时间 t 趋 ∞ 时，$c_{\infty} = 0$，则

药物吸收总量 $x_a(\infty) = kV_{\mathrm{d}}\mathrm{AUC}$ \qquad $(7-39)$

则药物累积吸收分数 $f(t) = \dfrac{c(t) + k \cdot \text{AUC}(t)}{k \cdot \text{AUC}}$ （7 - 40）

2. Loo-Riegelman 方法

对于二房室模型,可以采用 Loo-Riegelman 方法进行吸收解析(图 7 - 11)。

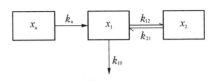

图 7 - 11 二房室模型药物吸收及体内处置

设 k_{10} 为药物从中央室消除的速率常数,k_{12} 和 k_{21} 为中央室和外周室之间的药物转运速率常数,V 和 $c(t)$ 为中央室的表观分布容积和血药浓度。x_1 和 x_2 分别为中央室和外周室内的药物量,$f(t)$ 为累积药物吸收分数。

按照质量平衡原理,时间 $0 \sim t$ 范围内吸收进入体内的总药量 $x_a(t)$ 为

$$x_a(t) = V \times c(t) + x_2(t) + k_{10} \int_0^t V \times c(t)\mathrm{d}t \qquad (7 - 41)$$

其药物累积吸收分数为

$$f(t) = \frac{c_1(t) + k_{10} \int_0^t c(t)\mathrm{d}t + x_2(t)/V}{k_{10} \int_0^\infty c(t)\mathrm{d}t} \qquad (7 - 42)$$

$\dfrac{x_p(t)}{V}$ 计算方法如下:

中央室药物浓度(即血药浓度)相邻两测定点之间的函数值可以用线性插值取代。在这一假设前提下,通过解微分方程得

$$\frac{x_2(t)}{V} = \frac{x_2(t_{n-1})}{V} \times e^{-k_{21}\Delta_n} + \frac{k_{12}}{k_{21}} \times c(t_{n-1}) \times (1 - e^{-k_{21}\Delta_n}) + \frac{k_{12}}{(k_{21})^2} \times \frac{\Delta c_n}{\Delta t_n} \times (e^{-k_{21}\Delta_n} + k_{21}\Delta t_n - 1)$$

（7 - 43）

$x_2(t)/V$ 就是 $x_2(t)/V$ 在时间 t_n 点上的近似值,$c(t_n)$ 和 $c(t_{n-1})$ 是相应时间点的血药浓度值,$\Delta t_n = t_n - t_{n-1}$,$\Delta c_n = c(t_n) - c(t_{n-1})$。第一测定点为 $n=1$,在此之前 $t_0 = 0$,从 $x_2(0)/V = 0$ 开始递推计算,逐点进行。

3. 脱卷积方法

脱卷积方法不需要使用模型而直接根据实验数据就可以得到关于药物体内动态的情况。在线性药代动力学系统中,药物的吸收速度 $f(t)$、单位剂量药物静脉注射后血药浓度 $c_\delta(t)$ 与血管外途径给药的血药浓度 $c(t)$ 之间存在一种卷积积分关系:

$$c(t) = \int_0^t f(\tau) \times c_\delta(t - \tau)\mathrm{d}\tau \qquad (7 - 44)$$

$f(\tau)$ 为药物的输入或吸收速度,称为输入函数。$c_\delta(\tau)$ 为单位脉冲给药后体内药物浓度变化,称为权函数。式(7 - 44)的含义是:在时间 t 内,药物浓度 $c(t)$ 可以表示为无限个微小输入函数与权函数乘积的和(图 7 - 12)。简单地讲,体内药物浓度是药物吸收和消除两种因素共同作用的结果。通过静脉给药,了解了单独的消除因素,对体内药物浓度通过脱卷积方式"除"去消除情况,就能求出吸收情况。

设单位剂量药物静脉注射后每隔 h 时间取样分析一次,血药浓度响应值分别为 $c_\delta(t_1)$,

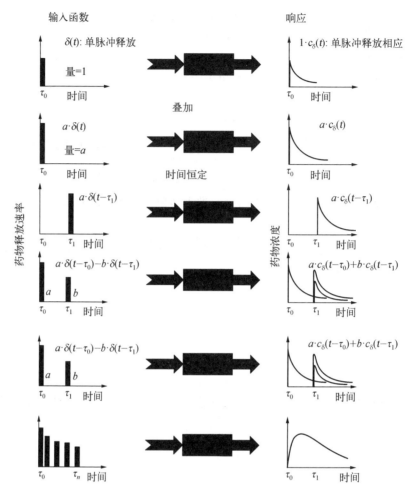

输入函数

响应

$\delta(t)$: 单脉冲释放

量=1

$1 \cdot c_{\delta}(t)$: 单脉冲释放相应

叠加

$a \cdot \delta(t)$

量=a

$a \cdot c_{\delta}(t)$

时间恒定

$a \cdot \delta(t-\tau_1)$

$a \cdot c_{\delta}(t-\tau_1)$

$a \cdot \delta(t-\tau_0)-b \cdot \delta(t-\tau_1)$

$a \cdot c_{\delta}(t-\tau_0)+b \cdot c_{\delta}(t-\tau_1)$

$a \cdot \delta(t-\tau_0)-b \cdot \delta(t-\tau_1)$

$a \cdot c_{\delta}(t-\tau_0)+b \cdot c_{\delta}(t-\tau_1)$

图 7-12　脱卷积法原理示意图

$c_{\delta}(t_2), \cdots, c_{\delta}(t_n)$, n 为采样的总次数, $c_{\delta}(t)$ 就是所谓单位脉冲响应函数（unit impulse response, UIR）。又有吸收速度未知的口服给药, 用上述同样的采样间隔和采样时间采样分析, 血药浓度分别为 $c(t_1), c(t_2), \cdots, c(t_n)$。对口服给药血药浓度曲线数据可以通过 UIR 利用脱卷积方法计算吸收的速度函数。

脱卷积方法不依赖房室模型, 但是需要静脉给药与血管外给药采用完全相同的而且是等间隔的时间点采样, 这对实际应用而言比较苛刻。另外, 在实际研究过程中, 测定出的数据都包含了实验误差, 如果要求模型曲线每个点都通过实测数据点, 反而会使得误差更大。可以考虑采用 B-样条函数最小二乘逼近的方法对血药浓度数据进行处理, 使得即使静脉给药与血管外给药采样间隔不等、采样时间不同, 依然可以通过直接脱卷积计算药物的输入速率和累积输入量。

4. 房室模型依赖的解析方法和脱卷积法的比较

对于 Wanger-Nelson 和 Loo-Riegelman 方法, 都需要依赖房室模型进行计算。但是对于一房室模型来说, 由于缓控释制剂存在吸收倒置现象, 药物的末端项反映的是药物吸收速率而不是消除速率, 为了能够精确解析, 必须静脉给药求算其 k 值。但是部分药物无法通过静脉给药求算口服给药的 k 值, 例如, 药物静脉给药和口服给药消除情况不一致; 药物刺激性大, 无法静脉给药; 因口服首过效应强, 导致静脉给药同等剂量血药浓度远高于口服给药, 病人无法忍受,或者求算得出的药代动力学不一致等。对于二房室模型来说,通过模型嵌合获得精确的 k_{10}、k_{12} 和 k_{21} 也比较困难。而脱卷积法则可以克服这些缺点。

5. 药物的吸收时间曲线的应用

（1）单剂量给药得到的吸收曲线可以反映药物的吸收性质,显示药物的吸收是零级、一级还是混合级（图 7 - 13）。一级吸收,待吸收分数与时间 t 呈单指数关系,用待吸收分数的对数与时间 t 作图,得到一直线,由斜率可求得吸收速率常数。零级吸收,待吸收分数与时间 t 呈线性关系。混合吸收介于两者之间。

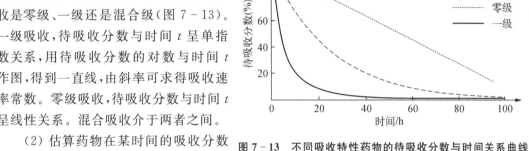

图 7 - 13 不同吸收特性药物的待吸收分数与时间关系曲线

（2）估算药物在某时间的吸收分数和待吸收分数。

（3）利用累积吸收分数与制剂的体外累积释放关系曲线,进行体内外的相关性研究。

第七节 特殊药物的生物等效性研究

一、概述

为指导药品研发,世界多国医药监管当局（如美国的 FDA、欧盟的 EMA、加拿大的 TPD）均制定了相应的指导原则,这些指导原则是对药品研发过程中共性问题的解答。生物利用度和生物等效性指导原则是这些原则中的重要一类,是评价制剂是否具有可替换性的重要评价准则。按照优选顺序,FDA 将评价指标分类如下:

① 药代动力学终点指标（pharmacokinetic endpoint）。② 药效动力学终点指标（pharmaco-dynamic endpoint）。③ 临床终点指标（clinical endpoint）。④ 体外终点指标（in vitro end-point）。

其中,药代动力学终点指标最为常用,目前通用的评价方法是 90% 置信区间法,当主要药代动力学参数对数转换后 GMR 的 90% CI 在 80%～125% 时,视为生物等效。药代动力学参数采用非房室矩方法计算。单剂量给药时,这些评价参数一般包括 AUC^{tn}、c_{max}、t_{max} 以及末端消除速率常数 λ_z 和 $t_{1/2}$ 等。但是,上述指导原则并不适用于所有药物,例如,前药、内源性药物、窄治疗窗药物等。这些特殊药物的生物等效性评价,在检测对象、实验设计、实验控制和评价指标等的选择上,各自存在特殊性,各国监管当局已在研究和审评实践后形成了相应的指导原则,并且有些还处在不断更新完善之中。

二、特殊药物的生物等效性研究

1. 药物代谢物具有生物活性

原则上,评价生物等效性应该基于母体化合物的测得浓度,因为相对代谢物的 c_{max} 而言,母体化合物的 c_{max} 对检测剂型间吸收速率的差异通常更敏感。但是,当药物的代谢物具有生物活性时,以下情况代谢物的药代动力学参数也需要监测。

（1）母体药物在生物基质中的浓度过低，无法被准确测定时　例如，前体药物的吸收。此种情形下，生物等效性的评估以代谢物的浓度数据为依据，即受试药物和参比药物的代谢物的 AUC^{tn} 和 c_{max} 的 GMR 的 90% CI 应在 $80\%\sim125\%$ 内。如坎地沙坦酯片、阿司匹林和吗替麦考酚酯等制剂常用其代谢物进行生物等效性评价。

（2）药物的活性代谢物经胃壁代谢或者其他体循环前代谢所形成，对药物的临床安全性和有效性有显著影响时　如维拉帕米、地氯雷他定、洛沙坦等。此时建议同时测定母体和代谢物的浓度。与前体药物不同，此种情况下，代谢物的浓度数据仅作为参考，生物等效性的评估依据依然为母体药物的浓度数据，并计算置信区间。

2. 内源性药物

内源性药物（如氨基酸、蛋白、脂类、激素等）的生物等效性评价需要注意的问题较多，某些问题仍存在争议并亟待解决。

（1）基线校正　对于内源性药物，由于体内存在一个基底值，进行生物等效性评价时，应首先进行基线校正，以纠正本底水平引起的偏差。具体的校正方法，视药物不同而不同。给药后，如果药物的浓度水平远远高于基底值，可以不需要基线校正，但这种情况比较少。

一般采用的校正方法：在给药前测定该物质的初始浓度，在给药后再测定该物质的浓度，计算两者之差，即为药物产生的净浓度。以校正后的药代动力学参数为基础，计算 GMR 及其 90% CI。初始浓度通常取给药前空白样品浓度。如左甲状腺素钠，以给药后的实测浓度值减去给药前 0 h、0.25 h、0.5 h 的药物浓度均值作为真实值。具有昼夜节律特点的内源性药物，如激素类药物，可以采用点对点的校正。即在与给药后相同的采血时间点上，对服药前药物的基线水平予以测定，以给药前后相应时间点的浓度差作为药物产生的净浓度。

以上浓度校正方法容易出现的问题是校正过度，即出现负值。出现负值的原因有两个：① 基线变化本身较大。② 外源性类似物的给药可能会影响内源性物质的产生水平，导致服药后基线降低。欧盟生物等效性指导原则指出，基线校正还可以用每一个给药后的 AUC 分别减去与之对应的基础水平的 AUC，采用基线校正的 AUC 进行生物利用度计算，可以减少因血药浓度的基线过度校正产生负值所带来的较大误差。如药物辅酶 Q_{10} 软胶囊的人体药代动力学及相对生物利用度研究，该文献同时采用了血药浓度基线校正和 AUC 基线校正的方法来评价辅酶 Q_{10} 软胶囊的相对生物利用度。

在进行生物等效性评价前，应事先规定基线校正的方法。对于缺乏参考文献的，建议预实验时至少采用两种校正方法，根据实验结果进行讨论，并从中优选。目前已逐渐认识到基线校正的局限性，可采用的方法是在统计模型中，将相关的基线协变量纳入模型，提供能够比较的生物利用度的精确估计。虽然它目前不是一个标准的方法，验证也还需要证明，但已经引起广泛关注。

（2）给药方案　设计特殊药物的生物等效性实验时，剂量以及给药次数应该结合药物的本底水平、检测能力、变异水平等综合考虑。以耐受性良好为前提，可以多剂量给药或单次给药超过临床治疗剂量。单次给药剂量超过临床用量的，以左甲状腺素钠为例，左甲状腺素钠是一种内源性物质，其本底水平高，而且低剂量给药时，变异比高剂量给药时要大，FDA 指导原则指出单剂量的生物等效性评价时，为避免本底干扰以及高变异，给药剂量应为 $600~\mu g$（用法用量）。

（3）饮食和环境条件的标准化　饮食和环境条件的标准化在生物等效性评价中是常规方法。对于内源性物质的生物等效性判断来说，实验过程中受试者的饮食摄入、身体损耗的变化以及内环境的稳定更为重要。为了最大程度地减少非药源性物质对测定的影响，应统一并标准化饮食,包括饮食量和饮食时间的统一。

氯化钾缓释胶囊的生物等效性研究是环境条件标准化原则的典型范例。每个实验周期包括饮食平衡期(4 d)、基线期(2 d)以及给药期(2 d),整个实验的关键环节是受试者给予标准化饮食,其中钾含量、钠含量、热量以及饮水量均控制并可知,除此之外,应保证受试者处在气候可控的环境中,尽量保证处在室内,并限制活动,避免过多出汗导致的钾流失;给药后,受试者应保持直立体位至少 3 h。

另一个例子是叶酸的生物等效性研究。叶酸的血药浓度水平也受饮食的影响。由于食物中广泛含有叶酸,必须尽量标准化叶酸的摄入。另外,由于个体差异,每个人体内叶酸含量不尽相等。在叶酸的生物利用度研究过程中,不仅要检测体内叶酸的本底浓度,还需要采取叶酸预饱和的方法,预先给予每个受试者 3～7 d 叶酸(5 mg/d,饱和剂量),以便每个受试者体内的本底相近。文献数据表明,预饱和给药后停药 2 d,叶酸在体内即可迅速清除至本底。

(4) 消除或抑制内源性物质的分泌　它是评价其生物等效性最直接的方法,这种方法可以直接降低基线水平对外源性药物的影响。例如,重组人生长激素制剂的生物等效性研究中,皮下注射药物前 2 h 开始持续输入生长抑素,以抑制内源性激素的分泌,输液速率为 $120 \mu g \cdot h^{-1}$,并持续到给药后 24 h。通过抑制人体生长激素的分泌,可以使结果更真实地反映实验药物的药代动力学特征。

总之,由于受体内转运、反馈和体外影响因素较多,内源性药物的血药浓度变化比较复杂,其生物等效性的研究一直是国内外关注的热点。

3. 局部作用药物

局部作用药物,与通过全身血液循环起效的药物不同,未经血液循环,即可在作用部位起效,如皮肤外用药,对于此类药物,血药浓度不一定能反映药效活性。如果药物同时存在全身吸收,进入血液循环的比例增加,可能意味着作用于起效部位的药物会减少,药效降低。

对于许多这类药物,FDA 建议采用临床疗效终点作为终点指标进行等效性评价。

(1) 阿卡波糖生物等效性实验　阿卡波糖是一种治疗糖尿病的 α-糖苷酶抑制剂,其作用靶点在胃肠道,血药浓度与其临床疗效无直接关系。类似药物还有伏格列波糖、米格列醇等。基于阿卡波糖特殊的作用机制,FDA 在阿卡波糖生物等效性评价的指导草案中,推荐以药效动力学指标进行生物等效性研究。由于阿卡波糖是降血糖药物,所以可以采用血清血糖的变化作为效应指标。效应指标及获取方法如下:

A. 给药之前,应测定给予 75 g 蔗糖后的血糖基线值。禁食一夜后,受试者服用蔗糖水(75 g 蔗糖溶于 150 ml 水中),采血点为服糖水后的 0～4 h。第二天,阿卡波糖与 75 g 蔗糖同服,采血点与前一天相同。

B. 给予阿卡波糖后血糖的最大降幅可能出现在 1 h 内,此时间段内应密集采血。

C. 阿卡波糖生物等效性的评价应基于与基线相比血糖的降低值。主要有两个指标:① 血清葡萄糖浓度降低幅度的最大值(maximum reduction in serum glucose concentration, $\Delta C_{SG,max}$)。② 血清葡萄糖浓度减少量经时曲线下 4 h 内的面积($AUEC^{4h}$),即 $AUEC^{4h} = AUC^{4h}$(蔗糖水) $- AUC^{4h}$(蔗糖＋阿卡波糖)。

等效性标准为受试制剂和参比制剂的 $\Delta C_{SG,max}$ 和 $AUEC^{4h}$ 均值比的 90% CI 应落在生物等效性的 80%～125% 内。同时,FDA 认为检测血液中阿卡波糖的药物浓度没有必要。

FDA 指南中推荐的实验设计方案为随机、平衡的双交叉设计,清洗期为 1 W。在正式实验前必须进行预实验,预实验的目的有两个:一个是由低到高探索正式实验中阿卡波糖的剂量,另一个是确定正式实验中能获得足够功效的受试者例数。正式实验的剂量应该是与血糖本底水平相比,能产生降血糖药效的最低剂量,这个剂量应该避开阿卡波糖量效曲线的坪剂量,初始剂量应为制剂的最小规格,如果无效,剂量递增。笔者主持的阿卡波糖的生物等效性实验,按照 FDA 指导原则进行设计,探索剂量为 50 mg 和 100 mg,并选择 100 mg 剂量作为正式实验剂量。该剂量下,与只服蔗糖比较,阿卡波糖可以明显降低血糖浓度。正式实验中受试者例数为 40 名。统计结果表明,FDA 推荐的两个参数中,$\Delta C_{SG,max}$ 是一个可以采用的评价指标。另外一个参数 AUEC[4h] 由于血糖调节机制的存在,导致大约 30% 的受试者出现负值,不能作为阿卡波糖生物等效性评价的指标,笔者探索了新的生物等效性评价指标,以血糖的坪浓度和波动水平作为联合指标进行了生物等效性评价,效果良好。其中波动水平不能采用相对的波动度,而应该采用 f_{AUC}(degree of fluctuation of serum based on AUC)作为基于血糖 AUC 的血糖波动度,该参数示意图如图 7 - 14 所示,计算公式为

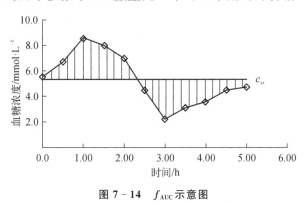

图 7 - 14 f_{AUC} 示意图

$$f_{AUC} = AUC(c \geqslant c_{ss}) + AUC(c \leqslant c_{ss}) \tag{7-45}$$

该实验中还探讨了其他表示波动度的参数,效果与 f_{AUC} 类似,和坪浓度一起能有效反映阿卡波糖的临床效应,成功地用于阿卡波糖生物等效性评价。

(2)硫糖铝生物等效性研究 除了阿卡波糖,抗溃疡药物硫糖铝也是一个在胃肠道作用的典型例子。硫糖铝是蔗糖硫酸酯的碱性铝盐,与损伤的黏膜接触后,分解成硫酸化蔗糖和氢氧化铝,并与胃黏膜的黏蛋白结合,形成保护膜覆盖于溃疡面起屏障作用,可保护胃黏膜免受胃酸和胆汁的伤害,也直接与胃蛋白酶结合,发生沉淀而抑制其分泌蛋白的活性,阻止对胃黏膜的进一步损伤。如 1998 年,美国药品评价研究中心通过了 Ratiopharm 公司硫糖铝片的仿制药申请。该公司除了辅助以 Carafate© Tablet 为参比制剂下,硫糖铝片的体外崩解数据外,通过在十二指肠溃疡患者中进行的 8 W 临床实验,确定受试制剂与参比制剂的疗效等效,从而确定了制剂的生物等效性。

(3)皮质类固醇激素类皮肤外用药 其也是通过临床终点来进行生物等效性评价的。此类药物通过通透、顺序性地作用于皮肤角质层、表皮层和真皮层中的一层或几层起效,不需经过全身吸收就可以到达作用部位。对于皮质类固醇激素药物,FDA 指导原则早在 1995 年就提出利用体内药效法即以药效动力学终点来研究其生物等效性。

4. 以效应指标为等效性评价指标的药物

除了局部起效的药物可以采用效应指标作为生物等效性评价的依据外,还有一些全身起效的药物也可以采用,例如,硫酸软骨素和干扰素 IFN-α-con-1。

(1)硫酸软骨素生物等效性实验 硫酸软骨素片是一种治疗关节炎的药物,硫酸软骨素制剂吸收后,存在多个代谢物,但是并没有证据表明这些成分的血药浓度与临床疗效有关,因

此,评价硫酸软骨素片生物等效性最直接的方法就是比较硫酸软骨素制剂的临床效应。硫酸软骨素的效应-时间方程符合 Hill 方程。

$$E = E_0 - \frac{E_{max} \times T^\gamma}{T_{50}^\gamma + T^\gamma} \qquad (7-46)$$

式中,E 是测得的效应,T 为对应的时间,E_0 是基础效应,E_{max} 是最大效应,T_{50} 是达到最大效应一半所需要的时间,γ 为陡度因子。临床效应采用 Lequesne 指数、Huskinson 100 mm 视觉模拟评分法等指标表示。在整个实验 90 d 周期内,至少测定 9 个效应点。评价相同剂量的不同口服制剂的生物等效性,即可通过比较 E_{max}、T_{50}、γ 的值来完成。计算 E_{max} 或(E_{max}/E_0)、T_{50}、γ 的 90% CI,只有这些置信区间均在 80%～125% 的范围内时,这两种制剂才能被认为生物等效。按照该方案进行的硫酸软骨素生物等效性研究已经获得 FDA 的认可。

(2) 重组组合干扰素 α-con-1 生物等效性研究　IFN-α-con-1 是一种合成的、非天然存在的 I 型干扰素。依据现有的干扰素测定方法,在人用剂量范围内,IFN-α-con-1 浓度不能达到可检测血清水平。有日本研究者通过测定经 IFN-α-con-1 活化的抗病毒蛋白 2′-5′OAS(寡腺苷酸合成酶)和 β_2-巨球蛋白的浓度,并计算 AUC、c_{max} 和 t_{max},两者的数据都提示 AUC 和 c_{max} 的剂量-反应相互关系。

以临床效应为指标进行生物等效性研究,则效应指标的选择是实验设计的重点,必须能充分反映临床疗效,同时能反映一定的药物作用机理,以前一个目的为主。效应指标的选择必须与审评当局充分磋商。

5. 高毒性和/或治疗窗窄药物

目前对于一些高毒性和/或治疗窗窄的药物,例如,环孢素、地高辛、华法林等,由于其毒性大、治疗窗窄,所以仿制药替换原研药,病人会面临一定的额外风险。目前对于该类仿制药物的生物等效性研究如何评价,一些要点问题尚存在很大的争议,例如,高毒性和/或治疗窗窄的药物的定义、采用哪种等效标准、标准的范围如何确定等。目前,澳大利亚、加拿大、南非、日本、欧盟等国家和地区陆续出台了相关的指南或意见,其中,2012年2月加拿大卫生部治疗产品局(TPD)颁布了新版相对生物利用度研究指南,明确了高毒性和/或治疗窗窄药物的生物等效性研究要求。

首先,TPD 的指南明确了高毒性和/或治疗窗窄的药物的定义:剂量或浓度的较小变化从而导致剂量或浓度依赖性的治疗失败和/或出现严重不良反应(adverse drug reaction,ADR)的药物。严重 ADR 是指 ADR 持久、不可逆或恢复缓慢、危及生命、导致患者住院或需延长住院时间、持久或重大残疾,甚至死亡等。需药物干预以预防上述事件发生的 ADR 也被列为严重 ADR。目前被 TPD 认可的高毒性和/或治疗窗窄的药物包括环孢素、地高辛、氟卡尼、锂制剂、苯妥英、西罗莫司、他克莫司、茶碱和华法林等。

TPD 对该类药物 BE 实验的一般要求:① 受试制剂的 AUC 在参比制剂的 90%～111% 范围内。② 受试制剂的 c_{max} 在参比制剂的 80%～125% 范围内。

以上参数在空腹和进食状态下必须同时满足。另外,通常无须多次给药达稳态情况下进行生物利用度研究。但是特殊情况下,如果需要进行稳态研究,受试制剂的 $c_{min,ss}$ 亦必须在参比制剂的 80%～125% 范围内。

该类药物 BE 实验注意事项:

① 基于高毒性和/或治疗窗窄的药物不良反应的严重性,受试者最好采用已经服用该药

物的患者。② 为突出药品间的差异,减少受试者例数,受试者的疾病状态应尽可能一致。
③ 对于临床需要长期给药的药物,在给药达稳态后,研究一个给药间隔内的生物利用度是可行的。由于这类病人通常不能中断用药,所以临床实验开始后,病人从治疗药品替换成实验药品,必须至少给药 5 个半衰期以上才能采血,以清洗前期治疗药品对实验药品的影响。④ 研究条件标准化程度(每天的给药时间需要固定,受试者状态尽量相近)对结果影响很大。⑤ 出于伦理学方面的考虑,要求实验采用平行设计,而不是交叉设计。

EMA 人用医疗产品委员会委托药代动力学工作组发布的文件中,对于窄治疗窗的他克莫司和环孢素提出了明确的生物等效性要求。对于他克莫司,AUC 的等效性标准为 $90\% \sim 111\%$,单剂量给药时的 c_{max} 等效性标准为 $80\% \sim 125\%$。对于环孢素,要求在饮食和空腹条件下 AUC 和 c_{max} 均满足 $90\% \sim 111\%$ 等效性标准。

6. 特殊缓控释制剂的新型评价参数

对于缓控释制剂的生物等效性评价,对于参数 AUC、c_{max} 要求等效,并加上相近的 t_{max}。但是有些药物以上三者等效/相近并不能保证药物的安全性和有效性。

盐酸唑吡坦为催眠药物,吸收快、起效迅速。但是,由于消除半衰期平均为 2.4 h,作用仅可维持 6 h。开发盐酸唑吡坦口服缓释制剂,能有效延长睡眠时间。此时如果仅仅要求参数 AUC、c_{max} 生物等效,t_{max} 相近,并不能保证患者快速入眠和延长睡眠时间两个目的同时达到。快速入眠,就要求血药浓度-时间曲线在达峰前就有比较高的浓度,FDA 为此提出了新的药代动力学参数"部分 AUC(partial AUC,pAUC)"来表征。FDA 最近制定的唑吡坦口服缓释制剂的生物等效性指南中,要求空腹状态下 c_{max}、$AUC^{0 \sim 1.5h}$、$AUC^{1.5h \sim t}$、AUC^{∞},参数等效采用 $AUC^{0 \sim 1.5h}$ 表征入睡时间,采用 $AUC^{1.5h \sim t}$ 表征睡眠维持时间。停用参数 $AUC^{0 \sim t}$。等效标准依然是 $80\% \sim 125\%$。以上参数能保证:① 启动睡眠的速度与参比制剂相当。② 保证睡眠稳定性。③ 不会引起后遗效应。采用 $0 \sim 1.5$ h 的血药浓度-时间曲线下面积作为睡眠时间启动表征参数,是通过回顾性分析插值点,发现 1.5 h 后 90% 的病人进入睡眠状态。

在实验设计中要特别注意如下几点:① 在 1.5 h 前采样点要比较密集,5 个点是比较好的选择。② 由于 $AUC^{0 \sim 1.5h}$ 变异较大,所以双交叉设计时生物等效性研究大概需要 100 个受试者才能决定受试制剂和参比制剂是否等效。此时可以考虑通过前述高变异药物生物等效性评价方法进行评价:采用参比制剂重复研究的三交叉设计,并采用参比制剂比例标准化平均生物等效性方法进行评价。

7. 具有首剂效应的药物

氯氮平在健康受试者和病人中的不良反应情况差别巨大。主要原因是这类药物在健康人中存在首剂效应(一些病人在第一次服某药物时,由于机体对药物作用尚未适应而引起难以耐受的强烈反应)。FDA 2005 年 6 月制定新的氯氮平生物等效性指导原则,采用稳态、多剂量、随机、双周期、双处理、双序列交叉实验等剂量设计,以精神分裂症患者为实验对象。连续给药 10 d,100 mg 一天 2 次至稳态。分别于第 8、9、10 天早晨服药前采血,测定谷浓度以确定血药浓度是否达到稳态;第 10 天服药后 0.25 h,0.5 h,1.0 h,1.5 h,2.0 h,2.5 h,3.0 h,3.5 h,4.0 h,5.0 h,6.0 h,8.0 h,10.0 h 和 12.0 h 采血。两周期之间不设清洗期。设计的依据是多剂量给药 10 d 后血药浓度达稳态,而第一周期的后遗效应对第二周期第 10 天的血药浓度-时间曲线并无大的影响,且精神病患者在治疗期间不能随意停药。

三、结论

特殊药物的生物等效性评价方法备受关注。特定药物的生物等效性研究，应通过合理的实验设计，从药代动力学终点指标、效应动力学终点指标、临床终点指标、体外终点指标中选择一种，作为生物等效性的依据。另外，在剂量设计、受试者选择、给药周期、单次/多次给药、等效标准等方面也有所不同，都要进行考虑。

生物等效性实验作为一种高效的保证临床治疗等效方法，还在不断完善和改进中，加强对实验设计、药代动力学基础理论的学习，按照药物的不同情况，设计出高效可靠的实验，以保证临床病人用药的安全性和可靠性。

（刘　李，杨　劲）

参考文献

[1] 中华人民共和国药典编委会.中华人民共和国药典[M].北京:中国医药科技出版社,2015.

[2] 国家食品药品监督管理总局.人体生物等效性实验豁免指导原则[EB/OL].2016[2016 - 05 - 18].http://www.sda.gov.cn/WS01/CL1757/153483.html.

[3] 国家食品药品监督管理总局.以药代动力学参数为终点评价指标的化学药物仿制药人体生物等效性研究技术指导原则[EB/OL].2016[2016 - 03 - 18].http://www.sda.gov.cn/WS01/CL1751/147583.html.

[4] 国家食品药品监督管理总局.普通口服固体制剂参比制剂选择和确定指导原则[EB/OL].2016[2016 - 03 - 18].http://www.sda.gov.cn/WS01/CL1751/147583.html.

[5] FDA. Guidance for Industry:Waiver of in invo bioequivalence studies for immediate-release solid dosage forms based on a biopharmaceutics classification system [EB/OL]. 2015[2015 - 05 - 05]. https://www.fda.gov/downloads/Drugs/GuidanceComplianceRegulatoryInformation/Guidances/UCM070246.pdf.

[6] FDA. Guidance for Industry:Bioavailability and bioequivalence studies submitted in NDAs or INDs—general considerations [EB/OL]. 2014[2014 - 03 - 17]. https://www.fda.gov/downloads/Drugs/GuidanceComplianceRegulatoryInformation/Guidances/UCM389370.pdf.

[7] FDA. Guidance for Industry:Bioequivalence studies with pharmacokinetic endpoints for drugs submitted under an ANDA. [EB/OL]. 2013[2013 - 12 - 4]. https://www.fda.gov/downloads/Drugs/GuidanceComplianceRegulatoryInformation/Guidances/UCM377465.pdf.

[8] FDA. Contains Nonbinding Recommendations:Draft guidance on potassium chloride [EB/OL]. 2011[2011 - 10 - 27]. https://www.fda.gov/downloads/drugs/guidancecomplianceregulatoryinformation/guidances/ucm277425.pdf.

[9] FDA. Contains Nonbinding Recommendations:Guidance on acarbose [EB/OL]. 2017[2017 - 08 - 01]. https://www.fda.gov/downloads/drugs/guidancecomplianceregulatoryinformation/guidances/ucm170242.pdf.

[10] Zhang M,Yang J,Tao L,et al.,Acarbose bioequivalence:exploration of new pharmacodynamic parameters[J]. AAPS J. 2012,14(2):345 - 51.

[11] 刘曼,张丹,王晓琳,刘会臣.高变异药品及其参比制剂校正的平均生物等效性实验的探讨[J].中国新药杂志,2014,23(3):257 - 260.

[12] 何春远,孙华,谢海棠.高变异药物生物等效性实验及量化评价[J].中国临床药理学与治疗学,2016,21(7):721 - 730.

[13] 王广基.药物代谢动力学[M].北京:化学工业出版社,2005.

第八章 临床药物代谢动力学

第一节 概　述

一、临床药物代谢动力学的概念和研究内容

临床药物代谢动力学(clinical pharmacokinetics)是药物代谢动力学原理在临床应用的一个重要分支,是以药物代谢动力学的基本原理与数学模型为基础,定量描述药物在人体的动态变化规律的一门学科,通过研究各种生理病理因素对药物体内过程的影响,利用血药浓度检测数据对患者给药剂量进行调整,从而制订出更加合理的个体化给药方案,以提高治疗药物的安全性和有效性。所以这一工作有时也被称为治疗药物监测(therapeutic drug monitoring, TDM)。

临床药物代谢动力学的主要研究内容包括:新药的人体药物代谢动力学,考察生理状态或疾病状态下临床药物代谢动力学,群体药物代谢动力学研究,药物间相互作用研究,药物基因组学研究等及其在临床个体化给药中的应用。

二、临床药动学的发展历程

国际上临床药物代谢动力学研究始于 20 世纪 60 年代。1965 年,Beckett 和 Rowlan 发现尿液 pH 决定苯丙胺的肾清除率,改变尿液 pH 可加速或减慢某些药物的经尿排出,并开始意识到药物代谢动力学在制订合理给药方案和个体化给药方案时所具有的重大意义,标志着临床药物代谢动力学的出现。20 世纪 80 年代后,随着 Evans 等的 *Applied Pharmacokinetics*、Rowland 等的 *Clinical Pharmacokinetics Concept and Application*、Winter 的 *Basic Clinical Pharmacokinetics* 及 Mangall 的 *Clinical Pharmacokinetics* 等关于临床药物代谢动力学专著的相继出版,标志着该学科逐渐走向成熟,而近年来新的分析检测手段和分子生物学技术又进一步促进了临床药物代谢动力学的发展与应用。我国于 20 世纪 70 年代末开始在部分医院中开展这一工作,目前我国卫生部门要求一定级别的医院必须具备开展临床药物代谢动力学的研究条件。

三、需要血药浓度监测的药物

临床上并非所有药物都需要进行血药浓度监测和剂量调整,某些药物最小中毒浓度远高于有效浓度,临床上对这些药物的应用通常采用相对较大的剂量,所以不需考虑其疗效或毒性问题,但对一些毒性较大的药物,且影响其吸收或消除的因素较多的情况下,则必须进行血药浓度检测和剂量调整。具体而言,需进行血药浓度监测的药物如下:

治疗指数窄,毒性反应强的药物;

同一剂量可能出现较大的血药浓度范围差异的药物；

具有非线性消除动力学特征的药物；

其他：生理病理状态或联合用药等情况下，有时也可通过血药浓度监测来确证患者是否按计划服药、是否过量使用药物等。

临床需要进行血药浓度检测的药物主要有地高辛、苯妥英钠、苯巴比妥、利多卡因、普鲁卡因胺、氨茶碱、丙米嗪、环孢素 A、万古霉素、甲氨蝶呤、环磷酰胺等。部分药物的安全有效浓度范围见表 8-1。

表 8-1　常用药物的有效浓度和中毒浓度

作用类别	药物举例	安全有效浓度范围	作用类别	药物举例	安全有效浓度范围
抗生素	庆大霉素	4～12 μg/ml	抗心律失常	利多卡因	1.5～4.0 μg/ml
抗心衰药	地高辛	0.5～2.0 ng/ml	免疫抑制剂	环孢素 A	100～500 ng/ml
抗癫痫药	苯妥英钠	10～20 μg/ml	平喘药	氨茶碱	8～20 μg/ml
抗抑郁药	去甲替林	50～150 μg/ml	降糖药	甲苯磺丁脲	53～96 μg/ml

四、影响血药浓度变化的因素

影响血药浓度变化的因素较多，但可归纳为两个方面，一方面来自于药物，另一方面来自于患者本身。药物的化学结构、理化性质、剂型等因素决定了药物的吸收速度和吸收程度，同时也决定了其在体内的分布和消除特征。而患者的种族、性别、年龄、身高、体重及病理因素、遗传因素、营养状况等也会影响药物在体内的处置过程。上述这些因素综合作用的结果，导致临床患者血药浓度间往往可能存在较大的差异。如肾衰引起某些药物（如庆大霉素等）消除减慢和血药浓度增加。

五、临床药物代谢动力学的研究内容和研究方法

临床药物代谢动力学研究的内容包括对患者体内的药物代谢动力学研究、血药浓度测定和患者个体化给药方案的制订等，同时也包括对健康人体的药物代谢动力学研究，临床血药浓度测定方法的建立，病理、生理状态或联合用药等临床因素作用下对药动学的影响等，有时也可通过血药浓度监测来确证患者是否按计划服药。

临床上对同一种药物可以采用不同的血药浓度监测方法和/或采用不同的剂量调整手段，工作中应根据本单位的实际情况而定。临床血药浓度监测和剂量调整方法的基本过程可用流程图表示，如图 8-1 所示。

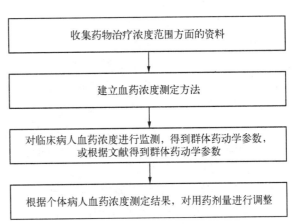

图 8-1　根据临床药物代谢动力学对用药剂量调整的基本过程

第二节　特殊人群的药物代谢动力学

一、老年人的药物代谢动力学

1. 年龄增加对药物吸收的影响

进入老年后胃液分泌机能下降,胃内 pH 上升,消化道的运动性能降低,肠黏膜上皮细胞有减少倾向,同时随着全身血液循环速度的减慢,消化道的血流量随之下降,胃内药物失活减少,体液中药物浓度增高,半衰期延长。如 65 岁年龄的人与一般青壮年人相比心输出量约减少 30%,其消化道血流量的减少可达 45%～50%,这些变化对药物的胃肠道吸收均产生不利影响。

2. 年龄增加对药物分布的影响

随着年龄的增大,血清白蛋白减少,导致某些药物在血浆内的游离部分增加,药物向组织分布的程度也会随之增加,但是 α_1-酸性糖蛋白增加,与其结合的药物游离部分减少。这种作用对血浆蛋白结合率本身比较高的药物的影响会比较明显。

从另一种角度来看,随着年龄的增加体内脂肪所占比例也会上升,这也会对药物分布产生一定影响。对油-水分配系数较小的药物,分布容积会下降,但对脂溶性药物分布容积会有所增加。年龄增加对大多数药物来说消除速度变慢,老年人的体重呈减少趋势,使单位体重的给药量增加,再加上人体内水分所占比例也随年龄增加而下降,所以大多数药物在老年人组织中的浓度是增加的。

3. 年龄增加对药物代谢的影响

大部分药物的代谢是在肝脏中由 CYP450 酶参与下完成的。随着年龄的增加,CYP450 酶的活性逐渐下降,使机体对药物的代谢能力降低,药物在体内的半衰期延长。与一般成年人相比,相同剂量下的血药浓度呈现增高现象,这种作用在首过效应较大的药物口服给药时会更明显。这对药物的疗效和毒性均会产生较大影响。

年龄增加对不同种类的肝 CYP450 酶活性的影响有所不同,对 CYP2C19、CYP3A4、CYP1A2 的降低作用较明显,而对 CYP2C9、CYP2D6 的活性影响相对不明显。

除 CYP450 酶外,年龄增加可能会导致药物脱水酶活性的增加,而使结合酶的活性降低,但尚无试验证实这会对药物在体内的消除速度产生显著影响。

4. 年龄增加对药物肾排泄的影响

老年人在药物肾排泄方面的变化可归结为三种因素作用的结果。

首先,年龄增加会引起肾血流量的减少(每年减少 1%～2%),65 岁年龄时对肾血流量可降低 45%～50%,肾血流量的减少导致肾小球滤过率的下降,从而使药物的肾消除减慢,药物在机体的半衰期延长。

其次,年龄增加会导致肾小管对药物分泌能力的下降,这对以肾小管分泌为主要排泄途径的药物的消除速度会产生较大影响。

除上述两种因素外,老年人体内药物与血浆蛋白结合率的变化也会对药物肾排泄产生影响。由于血浆蛋白结合率随年龄增加而下降,游离性药物浓度增加会引起药物肾小球滤过量增加,从而产生排泄加快的倾向。

5. 老年人药物不良反应与药物相互作用

（1）老年人药物不良反应 据统计,约 1/3 因药源性不良反应而住院治疗的病人和约 1/2 药源性死亡的病人都发生在年龄超过 60 岁的老人。

老年人疾病较多,难以区分是来自于疾病本身还是来源于药物不良反应,因而对药物不良反应的诊断和处理更为复杂。如氨基糖苷类药物引起的急性肾衰与慢性肾衰很难明确诊断。

（2）老年人药物相互作用 药物之间的联合用药会改变合用药物的代谢或清除,如胺碘酮可使地高辛的肾脏清除减慢,造成洋地黄中毒,需密切监测。同时也存在食物-药物直接相互作用,如葡萄柚汁减少 CYP3A4 底物药物的吸收,使药物失效。这些药物间相互作用在老年人中更为明显。

6. 老年病人的用药原则

虽然药物在老年人体内的吸收可能会有减少和减慢的倾向,但这种变化一般不会对药物体内过程产生根本的影响,而药物代谢和排泄能力的降低和药物在组织中分布趋势的增加则会使部分药物引起中毒的可能性大大增加,所以在临床上应根据不同药物的药动学特性和病人的生理病理状态对用药剂量作及时的调整。

二、妊娠期及哺乳期的药物代谢动力学

1. 妊娠期药物代谢动力学

在妊娠期,胎盘分泌绒毛膜促性腺激素会抑制胃酸的分泌,导致消化酶活性降低,消化功能减弱,药物在胃肠中停留时间延长,再者妊娠期会出现恶心、呕吐等症状,从而使药物的口服吸收更慢而且更安全。

在妊娠期,孕妇的血容量增加,药物在血浆中的浓度降低,使疗效下降。同时单位体积内血浆蛋白含量降低、药物与血浆蛋白结合率降低,血浆内游离药物浓度增加,到达组织和胎盘的药物也相应的增加。因此,在妊娠期要注意加大用药的频率,尤其是对于高蛋白结合的药物,但也需考虑对胎儿的影响。

在妊娠期,雌激素水平增高,胆汁在肝脏中会出现淤积,从而使药物从肝脏中的代谢和清除减慢。因此,对于肝代谢活性限速药物需要注意调整剂量。

在妊娠期,孕妇的肾血流量与肾小球滤过率增加,药物从肾脏的排泄速度加快。

2. 哺乳期的药物代谢动力学

在哺乳期,几乎所有药物均可通过血浆乳汁屏障转运至乳汁,故哺乳期用药尤其应重视,母亲用药的成人剂量将直接影响哺乳儿。易进入乳汁的药物主要有青霉素类、红霉素类、四环素、氯霉素、卡那霉素等。同时脂溶性强的非离子型药物易溶于乳汁的脂肪中,易于被哺乳儿吸收,反之水溶性药物难以向乳汁转运。

药物与血浆蛋白结合后难以通过生物膜屏障,从而难以进入乳汁。因此,蛋白结合率高的药物如磺胺难以转运至乳汁。

若母体的肝肾功能不全时,对药物的代谢与排泄都产生一定的影响,乳汁内药物的浓度也会发生相应的改变。

3. 妊娠期及哺乳期用药原则

FDA 将妊娠期用药分为 A、B、C、D 和 X 五级,妊娠期患者必须用药时,应选取对胎儿安全的药物,即 A 级或 B 级药物,同时尽量减少药物的种类;哺乳期用药则应尽可能选择向乳汁

分泌较少的药物。

三、儿童的药物代谢动力学

1. 胎儿的药物代谢动力学

胎儿期药物吸收主要通过胎盘、羊水、皮肤吸收;由于胎盘屏障的存在,大多数药物不易从母体进入胎儿体内,但一些极性小、分子量小、脂溶性高、离子化程度低及血浆蛋白结合率低的药物容易通过胎盘。

药物在胎儿体内主要分布于血流量大的组织如脑和肝脏,但缺氧时脑中分布增加。胎儿的血浆蛋白含量较低,导致药物游离浓度相对较高,使其更易分布到胎儿的一些重要器官产生毒副作用,所以临床上对孕妇的用药应格外慎重。

胎儿的肝药酶系统尚不发达,对药物解毒能力低,同时肾脏发育不全,排泄缓慢,易蓄积中毒。但是,大部分进入胎儿的药物最终通过羊水或其他途径又回到母体内,由母体完成其消除和药物解毒过程。

2. 新生儿(3～30日)和乳儿(1～10个月)的药物代谢动力学

新生儿对药物的吸收能力较强,一方面是因为其胃肠道相对吸收面积大、通透性强,另一方面是因为胃酸及代谢酶引起的药物失活较少。

新生儿又分为成熟儿和非成熟儿。新生儿体液约占其体重的 70%,早产儿更多,药物通过血液循环到达靶器官的比例较高,药物作用相对较强。

对成熟儿童来说,出生后肝微粒体酶的活性急剧增加,如出生后 1 d 的酶活性为正常人的 2%～5%,出生后 5 d 的活性即可达正常人的 15%～25%,而对结合型代谢的增加更快,出生后 3 d 即可达到正常人的 50%。相比之下,未成熟儿童的代谢能力增加要缓慢得多,这是临床上导致灰婴综合征的主要原因。

从新生儿到乳儿的成长过程中药物代谢能力不断得到加强,对一些药物来说乳儿时期是人一生中药物代谢能力最旺盛的时期,药物的半衰期从未熟儿、新生儿到乳儿逐渐变短,而从乳儿到小儿(2～8岁),到成人,再到老人又逐渐变长。应该指出的是,药物代谢速度从新生儿到乳儿的这一变化受幼儿性别的影响很大,且随药物的不同而有所差异,一般来说,男婴的增加明显,而女婴的增加不明显,对有些药来说,女婴的代谢能力有可能出现下降的情况。

但是新生儿肾小球滤过率低,导致药物排泄减慢,从而使药物间相互作用时间延长。

3. 幼儿和小儿的用药方法

儿童用药量可根据年龄、体重和体表面积进行计算,计算公式分别如下:

$$Young 式:小儿量 = \frac{年龄}{12+年龄} \times 成人量$$

$$Augsberger 式:小儿量 = \frac{年龄 \times 4 + 20}{100} \times 成人量$$

$$Crauford 式:小儿量 = \frac{体表面积(m^2)}{1.73} \times 成人量$$

体表面积法是目前公认的比较合理的方法,上述 Augsberger 式与体表面积法的计算结果基本一致,由于使用简便,故被众多临床医生采纳。

4. 儿童用药的指导原则

由于儿童对药物的吸收与分布速度较快而代谢和排泄较慢,易导致药物在体内蓄积而引发不良反应,故应注意控制药物使用剂量。

四、在肝功能不全病人中的药物代谢动力学

肝功能不全状态对药物在体内动力学的影响是多方面的,首先是肝药酶活性会有所降低,使药物代谢速度变慢、肝清除率下降、肝血流量减少,这与肝脏受损的程度有很大关系,同时肝功能不全时血浆蛋白的浓度降低,会导致游离药物浓度的增加。此外,肝病有时会引起胆管闭塞症,对药物的胆排泄会产生影响。以下分不同情况予以讨论。

1. 对药物代谢酶活性的影响

肝功能不全时药物代谢酶 CYP450 的活性将受到不同程度的影响,急性肝病时这种影响较小,在脂肪肝、慢性肝炎、肝硬化时 CYP450 酶的量和活性会依次降低,据报道肝硬化时肝 CYP450 酶的含量约下降 1 倍,氨替比林的体内半衰期可由正常人的 6.5 h 延长至 28.9 h。

肝病对不同 CYP450 酶活性的影响会有所不同,但目前这方面所做的工作较少,有待今后进一步研究。与 CYP450 酶相比,肝病对葡萄糖醛酸结合酶与硫酸结合酶的活性影响较小。

2. 对药物血浆蛋白结合的影响

肝脏是蛋白质合成的重要场所,与药物结合的主要血浆白蛋白和 α-酸性糖蛋白均在肝脏中合成。肝功能障碍时蛋白合成减少,血浆蛋白浓度降低,同时血浆中游离脂肪酸、尿素等内源性物质蓄积,与药物竞争血浆蛋白结合位点,上述两种作用均导致游离药物浓度增加,使其更易分布于靶组织,导致药物的作用增强或不良反应发生率增高。

3. 肝血流量减少、肝清除率下降

肝硬化时,肝外侧枝循环形成,门静脉部分血流不经肝而直接进入大循环,导致肝血流量明显减少,肝内在清除率也随之显著下降,尤其对于肝血流量限速的药物,如利多卡因在肝血流量减少时,其内在清除率显著下降。但对于肝代谢活性限速药物,与肝血流量无关,其肝清除率改变不明显。

4. 药物的首过效应下降、生物利用度增加

肝硬化时,门脉回流受阻,肝血流量减少、肝内在清除率降低、肝摄取比下降,导致药物首过效应下降、生物利用度提高。首过效应明显的药物,其 AUC 和生物利用度明显增加,但是对于几乎无首过效应的药物,其 AUC 和生物利用度变化不明显。

5. 肝病病人临床用药原则

肝功能不全对病人的药物代谢酶的活性会产生影响,所以在临床用药中应根据肝功能检查的指标对用药剂量进行调整,尽量避免使用对肝脏有损害的药物。对于肝病时导致血浆中游离药物增加的现象,在临床血药浓度监测中可利用测定游离性药物浓度的方法,对其剂量进行调整,来提高临床用药的安全性和有效性。

五、在肾功能不全病人中的药物代谢动力学

肾脏是药物排泄的主要器官之一,肾脏功能异常则影响肾小球滤过率、肾血流量、肾小管分泌以及肾小管的重吸收,从而改变药物的药物代谢动力学特征,大多数水溶性药物可经肾脏直接排出体外,肾功能不全时这类药物的生物半衰期就会延长。一些脂溶性药物在肝脏经 I

型代谢后水溶性增加,再通过肾脏排泄,由于某些代谢产物仍具有活性作用,肾功能不全时这样的代谢物就会在体内积蓄,并可能导致出现毒副作用。

肾病病人的血浆蛋白浓度通常会有所降低,这对血浆蛋白结合率高的药物的体内过程会有较大影响,由于游离药物所占比例增加,会促进药物的代谢、排泄,并使药物在体内的分布容积增大。

主要经肝脏代谢而消除的药物,在肾功能不全时其消除速度也会发生变化。如肾功能不全时,安替比林的氧化反应代偿性增加,导致其消除速度增加。

经肾脏排泄比例低的药物,其排泄的程度受影响较小,但主要经肾脏排泄的药物在肾功能不全时,其消除速率变慢、消除半衰期延长导致原型药物或活性代谢物蓄积。

药物对肾功能的影响也是临床用药过程中值得注意的因素,氨基糖苷类抗生素和部分头孢菌素在较高血药浓度时可引起肾毒性,由于这些药物主要经肾脏排泄,肾功能降低可使血药浓度增加,进一步加重对肾脏的损害程度。

基于药物代谢动力学的改变,肾功能不全时给药方案需要进行调整,常见的调整剂量方法主要是减少给药剂量而给药间隔时间不变、延长给药间隔时间而剂量不变、既减少给药剂量又延长给药间隔;如肾功能轻度障碍时,药物维持量减为正常量的 2/3～1/2,或给药间隔时间延长至正常的 1.5～2 倍;中度障碍时,药物维持量减为正常量的 1/2～1/5,或给药间隔延长至正常的 2～5 倍;重度肾功能障碍时,药物维持量减为正常量的 1/5～1/10,或给药间隔延长至正常的 5～10 倍。

第三节　新药的临床药物代谢动力学研究

一、研究的目的和内容

新药的临床药物代谢动力学研究在整个新药临床研究中占有重要的地位,贯穿于整个临床试验期间。临床药物代谢动力学的研究对象包括健康志愿者、目标适应证患者和特殊人群。其中健康志愿者需要开展的临床药物代谢动力学研究包括单次和多次给药,饮食对药物代谢动力学的影响,药物相互作用研究,耐受性实验和活性代谢产物的研究。特殊人群涵盖了肝肾功能损伤者,老年人、儿童和孕妇等。同时还需要考察不同个体、种族之间的药物代谢动力学研究以及药物代谢动力学与药效动力学的相关性研究。

新药Ⅰ期临床试验中健康受试者的药物代谢动力学研究内容包括单次和多次给药的药物代谢动力学研究,如新药为口服制剂,应进行进食对药物吸收影响的研究。该期临床研究的目的有两个,一是研究药物对人体的作用,即人体的耐受程度试验,同时也研究人体对药物的作用,即研究药物的人体药物代谢动力学特性。为保证安全,本期试验是在严格控制的条件下,给少量试验药物于少数经过谨慎选择和筛选出的正常成年健康志愿者。Ⅰ期临床试验的目的是通过初步的临床药理学及人体安全性评价试验。观察人体对于新药的耐受程度和药物代谢动力学,为制订给药方案提供依据。新药Ⅱ期或Ⅲ期临床试验的药物代谢动力学研究内容包括新药在患者体内的药物代谢动力学研究,若新药为前体药物或在人体内主要以代谢方式进行消除的药物,需进行新药的代谢途径、代谢结构及其药物代谢动力学的研究。根据新药管理学特点、临床用药需要及试验条件的可行性,研究者可选择性地进行:① 新药与其他药物相互作用中的药物代谢动力学研究;② 新药特殊人群药物代谢动力学研究(包括肝、肾功能受损,老年人等因素对药物代谢动力学的影响);③ 不同种族的药物代谢动力学研究;④ 人体内血药浓度和临床药理效应相关性,即 PK-PD 结合研究等。

二、临床试验应遵循的原则

赫尔辛基宣言是人体生物医学研究的国际性道德指南,它于 1964 年在芬兰的赫尔辛基召开的第十八届世界医学大会上通过,并于 1975 年在日本(第二十九届),1983 年在威尼斯(第三十五届),1989 年在中国香港(第四十一届),1996 年在南非(第四十八届),2000 年在苏格兰的爱丁堡(第五十二届),2002 年在美国华盛顿(第五十三届),2004 年在日本东京(第五十五届),2008 年在韩国首尔(第五十九届)和 2013 年在巴西福塔莱萨(第六十四届)的世界医学大会上进行过修改。其原则是"公正、尊重人、力求使受试者受益、避免伤害"等。各国纷纷制定了详细的法规制度,即"Good Clinical Procedure"(GCP)。

我国目前已颁布《中国药物临床试验管理规范》(即中国的 GCP)。其着重强调了对受试者的权益保护,如必须有专业人员和非专业人员组成的伦理委员会对试验方案进行审阅和批复,保证试验参加人员、试验方案受试者的选用及报酬/补偿的合理性;受试者在试验前必须签订知情同意书等。对试验研究者的职责、申报主办者的职责、监视员、数据记录、处理、临床试验的质量保证等均作了具体要求。

三、新药 Ⅰ 期临床药物代谢动力学的试验设计

Ⅰ 期临床实验是初步的临床药理学及人体安全性评价阶段,是新药人体实验的起始阶段。研究目的是考察人体对药物的耐受程度,同时观察药物在人体内的吸收和消除的规律,为制订 Ⅱ 期给药方案提供依据。具体研究内容包括耐受性实验和药物代谢动力学研究。应由有经验的临床药理研究人员和有经验的医师进行设计和试验。

1. 受试者

以正常成年人进行试验,试验前和试验后进行体格检查,受试者最好男女相等,例数一般为 10～30 例。

2. 受试剂量的确定

由于整个试验是从小剂量到大剂量进行的,所以选择初试剂量必须十分慎重。首先以保证安全为准则,应参考动物的试验剂量如 ED_{50}、LD_{50}、长毒剂量和药物代谢动力学参数,共同讨论一个预测剂量,然后以这个预测剂量的分数剂量作为人体试验的初始剂量。初始剂量的估算方法可分为如下三种:

参考已有的同样或同类药的临床耐受性试验数据;

若有同类药上市,可取其临床有效量的 1/10 作为起始剂量;

若无参考时,可以根据临床前动物实验结果,由改良 Blaehwell 法、Dollry 法、改良 Fibonaeei 法等推算起始剂量。改良 Blaehwell 法是两种动物急性毒性 LD_{50} 的 1/600 及两种动物长毒有毒量的 1/60 以下,以其中最低者为起始剂量;Dollry 法是指选用最敏感动物最小有效量的 1/50～1/100 或同类药物临床治疗量的 1/10 以下;改良 Fibonaeei 法(起始剂量较大,用于抗癌药物),通常是小鼠急毒 LD_{10} 的 1/100 或大动物最低毒性剂量的 1/40～1/30。耐受性实验是试验药物首次用于人体,一定要注意受试者的安全。新药耐受性试验中经常采用改

良的 Blaehwcll 法,这种方法更多考虑了安全性。

试验前还必须确定本试验的最大剂量。最大剂量的设计一般有两种方法,通常等于临床应用该类药物的最大剂量。若有同样药、同类药或结构相近的药物,则可取其单次最大剂量;若只有动物长毒试验数据,则可取引起中毒症状或者脏器出现可逆性变化剂量的 1/10 或其最大耐受量的 1/5～1/2。同时最大剂量范围内应包括预期的有效剂量。

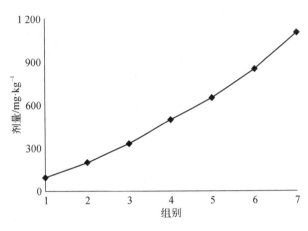

图 8 - 2　费氏递增法各组递增剂量示意图（起始剂量以 100 mg/kg 为例）

单次给药试验剂量递增的方案通常也称为爬坡试验,常用的方法有费氏递增法(改良 Fibonacci 法)、定比递增法。费氏递增法不同剂量组之间递增的速度不同,比如＋100％,＋67％,＋50％,＋30％～＋35％,…,这种方法开始递增快,之后按照 1/3 速度递增;定比递增法,递增系数为 1 时较危险,1/3 太慢,1/2 也少用。爬坡实验需要根据药物的安全性和有效性合理地设计剂量递增系数,递增系数过大,会增加受试者的危险性,过小会增加不必要的实验例数。从起始剂量到最大剂量间一般分成 6～8 个剂量级别,这要根据药物安全范围大小而定。每个剂量组的人数设定通常低剂量为 2～3 人/组,接近治疗剂量时 6～8 人/组。若达到了最大剂量仍无出现毒性反应即可终止试验。如在剂量递增过程中出现了某种不良反应,虽未达到规定的最大剂量也应终止试验。同一受试者只能接受一个剂量试验,不得参加剂量递增和累积试验。

3．给药途径

应根据新药的药物代谢动力学、药效学性质和用药目的选择给药途径,如静脉注射或口服给药等。无论选择何种给药途径均须准备好抢救措施。

4．取药时间

应包括药物的吸收相、分布相、消除相等,可参考动物的药物代谢动力学试验结果,也可根据预实验数据进行设计。

5．血药浓度测定

血药浓度测定方法的建立和考核标准同生物利用度实验。

6．数据处理

对血药浓度测定数据选择适当的方法进行处理,应得出以下几方面结论:

一是,药物的消除动力学性质,即属线性动力学或是非线性动力学,一般以药物的消除特征及 AUC 与剂量的关系进行判断,详见"非线性药物代谢动力学"一章。

二是,模型判别,即判断药物体内过程属于何种房室模型,方法见第四章有关内容。

三是,药物的消除途径,可通过尿药排泄量,得出尿排泄分数 $f = X_n^\infty / X_0$ 和肾清除率 $CL_r = X_n^\infty / AUC$。若药物主要经过肝和肾消除,也可得出肝清除率 $CL_r = X_0 - X_n^\infty / AUC$。

四是,主要药物代谢动力学参数,包括 $t_{1/2}$、c_{max}、t_{max}、k_a、k、V 等。

第四节　群体药物代谢动力学

一、关于群体药物代谢动力学的基本概念

群体药物代谢动力学(population pharmacokinetics)这一概念是20世纪70年代由Sheiner等药物代谢动力学专家将经典的药物代谢动力学理论与统计模型结合起来而提出的一种药动学理论,该理论主要用于分析药物代谢动力学特性中存在变异性的情况,研究药物在体内过程的群体规律和药物代谢动力学参数的统计学分布及其影响因素。群体药物代谢动力学可以将病人的个体特征与药物代谢动力学参数联系起来并作为病人临床个体化给药的依据。

群体药物代谢动力学将变异分为两类,一种是确定性变异,是一类可以观察并衡量的个体间因素,如年龄、性别、身高、体重、种族、合并用药等病理生理状态、实验时间、场所等;另一种变异统称为随机性变异,包括测定误差、计算误差等一切不可预测的误差。

在群体药物代谢动力学的研究过程中,通常把一些基本的药物代谢动力学参数(如CL、V_d、F等)的平均值作为群体药物代谢动力学参数(population parameters)或者称为群体典型值。将群体平均值与标准差结合构成药物代谢动力学参数的群体分布(population distribution)。大量的研究证实,药物代谢动力学参数的分布规律一般符合正态分布或取对数后符合正态分布。而将试验人群按年龄、性别、体重、病种等分类后再进行统计分析,会发现对某类患者来说标准差显著变小。这些按体征分类后的药物代谢动力学参数被称为次群体药物代谢动力学参数,利用次群体药物代谢动力学参数作为病人用药剂量调整的依据时,必然会提高其准确度。

二、群体药物代谢动力学的研究意义

临床上治疗药物监测的目的是实现个体化治疗,通常可以通过经典药物代谢动力学和群体药物代谢动力学两种方法对药物浓度进行监测,获得个体药物代谢动力学参数,分析并了解药物的药物代谢动力学特征,指导临床合理用药。

群体药物代谢动力学通过收集大量患者零散的临床常规监测的药物浓度数据,应用专业软件建立群体模型,计算相关的群体药物代谢动力学参数,然后结合患者的1~2个药物浓度测定值和患者的个体生物学信息,利用药物群体药物代谢动力学参数混合运算和Bayesian反馈法,即可得到该患者的个体药物代谢动力学参数。群体药物代谢动力学免除了患者多次采样的痛苦,充分利用了零散的治疗药物监测常规数据,还能快速求算出群体药物代谢动力学参数,预测血药浓度,制订个体化给药方案,为特殊人群的合理用药提供了强有力的工具。当然,临床实际情况十分复杂,也不能完全按照软件拟合的结果进行剂量调整,要综合考虑患者的病理生理状态以及建模过程中未发现的影响因素和系统误差,拟订全面、合理的个体化用药方案,使患者受益。

三、群体药物代谢动力学参数的估算方法分类

群体药物代谢动力学参数的估算方法可分为参数法和非参数法两种。参数法需要考虑各个变量的分布,假设各个变量为正态分布,用均值、中间值等来反映变量的整体水平。但是实际情况中,很多变量并不是正态分布。非参数法则不需要考虑各个变量的分布,可以为任何分布。它用变量的某一数值以及取得该数值的概率构成一个数据对来表示变量的一个水平。

参数法主要包括单纯聚集分析法（naive pooled data method，NPD）、二步法（two-stage method，TS）和非线性混合效应模型法（nonlinear mixed effect model method，NONMEM）；非参数法则包括非参数最大似然值法（nonparametric maximum likelihood method，NPML）和非参数期望极大值法（nonparametric expectation maximization algorithm，NPEM）、拟参数法或半参数法（SNP）。

单纯聚集分析法是将所有个体的血药浓度-时间数据集中起来取平均值，再进行拟合得到群体药物代谢动力学参数，由于所得参数不能反映个体间的误差，其临床使用价值不大。二步法先得到不同个体的血药浓度-时间数据，并利用该数据计算出各个体的药物代谢动力学参数，再计算出各参数的平均值和标准差，并以此作为其他病人用药的依据，这种方法一般取点较多，试验周期较长，另外用少数个体的数据代表整个人群，其准确度一般较差。使用较多的为非线性混合效应模型法和非参数期望极大值法。

1. 非线性混合效应模型法（NONMEM）

NONMEM 法是 20 世纪 70 年代由 Sheiner 等药物代谢动力学专家提出的一种临床药物代谢动力学参数计算方法。其中确定性变异通过固定效应模型估算，随机性变异由统计学模型确定，将固定效应和随机效应统一考察，即为混合型效应模型。该模型适用于各类数据，能定量考察固定效应对参数的影响，较好地解决了估算复杂模型参数的权重问题。后来美国旧金山加州大学 NONMEM 课题组应用 FORTRAN 语言编制了相应的计算机软件。该软件是进行群体药物代谢动力学分析的有力工具。

NONMEM 法只需要对病人采集 2～3 次血样，与 NPD 法和 TS 法相比操作比较简便且更易为病人接受，通常 NONMEM 法所得参数的误差小于上述另两种方法。

2. 非参数期望极大值法（NPEM）

NPEM 法是利用概率密度分布的手段，将药物代谢动力学参数看成参数值在一定范围内的群体"集聚"，以确定群体参数估算值的概率分布和概率密度。

目前这一方法已有相应的应用程序，比如 USC＊PACK 软件。该软件是 1995 年美国南加州大学应用药物代谢动力学专家组根据非参数期望极大值法和迭代二步贝叶斯法编制的，和 NONMEM 一样得到了美国 FDA 的认可。与 NONMEM 法一样，该法也可以用临床上相对分散的血药浓度数据来估算群体药物代谢动力学参数并能将结果用三维立体图直观显示，被认为也是一种较好的估算群体药物代谢动力学参数的方法。北京大学药学院的卢炜教授所在的课题组借助 USC＊PACK 软件建立了中国癫痫儿童丙戊酸、拉莫三嗪、卡马西平等的群体药物代谢动力学模型。结合 Bayesian 反馈法，可以根据任意时间点的血药浓度，推算峰谷浓度，并可以预测剂量改变后的血药浓度及峰谷浓度。这为制订合理的个体化给药方案带来了极大的便利。

四、群体药物代谢动力学在临床的应用

近年来，随着群体药物代谢动力学研究的发展，其在临床的应用也越来越广。群体药物代谢动力学结合了药物代谢动力学模型和统计学模型，使得其可以对多种因素进行分析，所以可借助群体药物代谢动力学进行定量化的临床药物相互作用研究。同时由于新药临床试验中受试者例数太少，受试对象属于匀质群体，这种情况下生理病理状态以及特殊群体带来的影响也需要使用群体药物代谢动力学对给药方案进行设计与优化。美国 FDA 已同意对婴儿及肿瘤患者等群体采用群体药物代谢动力学模型进行新药的临床药物代谢动力学评价，从而促进新药的研发。当

然,由于药物作用存在明显的个体差异,群体药物代谢动力学研究最主要的目的仍然是指导临床用药,优化个体给药方案。

1. **群体药物代谢动力学参数结合 Bayesian 反馈法优化个体给药方案**

在临床实际应用过程中通常会将上述的群体药物代谢动力学参数估算法如 NONMEM 法等和 Bayesian 反馈法结合应用,以更好地进行临床药物代谢动力学研究和病人的用药剂量调整。Bayesian 反馈法是 Sheiner 等于 1977 年提出的一种由群体药物代谢动力学参数预报个体药物代谢动力学参数,并用于个体给药方案制订的一种方法。由于该法的依据是 Bayes 理论,所以被称为 Bayesian 法。该方法是在群体药物代谢动力学参数的基础上,采用病人的 1~2 个血药浓度作为反馈,可以得到较理想的个体药物代谢动力学参数。Bayesian 法的原理为应用 Bayes 公式,根据测定的血药浓度,得到目标函数:

$$\text{OBJ}_{\text{Bayes}} = \sum_{j=1}^{P} \frac{(P_j - \hat{P}_j)^2}{\sigma_{P_j}^2} + \sum_{i=1}^{n} \frac{(c_i - \hat{c}_i)^2}{\sigma_i^2} \tag{8-1}$$

式中,P_j 表示参数的平均值,σ_{P_j} 为群体参数标准差,c_i 为实测血药浓度,$\hat{c}_i$ 为预测血药浓度,σ_i 为偶然误差的标准差。

用反复迭代法使目标函数得到最小值,此时求得药物代谢动力学参数的预估参数 $\hat{P}_j$,求算药物代谢动力学参数实测值与预估值的相关系数,并进行比较。以相关性比较好的反馈血药浓度,用求出的预估药物代谢动力学参数算出其预估值 c_P,与实测血药浓度比较,上述过程可以反复循环,以相关系数及 RMSE(root of mean squared error)作为评价指标。

从 Bayesian 法提出至今,已有大量文献资料报道了其在药物临床监测中的应用。所研究的药物通常治疗浓度范围狭窄,如氨基糖苷类抗生素、环孢素、地高辛、利多卡因、苯妥英钠、锂盐、氨茶碱、华法林和一些抗肿瘤药物等。图 8-3 显示了结合 NONMEM 法计算群体药物代谢动力学参数,用 Bayesian 法设计个体化给药方案的过程。

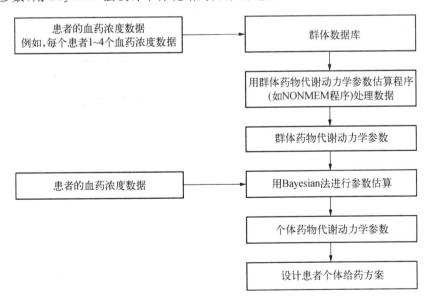

图 8-3 结合 NONMEM 法计算群体药物代谢动力学参数,用 Bayesian 法设计个体化给药方案的过程

2. 实例

【例】他莫克司在 151 例肝移植受者的常规监测的群体药物代谢动力学研究(张弋,等. 中国药学杂志. 2008,24:1897－1890)。

(1) 背景 肝移植受者 151 人(男 126 人,女 25 人),年龄(48.19±10.57)岁(15～75 岁),体重(62.7±11.46)kg(37～100 kg),其中 22 例肝移植受者肝肾功能基本正常。其中常规监测的肝移植受者在免疫抑制剂三联用药的基础上(FK506＋霉酚酸酯＋激素)都不同程度地合用其他药物,其中有可能影响 FK506 的药物代谢动力学的联合用药有氟康唑 49 例次,奥美拉唑 95 例次,激素 162 例次,硝苯地平 8 例次。剂量按照口服 FK506 的剂量为(0.09±0.04)mg/(kg·d),22 例肝移植受者在服药第 6 天的晨起空腹服药前和服药后一定时间分别取外周静脉血,另 129 名肝移植受者在连续服药第 6 天的晨起空腹服药前 30 min 取外周静脉血,血药浓度数据点共 505 个,采用微粒子酶免疫法(MEIA)测定 FK506 全血浓度,灵敏度为 1.5 $\mu g/L$,其中浓度范围为 0～30 $\mu g/L$。

(2) NONMEM 法分析结果

1) 基本药物代谢动力学模型

参考 FK506 药物代谢动力学参数设定初值,用不同房室模型对数据分别计算,获得各种模型的 $OBJ_{极小值}$,比较其差值,判断增加房室是否有显著意义。通过 OBJ 和总体拟合优度比较,确定基础药物代谢动力学模型,$OBJ_{极小值}$ 为优结合考察药物代谢动力学参数的合理性选定二房室模型传递 4。

表 8－2 NONMEM 法对房室模型的选择和确定

药代动力学模型	$OBJ_{极小值}$	ΔOBJ	结论
一房室模型传递 1	841.825	—	否
一房室模型传递 2	846.441	4.591	否
二房室模型传递 1	650.104	−191.721	否
二房室模型传递 4	649.780	−192.045	是

注:OBJ 为目标函数极小值。

从表 8－2 可知,二房室模型传递 4 较一房室模型和二房室模型传递 1 明显优化,目标函数值下降在 200 左右,因此选择二房室模型传递 4。其中,

$$k = CL/V_2 \tag{8-2}$$

$$k_{23} = Q/V_2 \tag{8-3}$$

$$k_{32} = Q/V_3 \tag{8-4}$$

2) 固定效应模型

$$TVCL = \theta_1 \times (DOSE/5)^{\theta_7} \times (BUN/7.5)^{\theta_8} \times (HCT/0.3)^{\theta_9} \tag{8-5}$$

$$TVV_2 = \theta_2 \times (BUN/7.5)^{\theta_{10}} \times (DOSE/5)^{\theta_{11}} \times (AGE/48)^{\theta_{12}} \tag{8-6}$$

$$TVQ = \theta_3 \tag{8-7}$$

$$TVV_3 = \theta_4 \tag{8-8}$$

$$TVKa = \theta_5 \tag{8-9}$$

$$TVALAG = \theta_6 \tag{8-10}$$

式中,$\theta_1 \sim \theta_6$ 为固定效应参数,分别为 CL、V_2、Q、V_3、Ka、ALAG 的群体典型值;$\theta_7 \sim \theta_9$ 分别为剂量、BUN、HCT 对清除率 CL 的影响系数;$\theta_{10} \sim \theta_{12}$ 分别为 BUN、剂量、年龄对中央室分布容积 V_2 的影响系数。

3) 统计学模型

考察了不同模型对结果的优化程度,结果表明,应用指数模型优于其他模型,因此选定指数模型为最终的统计学模型来估算参数的个体内变异和个体间变异。

$$\ln(\mathrm{CL}_j) = \ln(\mathrm{CL}) + \eta_j^{\mathrm{CL}} \tag{8-11}$$

$$\ln(c_{ij}) = \ln(c_{ij}) + \varepsilon_{ij} \tag{8-12}$$

4) 回归模型的确定

分别考察了性别、年龄、体重、术后时间、剂量等协变量加入药物代谢动力学基础模型后对目标函数的影响,确定了有意义的固定效应(ΔOBJ>6.63),将有显著差异的协变量加入回归模型中,具体结果见表 8-3。

表 8-3　各固定效应对估算结果的影响

影响因素	模型公式	OBJ	ΔOBJ	P 值	结论
基本模型	$\mathrm{TVCL} = \theta_1$	1309.2	—	<0.01	是
	$\mathrm{TVV}_2 = \theta_2$				
剂量是否影响 CL	$\mathrm{TVCL} = \theta_1 \times (\mathrm{DOSE}/5)^{\theta_7}$	1 036.84	-272.18	<0.01	是
BUN 是否影响 CL	$\mathrm{TVCL} = \theta_1 \times (\mathrm{DOSE}/5)^{\theta_7} \times (\mathrm{BUN}/7.5)^{\theta_8}$	1 012.28	-24.56	<0.01	是
HCT 是否影响 CL	$\mathrm{TVCL} = \theta_1 \times (\mathrm{DOSE}/5)^{\theta_7} \times (\mathrm{BUN}/7.5)^{\theta_8} \times (\mathrm{HCT}/0.3)^{\theta_9}$	985.717	-26.536	<0.01	是
BUN 是否影响 V_2	$\mathrm{TVV}_2 = \theta_2 \times (\mathrm{BUN}/7.5)^{\theta_{10}}$	967.121	-18.596	<0.01	是
剂量是否影响 V_2	$\mathrm{TVV}_2 = \theta_2 \times (\mathrm{BUN}/7.5)^{\theta_{10}} \times (\mathrm{DOSE}/5)^{\theta_{11}}$	955.27	-11.421	<0.01	是
年龄是否影响 V_2	$\mathrm{TVV}_2 = \theta_2 \times (\mathrm{BUN}/7.5)^{\theta_{10}} \times (\mathrm{DOSE}/5)^{\theta_{11}} \times (\mathrm{AGE}/48)^{\theta_{12}}$	944.90	-10.37	<0.01	是

由表 8-3 可知,目标函数下降最明显的是剂量对 CL 的影响,ΔOBJ 下降 272.18,其次是 HCT 及 BUN 对 CL 的影响,剂量、BUN、年龄对 V_2 的影响相对小一些。

5) 模型的验证

将验证组数据代入 NONMEM 程序进行迭代,得到验证组中 FK506 浓度预测值和实际观测值的散点图,见图 8-4:

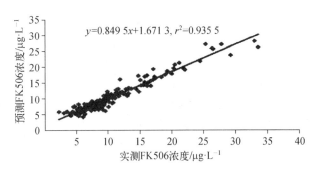

图 8-4 回归模型中验证组 FK506 实测浓度和 Bayesian 反馈预测浓度的散点图($n=160$)

从图 8-4 中可以看到,预测值与实测值的线性相关性较好 $r=0.97$。根据肝移植受者过去的服药剂量和相应的血药浓度,结合药物代谢动力学参数的群体值并以 Bayesian 反馈计算出个体的药物代谢动力学参数。

6）群体药物代谢动力学参数

保留回归模型中固定效应的个数和形式不变,将总数据集文件加入程序迭代,估算出各项群体参数值。总数据集在药物代谢动力学模型和在回归模型拟合出的结果与实测值结果的相关性见图 8-5 和图 8-6:

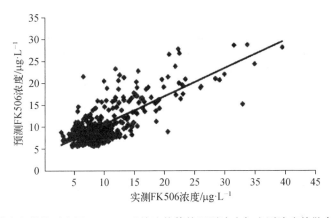

图 8-5 在药物代谢动力学模型中用 Bayesian 反馈法估算的预测浓度与实测浓度的散点图($n=505,r=0.75$)

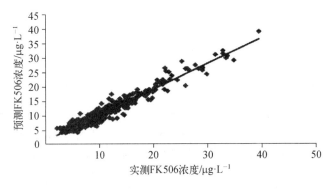

图 8-6 在回归模型中用 Bayesian 反馈法估算的预测浓度与实测浓度散点图($n=505,r=0.97$)

对比两图可见,通过 NONMEM 法对固定效应和随机误差加入药物代谢动力学模型的方法使得血药浓度的预测更为准确。总数据集最终的 MAWR 为 0.11 ± 0.10。

3. 个体化剂量调整

本试验中主要是 22 例药物代谢动力学数据中的峰值附近的浓度比较高,但在临床使用上还是以稳态谷浓度为主要的考察指标。此方法在低浓度的时候预测比较好,预测浓度在实测浓度的上下均匀分布,而在高浓度的时候,主要由于临床上在高浓度的数据比较少,浓度的分布不够均匀。结合患者的生理病理特征预测患者的血药浓度,再给予适当的剂量调整,达到个体化给药的目的。

第五节　临床药物相互作用研究

体内药物相互作用(drug-drug interaction,DDI)是指一种药物引起其他药物的体内代谢或药效发生改变。其中代谢相互作用主要由药物代谢酶及转运体介导,可发生在药物吸收、分布、代谢和排泄的各个环节。药物代谢相互作用有时可起到增效或减毒作用,但有时也会降低疗效或引发严重不良反应。以下按药物在体内处置的各环节分别进行介绍。

1. 药物相互作用对药物吸收的影响

肠道存在的代谢酶和转运体所介导的药物间相互作用可改变药物吸收速率和程度。其中代谢酶 CYP3A 和外排转运体如 P-GP 的抑制剂可通过减弱其他药物的代谢或外排从而增加药物吸收,如通过肠道给予酮康唑抑制 CYP3A4 活性后,能显著增加奥美拉唑生物利用度。反之,它们的诱导剂则可使相应的药物吸收减少。如利福平是典型的 P-GP 的诱导剂。当 8 名健康受试者每天服用 600 mg 利福平,连服 9 d 后,十二指肠的 P-GP 表达提高了 4.2 倍,在静脉注射(30 mg)或者口服(100 mg)他利洛尔后,他利洛尔的 AUC 与未服用利福平时相比,分别降低了 21% 和 35%。

除此之外,发生在药物吸收环节的相互作用因素还包括:① 引起胃肠道 pH 改变。对于弱酸性或弱碱性药物,当合并用药改变了胃肠道 pH 时,可能会改变药物的解离度影响其吸收。如弱酸性药物水杨酸类、磺胺类、巴比妥类与抗酸药(碱性)同时服用,就会增加弱酸性药物的解离度,减少吸收,使血药浓度降低,药物的疗效下降。② 形成难吸收的复合物。药物与硫酸亚铁、氢氧化铝凝胶等阳离子金属药物同服易发生螯合反应产生络合物,难以吸收。③ 有些可通过影响胃肠蠕动功能或改变肠道菌群而改变其他药物的吸收速度与程度。

2. 药物相互作用对药物分布的影响

大多数药物吸收入血后,均不同程度地与血浆蛋白发生结合。与血浆蛋白结合的药物不能向组织分布,也不能被代谢和消除。同时服用两种或两种以上药物时,药物之间可通过竞争血浆蛋白而影响彼此的作用。这种情况下,治疗窗较窄,蛋白结合率较高的药物易引发药物相互作用,产生不良反应。如保泰松可以提高双香豆素的抗凝血作用,其机制可能与蛋白结合的替换作用有关。保泰松的蛋白结合率为 98%,而香豆素的蛋白结合率为 99%。此外,组织血流量以及靶器官上分布的转运体若受到影响,也会进一步影响相应药物的分布。同时现已证实体内的血脑屏障、血睾屏障、胎盘屏障等某些屏障结构对调控药物体内分布发挥着重要的作用。这些屏障组织中大多存在 P-GP 等外排转运体,它们能将药物外排至细胞外,从而改变药物的组织分布,如 P-GP 可降低长春新碱、鬼臼毒素等脂溶性高的药物在脑脊液中的含量。

表 8－4　药物置换血浆蛋白结合所引起的变化

置换药	被置换药	结果
水杨酸类、保泰松	甲苯磺丁脲	血糖过低
长效磺胺类、呋塞米	氯磺丁脲	血糖过低
吡唑酮类、氯贝丁酯	双香豆素	出血
水杨酸类、苯妥英钠	华法林	出血
水杨酸类、磺胺类	甲氨蝶呤	血细胞减少
华法林、氯贝丁酯	呋塞米、依他尼酸	毒性增加
呋塞米	水合氯醛	血压升高

3. 药物相互作用对代谢的影响

代谢是大多数药物体内处置过程的重要环节。影响药物代谢而产生的药物相互作用约占药代动力学相互作用的 40%，是最具有临床意义的一类相互作用。这种药物相互作用的发生，主要是药物对生物转化酶系统诱导和抑制的结果，即药物的酶诱导作用和酶抑制作用。酶的诱导一般是长期的，可使药物代谢增加，易导致药物浓度降低、药效下降，具有酶诱导作用的药物称为酶的诱导剂或者酶促剂。常见的酶促引起的药物相互作用见表 8－5。但是对于代谢产物拥有更强的活性或者较大毒副作用的药物而言，酶的诱导会增加不良反应的发生。另外诱导剂的给药途径、给药剂量和时间以及诱导剂的半衰期等都会对酶的诱导产生影响。抗焦虑药三唑仑口服后主要由 CYP3A4 代谢，而利福平是常见的 CYP3A4 的诱导剂。正在服用三唑仑的患者，若加服利福平会使三唑仑代谢加快，药效降低甚至消失从而导致焦虑症病情加重。如图 8－7 所示，预先服用利福平后，三唑仑的达峰时间和 AUC 均显著减小，半衰期也缩短。

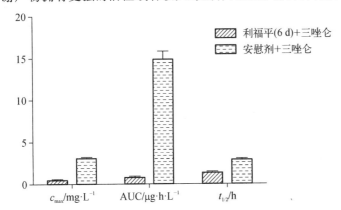

图 8－7　服用利福平组与对照组 c_{max}、AUC、$t_{1/2}$ 对比

引自楼淑瑾. 现代中西医结合杂志,2007,16:4035。

表 8－5　常见的酶促引起的药物相互作用

药酶诱导剂	药效减弱的药物
苯巴比妥	双香豆素、糖皮质激素类、性激素、灰黄霉素、苯妥英钠、洋地黄毒苷、奎尼丁、维生素 K
苯妥英钠	双香豆素、糖皮质激素类、维生素 D、华法林
利福平	双香豆素、糖皮质激素类、雌激素、甲苯磺丁脲
氨基比林	氢化可的松、戊巴比妥
灰黄霉素	口服抗凝药

一般而言,酶抑制作用所致代谢性药物相互作用的临床意义远大于酶诱导作用,约占全部相互作用的70%,酶诱导作用占23%,其他为7%。

酶的抑制作用发生较快,发生率较高,常表现为消除速度减慢、血药浓度升高,药效增强甚至中毒。常见的酶促引起的药物相互作用见表8-6。能引起酶抑制作用的药物称为药物代谢抑制剂或酶抑制药物。如地西泮是长效苯二氮䓬类药物,主要被 CYP2C19 和 CYP3A4 代谢,伏立康唑是 CYP3A4 的抑制剂,当两者合用时,伏立康唑治疗组相对于对照组,地西泮的 $AUC_{0\sim\infty}$ 增加了2.2倍,$t_{1/2}$ 从31 h 延长到61 h。因地西泮的清除极大地降低增加发生临床危险的可能,因而需要引起注意。结果见图8-8。

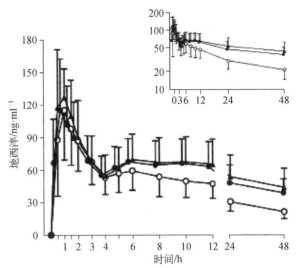

图8-8　血浆中地西泮的浓度(平均值±SD)(其中空心指对照组,实心是实验组即加伏立康唑或氟康唑)

引自文献 Saari TI, et al. Eur J Clin Pharmacol,2007,63:941-949。

表8-6　酶抑制引起的相互作用

药酶抑制剂	药效增强的药物
氯霉素	苯妥英钠、甲苯磺丁脲、氯磺丙脲、双香豆素类
西米替林	华法林、苯妥英钠、茶碱、苯巴比妥、地西泮、普萘洛尔
红霉素	氨茶碱
环丙沙星	氨茶碱、双香豆素类、咖啡因
异烟肼	苯妥英钠、卡马西平、阿司匹林
对氨基水杨酸	异烟肼、苯妥英钠
呋喃唑酮	麻黄碱、间羟胺
利他林	双香豆素类、苯妥英钠、巴比妥类

通常药物代谢酶的抑制作用会受到如下因素的影响:① 抑制剂剂量的增加会伴随抑制能力的增强,抑制剂血药浓度达到稳态时其抑制能力是最强的;② 抑制剂的半衰期会影响酶抑制作用的时间;③ 低摄取比的药物肝清除受肝血流量影响较小,主要受酶活力的限制,相对而言更容易发生酶的抑制作用。

4. 药物相互作用对药物排泄的影响

药物经机体吸收、分布及代谢后以原型或代谢物排出体外。肾脏是药物排泄的主要器官。药物经肾脏排出体外,主要是肾小球滤过,肾小管重吸收和肾小管分泌综合作用的结果。进入肾小管的药物有的可以被重吸收,不能被重吸收的随尿液排出体外。通常,肾排泄环节引发药物相互作用的因素主要有两个,一是尿液 pH 影响肾小管的重吸收;二是肾近曲小管存在的药物主动分泌系统存在竞争性。如果合用药物对上述药物排出体外的过程产生影响,就可影响药物在体内的停留时间和血液浓度,最终影响药效。

表 8 - 7　竞争肾小管转运载体的药物

竞争剂	排泄速度被减慢的药物
丙磺舒	吲哚美辛、青霉素、头孢菌素类
水杨酸类	保泰松、吲哚美辛、丙磺舒、磺胺苯吡唑
双香豆素	氯磺丙脲
羟基保泰松	青霉素

药物相互作用可以分为对临床有益的和不利的两种。有益的药物相互作用可因提高临床疗效、减少不良反应、节约治疗成本而被临床积极应用;不利的药物相互作用可导致疗效降低、无效甚至发生不良反应。临床上应避免不利的药物相互作用,积极利用有利的药物相互作用。

第六节　药物基因组学研究

一、临床药物基因组学

在一对同源染色体的相同位置上存在不同形态的基因,这种等位基因变异(如单碱基对差别,或者单基因、多基因以及重复序列数目的差别)的发生率大于人口的 1% 时,称为基因多态性。一般情况下,编号按等位基因鉴定的年代顺序排列,等位基因往往使用星号(*)表示。例如,基因 *1/*1 表示基因是野生纯合子,基因 *1/*3 表示基因是杂合子,基因 *3/*3 表示基因是突变纯合子。

基因的多态性是造成药物反应个体差异的主要原因。因此,药物基因组学(pharmacogenomics)是指从基因水平研究基因序列的多态性与药物效应多样性之间的关系,即研究基因本身及其突变体对不同个体药物作用效应差异的影响,以此为平台开发药物,指导合理用药,提高用药的安全性和有效性。

药物基因组学所要研究的基因多态性主要包括药物代谢酶、药物转运体和药物作用受体或靶点等三个方面。这些多态性的存在可能导致药物治疗中药效和不良反应的个体及种族差异。

二、药物代谢酶的基因多态性

目前与药物反应相关的基因多态性研究主要集中在药物代谢酶,其中对 CYP450 家族研究最深入。CYP450 是由一群基因超家族编码的酶蛋白组成,参与临床上 60% 以上的药物代谢。CYP450 酶基因多态性是造成不同个体药物代谢差异的主要根源。CYP 主要有 CYP1、CYP2、CYP3 3 个基因家族,涉及体内大多数药物代谢的亚型,包括 CYP2D6,2C9,2C19,3A,2E1,1A1,1A2,1B1,2B6 和 2C8 等都存在基因多态性的现象。不同的突变类型会对 CYP450 酶的活性产生不同影响,根据个体按照代谢的快慢分为强代谢型和弱代谢型。

1. CYP2D6

CYP2D6 亚家族是第一个被发现具有遗传多态性的 CYP450 药物代谢酶基因,其是在抗高血压药异喹胍的代谢缺陷现象中发现的。CYP2D6 大约是 25％药物的代谢酶,尤其是碱性药物,包括布非洛尔、帕罗西汀等。所有参与药物代谢的 CYP450 基因家族中,CYP2D6 是唯一不能被诱导的酶,其基因多态性对酶的个体活性有重要影响。CYP2D6 的基因多态性可表现为 4 种表型:慢代谢型(PM)、中间代谢型(IM)、快代谢型(EM)、超快代谢型(UM)。

CYP2D6 等位基因存在明显的种族和人群差异。高加索人中,慢代谢型发生频率为 5％～10％,而在亚洲人中,慢代谢型发生频率约为 1％、中间代谢型则占了 51％。

2. CYP2C9

CYP2C9 是 CYP2C 亚家族中的一种同功酶,主要分布在肝脏组织,约占肝微粒体 CYP 酶总量的 20％。大约 10％的临床常用药物经由 CYP2C9 氧化代谢,主要包括双氯芬酸、布洛芬、萘普生、吲哚美辛、苯妥英、卡马西平、格列本脲等。CYP2C9 主要有 3 种代谢表型的基因,分别为 CYP2C9*1(野生纯合子)、CYP2C9*2(突变杂合子)和 CYP2C9*3(突变纯合子)。基因型的不同对药物的代谢能力也不同。如 CYP2C9*3 突变体患者华法林的维持剂量为(2.01 ± 0.23)mg/d,较野生型患者[(3.21 ± 0.11)mg/d]显著降低($P<0.01$)。

CYP2C9 的遗传多态性存在明显的种族差异。CYP2C9*1、CYP2C9*2 和 CYP2C9*3 在高加索人中发生频率分别为 70％、22％和 8％(酶活性异常达 30％),亚洲人中分别为 92％、0％和 8％(酶活性异常 8％)。

3. CYP2C19

S-美芬妥因的羟化代谢呈现出快慢两种代谢类型,后被证实与 CYP2C19 基因多态性相关。所以 CYP2C19 也称为 S-美芬妥因羟化代谢酶基因,CYP2C19 酶具遗传多态性,分为快代谢者(EM)、慢代谢者(PM)。CYP2C19 主要有 4 种代谢表型的基因,分别为 CYP2C19*1(快代谢型)、CYP2C19*2(慢代谢型)、CYP2C19*3(慢代谢型)和 CYP2C19*17(超快代谢型)。除了美芬妥因外,CYP2C19 的代谢底物包括抗抑郁药阿米替林、丙米嗪等,抗惊厥药苯妥英、苯巴比妥等,质子泵抑制剂奥美拉唑、兰索拉唑等。

CYP2C19 的遗传多态性存在明显的种族差异。如 CYP2C19*2 在高加索人中发生频率为 13％,尼格罗人中为 13％～25％,亚洲人为 23％～32％。CYP2C9*3 在高加索人中发生频率为 0,尼格罗人中为 0％～2％,亚洲人为 6％～10％。所以 CYP2C19 慢代谢型亚洲人整体上占了 29％～42％,而高加索人为 13％,尼格罗人中为 13％～27％。

4. CYP3A

CYP3A 家族是最重要的药物代谢酶之一,参与了 50％临床常用药的代谢。其在成人肝和肠中主要表现为 CYP3A4 和 CYP3A5,二者与底物的结合特征相似,但是 CYP3A5 的酶活性较 CYP3A4 低。CYP3A4 占肝脏 CYP450 酶总量的 25％,代谢 38 个类别约 150 种药物,代谢临床药物 60％。个体 CYP3A4 活性差异 85％是由遗传因素决定。咪达唑仑、硝苯地平、辛伐他汀、环孢素 A 等代谢与 CYP3A4 活性显著相关,在 CYP3A4 基因中发现了近 30 种单核苷酸多态性,其突变等位基因从 CYP3A4*2 至 CYP3A4*19,但基因多态性因素造成个体间差异,尚无定论。目前发现 CYP3A4 基因多态性的变异率较低,而 CYP3A5 更为常见。在 CYP3A5 多个基因变异型中,CYP3A5*3 是最常见的。其是由于内含子 3 发生剪接缺陷,导致 CYP3A5 蛋白表达受阻,酶蛋白合成和活性均显著减少,与野生型相比代谢能力降低。CYP3A5*3 在高加索人的发生频率为 62％～83％,尼格罗人中发生频率为 27％～55％,中国人为 71％～76％。

表 8－8　常见代谢酶多态性基因

CYP	CYP 等位基因命名	关键突变位点	rs 号码	位　置	功　能
CYP2D6	CYP2D6*3	2549delA	rs35742686	移码突变	无功能
	CYP2D6*4	1846G＞A	rs3892097	剪接缺陷	无功能
	CYP2D6*5	重组	—	缺失	无功能
	CYP2D6*6	1707delT	rs5030655	移码突变	无功能
	CYP2D6*10	100C＞T	rs1065852	P34S	蛋白表达和活性降低
	CYP2D6*17	1023C＞T 2850C＞T	rs28371706 rs16947	T1071R296C	蛋白表达和活性降低
CYP2C9	CYP2C9*2	3608C＞T	rs1799853	R144C	活性降低
	CYP2C9*3	42614A＞C	rs1057910	I359L	活性显著下降
CYP2C19	CYP2C19*2	19154G＞A	rs4244285	剪接缺陷	无功能
	CYP2C19*3	17948G＞A	rs4986893	W212X	无功能
	CYP2C19*17	－806C＞T	rs12248560	启动子	蛋白表达和活性增加
CYP3A5	CYP3A5*3	6986A＞G	rs776746	剪接缺陷	蛋白表达和活性显著下降
	CYP3A5*6	14690A＞G	rs10264272	剪接缺陷	蛋白表达和活性显著下降
CYP2E1	CYP2E1*2	1168G＞A		外显子2	蛋白表达和活性下降
CYP1A	CYP1A1*2C	2454A＞G	rs1048943	I462V	活性增加
	CYP1A2*1C	－3860G＞A	rs2069514	启动子	诱导性下降
	CYP1A2*1F	－163C＞A	rs762551	内含子	诱导性增加
CYP1B	CYP1B1*6	142C＞G 355G＞T 4326C＞G	rs10012 rs1056827 rs1056836	R48G A119S L432V	活性下降
CYP2B	CYP2B6*4	18053A＞G	rs2279343	K262R	蛋白表达和活性增加
	CYP2B6*5	25505C＞T	rs3211371	R487C	蛋白表达和活性下降
	CYP2B6*6	15631G＞T 18053A＞G	rs3745274 rs2279343	Q172H K262R	蛋白表达下降,活性改变
	CYP2B6*18	21011T＞C	rs28399499	I328T	蛋白表达和活性显著下降
	CYP2B6*22	－82T＞C	rs34223104	启动子, TATA 盒	蛋白表达和活性增加,诱导性增加
	CYP2C8*2	11054A＞T	rs11572103	I269F	活性下降
	CYP2C8*3	2130G＞A 30411A＞G	rs11572080 rs10509681	R139K K399R	活性发生改变
	CYP2C8*4	11041C＞G	rs1058930	I264M	活性下降

引自 Zanger UM,Schwab M. Pharmacol Ther,2013,138:103－141。

三、药物转运体的基因多态性

药物转运体在机体内负责内外源性物质的摄取和外排,继而影响药物在机体内的吸收、分布、代谢及排泄过程。相对于药物代谢酶的基因多态性,目前临床上经过确认的转运体相关的显著基因多态性并不多见,但是其研究也愈来愈受到关注。如在给予健康志愿者 2 mg 瑞格列奈后,SLCO1B1 * 1A/ * 1B 或 * 1A/ * 1A、SLCO1B1 * 15/ * 1A 或 * 5/ * 1A 基因型的志愿者 $AUC_{0\sim\infty}$ 比 SLCO1B1 * 1B/ * 1B 基因型志愿者的 $AUC_{0\sim\infty}$ 显著增加,相对后者分别增加 39.81%、42.09%($P=0.028$、$P=0.032$),清除率在前两种基因型志愿者中相对后者分别降低 27.39%、28.55%($P=0.015$、$P=0.019$),即在单剂量给予 2 mg 瑞格列奈后,SLCO1B1 * 1B/ * 1B 基因型能够减低其 $AUC_{0\sim\infty}$,同时增加清除率。

表 8-9 MDR1 及 SLBO1B1 多态性基因

转运体	基因多态性	突变位点	定 位	效 应
MDR1	MDR1	C3435T	Exon26	Wobble(Ile1145Ile)
		T17/-76A	Exon13	Arg492Cys
		T3421A	Exon 26	Ser1141Thr/Gln1107Pro
		C3396T	Exon 24	Ala999Thr
		C-145G C2650T A17/+137G C1474T A548G	Intron	无功能
		2677G→(T/A) A2956G G2995A	Exon 21	Wobble(Leu884Leu) Ala893Thr Ala893Ser
		C12/+44T	Exon 12	Wobble(Gly412Gly)
SLBO1B1	SLBO1B1 * 1b	388A>G		
	SLBO1B1 * 1c	455G>A,721 G>A	启动子	影响蛋白的表达
	SLBO1B1 * 2	217T>C	Exon5	影响蛋白的表达
	SLBO1B1 * 5 * 15~ * 17	521T>C		编码的蛋白转运功能下降

引自李艳红,等.遗传学报,2006,33:93-104;杨凡,等.医药导报,2013,32:1329-1333。

整体来讲,药物代谢酶、药物转运体和药物受体或靶点基因多态性的综合作用造成了个体和种族之间较大的差异性,这一观点目前在糖尿病、高血压、高脂血症等方面都得到了系统的研究。

四、临床药物基因组学的应用

1. 指导临床用药,实现个体化治疗

现代分子生物学、分子医学以及药物基因组学等学科的发展,使医学研究越来越趋向于个体化。通过对用药个体基因组多态性及其对药物反应相关性的分析,可制订基于个体遗传学特征之上的"个体化治疗"。

目前,应用的方法是根据药物代谢动力学的原理,通过测定服药者体内的药物浓度,计算出药物代谢动力学参数,设计个体化给药方案。药物基因组已经能成功用于高血压、哮喘、高血脂和肿瘤等药物治疗。但也要注意药物代谢的遗传多态性是否具有临床意义取决于药效活性存在于底物还是其代谢物,以及由遗传决定的消除途径在总消除途径里所占的比重。

2. 促进新药的研究和开发

应用药物基因组学开发新药就是利用基因组数据库,经生物信息学分析、高通量基因表达筛选等现代生物技术快速高效地研发新药。此外,药物基因组学可根据基因型选择有效的治疗群体,从Ⅰ期临床试验开始,实验对象就被划分为不同的基因型,根据实验数据和结果,在进入Ⅱ期、Ⅲ期临床试验时,就确切地知道,这些药物适合哪些患者,或选择哪些患者作为实验对象,避免不良反应的发生,重新评价"无效"或因不良反应大而未获批准的药物。

药物基因组学的发展将最终导致药物代谢和遗传基础的彻底阐明,患者的遗传药理学信息将以基因芯片形式存储和调用,使得根据每个患者特定的遗传背景来选择最优药物,提高疗效、缩短疗程、减少毒副作用、降低成本成为可能。可以预见,药物基因组学是一门发展迅速并充满希望的新兴学科,对 21 世纪的医药学将产生深远的影响。

(陈西敬,赵 娣)

参考文献

[1] 芮建中,卓海通,姜国华,等.NONMEM 法分析肾移植患者环孢素 A 的群体药动学[J].药学学报,1995,30:224.

[2] 卢建丰,周永冈,杨友春,等.应用 Bayesian 反馈法预测非稳态下苯妥英钠浓度[J].中国药学杂志,1995,30:738-739.

[3] 马彦荣,周燕,张国强,等.LC-MS/MS 法同时测定大鼠血浆中瑞格列奈和普伐他汀钠的浓度及其在药动学相互作用研究中的应用[J].药学学报,2014,49:72-77.

[4] Liang R,Li L,Li C,et al. Impact of CYP2C9*3, VKORC1-1639, CYP4F2rs2108622 genetic polymorphism and clinical factors on warfarin maintenance dose in Han-Chinese patients [J]. J Thromb Thrombolysis,2012,34:120-125.

[5] 楼淑瑾.三唑仑对服用利福平患者的影响[J].现代中西医结合杂志,2007,16:4035.

[6] Saari TI,Laine K,Bertilsson L,et al. Voriconazole and fluconazole increase the exposure to oral diazepam [J]. Eur J Clin Pharmacol,2007,63:941-949.

[7] Westphal K,Weinbrenner A,Zschiesche M,et al. Induction of P-glycoprotein by rifampin increases intestinal secretion of talinolol in human beings:a new type of drug/drug interaction[J]. Clin Pharmacol Ther,2000,68:345-355.

[8] Zanger UM,Schwab M. Cytochrome CYP450 enzymes in drug metabolism:regulation of gene expression,enzyme activities,and impact of genetic variation[J]. Pharmacol Ther,2013,138(1):103-141.

[9] He J,Qiu Z,Li N,et al. Effects of SLCO1B1 polymorphisms on the pharmacokinetics and pharmacodynamics of repaglinide in healthy Chinese volunteers[J]. Eur J Clin pharmacol,2011,67:701-707.

第九章 药代动力学与药效动力学结合模型

第一节 概 述

药代动力学(pharmacokinetics，PK)和药效动力学(pharmacodynamics，PD)是按时间同步变化的两个密切相关动力学过程。药代动力学着重阐述机体对药物的作用，即药物在体内的吸收、分布、代谢和排泄特点及其经时过程的动力学特征；而药效动力学则侧重于描述药物对机体的作用，即药物效应随时间和浓度而变化的经时过程及其动力学特征，两者之间存在着必然的内在联系。但以往对于药代动力学和药效动力学的研究忽略了两者之间存在的这种内在联系，通常是将两者分别加以研究的，随着药代动力学和药效动力学研究的不断深入，人们才逐渐意识到只有将两者结合研究才更具有实际意义，这有助于更好地揭示药物与机体相互作用的动态变化规律性。

在早期的临床药代动力学研究中期望通过经时过程的血药浓度变化来反映药效的经时过程，即通过血药浓度将药代动力学和药效动力学结合起来，其理论基础是药物的浓度和效应在经典的药效动力学中呈现出简单的一一对应的关系，可当时忽略了一个问题，经典的药效动力学模型是在离体水平上建立的，此时药物的浓度和效应之间确实呈现出典型的一一对应的关系，但这一关系是建立在体外研究的基础之上的。而药物的药代动力学和药效动力学在体内受到诸多因素的影响，因而其在体内的动力学过程极为复杂，且在体内很难直接测到作用部位的药物浓度。经典的药效动力学里所说的浓度实际上是作用部位的浓度，但在临床研究中我们不可能直接测得作用部位的药物浓度，因而常常用血药浓度来代替作用部位的浓度。

随着药代动力学和药效动力学研究的不断深入，发现了许多经典理论无法解释的现象，如效应的峰值明显滞后于血药浓度峰值、药效的持续时间明显长于其在血浆中的滞留时间、血药浓度和效应的曲线并非像在体外药效动力学研究中观察到的呈现典型的S形曲线。人们逐渐意识到药物在体内的药代动力学和药效动力学过程极为复杂，其血药浓度和效应之间虽然存在着一定的联系，但这种关系并非简单的一一对应关系，因而不能简单地用血药浓度来代替作用部位的浓度。

进一步研究发现，作用部位药物浓度的变化并不一定平行于血药浓度的变化，因而出现了上述的一些现象，所以在体内不能简单地用血药浓度代替作用部位的浓度来反映药物效应随时间和浓度而变化的情况。针对上述现象 Sheiner 等人于 1979 年首次提出了 PK-PD 结合模型，并成功地运用这一模型解释了上述的一些现象。该模型借助经典的药代动力学和药效动力学模型，通过效应室巧妙地将两者结合起来，因此这种 PK-PD 模型也被称为效应室模型。运用该模型可以阐明血药浓度-时间-效应三者之间的内在联系，即血药浓度随时间的变化及药物的效应随时间和浓度的变化规律，揭示药代动力学和药效动力学之间必然的内在联系。这有助于我们认识药物在体内的药代动力学和药效动力学过程的综合特性，如药物在体内血药浓度与作用部位的药物浓度和效应的关系及其动力学特征,利用血药浓度与作用部位的药物浓度之间的关系间接地建立血药浓度与效应之间的关系,给出药物在体内的药代动力学和药效动力学参数,通过这些参数来描述药物及其所产生的效应在体内的动态变化规律性。

经典的 PK-PD 模型,如效应室模型中所选择的效应指标是直接的和可逆的,即药物一旦到达作用部位即可产生效应;一旦药物从作用部位消失,药物的效应也随之消失,但事实上许多临床常用药物的效应并不符合这一特征。抗高血压药 ACEI 是通过抑制 Ang Ⅰ 转化为 Ang Ⅱ 而间接地发挥降血压作用的。对于属于这种作用类型的药物经典的 PK-PD 模型是不适用的,这极大地限制其应用。因此近年来又根据这类药物的作用特征和机制提出并建立了间接效应 PK-PD 模型,该模型提出药效的产生和消除受内源性物质的影响,内源性物质的含量与药效的大小有关,且是药物浓度的函数,即药物通过影响某种内源性物质如特定的酶,然后经过一系列的生理生化过程最终产生效应。这就是间接效应 PK-PD 模型的理论基础,由此可见,这是一种完全基于药物作用机制的 PK-PD 模型,这一模型的出现极大地促进了 PK-PD 模型应用,目前 PK-PD 模型在新药研发的各个环节得到了广泛的应用。

第二节　药效学模型

一、效应指标的分类和选择

药效动力学研究的关键是效应指标的选择,所选择的效应指标应能随着时间、给药剂量、药物浓度等发生高敏感性的变化。因此有必要对效应指标的特点进行充分的了解,以帮助我们选择合适的效应指标进行药效动力学研究。给予机体一定剂量的药物后,药物可分布到全身各组织中,并与相应的作用部位结合或通过影响体内某一内源性物质,最终产生药理效应。根据药物在体内产生的效应的性质和特点,药物效应大致可以分为以下几大类:

1. 计量效应(graded response)

此类效应是指那些可以被连续定量测定,且效应指标变化对浓度相对敏感的指标。其最大的优点是可以把药物浓度与效应很好地结合起来,通过小样本的采集就能获得充足的信息,如给药前后的血压变化、心率变化、心脏电生理变化和尿量的变化等均属于这类效应指标。因此这类效应指标是药效动力学和 PK-PD 研究中首选的指标,并在 PK-PD 研究中得到广泛应用。

2. 计数效应(categorical response)

此类效应也称为质效应,指某一特定的反应出现或不出现(如死亡或存活,惊厥或不惊厥,呕吐或不呕吐等),对于每个个体而言没有量的差异,只有质的区别,对于这类效应通常是探讨其药物或剂量与某一特定反应出现的概率之间的关系。

3. 计时效应(survival response)

此类效应常用时间来衡量某一特定反应的出现,某一特定效应出现所需要的时间或持续时间,即药效的显效时间或持续时间(如给药后生存时间或死亡时间、凝血时间)。此类效应也是可以测量的,因而也属于计量效应的范畴,但由于都是以时间为指标的,故称为计时效应。

4. 频数效应(frequency response)

此类效应用某一疾病发作次数或频率,如用药前后癫痫的发作次数变化作为效应指标。

5. 诱发效应（challenge response）

有时在临床实际中不可能去等待病人某一疾病的发作，这时常常借助于生理或药理的方法（如运动诱发心动过速、电刺激诱发心律失常等）来诱发某一疾病的发作，然后评价药物的疗效，将这类效应称为诱发效应。

一般要求所选择的效应指标具有可连续定量测定、效应指标变化对浓度变化相对敏感和可重复性等特点，如给药前后的血压变化、心率变化、心脏电生理变化和尿量的变化等均可作为测定的效应指标，这样便于定量研究药物在体内的效应动力学过程，阐明其效应在体内的动态变化规律性。但在上述的几类效应中只有计量效应能够满足这些条件，许多药物的效应是无法连续定量测定的或效应指标变化对浓度变化不敏感，导致其无法被用于 PK-PD 模型研究中，因此合适的效应指标的选择已经成为制约 PK-PD 模型研究的一大瓶颈。

近年来，随着分子生物学研究的不断深入，人们对许多疾病的发生和发展过程有了更进一步的认识，并发现了许多可以表征机体生理和病理过程的生物标志物（biomarker），它们常常是一些与疾病的发生和发展有密切相关性的内源性物质（包括某些生理生化指标），因此它们一方面可以作为疾病早期诊断和风险评估的指标，另一方面也可作为药物疗效的评价指标。在此基础上逐渐发展起来以下几类药物效应的替代指标用于 PK-PD 模型研究：

（1）生物标志物　生物标志物是指那些可以表征机体生理和病理过程的指标，它们常常是一些与疾病的发生和发展有密切相关性的内源性物质（包括某些生理生化指标）。但并不是所有的生物标志物都可用于药物疗效的评价，只有那些与疾病的发生和发展及药物作用密切相关的、基于药物作用机制筛选出来并经过严格验证的生物标志物才能够发展成为替代终指标并被用于药物疗效的评价。

（2）替代终指标（surrogate endpoints）　替代终指标是指那些经过验证与临床疗效有良好相关性的生物标志物，它们可被用于预测和评价药物的临床有效性和安全性及临床获益（如血压、CD4 计数、病毒载量等），一些生理生化指标（如瞳孔放大和胆固醇）均可作为替代终指标，但这些指标必须具有可重现性和足够的检测灵敏度。

（3）临床终指标（clinical endpoints）　临床终指标是衡量临床病人病情及机体功能的一些指标和参数。它是药物临床有效性和安全性的最终评判指标（如治愈或降低发病率），也是病人直接获益的最终评判指标。

生物标志物的出现解决了制约 PK-PD 模型研究发展的关键性的瓶颈问题，极大地促进了PK-PD 模型的研究，对于那些没有合适的可供连续定量测定效应指标的药物而言，可借助于生物标志物建立相应的 PK-PD 模型，目前生物标志物已经在 PK-PD 模型研究中得到越来越广泛的应用。

二、血药浓度-效应曲线的类型

Paalzow 等人在研究体内血药浓度与效应之间的关系时发现，在体内血药浓度-效应曲线大致可分为三种类型：

1. 血药浓度-效应的 S 形曲线

血药浓度与效应呈 S 形曲线，如图 9-1 所示，其形状与体外的量-效曲线的形状基本一致，给药后每一时间点上的浓度和效应都是严格的一一对应关系，即产生同等强度的效应所对应的浓度是相同的，这表明血液中的药物浓度变化平行于作用部位的药物浓度变化。对于这种类型的药物可以用血药浓度代替作用部位的浓度来研究药物在体内的效应动力学,同时可用血药浓度的变化来反映药物效应的变化情况。

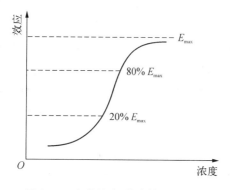

图 9-1　血药浓度-效应的 S 形曲线　　　　图 9-2　血药浓度-效应的逆时针滞后曲线

2. 血药浓度-效应的逆时针滞后曲线(counterclockwise hysteresis loop)

某些药物给药后其血药浓度与效应呈现出明显的逆时针滞后曲线,如图 9-2 所示。图中箭头表示时间的走向,从曲线可以看出,给药后每一时间点上的浓度和效应并不是严格的一一对应关系,即产生同等强度的效应所需的血药浓度可以是不同的,效应的峰值明显滞后于血药浓度峰值,这表明作用部位的药量变化滞后于血液中药物浓度的变化,因而出现效应变化滞后于血药浓度变化的现象。

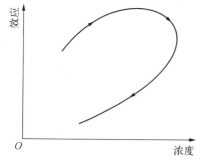

3. 血药浓度-效应的顺时针曲线(clockwise hysteresis loop)

某些药物给药后其血药浓度与效应呈现出明显的顺时针曲线,如图 9-3 所示。图中箭头表示时间的走向,从曲线可以看出,给药后每一时间点上的浓度和效应也不是严格的一一对应关系,与血药浓度上升期相比,下降期内同样的血药浓度所产生的效应明显减弱,这表明该药物在体内可能出现了快速耐受性。

图 9-3　血药浓度-效应的顺时针曲线

三、药效动力学模型

经典的药效动力学模型主要用于定量地研究药物浓度与效应之间的关系,应注意的是这里所说的药物浓度一般是指作用部位的药物浓度,因为经典的药效动力学模型是在离体实验的基础上建立的,可以直接测得作用部位的药物浓度,而在体内几乎无法直接测得作用部位的药物浓度。但可利用作用部位的药物浓度与血药浓度之间的内在联系,间接地建立血药浓度与效应之间的关系,这样就可以借助经典的药效动力学模型进行体内药效动力学研究。下面着重介绍几种目前常用的药效动力学模型的特点。

1. 线性模型

在一定的浓度范围内某些药物的效应 E 与浓度 c 之间呈线性相关,该模型的参数可以通过简单的线性回归求得,两者之间的关系可用下列方程表达:

$$E = Sc + E_0 \tag{9-1}$$

式中,S 为直线斜率,E_0 为给药前的基础效应。线性模型是一种最简单的药效动力学模型,它能预报给药前的基础效应是否为零,但不能预报药物的最大效应,因此其应用存在一定的局限性。

2. 对数线性模型

这一模型是从体外药效实验中得出的一个经验模型。它是线性模型的另一种形式,其特征为药物效应强度 E 或对数效应强度 $\lg E$ 与对数浓度 $\lg c$ 之间呈直线关系:

$$E = S\lg c + I \tag{9-2}$$

$$\lg E = S\lg c + I \tag{9-3}$$

式中,I 是一个经验常数,它本身没有生理意义。该模型也不能预报药物的基础效应和最大效应,主要适合于药物的效应在其最大效应的 $20\%\sim80\%$ 之间时的药效动力学研究。

3. $E_{\max}$ 模型

$E_{\max}$ 模型是一种常用的药效动力学模型,此模型适用于药物效应随浓度呈抛物线递增的情形,如图 9-4 所示。药物的效应与浓度之间的关系可用下列方程表述:

$$E = \frac{E_{\max}c}{EC_{50} + c} \tag{9-4}$$

式中,$E_{\max}$ 为药物产生的最大效应,EC_{50} 为产生 50% 最大效应时所需的药物浓度。该模型最大的特点是可以预报最大效应,并可提供两个药效学参数,即内在活性 $E_{\max}$ 和亲和力 EC_{50}。

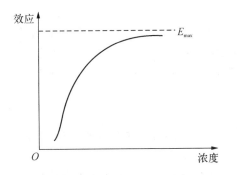

图 9-4　$E_{\max}$ 浓度-效应曲线

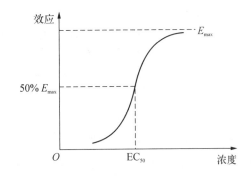

图 9-5　S 形 $E_{\max}$ 浓度-效应曲线

3. S 形 $E_{\max}$ 模型

S 形 $E_{\max}$ 模型是一种最为常用的药效动力学模型,主要用于药物效应随浓度呈 S 形曲线变化时的药效动力学研究,如图 9-5 所示。药物的效应与浓度之间的关系可用下列方程表示:

$$E = \frac{E_{\max}c^s}{EC_{50}^s + c^s} \tag{9-5}$$

式中,$E_{\max}$ 为药物产生的最大效应,EC_{50} 为产生 50% 最大效应时的药物浓度,s 为影响曲线斜率的一个陡度参数。当 $s=1$ 时,简化为 $E_{\max}$ 模型;当 s 小于 1 时,曲线较为平坦;当 s 大于 1 时,曲线变陡,且更趋向 S 形,同时最大效应增大。此外,从图 9-5 可以看出,在该曲线的中段,即药物的效应在其最大效应的 $20\%\sim80\%$ 之间时,药物的效应与浓度之间呈现出近似直线的关系。因此前述的线性模型和对数线性模型都可以看成是 S 形 $E_{\max}$ 模型的一个特例。

第三节　药代动力学与药效动力学结合模型分类和选择

PK-PD 模型,借助传统的药代动力学和药效动力学模型,通过某种方式将两者有机地结合起来,揭示血药浓度或药物暴露量与效应之间的内在联系,并可定量地反应药物暴露量与效应之间的关系,给出药物在体内的重要的药代动力学和药效动力学参数,通过这些参数来反映药物的效应在体内动态变化的规律性以及药物在体内的药代动力学和药效动力学过程的综合特征。

在建立 PK-PD 模型时首先应了解药物在体内的作用方式,即药物在体内的作用是直接的,还是间接的;药物的作用是可逆的,还是不可逆的。其次还应考虑采用何种方式将药代动力学和药效动力学联系起来,可采用直接方式或间接的方式将两者联系起来。根据药物在体内的作用方式,药物效应大致可以分为以下四大类:

1. 直接可逆的效应

其作用特点是当药物到达作用部位即可产生相应的药理效应,当药物从作用部位消除时,其药理效应也随之消失,药物的作用强度与作用部位的药量存在一定的量效关系。

2. 直接不可逆的效应

其作用特点是当药物到达作用部位即可产生相应的药理效应,但当药物从作用部位消除时,其药理效应并不会随之消失,即药物效应是不可逆的。如浓度依赖型即杀菌类抗生素、细胞毒类抗肿瘤药属于此类效应。

3. 间接可逆的效应

其作用特点是药物通过影响某种内源性物质的含量,然后通过一系列的生理生化过程最终产生效应,一旦药物从体内消除,其药效并不会迅速消失,需要等到介导其药效产生的内源性物质恢复到正常水平,其效应才会消失,因此其药效的产生和消除均有一个缓慢的过程。抗凝血药、解热镇痛药等属于此类效应。

4. 间接不可逆的效应

其作用特点是药物通过间接方式影响某种内源性物质如酶或细胞的活性,导致细胞或酶的失活而发挥疗效,这类作用通常是不可逆的。

根据药物的作用方式及药代动力学和药效动力学连接方式可将 PK-PD 模型分为以下四大类型:

（1）直接连接模型（direct link model）和间接连接模型（indirect link model）　在直接连接模型中,假设中央室（血液室）和效应室中的药物浓度可迅速达到平衡,此时可用所测得的血药浓度直接作为药效动力学模型中的输入函数（即用 c 代替 c_e）,将血药浓度与效应室直接联系起来（图 9-6）。在这种情况下,浓度和效应最大值将同时出现,效应-浓度曲线不会出现滞后现象。

如果药物从中央室（血液室）向效应室中的分布需要一定时间,则药效峰值的出现时间往往滞后于血药浓度峰值,这时需要引入效应室的概念,通过效应室将药代动力学和药效动力学应用间接连接联系起来,如图 9-7 所示,Sheiner 等人提出的 PK-PD 模型属于该类模型。但应注意的是临床上大部分药物的药效延迟是由间接作用机制而非分布引起的,因此该模型并不适用。

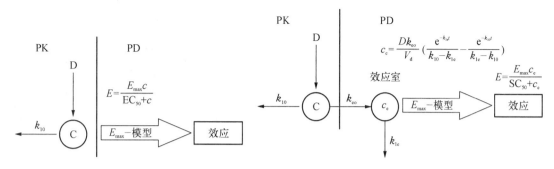

| 图 9-6 直接连接的 PK-PD 模型 | 图 9-7 间接连接的 PK-PD 模型 |

引自 Derendorf H，Meibohm B. Pharm Res，1999，16:176-185。引自 Derendorf H，Meibohm B. Pharm Res，1999，16:176-185。

（2）直接效应模型（direct response model）和间接效应模型（indirect response model）如果一个药物一旦到达作用部位，即可产生相应的药效，则其作用方式属于直接作用，适用于直接效应模型，前面所述的直接连接模型和间接连接模型均属于直接效应模型。

如果一个药物需通过影响体内某种内源性物质的含量或活性，然后通过一系列的生理生化过程最终产生效应，则该药物的作用方式属于间接作用，该类作用的特点是其药效的产生和消除均有一个缓慢的过程，药物效应变化明显滞后于血药浓度的变化，但这种滞后与间接连接引起的滞后是不同的，间接作用引起的滞后是由于药物作用机制导致的，而间接连接引起的滞后是由于药物的分布导致的，因此在选择模型时应加以区分。对于间接作用药物的 PK-PD 模型需借助于间接效应 PK-PD 模型，该模型提出这类药物通过影响效应的产生（图 9-8）和消除（图 9-9）两种方式发挥药效。

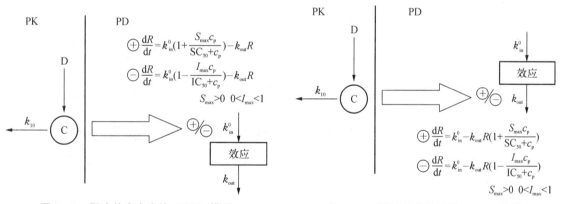

图 9-8 影响效应产生的 PK-PD 模型

引自 Derendorf H，Meibohm B. Pharm Res，1999，16:176-185。

图 9-9 影响效应消除的 PK-PD 模型

引自 Derendorf H，Meibohm B. Pharm Res，1999，16:176-185。

（3）软连接模型（soft link model）和硬连接模型（hard link model）所谓的软连接是指基于体内的药物浓度和效应建立的 PK-PD 模型，如图 9-10 所示，经典的效应室模型就属于软连接模型。

所谓的硬连接是指基于体内的药物浓度和体外效应参数（如受体结合亲和力、抗生素的最小抑菌浓度或其他与作用机制有关的变量）所建立的 PK-PD 模型，如图 9-11 所示。与软连接模型相比，硬连接模型更具有预测性，只需要根据候选药物的 PK 数据及体外药效测试结果就可预测其体内的活性，这种模型尤其适合于新药研发中候选药物的体内活性预

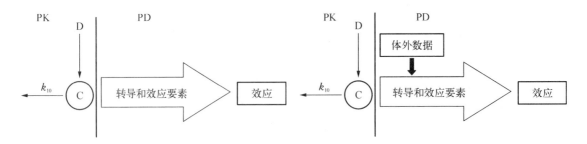

图 9 - 10　软连接 PK-PD 模型	图 9 - 11　硬连接 PK-PD 模型

引自 Derendorf H，Meibohm B. Pharm Res，1999，16：176 - 185。　引自 Derendorf H，Meibohm B. Pharm Res，1999，16：176 - 185。

测和评估。

　　（4）时间非依赖模型（time-invariant model）和时间依赖模型（time-variant model）　所谓的时间依赖和时间非依赖是指其药效动力学参数是否呈现出时间依赖性，绝大多数药物都适用时间非依赖模型，其效应的变化只与效应室浓度的变化有关，药效动力学参数不随时间而改变，即时间非依赖性，因此前面所介绍的几种模型均属于时间非依赖性范畴。

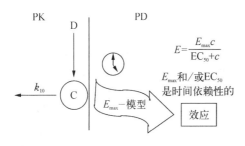

图 9 - 12　时间依赖性 PK-PD 模型

引自 Derendorf H，Meibohm B. Pharm Res，1999，16：176 - 185。

但也有一些药物的药效动力学参数如 E_{max} 和 EC_{50} 值呈时间依赖性变化，虽然效应室的药物浓度没有变化，而效应强度却改变了，这时的模型即为时间依赖性模型，如图 9 - 12 所示。药物在耐受和增敏时其药效动力学参数均表现出时间依赖性，耐受性是由于受体数量或对受体的亲和力降低引起的，这两种情况都会产生浓度-效应关系中的顺时针曲线；而增敏会造成逆时针滞后现象。

　　限于篇幅，本章重点介绍直接效应 PK-PD 和间接效应 PK-PD 模型。

第四节　直接效应的药代动力学与药效动力学结合模型

一、直接效应及其效应指标的特点

　　为了能够在体内定量地研究药物的量-效关系及效应的动力学特征，对于所选择的药效学指标有一定的要求，首先所选择的效应指标应具有可连续定量测定、效应指标变化对浓度相对敏感和可重复性等特点，如给药前后的心率变化、心脏电生理变化、血压变化和尿量的变化等均可作为测定的效应指标。其次，药物在体内所产生的效应应是直接和可逆的，因为经典的药效学模型只适用于这种类型的作用，这种类型的作用常具有以下特点：一旦药物到达作用部位即可产生相应的效应；一旦药物从作用部位消除，其所产生的效应也随之消失；药物的作用强度与作用部位的药量存在一定的量-效关系。选择这样的效应指标便于定量地研究药物在体内的效应动力学过程，阐明其效应在体内的动态变化规律性。

二、直接效应间接连接 PK-PD 模型

人们在研究血药浓度与效应的关系的过程中发现了许多经典模型或理论所无法解释的现象,如效应峰值明显滞后于血药浓度的峰值(如地高辛的血药浓度峰值和效应峰值相差可达几小时),即若以效应对浓度作图可得到一条逆时针滞后曲线,而非一条抛物线或 S 形曲线,这一现象在静注给药时尤为明显。这就提示我们血药浓度的经时过程和药物效应的经时过程不是简单的一一对应的平行关系。根据这一现象,Sheiner 等人提出血药浓度与作用部位的药物浓度之间存在一个平衡过程,这是造成效应的变化滞后于血药浓度的变化的主要原因之一。Sheiner 等人在经典的房室模型中引入一个效应室,作为药代动力学和药效动力学的桥梁,把经典的药代动力学模型和药效动力学模型有机地结合起来,建立了直接效应间接连接的药代动力学和药效动力学结合模型,简称间接连接 PK-PD 模型,如图 9-13 所示。

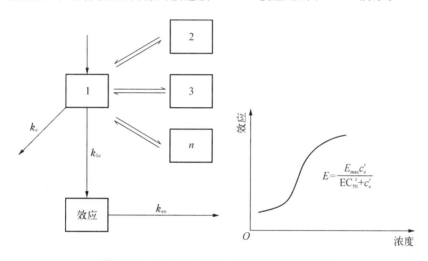

图 9-13　间接连接 PK-PD 结合模型示意图

假设效应室以一级过程与中央室相连接,药物按一级过程由中央室向效应室转运,其转运速率常数为 k_{1e},k_{eo} 为药物从效应室消除的一级速率常数。因为体外的药效试验表明,仅需很微量的药物足以产生足够强度的药理效应,此外,药物需由血液运送至作用部位方能发挥作用,因此假设效应室与中央室相连也是可以理解的。基于上述的原因 Sheiner 进一步提出与中央室的药量相比效应室中的药量甚微,故由效应室转运回中央室的药量可以忽略不计。另外,当药物在体内达到动态平衡时,由中央室向效应室的清除率应等于由效应室向外的清除率,可用下式表示:

$$k_{1e}V_1 = k_{eo}V_e \tag{9-6}$$

三、一房室 PK-PD 模型

1. 静注给药的 PK-PD 模型

按一房室模型处置的药物静脉注射给药的
PK-PD 模型如图 9-14 所示。

上述模型中 X 和 X_e 分别为体内药量和效应室药

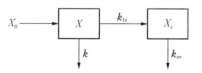

图 9-14　一房室静注给药的 PK-PD 模型图

量，k_{1e} 为药物由血液室向效应室转运的一级速率常数，k 和 k_{eo} 分别为药物从中央室和效应室消除的一级速率常数。根据上述模型可以得到下列微分方程：

$$\frac{\mathrm{d}X_e}{\mathrm{d}t} = k_{1e}X - k_{eo}X_e \tag{9-7}$$

$$\frac{\mathrm{d}X}{\mathrm{d}t} = -kX \tag{9-8}$$

式(9-7)和式(9-8)经拉氏变换得

$$s\overline{X}_e = k_{1e}\overline{X} - k_{eo}\overline{X}_e \tag{9-9}$$

$$s\overline{X} - X_0 = -k\overline{X} \tag{9-10}$$

式(9-9)和式(9-10)经整理得到

$$\overline{X} = \frac{X_0}{(s+k)} \tag{9-11}$$

$$\overline{X}_e = \frac{k_{1e}\overline{X}}{(s+k_{eo})} = \frac{k_{1e}X_0}{(s+k)(s+k_{eo})} \tag{9-12}$$

式(9-12)经拉氏逆变换得到效应室中药量变化的函数表达式

$$c_e = \frac{k_{1e}X_0}{V_e}\left(\frac{\mathrm{e}^{-kt}}{k_{eo}-k} + \frac{\mathrm{e}^{-k_{eo}t}}{k-k_{eo}}\right) \tag{9-13}$$

当体内的药物达到动态平衡后，由式(9-6)可以得到

$$c_e = \frac{k_{eo}X_0}{V}\left(\frac{\mathrm{e}^{-kt}}{k_{eo}-k} + \frac{\mathrm{e}^{-k_{eo}t}}{k-k_{eo}}\right) \tag{9-14}$$

2. 血管外给药的 PK-PD 模型

按一房室模型处置的药物经血管外给药的 PK-PD 模型如图 9-15 所示。

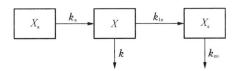

图 9-15　一房室血管外给药的 PK-PD 模型图

根据上述模型可以得到下列微分方程：

$$\frac{\mathrm{d}X_e}{\mathrm{d}t} = k_{1e}X - k_{eo}X_e \tag{9-15}$$

$$\frac{\mathrm{d}X}{\mathrm{d}t} = k_a X_a - kX \tag{9-16}$$

$$\frac{\mathrm{d}X_a}{\mathrm{d}t} = -k_a X_a \tag{9-17}$$

经拉氏变换得到

$$s\overline{X}_e = k_{1e}\overline{X} - k_{eo}\overline{X}_e \tag{9-18}$$

$$s\overline{X} = k_a\overline{X}_a - k\overline{X} \tag{9-19}$$

$$s\overline{X}_a - FX_0 = -k_a\overline{X}_a \tag{9-20}$$

经整理得到

$$\overline{X}_{\mathrm e} = \frac{k_{1\mathrm e}\overline{X}}{(s+k_{\mathrm{eo}})} \tag{9-21}$$

$$\overline{X} = \frac{k_{\mathrm a}\overline{X}_{\mathrm a}}{(s+k)} \tag{9-22}$$

$$\overline{X}_{\mathrm a} = \frac{FX_0}{(s+k_{\mathrm a})} \tag{9-23}$$

故效应室的药量的拉氏变换为

$$\overline{X}_{\mathrm e} = \frac{k_{1\mathrm e}FX_0 k_{\mathrm a}}{(s+k)(s+k_{\mathrm{eo}})(s+k_{\mathrm a})} \tag{9-24}$$

经拉氏逆变换得到效应室中药量变化的函数表达式：

$$c_{\mathrm e} = \frac{k_{\mathrm{eo}}FX_0 k_{\mathrm a}}{V_1}\left[\frac{\mathrm e^{-kt}}{(k_{\mathrm{eo}}-k)(k_{\mathrm a}-k)} + \frac{\mathrm e^{-k_{\mathrm a}t}}{(k_{\mathrm{eo}}-k_{\mathrm a})(k-k_{\mathrm a})} + \frac{\mathrm e^{-k_{\mathrm{eo}}t}}{(k_{\mathrm a}-k_{\mathrm{eo}})(k-k_{\mathrm{eo}})}\right] \tag{9-25}$$

3. 静脉滴注给药的 PK-PD 模型

按一房室模型处置的药物静脉滴注给药的
PK-PD 模型如图 9-16 所示。

根据上述模型可以得到下列微分方程：

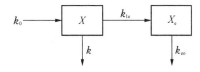

图 9-16　一房室静脉滴注给药的 PK-PD 模型图

$$\frac{\mathrm dX}{\mathrm dt} = k_0 - kX \tag{9-26}$$

$$\frac{\mathrm dX_{\mathrm e}}{\mathrm dt} = k_{1\mathrm e}X - k_{\mathrm{eo}}X_{\mathrm e} \tag{9-27}$$

经拉氏变换得到

$$s\overline{X} = \frac{k_0}{s} - k\overline{X} \tag{9-28}$$

$$s\overline{X}_{\mathrm e} = k_{1\mathrm e}\overline{X} - k_{\mathrm{eo}}\overline{X}_{\mathrm e} \tag{9-29}$$

经整理得到

$$\overline{X} = \frac{k_0}{s(s+k)} \tag{9-30}$$

$$\overline{X}_{\mathrm e} = \frac{k_{1\mathrm e}\overline{X}}{(s+k_{\mathrm{eo}})} \tag{9-31}$$

故效应室的药量的拉氏变换为

$$\overline{X}_{\mathrm e} = \frac{k_{1\mathrm e}k_0}{s(s+k)(s+k_{\mathrm{eo}})} \tag{9-32}$$

经拉氏逆变换得到效应室中药量变化的函数表达式：

$$c_{\mathrm e} = \frac{k_{\mathrm{eo}}k_0}{V_1 k(k_{\mathrm{eo}}-k)}(1-\mathrm e^{-kT})\mathrm e^{-kt'} + \frac{k_{\mathrm{eo}}k_0}{V_1 k(k-k_{\mathrm{eo}})}(1-\mathrm e^{-k_{\mathrm{eo}}T})\mathrm e^{-k_{\mathrm{eo}}t'} \tag{9-33}$$

四、二房室 PK-PD 模型

1. 静注给药的 PK-PD 模型

二房室模型静注给药的 PK-PD 模型如图 9-17所示。

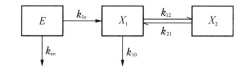

根据上述模型可以得到下列微分方程：

图 9-17 二房室静注给药的 PK-PD 模型图

$$\frac{dX_e}{dt} = k_{1e}X_1 - k_{eo}X_e \tag{9-34}$$

$$\frac{dX_1}{dt} = k_{21}X_2 - k_{12}X_1 - k_{10}X_1 \tag{9-35}$$

$$\frac{dX_2}{dt} = k_{12}X_1 - k_{21}X_2 \tag{9-36}$$

经拉氏变换得到

$$s\overline{X}_e = k_{1e}\overline{X}_1 - k_{eo}\overline{X}_e \tag{9-37}$$

$$s\overline{X}_1 - X_0 = k_{21}\overline{X}_2 - k_{12}\overline{X}_1 - k_{10}\overline{X}_1 \tag{9-38}$$

$$s\overline{X}_2 = k_{12}\overline{X}_1 - k_{21}\overline{X}_2 \tag{9-39}$$

经整理得到

$$\overline{X}_e = \frac{k_{1e}\overline{X}_1}{(s + s_{eo})} \tag{9-40}$$

$$\overline{X}_1 = \frac{X_0(s + k_{21})}{(s + \alpha)(s + \beta)} \tag{9-41}$$

$$\overline{X}_2 = \frac{\overline{X}_1 k_{12}}{(s + k_{21})} \tag{9-42}$$

故效应室的药量的拉氏变换为

$$\overline{X}_e = \frac{k_{1e}X_0(s + k_{21})}{(s + \alpha)(s + \beta)(s + k_{eo})} \tag{9-43}$$

经拉氏逆变换得到效应室药量变化的函数表达式：

$$c_e = \frac{k_{eo}X_0}{V_1}\left[\frac{(k_{21}-\alpha)}{(k_{eo}-\alpha)(\beta-\alpha)}e^{-\alpha t} + \frac{(k_{21}-\beta)}{(\alpha-\beta)(k_{eo}-\beta)}e^{-\beta t} + \frac{(k_{21}-k_{eo})}{(\alpha-k_{eo})(\beta-k_{eo})}e^{-k_{eo}t}\right] \tag{9-44}$$

2. 血管外给药的 PK-PD 模型

二房室模型药物血管外给药的 PK-PD 模型如图 9-18 所示。

根据上述模型，效应室中药量变化的函数表达式为

$$c_e = \frac{k_{eo}k_aFX_0(k_{21}-k_a)}{V_1(\alpha-k_a)(\beta-k_a)(k_{eo}-k_a)}e^{-k_a t} + \frac{k_{eo}k_aFX_0(k_{21}-\alpha)}{V_1(k_a-\alpha)(\beta-\alpha)(k_{eo}-\alpha)}e^{-\alpha t}$$

$$+ \frac{k_{eo}k_aFX_0(k_{21}-\beta)}{V_1(k_a-\beta)(\alpha-\beta)(k_{eo}-\beta)}e^{-\beta t} + \frac{k_{eo}k_aFX_0(k_{21}-k_{eo})}{V_1(k_a-k_{eo})(\alpha-k_{eo})(\beta-k_{eo})}e^{-k_{eo}t} \tag{9-45}$$

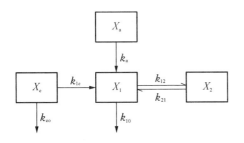

图 9 - 18　二房室血管外给药的 PK-PD 模型图

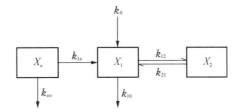

图 9 - 19　二房室静脉滴注给药的 PK-PD 模型图

3. 静脉滴注给药的 PK-PD 模型

二房室模型药物静脉滴注给药的 PK-PD 模型如图 9 - 19 所示。

根据上述模型,效应室中药量变化的函数表达式为

$$c_e = \frac{k_{eo}k_0(k_{21}-k_a)}{V_1\alpha(\beta-k_a)(k_{eo}-k_a)}(1-e^{-\alpha T})e^{-\alpha t'} + \frac{k_{eo}k_0(k_{21}-\beta)}{V_1\beta(\alpha-\beta)(k_{eo}-\beta)}(1-e^{-\beta T})e^{-\beta t'}$$

$$+ \frac{k_{eo}k_0(k_{21}-k_{eo})}{V_1 k_{eo}(\alpha-k_{eo})(\beta-k_{eo})}(1-e^{-k_{eo}T})e^{-k_{eo}t'} \tag{9-46}$$

五、药代动力学和药效动力学参数的估算方法及其意义

1. 药代动力学和药效动力学参数的估算方法

目前对于药代动力学和药效动力学参数的估算大致有三种方法:参数法、非参数药效模型法和非参数 PK-PD 模型法(也称为扩展的非参数法)。目前比较常用的估算方法为参数法,因此这里着重介绍参数法的原理和方法。

在参数法中对于药代动力学参数的估算方法与经典的药代动力学模型相同,首先将 c - t 数据输入计算机,选择适当的药代动力学模型,经计算机拟合即可求得有关的药代动力学参数,再将求得的药代动力学参数代入 c_e,求得 c_e,然后选择合适的药效动力学模型并将 c_e 代入所选择的药效动力学模型,最后将 E - t 数据输入计算机,经计算机拟合后即可求得相应的药效动力学参数 E_{max}、EC_{50}、s 和 k_{eo}。

2. 药效动力学参数的估算方法及其意义

(1) E_{max} 为药物产生的最大效应,是一个反映药物内在活性的经典的药效动力学参数,其单位为效应指标的单位。

(2) EC_{50} 为药物产生 50% 最大效应时所需要的浓度,是一个反映药物与作用部位亲和力的经典的药效动力学参数,其单位为浓度单位。

(3) s 为曲线的陡度参数,决定效应曲线的陡度或斜率,它是一个物理量,无单位。当 s 小于 1 时,曲线较为平坦;当 s 大于 1 时,曲线变陡,且更趋向 S 形,同时最大效应增大。

(4) k_{eo} 为药物从效应室中消除的一级速率常数,主要反映药物从效应室中消除的速率,其单位为时间的倒数。由于药物从效应室中的消除是一个限速步骤,因此 k_{eo} 常被看成是评判药物在体内的效应和浓度滞后与否的一个重要参数。当 $k_{eo} > \alpha$ 时,效应和浓度之间无明显的滞后现象;当 $\beta < k_{eo} < \alpha$ 时,在消除相时药物从效应室中的消除与其在血浆中的消除相平行;当 $k_{eo} < \beta$ 时,药物在效应室中的滞留时间长于其在血浆中的滞留时间,表现出明显的滞后现象。

第五节　间接效应的药代动力学与药效动力学结合模型

一、间接效应及其效应指标的特点

许多药物的药效与浓度间的关系不是直接相关的,这是由于其间接作用机制所造成的。如抗凝血药华法林通过抑制内源性物质维生素 K 的合成达到抗凝作用,而维生素 K 本身可促进凝血酶原等凝血因子的活化起到生理性的促凝作用,因此华法林是通过影响内源性物质维生素 K 含量而间接地发挥抗凝血作用的。这就是典型的间接效应的特征,即药效总是与某种内源性物质(如特定的酶)含量或活性有关,而该内源性物质的含量或活性的变化可受药物浓度的影响。因此,Dayneka 等人从这点出发,认为药效的产生和消除受内源性物质含量或活性的影响,药效的产生是零级过程,药效的消除是一级过程,效应的强弱与该内源性物质的含量或活性有关,而该内源性物质含量是药物浓度的函数,即药物首先通过某种方式改变某一内源性物质的含量或活性,然后通过一系列生理生化过程最终产生效应,这就是间接效应药动学与药效学结合模型的理论基础。这类效应的最大特征就是其药效的产生和消除均有一个缓慢的过程,因为它需要等到介导其药效产生的内源性物质发生明显的变化时才能发挥效应,同样要等到介导其药效产生的内源性物质恢复到正常水平,其效应才会消失。这里所说的介导其药效产生的内源性物质,即所谓的生物标记物,因此对于这类效应常常可借助于生物标记物的变化来反映其效应的变化并建立相应的 PK-PD 模型。

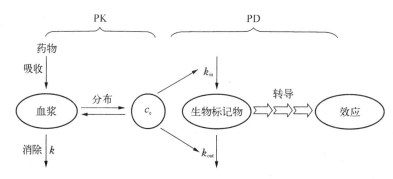

图 9 - 20　间接效应的 PK-PD 模型图

二、间接效应的 PK-PD 模型

间接效应可以通过影响药效的产生和消除两个环节发挥作用,如图 9 - 21 所示,既可通过激活或抑制效应的产生,也可通过激活或抑制效应的消除,因此间接效应PK-PD模型一共有四个基本模型,分别为 k_{in} 抑制模型(模型 I)、k_{out} 抑制模型(模型 II)、k_{in} 激活模型(模型 III)和 k_{out} 激活模型(模型 IV)。

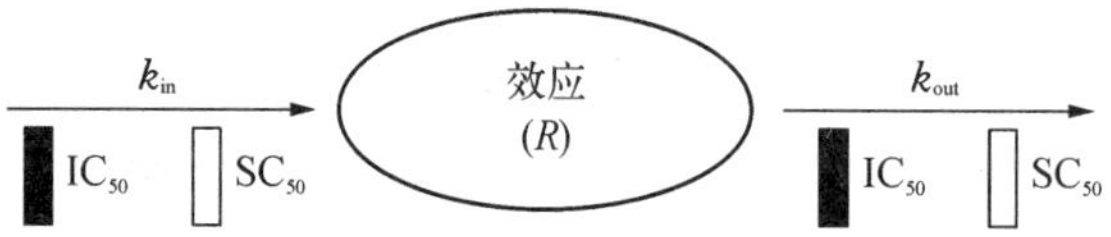

药物的基础效应-时间变化率遵循下式:

图 9 - 21　间接效应的 PK-PD 模型示意图

$$\frac{dR}{dt} = k_{in} - k_{out} \cdot R \qquad (9-47)$$

式中，t 为时间，k_{in}是药效产生的零级常数，k_{out}是药效消除的一级常数，k_{in} 和 k_{out} 的变化引起了药效(R)的上升或下降。当药物不存在时，效应指标值保持不变，满足初始条件 $dR/dt =$
0，所以有

$$k_{in} = k_{out} \cdot R_0 \qquad (9-48)$$

式中，R_0为效应指标的基础值。

药物存在时对 k_{in}产生激动或抑制作用，或对 k_{out}产生激动或抑制作用，则式(9-47)变为

$$\frac{dR}{dt} = k_{in} \cdot [1 + H_1(t)] - k_{out} \cdot [1 + H_2(t)] \cdot R \qquad (9-49)$$

式中，$H_1(t)$ 和 $H_2(t)$ 表示由药物引起的调控因子。

当 k_{in} 或 k_{out} 受到抑制时，受抑制的程度 $I(t)$ 分别由式(9-50)和式(9-51)描述：

$$H_1(t) = I(t) = -\frac{I_{max}c_p}{c_p + IC_{50}} \quad H_2 = 0 \qquad (9-50)$$

$$H_1(t) = 0 \quad H_2 = I(t) = -\frac{I_{max}c_p}{c_p + IC_{50}} \qquad (9-51)$$

式中，c_p是药物在 t 时刻的血浆浓度，IC_{50}为产生 50%最大抑制效应时的药物浓度，I_{max}为药物产生的最大抑制效应。图 9-22 和图 9-23 模型分别代表了 k_{in} 和 k_{out} 受到抑制，分别由式(9-52)和式(9-53)描述：

$$\frac{dR}{dt} = k_{in} \cdot \left(1 - \frac{I_{max}c_p}{c_p + IC_{50}}\right) - k_{out} \cdot R \qquad (9-52)$$

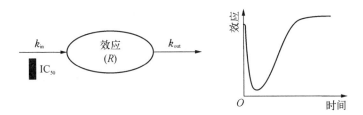

图 9-22　k_{in}抑制模型原理与效应-时间曲线示意图

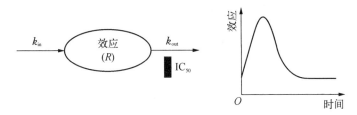

图 9-23　k_{out}抑制模型原理与效应-时间曲线示意图

$$\frac{dR}{dt} = k_{in} - k_{out} \cdot \left(1 - \frac{I_{max}c_p}{c_p + IC_{50}}\right) \cdot R \qquad (9-53)$$

当 k_{in} 或 k_{out}受激活时，受激活的程度 $S(t)$ 分别由式(9-54)和式(9-55)描述：

$$H_1(t) = S(t) = \frac{S_{\max} \cdot c_p}{c_p + SC_{50}} \quad H_2 = 0 \tag{9-54}$$

$$H_1(t) = 0 \quad H_2 = S(t) = \frac{S_{\max} \cdot c_p}{c_p + SC_{50}} \tag{9-55}$$

式中，c_p是药物在t时刻的血浆浓度，$S_{\max}$为药物产生的最大激活效应，SC_{50}为产生50% $S_{\max}$时的药物浓度。图 9-24 和图 9-25 分别代表了k_{in}和k_{out}受到激活，分别由式(9-56)和式(9-57)描述：

$$\frac{dR}{dt} = k_{in} \cdot \left(1 + \frac{S_{\max} \cdot c_p}{c_p + SC_{50}}\right) - k_{out} \cdot R \tag{9-56}$$

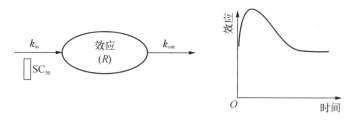

图 9-24　k_{in}激活模型原理与效应-时间曲线示意图

$$\frac{dR}{dt} = k_{in} - k_{out} \cdot \left(1 + \frac{S_{\max} \cdot c_p}{c_p + SC_{50}}\right) \cdot R \tag{9-57}$$

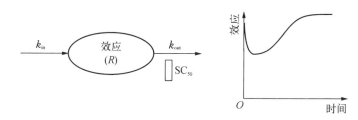

图 9-25　k_{out}激活模型原理与效应-时间曲线示意图

三、参数估算方法

选择合适的药代动力学模型和间接效应学模型就可建立完整的间接效应 PK-PD 模型，以按二房室模型处置和通过抑制k_{in}产生药效的药物口服为例，建立式(9-58)描述的微分方程组，示意图见图 9-26。

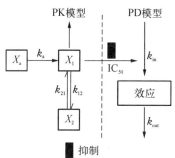

图 9-26　二房室血管外给药，k_{in}抑制型间接效应 PK-PD 模型示意图

根据上述模型可以得到以下微分方程组

$$\begin{cases} \dfrac{\mathrm{d}X_a}{\mathrm{d}t} = -k_a X_a, \\[2mm] \dfrac{\mathrm{d}X_1}{\mathrm{d}t} = k_a X_a + k_{21} X_2 - (k_{10} + k_{12}) X_1, \\[2mm] \dfrac{\mathrm{d}X_2}{\mathrm{d}t} = k_{12} X_1 - k_{21} X_2, \\[2mm] c_p = \dfrac{X_1}{V_d}, \\[2mm] \dfrac{\mathrm{d}R}{\mathrm{d}t} = k_{in}(1 + H_1) - k_{out}(1 + H_2)R, \\[2mm] H_1 = -\dfrac{c_p}{c_p + IC_{50}}, \quad H_2 = 0 \end{cases} \tag{9-58}$$

令状态变量 Y 为

$$Y = [X_a, X_1, X_2, 响应] \tag{9-59}$$

则微分方程组的初始条件 Y_0 为

$$Y_0 = [X_0, \quad 0, \quad 0, \quad R_0] \tag{9-60}$$

式中，X_0 为给药剂量，R_0 为药效基础值。解此微分方程组的常用方法是龙格-库塔法，通过选用合适的计算机软件来完成计算，如 WinNonlin、Matlab、Mathematica 等。先通过拟合浓度的经时数据，得到药代动力学参数的估算值，然后将求得的药代动力学参数代入含药效的微分方程组中，利用药效的经时数据估算出药效动力学参数 k_{in}、k_{out}、R_0、IC_{50} 或 SC_{50} 等，参数估算采用加权的非线性最小二乘法模型。

第六节　药代动力学与药效动力学结合模型的应用

PK-PD 模型的研究在最近的二十年间得到长足的发展，使其在药物研发过程及优化临床给药方案中得到广泛的应用，目前该项研究已经贯穿于新药研发的各个环节，从临床前到临床的药物评价均可借助于 PK-PD 模型。

一、PK-PD 模型在抗菌药物中的应用

抗菌药物临床治疗的目的是消除致病菌，同时尽量避免药物的不良反应和耐药菌株的产生，制订合理的给药方案是抗菌药物临床治疗成败的关键，而抗菌药物的疗效取决于药物、机体和病原菌之间的相互作用。随着 PK-PD 模型的不断发展及其在抗菌药物的开发及临床制订合理给药方案上的应用，使得抗菌药物合理给药方案的制订有了突破性进展，已经基本上形成了比较成熟的模式，这一模式正是基于抗菌药物的 PK-PD 模型研究，因此可以说抗菌药物的 PK-PD 模型研究是 PK-PD 模型研究在药物的开发研究及临床制订合理的给药方案中最为成功的具体应用。

1. 抗菌药物的药代动力学和药效动力学的基本概念

从药代动力学和药效动力学的角度,抗菌药物可大致分为两大类:时间依赖性抗菌药物和浓度依赖性抗菌药物(表 9 - 1)。

表 9 - 1　抗菌药物的分类及其 PK-PD 指标

抗菌药物的分类	药动学和药效学指标		
	c_{max}/MIC	AUC/MIC	T>MIC
浓度依赖性	氨基糖苷类 氟喹诺酮	阿奇霉素 氟喹诺酮 酮内酯	
时间依赖性			β-内酰胺类 碳(杂)青霉烯 头孢类 青霉素类 大环内酯类

引自史军.中国临床药理学与治疗学,2007,12:121 - 133。

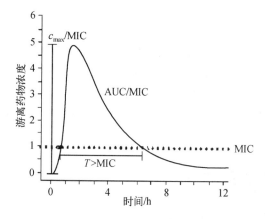

图 9 - 27　抗菌药物的药物代谢动力学和药效学指标
引自史军.中国临床药理学与治疗学,2007,12:121 - 133。

时间依赖性抗菌药物的疗效主要取决于药物在体内的血药浓度维持在 MIC 之上的时间,因此其主要的药效学指标是血药浓度大于 MIC 的时间(T>MIC)与给药间隔(τ)之比值(％T>MIC);而对于浓度依赖性抗菌药物其主要的药效学指标是峰浓度与 MIC 的比值(c_{max}/MIC)或者是血药浓度-时间曲线下面积与 MIC 的比值(AUC/MIC),至于选择哪一个指标则主要取决于该抗菌药物本身的杀菌活性和作用的持续性(图 9 - 27)。

2. 时间依赖性抗菌药物的药代动力学和药效动力学

临床常用的 β-内酰胺类包括青霉素类、碳(杂)青霉烯类、头孢类等均属于时间依赖性抗菌药物,这类药物的药代动力学和药效动力学特点如图 9 - 28 所示,它们的临床疗效取决于药物在体内的血药浓度维持在 MIC 之上的时间,常用 T>MIC 或％T>MIC 来评价其动力学特征,它们的抗菌后效应(post-antibiotic effect,PAE)较短。β-内酰胺类抗生素发挥抗菌活性需要一定药物浓度并维持较长时间,T>MIC 反映了细菌与抗生素接触时间对药物疗效的影响,能较好地预测其临床疗效。根据 PK/PD 能够优化 β-内酰胺类抗生素给药方案,使 T>MIC 最大化,从而提高疗效。大多数 β-内酰胺类抗生素的达峰时间快、半衰期相对短,故要维持 T>MIC 达到有效杀菌效果,可以通过增加给药剂量、缩短给药间隔和延长输注时间来提高 β-内酰胺类抗生素 T>MIC。对于这类抗菌药物仅仅增加药物的浓度是不够的,反而可增加药物的不良反应,关键是优化时间维持 T>MIC 达到最佳的抑抗菌效果。

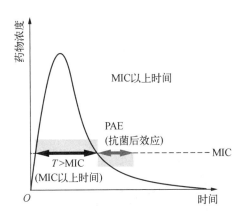

图9-28　时间依赖性抗菌药物的PK-PD特点

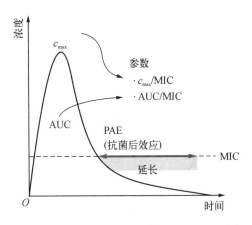

图9-29　浓度依赖性抗菌药物的PK-PD特点

阿奇霉素虽然属于时间依赖性抗菌药物,但最佳的PK-PD指标是AUC/MIC,这是因为它有较长的PAE,当MIC变小,AUC/MIC增加时,PAE延长;而当MIC变大,AUC/MIC减小时,PAE缩短,这时最佳的PK-PD指标变成$T>$MIC。

3. 浓度依赖性抗菌药物的药代动力学和药效动力学

临床常用的氨基糖苷类和喹诺酮类就属于浓度依赖性抗菌药物,这类药物的药代动力学和药效动力学特点如图9-29所示。与时间依赖性抗菌药物相比,这类药物的PAE较长,原则上在保证安全的大前提下,应使用大剂量,延长给药间隔时间以提高血药峰浓度,如一天给药一次,不仅疗效佳,而且使用方便。对于这类抗菌药物常常可以通过提高剂量或浓度的方法来获得最佳的杀菌效果。

二、间接PK-PD模型应用于免疫反应的PK-PD研究

B细胞表面的CD40分子与T细胞表面的CD154分子相结合后,可诱导一系列细胞应答事件,最终产生T细胞依赖的体液免疫反应,在给予嵌合体5c8(chimeric 5c8,Ch5c8)或人源化5c8(humanized gc8,Hu5c8)单克隆抗体后,能阻断这种相互作用,从而起到抑制免疫反应的作用。Gobburu等人通过给予动物短尾猴破伤风类毒素(tetanus toxoid,TT)诱导产生体液免疫反应,以破伤风类毒素的抗体滴度(antibody titer to tetanus toxoid,ATT)为效应指标,分析Ch5c8和Hu5c8降低免疫反应的作用。

单剂量给药:雌性短尾猴15只,随机等分为5组,其中4组分别以肌内注射方式给予Hu5c8,剂量依次为0.2 mg/kg、1 mg/kg、5 mg/kg、20 mg/kg,最后一组为对照组。给药4 h后所有动物均肌内注射5单位的TT,观察Hu5c8降低Ⅰ相体液免疫反应的作用。在42 d时间内按预定时间点采集血样,药代动力学指标为5c8血浆浓度,药效动力学指标为ATT。

另选2只已给予TT诱导机体致敏的短尾猴,其中一只肌内注射Hu5c8,剂量为20 mg/kg,另外一只为对照,观察Hu5c8降低Ⅱ相体液免疫反应的作用,采血方案与分析方法同上。

多剂量给药:将10只健康短尾猴随机分为3组,前两组各4只,以静脉注射方式分别给予Ch5c8和Hu5c8,剂量均为5 mg/kg,在第1、2、3、5、7、9天各给药一次,对照组2只。最后一次给药4 h后所有动物均肌内注射5单位TT。在105 d时间内按预定时间点采集血样,分析方法同单剂量研究。

药代动力学研究:根据单剂量给药的药时曲线和拟合结果,二房室模型更好地描述了机体对 Hu5c8 处置的情况,用式(9-61)描述,单剂量给药的血药浓度-时间曲线见图 9-30,多剂量给药的血药浓度-时间曲线见图 9-31,药代动力学参数拟合结果见表 9-2。

$$c_p = c_1 \cdot e^{-\lambda_1 t} + c_2 \cdot e^{-\lambda_2 t} \tag{9-61}$$

式中,c_p 是血浆浓度,c_1 和 c_2 是截距,λ_1 和 λ_2 是斜率。

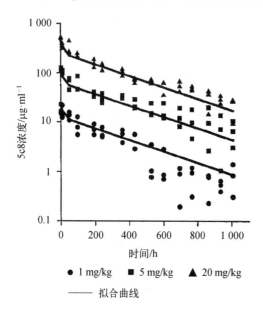

图 9-30 单剂量给予 Hu5c8 后的
血药浓度-时间曲线($n=3$)

引自 Gobburu JV,et al. J Pharmacol Exp Ther,1998,286:925-930。

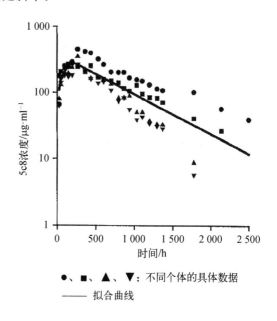

图 9-31 多剂量给予 Hu5c8 后的血药
浓度-时间曲线($n=4$)

引自 Gobburu JV,et al. J Pharmacol Exp Ther,1998,286:925-930。

表 9-2 单剂量和多剂量给药后的药代动力学参数

参数	单剂量,Hu5c8(mg/kg)				多剂量(mg/kg)	
	1	5	20	20[b]	Ch5c8	Hu5c8
$c_1/\mu g \cdot ml^{-1}$	4.93±0.88	59.7±17.6	266±56	—	—	—
λ_1/h	0.140±0.192	0.074 5±0.064 4	0.070 4±0.057 8	—	—	—
$c_2/\mu g \cdot ml^{-1}$	13.5±4.8	63.9±18.8	225±89	—	—	—
$\lambda_2/h \times 10^3$	3.28±1.00	2.30±0.30	2.35±0.80	1.66±0.397	1.35±0.249	1.38±0.339
$AUC/\mu g \cdot h \cdot ml^{-1}$	4.31±0.88	29.48±7.45	112.11±20.76	84.22±0.87	41.31±14.34	44.98±21.07
$CL/ml \cdot h^{-1} \cdot kg^{-1}$	0.240±0.055*	0.180±0.040*	0.180±0.037*	0.238±0.002	0.094±0.061	0.127±0.048
$V_c/ml \cdot kg^{-1}$	56.0±11.8	40.5±1.65	40.9±2.92	—	—	—
$V_{ss}/ml \cdot kg^{-1}$	74.6±21.8*	72.6±15.2*	70.9±2.9*	125±21	96.5±20.3	90.0±14.7
$t_{1/2}/h$	228±81	304±36	324±125	366±66	527±94	531±155

注:* $P>0.05$。引自 Gobburu JV,et al. J Pharmacol Exp Ther,1998,286:925-930。b. 继发免疫反应。

药效动力学研究:根据体液免疫的原理和药效-时间数据的特征,建立带时间延迟的间接药效学模型。用式(9-62)~式(9-67)描述,原理见图9-32,单剂量给药的药效-时间曲线见图9-33和图9-34,多剂量给药的药效-时间曲线见图9-35,药效动力学参数拟合结果见表9-3。

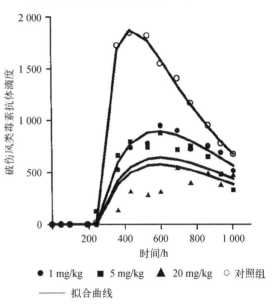

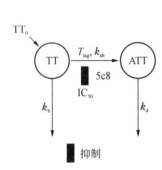

图9-32　5c8 降低免疫反应的药效动力学模型

引自 Gobburu JV,et al. J Pharmacol Exp Ther,1998,286:925-930。

● 1 mg/kg　■ 5 mg/kg　▲ 20 mg/kg　○ 对照组
——— 拟合曲线

图9-33　单剂量给予 Hu5c8 后的 I 相免疫反应-时间曲线(n=3)

引自 Gobburu JV, et al. J Pharmacol Exp Ther,1998,286:925-930。

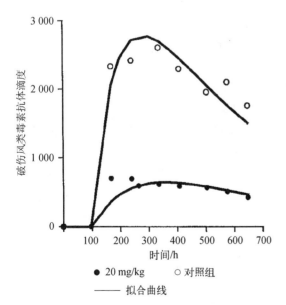

● 20 mg/kg　○ 对照组
——— 拟合曲线

图9-34　单剂量给予 Hu5c8 后的 II 相免疫反应-时间曲线(n=1)

引自 Gobburu JV, et al. J Pharmacol Exp Ther,1998,286:925-930。

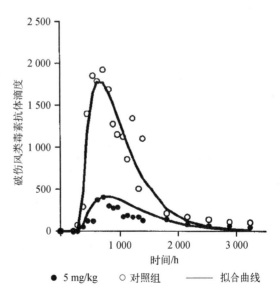

● 5 mg/kg　○ 对照组　——— 拟合曲线

图9-35　多剂量给予 Hu5c8 后的免疫反应-时间曲线(n=4)

引自 Gobburu JV, et al. J Pharmacol Exp Ther,1998,286:925-930。

图 9-32 中，TT 为抗原浓度（即破伤风类毒素），TT_0 为起始的抗原浓度，ATT 为抗体滴度（针对破伤风类毒素抗原），k_{ab} 为抗体生成速率，k_d 为抗体降解速率，k_b 为抗原降解速率，T_{lag} 为时间延迟变量，代表从给予抗原到抗体生成的时间，IC_{50} 为达到半数最大抑制效应的药物浓度。

$$\frac{dTT}{dt} = -k_b \cdot TT - k_{ab} \cdot TT \quad （当 t \geq T_{lag}） \tag{9-62}$$

$$\frac{dATT}{dt} = -k_{ab} \cdot TT - k_d \cdot ATT \quad （当 t \geq T_{lag}） \tag{9-63}$$

令状态变量 Y 为

$$Y = \begin{bmatrix} TT & ATT \end{bmatrix} \tag{9-64}$$

则微分方程组式(9-62)、式(9-63)的初始条件 Y_0 为

$$Y_0 = \begin{bmatrix} TT_0 & 0 \end{bmatrix} （当 t \geq T_{lag}） \tag{9-65}$$

变量 k_{ab} 存在如下关系：

$$k_{ab(5c8)} = k_{ab(对照)} \cdot \left[1 - \frac{I_{max} \cdot c_p}{IC_{50} + c_p} \right] \tag{9-66}$$

另外，将上式按量效关系作适当变形得

$$k_{ab(5c8)} = k_{ab(对照)} \cdot \left[1 - \frac{I_{max} \cdot D}{ID_{50} + D} \right] \tag{9-67}$$

式中，ID_{50} 为达到半数最大抑制效应的药物剂量。

表 9-3 单剂量和多剂量给药后的药效动力学参数

参　数	单剂量，Ⅰ相反应		单剂量 Ⅱ相反应	多剂量，Ⅰ相反应	
	量效模型 式(9-67)	Sigmoid 函数 式(9-66)		Ch5c8	Hu5c8
$c_{max,ATT}$（滴度）	1 880	1 885	2 727	1 811	1 776
$T_{max,ATT}$/h	432	432	240	624	624
TT_0	3 867(714)	4 168(341)	8 430(1 826)	5 897(1 052)	6 885(1 653)
k_{ab}(对照)/h×10^3	6.99(2.25)	6.48	5.30(0.122)	2.92(0.597)	2.30(0.601)
k_b/h×10^3	1.92	2.52(0.469)	5.17(0.124)	1.87(0.537)	1.99(0.584)
k_d/h×10^3	2.35	2.31	2.31	2.31	2.31
T_{lag}/h	240	240	96	360(11.33)	351(13.08)
IC_{50}/$\mu g \cdot ml^{-1}$	176*(56.5)	0.845(0.267)	0.845	0.845	0.845
I_{max}	0.85(0.03)	0.837(0.021)	0.837	0.837	0.837

注：括号里的数据是标准误(S.E.)

引自 Gobburu JV, et al. J Pharmacol Exp Ther, 1998, 286: 925-930。

　　该研究通过建立 PK-PD 模型分析了 Hu5c8 单抗的浓度-时间-效应三者之间的关系，较好地揭示了免疫反应不同时相的具体特征，阐明了 Hu5c8 阻断体液免疫反应的动力学特性，在治疗抗体介导的自身免疫性疾病方面显示了良好的开发前景。该模型的建立对于药

物的进一步开发具有指导意义：首先，通过该模型可以拟合不同给药剂量情况下 Hu5c8 的水平以及药物的效应；其次，针对短尾猴建立的 PK-PD 模型能够对人体内 Hu5c8 的 PK-PD 模型建立提供借鉴与参考；此外，该模型的成功建立也有助于同种作用机制药物的 PK-PD 模型建立。

三、间接 PK-PD 模型应用于凝血机制的研究

凝血因子Ⅸ（血浆凝血激酶，blood coagulation factor，FIX）是内源性血液凝固过程所必需的物质，在给予机体凝血因子Ⅸ的人源化单克隆抗体（humanized anti-Factor Ⅸ monoclonal antibody，FIX mAb，SB249417）后，凝血因子Ⅸ活化为因子Ⅸa 的过程被抑制，也就抑制了后面的凝血级联反应，起到了抗凝作用。Benincosa 等人以凝血因子Ⅸ活性（factor Ⅸ activity）、活化部分凝血活酶时间（activated partial thromboplastin time，aPTT）为药效指标，以 FIX mAb 总浓度为药代动力学指标，通过基于机制的 PK-PD 模型（mechanism-based PK-PD model）将 FIX mAb 浓度与药效指标联系起来，描述了 FIX mAb 的抗凝作用。

实验设计：6 只雄性短尾猴随机分为 3 组，分别单剂量静脉注射 1 mg/kg、3 mg/kg、10 mg/kg 的 FIX，于不同时间点采集血样同时进行药代动力学指标和药效动力学指标的测定。

药代动力学研究：FIX mAb 的总浓度（ct）-时间数据用二房室模型较吻合，可用式（9-68）描述，模型见图 9-36，血药浓度-时间曲线见图 9-37，药代动力学参数见表 9-4。

$$c_t = c_1 \cdot e^{-\lambda_1 t} + c_2 \cdot e^{-\lambda_2 t} \tag{9-68}$$

式中，c_t 是 FIX mAb 的血浆总浓度，c_1 和 c_2 是截距，λ_1 和 λ_2 是斜率。

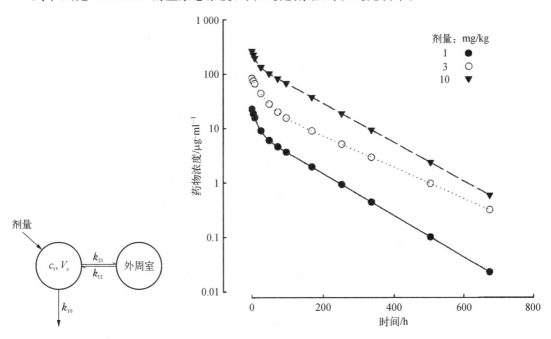

图 9-36　FIX mAb 的二房室
　　　　模型示意图

引自 Benincosa LJ, et al. J Pharmcol
Exp Ther, 2000，292：810-816。

图 9-37　单剂量给予 FIX mAb 后的
　　　　平均血浆总浓度-时间曲线（$n=2$）

引自 Benincosa LJ, et al. J Pharmcol Exp Ther, 2000，
292：810-816。

表 9-4 单剂量给予 FIX mAb 的药代动力学参数($n=2$)

Dose 动物序号	单位	1 mg/kg		3 mg/kg		10 mg/kg		Mean	SD
		3	4	5	6	1	2		
c_1	μg/ml	15.9	12.3	52.6	60.2	110	121	—	—
λ_1	h^{-1}	0.081 7	0.067 6	0.042 7	0.036 9	0.124	0.058 1	0.068 5	0.031 7
c_2	μg/ml	10.4	6.85	29.1	25.5	169	131	—	—
λ_2	h^{-1}	0.009 46	0.008 2	0.007 17	0.006 06	0.009 88	0.006 59	0.007 89	0.001 55
k_{10}	h^{-1}	0.020 4	0.018 6	0.015 5	0.014 7	0.015 5	0.011 5	0.016	0.031 2
$t_{1/2-\lambda_1}$	h	8.49	10.3	16.2	18.8	5.59	11.9	11.9	4.9
$t_{1/2-\lambda_2}$	h	73.3	84.5	96.6	114	70.2	105	90.6	17.6
V_c	ml/kg	39.9	55.8	36.7	33.3	36.5	40.9	40.5	7.96
V_{ss}	ml/kg	72.3	106	60	60.7	53.9	63.5	69.4	18.9
CL	ml/h	0.772	1	0.543	0.466	0.537	0.453	0.629	0.215

引自 Benincosa LJ, et al. J Pharmcol Exp Ther, 2000, 292: 810-816。

药效动力学研究: FIX mAb 在类别上属于 IgG_1(Immunoglobulin G_1, 免疫球蛋白 G_1), 结构上有两条臂能分别识别抗原(重链上的互补决定区, complementarity determining region, CDR)并与之结合, 基于此条假设, 认为凝血因子Ⅸ与 FIX mAb 的多价螯合作用阻断了凝血因子Ⅸ的合成与降解, 从而产生抗凝作用, 见图 9-38。据此建立相应的间接药效动力学模型, 可用式(9-69)~式(9-74)描述, 模型见图 9-39。

$$2FIX + Ab_f \underset{k_{off}}{\overset{k_{on}}{\rightleftharpoons}} AbFIX_2(复合物)$$

图 9-38 FIX(凝血因子Ⅸ)与 FIX mAb 的多价螯合作用

图 9-38 中, Ab_f 为游离的 FIX mAb 浓度, $AbFIX_2$ 为形成的复合物, k_{on} 为复合物形成的正常速率, 为三级速率常数, k_{off} 为复合物的分解速率, 为一级速率常数。

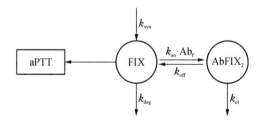

图 9-39 FIX mAb 抗凝作用的间接 PD 模型示意图

引自 Benincosa LJ, et al. J Pharmcol Exp Ther, 2000, 292: 810-816。

图 9-39 中, k_{syn} 为 FIX 的合成速率, 为零级速率常数; k_{deg} 为 FIX 降解速率, 为一级速率常数; k_{el} 为 $AbFIX_2$ 的消除速率, 为一级速率常数; Ab_f 为游离的 FIX mAb 抗体浓度。

$$\frac{dFIX}{dt} = k_{syn} - k_{deg} \cdot FIX - 2 \cdot k_{on} \cdot (c_t - AbFIX_2) \cdot FIX^2 + 2 \cdot k_{off} \cdot AbFIX_2 \quad (9-69)$$

$$\frac{\mathrm{dAbFIX_2}}{\mathrm{d}t} = k_{\mathrm{on}} \cdot (c_t - \mathrm{AbFIX_2}) \cdot \mathrm{FIX}^2 - k_{\mathrm{off}} \cdot \mathrm{AbFIX_2} - k_{\mathrm{el}} \cdot \mathrm{AbFIX_2} \qquad (9-70)$$

令状态变量 Y 为

$$Y = \begin{bmatrix} \mathrm{FIX} & \mathrm{AbFIX_2} \end{bmatrix} \qquad (9-71)$$

则微分方程组式(9-69)、式(9-70)的初始条件 Y_0 为

$$Y_0 = \begin{bmatrix} \mathrm{FIX_0} & 0 \end{bmatrix} \qquad (9-72)$$

式中,$\mathrm{FIX_0}$ 为起始的 FIX 浓度,它存在如下关系:

$$\mathrm{FIX_0} = k_{\mathrm{syn}}/k_{\mathrm{deg}} \qquad (9-73)$$

药理研究证明,aPTT 的对数值与 FIX 活性的对数值存在线性关系,用式(9-74)描述:

$$\mathrm{lgaPTT} = -b \cdot \mathrm{lgFIX} + c \qquad (9-74)$$

式中,b 为斜率,c 为截距。

k_{off} 数值通过体外实验测得,结果为 $1.48\ \mathrm{h^{-1}}$,不参与拟合过程。另外,认为复合物的消除速率与总抗体的消除速率相同,故在拟合过程中令 $k_{\mathrm{el}} = \lambda_2$。实际参与拟合的药效动力学参数包括 k_{syn}、k_{deg}、k_{on},相关的参数还有 $\mathrm{FIX_0}$、$t_{1/2\mathrm{deg}}$。

FIX 活性-时间曲线与拟合结果见图 9-40,aPPT-时间曲线与拟合结果见图 9-41,aPPT 与 FIX 活性的相关性见图 9-42。拟合的 c_t、$\mathrm{Ab_f}$、$\mathrm{AbFIX_2}$ 随时间变化的关系见图 9-43。药效动力学参数拟合结果见表 9-5。

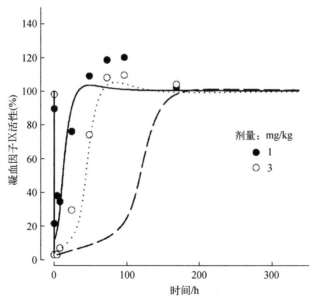

—— 1 mg/kg组拟合曲线　　·········· 3 mg/kg组拟合曲线　　---- 10 mg/kg组拟合曲线

图 9-40　单剂量给予 FIX mAb 后的凝血因子Ⅸ活性-时间曲线($n=2$)

引自 Benincosa LJ, et al. J Pharmcol Exp Ther, 2000,292:810-816。

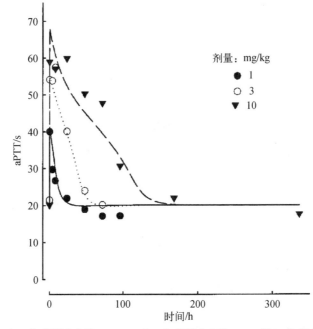

—— 1 mg/kg组拟合曲线   ……… 3 mg/kg组拟合曲线   ---- 10 mg/kg组拟合曲线

图 9 - 41   单剂量给予 FIX mAb 后的活化部分凝血活酶（aPTT)-时间曲线（$n=2$）

引自 Benincosa LJ，et al. J Pharmcol Exp Ther，2000，292：810 - 816。

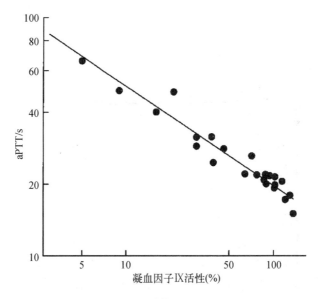

图 9 - 42   aPTT 与凝血因子 Ⅸ 活性的相关性（$r^2=0.93$）

引自 Benincosa LJ，et al. J Pharmcol Exp Ther，2000，292：810 - 816。

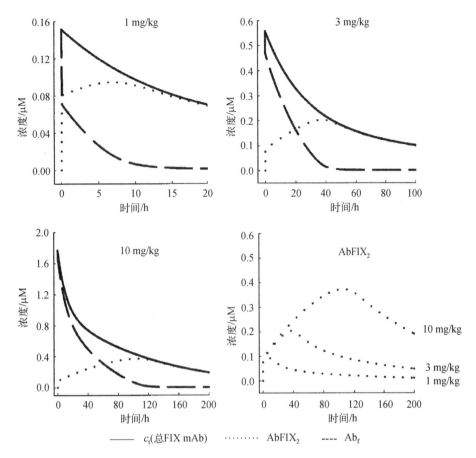

图 9 - 43　拟合的 c_t、Ab_f、$AbFIX_2$ 随时间变化的曲线（$n=2$）

引自 Benincosa LJ，et al. J Pharmcol Exp Ther，2000，292：810 - 816。

表 9 - 5　单剂量给予 FIX mAb 的药效动力学参数（$n=2$）

	k_{syn}	k_{on}	k_{deg}	$t_{1/2deg}$	FIX_0	k_{off}	k_{el}	b	c
单位	$\mu M \cdot h^{-1}$	$\mu M^{-2} \cdot h^{-1}$	h^{-1}	h	μM	h^{-1}	h^{-1}	—	—
数值	0.011 3	3.96×10^3	0.063	11	0.179	1.48	0.007 89	0.33	1.96

引自 Benincosa LJ，et al. J Pharmcol Exp Ther，2000，292：810 - 816。

　　从图 9 - 43 可以看出，随着给药剂量的增大，$AbFIX_2$ 的浓度峰值增大，达峰时间往后推迟，Ab_f 浓度下降至零的时间不断延长，这与实际情况相符。另外，该模型从数学角度描述了 FIX 活性的反跳（rebound）现象，实测数据证明了这一点。同时，该模型把抗体与抗原的反应纳入到了模型中，借助药效指标间的相关性建立了表观可测药效指标与药物浓度的间接联系，是一篇基于机制的 PK-PD 模型的成功报道，代表了 PK-PD 模型的今后发展趋势。

（柳晓泉，何华）

参考文献

[1] Sheiner LB，Stanski DR，Vozeh S，et al. Simultaneous modeling of pharmacokinetics and pharmacody-

namics：application to D-tubocurarine[J]. Clin Pharmacol Ther，1979，25：358 – 371.

[2] Holford NHG, Sheiner LB. Understanding the dose-effect relationship：clinical application of pharmacokinetic and pharmacodynamic models[J]. Clin Pharmacokinet，1981,6：429 – 453.

[3] 史军. 药物代谢动力学和药效动力学在抗菌药物新药开发和临床治疗上的应用[J]. 中国临床药理学与治疗学,2007，12：121 – 133.

[4] Czock D，Markert C，Hartman B，et al. F. Pharmacokinetics and pharmacodynamics of antimicrobial drugs. Expert Opin Drug Metab Toxicol，2009，5：475 – 487.

[5] Shi J. Integration of pharmacokinetics and pharmacodynamics in antibacterial drug development and pharmacotherapy[J]. Chin J Clin Pharmacol Ther，2007，12：1099 – 1113.

[6] Derendorf H，Meibohm B. Modeling of pharmacokinetic/pharmacodynamic（PK/PD）relationships：concepts and perspectives[J]. Pharm Res,1999，16：176 – 185.

[7] Derendorf H，Lesko LJ，Chaikin P，et al. Pharmacokinetic/Pharmacodynamic modeling in drug research and development[J]. J Clin Pharmacol，2000，40：1399 – 1418.

[8] Meibohm B，Derendorf H. Pharmacokinetic/Pharmacodynamic studies in drug product development[J]. J Pharm Sci，2002，91：18 – 31.

[9] Dayneka NL,Garg V,Jusko WJ. Comparison of four basic models of indirect pharmacodynamic responses [J]. J Pharmacol Biopharm,1993,21：457 – 477.

[10] Benincosa LJ，Chow FS，Tobia LP，et al. Pharmacokinetics and Pharmacodynamics of a humanized monoclonal antibody to factor IX in cynomolgus monkeys[J]. J Pharmcol Exp Ther，2000，292：810 – 816.

[11] Gobburu JVS，Tenhoor C，Togge MC，et al. Pharmacokinetics/Dynamics of 5c8，a monoclonal antibody to CD154（CD40 ligand）suppression of an immune response in monkeys[J]. J Pharmacol Exp Ther，1998，286：925 – 930.

[12] Derendorf H，Meibohm B. Modeling of pharmacinetic/pharmacodynamic（PK/PD）relationships:concepts and perspectives[J]. Pharm Res 1999,16：176 – 185.

[13] Derendorf H，Lesko LJ ，Chaikin P，et al. Pharmacokineitic/pharmacodynamics modeling in drug research and development[J]. J Clin Pharmacol 2000,40：1399 – 1418.

第十章 创新药物的非临床药物代谢动力学研究

第一节 非临床药物代谢动力学研究的目的和意义

非临床药物代谢动力学（又称临床前药物代谢动力学）研究与临床药物代谢动力学研究的主要区别在于：前者的研究对象是实验动物，而后者的研究对象是人。两者研究目标是相同的，即阐明药物在体内吸收、分布、代谢和排泄的经时过程及其动力学特征。但两者研究的目的和意义有所不同，非临床药物代谢动力学研究的主要目的是为创新药物的筛选和评价提供依据，同时为新药的临床研究提供重要的参考依据，因此非临床药物代谢动力学研究侧重于创新药物的药物代谢动力学研究；而临床药物代谢动力学研究的主要目的是为了提高临床用药的安全性和合理性。非临床药物代谢动力学研究可以提供新药在体内的一些重要的药物代谢动力学参数，揭示新药在体内动态变化的规律，帮助我们了解并掌握创新药物在体内的一些重要的动力学特征，如药物吸收的速率和吸收程度；药物的全身组织分布情况及血浆蛋白结合率；药物的主要排泄途径、排泄速率和排泄量；药物在体内的主要代谢物及代谢途径。这可以为新药的临床研究方案的拟订提供重要的参考依据，确保新药临床研究的安全性和合理性，同时有助于我们了解药效或毒性的靶器官，阐明药效或毒性产生的物质基础，为药效学和安全性评价提供重要的线索，对新药的开发研究具有极其重要的指导意义。

创新药物的开发研究是一项高投入、高风险和高回报的产业。一方面创新药物的开发成功并上市可以为开发者带来高额回报；但另一方面，创新药物的开发研究又是一项高投入、高风险的产业，因为目前创新药物开发的成功率很低，约为五万分之一，在发达国家成功开发一个新药需要耗资平均约 10 亿美元，研究周期平均 10 年左右。许多体外研究认为很有前途的候选化合物均因在体内活性或毒性或药物代谢动力学的问题而夭折，造成极大的财力和人力的浪费。药物在体内缺乏活性可能是由于其药物代谢动力学行为不理想，如首过效应较强或代谢太快，半衰期太短；或不易通过肠黏膜被吸收，导致生物利用度太低；或不易通过生物膜而进入靶器官发挥疗效。许多候选化合物本身并没有毒性，其在体内的毒性常常是由于其在体内形成的毒性代谢物所致。据国外文献报道，进入临床试验后约有 40% 的候选化合物是由于药物代谢动力学方面的原因而被淘汰的，这足以说明非临床药物代谢动力学研究在创新药物开发研究中的重要作用和地位。一个候选化合物不仅要具有高效低毒的特点，还应具有理想的药物代谢动力学性质，如较高的生物利用度和合适的半衰期等，才能最终成为一个药物。在新药开发的早期，可利用各种体内外模型对候选化合物的药物代谢动力学性质进行初步筛选，同时结合药理学和毒理学筛选结果，在新药研究开发的早期即可确定该候选化合物是否有继续开发的价值，并可以根据药理学、毒理学和药物代谢动力学筛选结果对先导化合物进行结构修饰或改造，以便获得具有更为理想的药理学、毒理学和药物代谢动力学特性的新候选化合物。最佳的候选化合物是从一次次的筛选优化循环中诞生的，这样循环往复最终产生具有良好的药理学、毒理学和药物代谢动力学特性的最佳候选化合物,然后进入下一阶段的临床研究。由此可见新药的非临床药物代谢动力学研究在创新药物的开发研究中占据重要的地位,目前它与药理学研究和毒理学研究一起构成了一个三位一体完整的新药筛选和评价体系。在这一体系中非临床药物代谢动力学研究发挥了重要的桥接作用,它可以为药理学研究和毒理学研究提供重要的线索和依据。

第二节 非临床药物代谢动力学研究的内容和方法

非临床药物代谢动力学的研究主要包括四个方面的内容:① 药物的吸收,即吸收的速度和程度;② 药物的分布,即全身组织分布情况及血浆蛋白结合率;③ 药物的代谢或生物转化,即药物在体内的主要代谢物及主要代谢途径;④ 药物的排泄,即药物的主要排泄途径、排泄速率和排泄量。

一、非临床药物代谢动力学研究实验设计的基本原则

1. 实验药品

药物代谢动力学实验所用的药品应与药效学和毒理学研究使用的药品一致,即使用同一批次的样品,因为不同批次样品的含量和杂质可能存在一定的差异,这对实验的结果会产生一定的影响。

2. 实验动物

一般采用健康成年动物,常用实验动物有小鼠、大鼠、兔、犬和猴等。药物代谢动力学实验动物选择的基本原则如下:

(1)首选动物 以药效学和毒理学研究所用的动物作为首选动物,这样便于比较和分析药效学和毒理学研究的结果,阐明药效或毒性产生的物质基础。

(2)药物代谢动力学研究应尽量从同一动物在其清醒状态下多次采样,以减少个体差异对试验结果的影响。

(3)创新药物应选用两种或两种以上的动物,其中一种为啮齿类动物,另一种为非啮齿类动物,其主要目的是要了解药物的体内过程是否存在明显的种属差异,如发现药物的体内过程确实存在明显的种属差异,则应尽可能选择与人体具有相同或相似的药物代谢动力学行为特性的动物进行药物代谢动力学研究,以提高临床前药物代谢动力学研究的可参考价值。

(4)药物代谢动力学实验应雌雄动物兼用,以便了解药物的体内过程是否存在明显的性别差异,如发现存在明显的性别差异,应分别研究药物在雌雄动物体内的动力学行为,并分析和比较药物代谢动力学的性别差异及其可能对药效学和毒理学研究的结果影响。

(5)口服药物不宜选用兔等食草类动物进行药物代谢动力学研究,因为这类动物的吸收不规则,不宜用于口服药物的药物代谢动力学研究。

(6)许多生物技术药物都存在动物的种属和组织特异性,即只在特定种属的动物中表现出药理活性,这是由于这种动物种属表达受体或抗原表位。因此,生物技术药物临床前药物代谢动力学研究应选择相关动物(relevant species)进行药物代谢动力学研究。

3. 剂量选择

非临床药物代谢动力学研究至少应设置高、中、低三个剂量组,主要目的是考察药物在体

内的动力学过程是否属于线性。剂量的选择可以参考药效学和毒理学研究中所用的剂量,其中高剂量最好接近于最小中毒剂量,中剂量相当于有效剂量,这样所得结果能更好地解释药效学和毒理学研究中所观察到的现象。

4. 给药方式和途径

非临床药物代谢动力学研究所用的给药途径和方式应尽可能与临床用药一致,对于犬和猴等大动物应使用与临床一致的剂型进行药物代谢动力学研究。

5. 生物样品中药物分析方法的选择

由于生物样品具有药物浓度低且样品量少、干扰因素多及变异大等特点,所以应根据待测物的理化性质和结构、生物介质等,建立适宜的生物样品分析方法,所建立的方法必须具有足够的专一性、灵敏度、精密度和准确度,并对方法进行充分验证,以确保生物样品测定结果的准确性和可靠性。

生物介质中的药物测定目前常用的分析方法主要有以下几种:① 色谱法,包括高效液相色谱法(HPLC)、色谱-质谱联用法(LC-MS、LC-MS/MS,GC-MS)、气相色谱法(GC)等;② 免疫学方法,包括酶联免疫吸附分析法(ELISA)、放射免疫分析法(RIA)、酶免疫分析法(EIA)、荧光免疫分析法等;③ 放射性核素标记法;④ 微生物学方法。在上述几种分析方法中由于色谱法具有专一性强、灵敏度高、精确性好等特点,常常作为小分子药物首选的分析方法。

二、非临床药物代谢动力学研究的内容和方法

1. 血药浓度-时间曲线

(1)动物数的确定　血药浓度-时间曲线尽量从同一动物多次取样,应尽可能避免多只动物样本合并,如采用多只动物样本合并应适当增加动物数,以减少个体差异对实验结果的影响。血药浓度-时间曲线所需动物数按每个时间点不少于 5 只动物计算。考虑到药物代谢动力学可能存在明显的性别差异,受试动物应注意雌雄兼用,如发现药物代谢动力学存在显著的性别差异,应增加动物数以便了解和分析药物在雌雄动物体内的药物代谢动力学的差异情况。

(2)采样点的确定　样品采集的时间间隔取决于药物的吸收和消除速率,所得的血药浓度-时间曲线应能真实地反映药物在体内的经时变化规律。如取样点过少或采样点时间选择不当会对药物代谢动力学参数的估算有直接的影响,因此所采集的时间点应能构成一个完整的血药浓度-时间曲线,应包括药物的吸收分布相、平衡相和消除相,采样点的设计应兼顾这三个时相。一般在吸收分布相至少应采集 3~4 个点,平衡相至少应采集 3 个时间点,消除相至少应采集 4~6 个点。采样终点应大于 3~5 个 $t_{1/2}$,对于浓度较低的药物可持续到药峰浓度 c_{max} 的 1/10~1/20(如图 10-1 所示)。

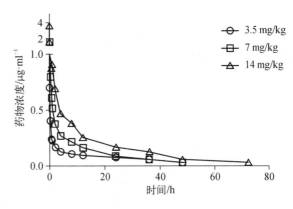

图 10-1　大鼠静注不同剂量的长春氟宁后的
　　　　　血药浓度-时间曲线

(3)给药剂量和途径　血药浓度-时间曲线的研究至少应设置高、中、低三个剂量组,以便

考察药物在体内的动力学过程是属于线性过程还是非线性过程,如为非线性动力学则应进一步考察剂量的影响。所用的剂量可以依据药效学和毒理学研究中所用的剂量来确定,剂量范围应在药效学的有效剂量和毒性试验的低中剂量范围间,其中一个剂量应相当于有效剂量。所用的给药途径应与临床用药途径一致,如为口服给药,一般应禁食 12 小时后再给药,这样可以排除食物对药物吸收的影响。一般情况下只需要进行单剂量给药的药物代谢动力学研究,但对于半衰期长、单剂量给药时有明显的蓄积倾向且临床需反复多次给药的药物,有必要进行多次给药的药物代谢动力学研究,以便了解反复多次给药后药物在体内的蓄积情况。

(4)药物代谢动力学参数的估算 根据测得的血药浓度-时间数据,采用房室模型或非房室模型的方法经计算机拟合估算出其相应药物代谢动力学参数。目前对于药物代谢动力学参数一般主张采用非房室模型的方法估算,这主要是由于房室模型本身存在一定的缺陷,如房室模型的划分和选择具有抽象性、相对性和主观随意性等缺点,因此采用房室模型估算时有些药物代谢动力学参数常常与实测值存在较大的差异。对于静脉注射给药的药物,应提供 $t_{1/2}$、AUC、MRT、Vd 和 CL 等主要的药物代谢动力学参数;对于血管外给药的药物,除提供上述参数外,还应提供 c_{max}、t_{max} 和绝对生物利用度等参数,以便了解药物的吸收速度和程度。

2. 药物的吸收

口服给药是临床最为常用和方便的给药途径,同时也是最受欢迎的给药方式,但一个药物经口服给药后能否达到预期的疗效主要取决于其能否被吸收并到达作用部位。因此在临床前阶段必须对其吸收进行评价,以判断该药物是否适合经口服给药。对于药物的吸收主要从两方面进行评价,即吸收的速度和程度。对于药物的吸收评价应根据具体的药物而有所侧重,如对于疼痛等急性疾病的治疗,一般期望药物能够迅速地吸收并到达体循环且发挥疗效,对于这类药物而言,药物的吸收速度就显得十分重要,而对于高血压、糖尿病和癫痫等慢性病的治疗,常常需要经重复多次给药才能显效,为了达到对疾病的有效控制往往希望血药浓度始终维持在有效浓度的水平之上,这样才能达到预期的治疗效果,此时,药物的吸收程度就成了影响药物疗效的重要因素。

(1)吸收速度 药物经口服给药后必须以足够快的速度吸收进入体循环才能达到预期的疗效,如果吸收太慢则有可能自始至终都无法达到有效浓度,即使药物的吸收程度很好,该药物也无法达到预期的疗效。药物的吸收速度可以通过血药浓度-时间曲线来反映,吸收速度慢的药物往往达峰时间长,且峰浓度低;吸收速度快的药物则正好与之相反。药峰时间 T_{max} 和药峰浓度 c_{max} 是体内反映药物吸收速度快慢的两个最直观的指标或参数,因而常常被用于评价药物在体内的吸收速度。

(2)吸收的程度 药物的吸收程度可用血药浓度-时间曲线下面积 AUC 来评价,AUC 越大则药物的吸收越好,因此 AUC 是评价药物吸收程度的一个重要的参数和指标。对于血管外给药的药物,可通过比较静注给药的 AUC 和血管外给药的 AUC 来了解其绝对生物利用度并确定血管外给药的吸收程度,以便确定该药物是否适合口服给药,帮助临床确定最佳给药途径和剂型。

(3)吸收机理 对于口服的创新药物而言,除在整体动物体内研究其吸收速率和吸收程度外,还可采用体外吸收模型如 Caco-2 细胞模型、在体或离体组织吸收模型(如离体肠管外翻模型、Ussing Chambers 模型及在体或离体肠灌流模型)研究药物吸收特性和机理以及影响吸收的关键因素。

3. 药物的组织分布和血浆蛋白结合率

（1）药物的组织分布　药物的组织分布试验是了解药物在体内的主要分布组织，尤其是药物在药效学与毒理学靶器官的分布。组织分布试验一般选用大鼠或小鼠，选择一个有效剂量给药后，以血药浓度-时间曲线为依据，在吸收分布相、平衡相和消除相各选 1 个时间点分别采样，测定药物在心、肺、肝、肾、脾、胃、脑、肠道、生殖腺、体脂、骨骼肌等组织的浓度，每个时间点至少应有 5 只动物的数据，以便了解药物在吸收分布相、平衡相和消除相的分布情况，药物在体内是否有蓄积倾向。对于药物浓度较高或持续时间长的组织应予以关注，可结合毒理学实验的结果探讨其毒理学意义。对于单剂量给药后有明显的蓄积倾向、半衰期长且临床需反复多次给药的药物，应考虑进行多次给药后的组织分布研究，以便进一步了解多次给药后药物在体内的蓄积情况。

对于药物的分布研究可以采用色谱法或放射自显影法进行研究，前者是在选定的时间点采集动物的各组织器官，经处理后采用 LC – MS/MS 等方法直接测定各组织中药物的浓度。图 10 - 2 显示长春氟宁在大鼠体内的分布情况。

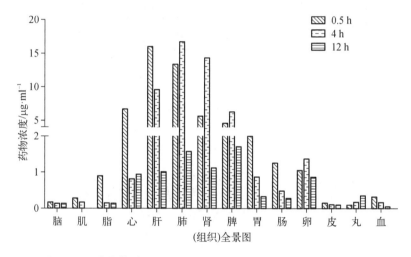

图 10 - 2　大鼠静注 7 mg/kg 酒石酸长春氟宁后组织中的药物浓度

该方法的优点是可以准确定量各组织中原型药物或代谢物的浓度，缺点是工作量太大且人力成本高昂。放射自显影法则是在给予动物用同位素标记的药物后，进行整体切片和自显影（图 10 - 3 和图 10 - 4）。该法的优点是可以直观地了解药物在体内的总体分布情况，且工作量相对较小；缺点是需要特殊的设备，无法准确定量各组织中的药物浓度，且无法区分原型药物和代谢物。一般而言，可先采用放射自显影法初步了解药物在体内的总体分布情况，然后根据需要再用色谱法准确定量特定组织中药物的浓度，如药效或毒性靶器官中药物的浓度。由此可见，两种方法是相辅相成的。

对于生物技术药物的组织分布研究应注意其特点，生物技术药物的组织分布常常具有组织特异性，这与受体介导有关。因此，在进行生物技术药物的组织分布研究时应探讨其特异性靶向性分布与疗效或毒性的相互关系。

（2）药物的血浆蛋白结合率　药物进入血液后主要以两种形式存在，即结合型药物和游离型药物。前者是药物在血浆中与其中的蛋白质如白蛋白、β-球蛋白和酸性糖蛋白形成结合

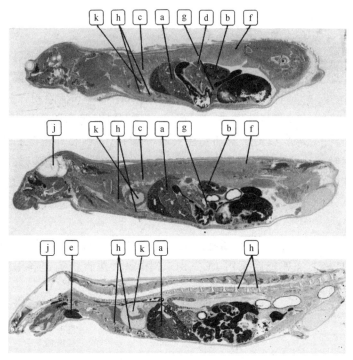

图 10 - 3　雄性 Wistar 大鼠灌胃给予 5.45 mg/kg 莫西沙星 1 小时后整体放射自显影图

a. 肝；b. 肾；c. 肺；d. 脾；e. 下颌腺；f. 骨骼肌；g. 胰腺；h. 软骨；j. 脑；k. 血

引自 Siefert HM，et al. J Antimicrob Chemother，1999，43，suppl：61 - 67。

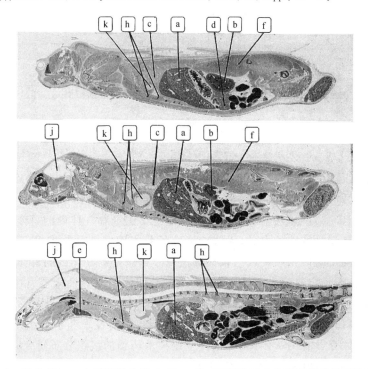

图 10 - 4　雄性 Wistar 大鼠灌胃给予 5.45 mg/kg 莫西沙星 4 小时后整体放射自显影图

a. 肝；b. 肾；c. 肺；d. 脾；e. 下颌腺；f. 骨骼肌；h. 软骨；j. 脑；k. 血

引自 Siefert HM，et al. J Antimicrob Chemother，1999，43，suppl：61 - 67。

物,后者是药物在血浆中以游离状态存在。药物与血浆蛋白的结合对药物的转运和药理活性产生直接影响,因为结合型药物无法通过生物膜到达靶器官,所以不能进行转运并暂时失去药理活性,但由于药物与血浆蛋白的结合是可逆的,游离型药物与结合型药物之间可以相互转换,当血浆中游离型药物降低时,结合型药物可以转化成游离型药物,因此,药物与血浆蛋白的结合对药物的转运和药理活性的影响是暂时的,可以把它看成是药物的一种储存形式。由此可见,药物的血浆蛋白结合率是一个重要的药物代谢动力学参数,具有十分重要的临床意义。此外,药物与血浆蛋白的结合可受到体内诸多因素的影响而发生改变。首先,由于血浆中蛋白的含量及其与药物结合的部位是有限的,因此药物与血浆蛋白的结合具有饱和性,当药物的浓度超出血浆蛋白的结合能力时,可导致血浆中游离型药物的浓度急剧增加,进而引起毒性反应;其次,药物与血浆蛋白的结合是可逆的和可置换的,当两个高结合率的药物合用时就会出现相互置换,其结果是一种药物被另一种药物游离,导致被置换出来的药物在血浆中的游离型药物浓度大幅增加,如保泰松可以把结合型的双香豆素游离出来,而使后者在血浆中游离型药物的浓度明显升高,可导致出血倾向;再者,某些病理状态下,如肝、肾功能障碍时可以导致血浆蛋白含量降低,使药物的血浆蛋白结合率降低,游离型药物的浓度显著增加,此时应根据具体情况适当调整患者的给药剂量,以免由于游离型药物的浓度升高而出现不良反应。老年人的肝肾功能开始衰退,血浆蛋白含量降低,服用同等剂量的药物后其血浆中游离型药物的浓度可能会高于健康成年人,这使得有些药物在老年人中呈现出较强的药理活性,因此对于老年人的用药也应根据具体情况适当调整给药剂量。

药物与血浆蛋白的结合程度常用血浆蛋白结合率来表示,血浆蛋白结合率可按下式计算:

$$蛋白结合率(\%) = \frac{c_t - c_f}{c_t} \times 100\%$$

式中,c_t 为游离型和结合型药物的总浓度,c_f 为游离型药物的浓度。目前常用的血浆蛋白结合试验的方法有平衡透析法、超过滤法、分配平衡法等,具体选择哪种方法应根据药物的特点确定,如生物技术药物是生物大分子,有时很难采用传统的方法测定其血浆蛋白结合率,近年来研究发现,可以采用分子筛方法研究生物技术药物的血浆蛋白结合率。药物的血浆蛋白结合实验至少应在三个浓度(应包括有效浓度在内)下进行,主要考察其血浆蛋白结合率是否有剂量依赖性。对于高结合率的药物(结合率大于 90% 的药物)应考虑研究影响结合的各种因素,如配伍用药物对蛋白结合率的影响。

4. 药物的生物转化及代谢产物的鉴定

药物在体内的生物转化,也称为药物的代谢,是药物从体内消除的主要方式之一。药物进入体内后,部分药物在体内各种代谢酶的作用下进行生物转化,然后再以原型和代谢物的形式经胆汁、粪便和尿液排出体外。药物在体内生物转化研究的主要目的是了解其在体内的主要代谢方式、代谢产物、代谢途径。创新药物在体内的生物转化研究一般应选择两种或两种以上的动物,其中一种为啮齿类动物,一般选用大鼠;另一种为非啮齿类动物,一般选用犬。选择两种或两种以上进行生物转化研究的主要目的是了解药物在体内的生物转化是否存在明显的种属差异,因为有些药物在体内的生物转化确实存在明显的种属差异,即药物在不同种属的动物中的代谢方式、代谢产物和代谢途径是不同的,而许多药物在体内的毒性来自其在体内形成的毒性代谢产物,所以对于代谢的种属差异性研究具有十分重要的意义,可以为药物的安全性评价时实验动物的选择提供重要的线索和依据。如在代谢的种属差异性研究中发现药物的代谢确实存在种属差异性,则在药物代谢动力学和毒理学研究时应尽可能选择代谢与人相同或相似的动物。

给予所选择的动物一定剂量的药物后,分别采集血样、胆汁、尿液和粪便,选择合适的分析方法,从血样、胆汁、尿样和粪便中分离可能存在的代谢产物,如发现有代谢物则可用色谱-质谱联用技术及色谱-核磁联用技术对代谢产物的结构进行确证,进而阐明药物在体内的主要代谢产物、代谢方式和代谢途径。

如 Kajita 等人在人肝微粒体中发现了两个代谢物 M1 和 M3,采用 LC - MS/MS 技术对其进行了初步鉴定,M1 的 $[M+H]^+$ 为 324,其碎片离子峰为 m/z 247 和 165(图 10-5 A);M3 的 $[M+H]^+$ 为 354,其碎片离子峰为 m/z 247 和 165(图 10-5 B);原型药物奥洛他定的 $[M+H]^+$ 为 338,其碎片离子峰为 m/z 247 和 165(图 10-5 C),根据母离子和碎片离子信息初步分析 M1 为 N-位脱甲基代谢物,M3 为 N-位氧化代谢物,由此得出了奥洛他定可能的代谢途径(图 10-6)。

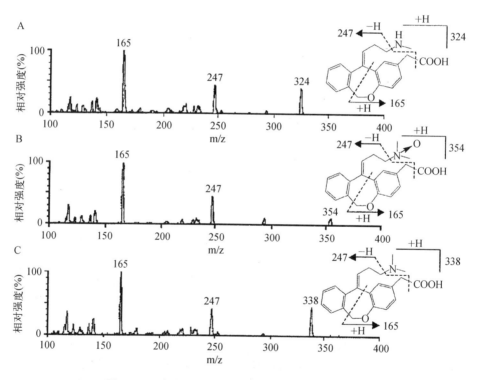

图 10-5 奥洛他定及其代谢物 M1 和 M3 的质谱图

引自 Kajita J,et al. Drug Metab Dispos,2002,30:1504-1511。

如血药浓度与毒性和疗效缺乏相关性,则有必要探究是否存在活性药物代谢物,应对代谢物的活性和毒性开展进一步研究。对于药物的代谢也可采用体外代谢的方法进行研究,特别是当药物在体内形成的代谢物浓度很低的时候,体外代谢不失为一种很好的选择,可以利用各种已建立的体外代谢模型或技术,如肝微粒体技术、肝细胞培养、肝切片技术等在体外研究药物的代谢,但应注意的是药物在体外的代谢研究不能够代替其体内的代谢研究,只是作为体内代谢的辅助研究,两者之间可能存在一定的差异,因为目前所用的体外代谢方法都是基于肝脏

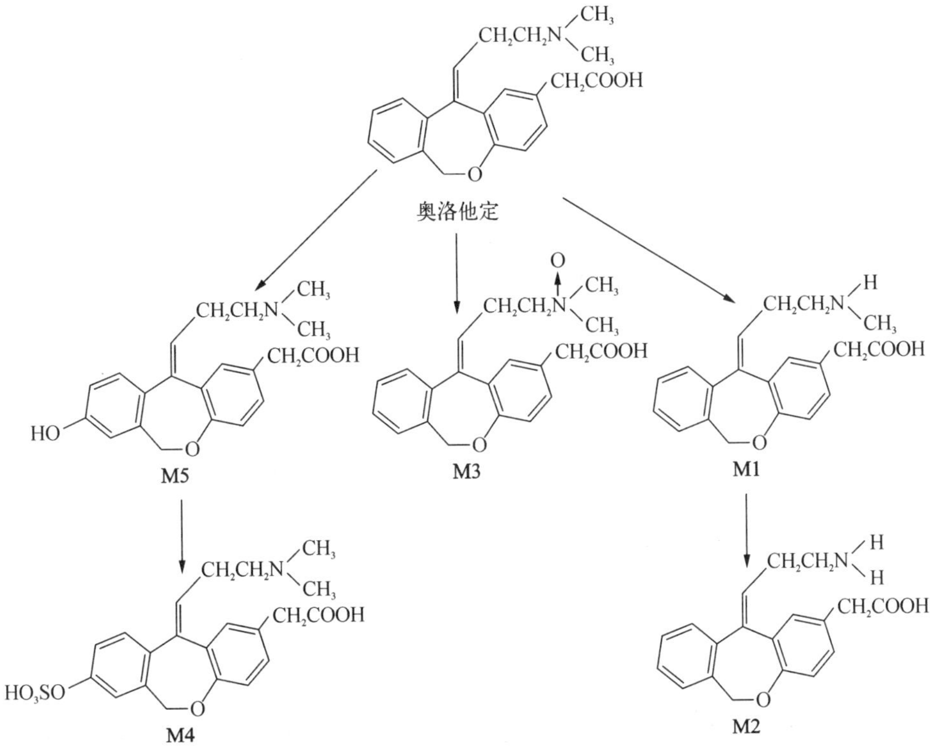

图 10-6 奥洛他定在体内的代谢途径

引自 Kajita J, et al. Drug Metab Dispos, 2002, 30: 1504-1511。

的,而事实上药物在体内可能不仅限于肝脏,近年来的研究已经证明许多肝外组织也参与了药物的代谢。

生物技术药物的代谢研究是该类药物代谢动力学研究的一个重要环节,同时也是一个难点,这是由该类药物的性质和特点决定的。首先,生物技术药物在体内极不稳定,它们进入体内后被迅速降解为小肽或氨基酸,代谢物的分离和鉴定十分困难;其次,生物技术药物在体内的代谢部位广泛,很难通过一个体外代谢模型了解其在体内的代谢情况。

5. 药物的排泄

药物从体内消除的另一种方式是排泄。药物进入体内后可不经任何代谢而直接以原型排出体外,也可经代谢后再以代谢产物的形式排出体外,但对于绝大多数药物而言,这两种排泄方式是同时存在的,即进入体内的一部分药物经代谢后以代谢产物的形式排出体外,其余药物则直接以原型排出体外。药物进入体内后经排泄器官随胆汁、粪便和尿液排出体外,有些药物也可以通过呼吸道、唾液、乳汁、汗液排泄,这其中肾脏是药物的主要排泄器官,而胆汁、粪便和尿液是药物的主要排泄途径,因此对于药物的排泄研究,着重于研究药物经胆汁、粪便和尿液的排泄速率、排泄量和排泄百分率,以便确定药物的主要排泄途径、排泄速率、排泄方式(即药物是以原型排出为主,还是以代谢物的形式排泄为主)和排泄量。

(1) 胆汁排泄　药物的胆汁排泄实验一般用大鼠,首先在乙醚麻醉下作胆管插管以便引流胆汁,待动物清醒后,以预先确定的给药途径给药,然后以合适的时间间隔分段收集胆汁(每个时间段至少有 5 只动物的试验数据),记录胆汁体积,取出一部分样品采用合适的分析方法测定胆汁中的药物浓度,计算药物经胆汁排泄的速率、累积排泄量和累积排泄百分率(图 10 - 7)。

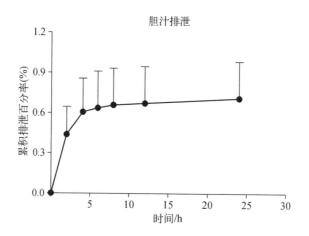

图 10 - 7   酒石酸长春氟宁(iv 7mg/kg)
在大鼠胆汁中的累积排泄曲线

如研究发现胆汁是药物的主要排泄途径,且该药物的口服吸收良好,则应考虑该药物是否存在肝肠循环。对肝摄取较多的,且肝脏是药物的主要代谢部位的药物则应考虑该药物是否存在首过效应,这可以为设计给药方案和选择合适的药物剂型提供参考依据,如首过效应较强的药物一般不适宜口服给药,此时应考虑采用其他给药途径给药。

(2)药物的尿和粪便排泄　药物的尿和粪便排泄研究一般可选用小鼠或大鼠,选定一个有效剂量给药后,将动物放入特制的代谢笼内,按一定的时间间隔分段收集尿或粪便的全部样品,每个时间段至少有 5 只动物的试验数据。样品采集的时间段应包括药物从尿或粪中开始排泄到排泄高峰直至排泄基本结束的全过程。尿样应记录尿体积,混匀,取出一部分样品,测定尿药浓度,计算药物经尿液排泄的速率及累积总排出量和累积排泄百分率(图 10 - 8);粪便样品可先制成匀浆,记录总体积,取部分样品测定粪便中药物的浓度;也可先称重,后研磨均匀,取一定量粪便制成匀浆,然后选择合适的测定方法测定粪便中药物的浓度,计算药物经粪便排泄速率及累积排泄量和累积排泄百分率(图 10 - 9)。

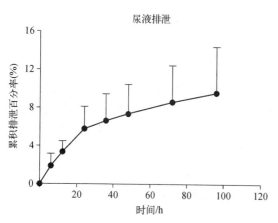

图 10 - 8   酒石酸长春氟宁(iv 7 mg/kg)
在大鼠尿中的累积排泄曲线

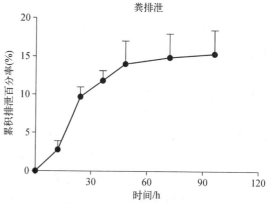

图 10 - 9   酒石酸长春氟宁(iv 7 mg/kg)
在大鼠粪中的累积排泄曲线

由图 10-7、图 10-8 和图 10-9 可见,大鼠静注 7 mg/kg 酒石酸长春氟宁后,96 h 内,大鼠的尿和粪便的累积排泄百分率仅为约 25%,而胆汁中的排泄不足 1%,这提示长春氟宁在体内可能主要是以代谢物的方式排出体外。

对于药物在胆汁、粪便和尿液中的排泄,一般可采用色谱法进行研究,该法通常仅测定原型药物的排泄情况,但对于有些药物而言,如上述的长春氟宁采用该法在粪便和尿液中仅能回收到给药量的约 25%,这显然无法满足物料平衡(mass balance)的要求,所谓的物料平衡是指给药量与主要排泄途径回收量应大致相当。因此,对于那些总回收率低于 50% 的药物而言,可用氚[^{3}H]或[^{14}C]等同位素的药物进行物料平衡研究。一般来说,采用该法得到的总回收率在 90% 以上,完全可以满足物料平衡研究的要求,但该法也存在明显的不足之处,即无法区分是原型药物还是其代谢物,因此色谱法和放射性同位素法是相辅相成的,应根据不同需要选择合适的方法。

6. 对肝药酶活性的影响

肝脏是药物的重要代谢部位,因此体内参与药物代谢的酶主要是肝脏的 CYP450 酶,而 CYP450 酶的一个重要特征就是可以被诱导或抑制。许多外源物质包括一些临床常用的药物本身就是 CYP450 酶的诱导剂或抑制剂。CYP450 酶的诱导剂可使其自身或合用药物的代谢加速而使药效减弱甚至失效;CYP450 酶的抑制剂则可使其自身或合用药物的代谢减缓而使得药效增强甚至产生严重的毒副作用。因此,有必要在非临床阶段了解药物对 CYP450 酶是否有诱导或抑制作用,进而了解药物间存在潜在代谢相互作用的可能性。可以在体外运用肝微粒体技术研究药物在肝微粒体内的代谢情况,如参与药物代谢的主要 CYP450 酶及其本身对 CYP450 酶的影响,以便了解该药物是否存在潜在的代谢相互作用。

(1) 候选药物对 CYP450 酶的影响 人肝微粒体中参与药物代谢的 CYP450 酶主要有 CYP1A、CYP2C、CYP2D、CYP2E 和 CYP3A 五大类,对于每一种 CYP450 同工酶均有相应的探针药物可以反映其酶的活性,CYP1A2、CYP2C8/9、CYP2C19、CYP2D6、CYP2E1 和 CYP3A4 的探针底物分别为非那西丁、甲苯磺丁脲、S-美芬妥因、丁呋洛尔、氯唑沙宗和睾酮,因此我们可以借助每一种同工酶的探针药物研究候选药物对人肝微粒中参与药物代谢的主要 CYP450 酶的影响。如 Kajita 等人在体外运用探针药物研究了奥洛他定对主要的人肝 CYP450 酶的影响(图 10-10),结果表明奥洛他定对主要的人肝 CYP450 酶均无明显的影响,这提示其对其他药物的代谢不会产生明显的影响,这一部分研究侧重于考察候选药物是否会影响其他药物的代谢。

(2) 选择性 CYP450 酶抑制剂对候选药物代谢的影响 对于每一种人肝 CYP450 同工酶均已发现了特异性的抑制剂,CYP1A2、CYP2C9、CYP2C19、CYP2D6、CYP2E1 和 CYP3A4 的特异性抑制剂分别为呋拉茶碱、磺胺苯吡唑、反苯环丙胺、奎尼丁、二乙基二硫代氨基甲酸酯和酮康唑。因此,我们可以借助这些特异性抑制剂研究其对候选药物代谢的影响,这一方面可以帮助我们了解参与其代谢的主要 CYP450 酶,另一方面可以帮助我们了解其与其他药物合用时是否会存在潜在的药物-药物相互作用。如 Kajita 等人在体外研究了特异性 P450 酶抑制剂对奥洛他定代谢物 M1 和 M3 生成的影响,研究结果表明,CYP450 酶抑制剂 SKF-525A 和 CYP3A 的特异性抑制剂酮康唑均抑制奥洛他定代谢物 M1 的形成,提示其 M1 形成主要由 CYP3A4 介导。SKF-525A 和酮康唑不影响 M3 的生成,但 FMO 的激活剂 N-octyllamine 可以显著增加代谢物 M3 的生成,说明 M3 的形成主要是 FMO 介导的。

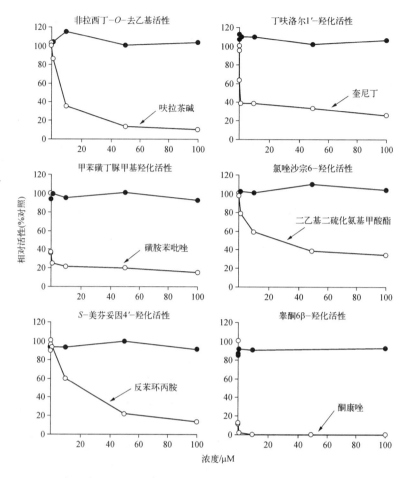

图 10-10 奥洛他定和选择性 CYP450 酶抑制剂对人肝微粒体 CYP450 酶的影响
实心圆表示奥洛他定，空心圆表示其他 CYP450 抑制剂
引自 Kajita J, et al. Drug Metab Dispos 2002，30：1504-1511。

三、生物样品分析方法的建立和确证

生物样品是指来源于生物机体的血、粪便、尿液或组织样品，这类样品往往具有药物浓度低、干扰物质多（包括外源性物质如药物本身的代谢物等及内源性物质）、样品量少及差异大等特点。因此，所建立的分析测定方法必须具有灵敏度高、专一性强、精确度和准确度好的特点，这样才能满足生物样品测定的技术要求并确保生物样品测定结果的准确性和可靠性。选择和建立准确可靠且可重复的定量分析方法是非临床和临床药物代谢动力学研究的关键环节之一。为了确保分析方法的准确性和可靠性，必须对所建立的方法充分验证，应对分析方法的每一步骤进行考察，确定样品采集、贮存、处理和分析测试过程中，环境、介质、材料或操作上的改变对测定结果的影响。对于未知样品的测定应在生物样品分析方法确证完成以后开始，每个未知样品一般测定一次，必要时可进行复测。每个分析批生物样品测定时应建立随行标准曲线，并随行测定高、中、低三个浓度的质控样品。对于分析方法的验证一般应从以下几方面进行：

1. 特异性

特异性是指样品中存在干扰成分的情况下，分析方法能够准确、专一地测定分析物的能

力。对于方法特异性的验证必须通过实验证明所测定的物质就是受试药物的原型药物或其特定的活性代谢物,且生物样品中所含的内源性和外源性物质及其相应代谢物不应干扰样品的测定,如果有几个待测分析物,则应确保每一个分析物都不被干扰。以色谱法为例,至少要考察 6 个不同来源的空白生物样品色谱图、空白生物样品外加对照品色谱图及用药后的生物样品色谱图来证明分析方法的特异性。

2. 标准曲线和定量范围

标准曲线反映了测定物质浓度与仪器响应值之间的关系,一般用回归分析方法(如用加权最小二乘法)获得的回归方程表示两者之间的关系。根据所测定物质的浓度与仪器响应值的数据,用回归分析方法获得标准曲线,应提供标准曲线的线性方程和相关系数并说明其线性相关程度。标准曲线高低浓度区间为定量范围,在定量浓度范围内所测定结果应达到分析方法要求的精密度和准确度。当线性范围较宽时,建议采用加权的方法对标准曲线进行计算,以确保低浓度点计算的准确性和可靠性。

标准曲线的制备一般至少用 6 个浓度点,不包括空白样品(不含分析物和内标处理过的基质样品)和零浓度样品(含内标处理过的基质),同时应注意使用与待测样品相同的生物介质配制标准样品,定量范围应能覆盖全部待测样品浓度,不允许将标准曲线外推计算待测样品的浓度。建立标准曲线时应随行空白生物样品,但计算时不包括该点。

3. 精密度与准确度

精密度是指在确定的分析条件下,同一介质中相同浓度的一系列样品的测量值的分散程度。准确度是指在确定的分析条件下,测得的生物样品浓度与真实浓度的接近程度,重复测定已知浓度分析物样品可获得准确度。一般要求选择定高、中、低、定量下限 4 个浓度的质控样品同时进行方法的精密度和准确度考察。低浓度点选择在定量下限($LLOQ$)附近,其浓度在 $LLOQ$ 的 3 倍以内;高浓度点应接近标准曲线的定量上限的 75%;在标准曲线范围中部附近选择一个浓度作为中浓度点。每一浓度每批至少测定 5 个样品,为获得批间精密度应通过至少 3 个分析批,且至少 2 天进行。

精密度用质控样品的批内和批间相对标准差(RSD)考察,一般 RSD 应不超过 15%,在 $LLOQ$ 附近可适当放宽要求,此时 RSD 应不超过 20%。

准确度一般应在 85%～115% 范围内,在 $LLOQ$ 附近可以放宽到 80%～120% 范围内。

4. 定量下限

定量下限是标准曲线上的最低浓度点,$LLOQ$ 应能满足测定 3～5 个半衰期时样品中的药物浓度,对于浓度较低的样品应能满足测定 c_{max} 的 1/20～1/10 时的药物浓度,其准确度应在真实浓度的 80%～120% 范围内,RSD 应小于 20%。至少用 5 个标准样品的测试结果证明 $LLOQ$。

5. 样品稳定性

根据具体情况,对含药生物样品在室温、冻存和冻融条件下不同存放时间生物样品中待测物质的稳定性进行考察,以确定生物样品的存放条件和存放时间。还应注意储备液的稳定性以及样品处理后的溶液中待测物的稳定性。样品稳定性考察的目的是为了确保测定结果的重现性和准确性。

6. 提取回收率

提取回收率是指从生物样本介质中回收得到分析物的响应值除以纯标准品产生的响应

值即为分析物的提取回收率。一般要求考察低、中、高 3 个浓度的提取回收率,低、中、高 3 个浓度的提取回收率应当基本一致且可重现。

7. 方法学质控

为了确保所建立的方法在实际应用中的准确性和可靠性,在测定生物样品的药物浓度过程中应进行质量控制,推荐由质控人员或独立的人员配制不同浓度的质控样品对分析方法随行跟踪考察。质控样品测定结果的偏差一般应小于 15%,至少 67% 的质控样品,且每一浓度水平至少 50% 的样品应符合这一标准。每个浓度质控样品至少双样本,并应均匀分布在未知样品测试顺序中。当一个分析批中未知样品数目较多时,应适当增加各浓度质控样品数,使质控样品数大于未知样品总数的 5%。如质控样品测定结果不符合上述要求,则该分析批样品测试结果作废。

对于浓度高于定量上限的样品,可采用相应的空白介质稀释后重新测定;对于浓度低于定量下限的样品,则以零值计算。对于缺失样品的原因应加以说明。对舍弃任何分析数据和选择所报告的数据说明理由。总之,整个分析过程应当遵从预先制订的实验室 SOP 以及GLP 原则。

第三节　新缓、控释制剂临床前研究的内容与方法

一、研究的目的和意义

对于创新的缓、控释制剂在进行临床人体试验前应开展临床前的比较药物代谢动力学研究。因为缓、控释制剂所用的剂量一般是常释制剂的 1 倍以上,一旦所研制的缓、控释制剂未能达到预期效果,常常会出现"突释"现象,导致药物被迅速释放,使血药浓度大幅升高,对于那些治疗窗比较窄的药物(如某些心脑血管类药物)而言,就有可能产生严重的不良反应。因此,为确保临床人体试验中受试者的权益,有必要研究单剂量和多剂量给药后缓、控释制剂的药物代谢动力学行为,并与常释制剂或已上市缓、控释制剂比较,重点考察试验制剂的释药特征,尤其是该制剂是否达到了预期的缓、控释效果。

二、实验设计的基本原则

1. 实验动物的选择

对于比较药物代谢动力学研究一般采用成年 Beagle 犬,体重差异一般不超过 1.5 kg。对于特殊制剂,可以根据具体情况选用合适的动物。

2. 参比制剂的选择

应选择合格的常释制剂或缓、控释制剂作为参比制剂。

3. 给药的剂量和途径

所选择的剂量、剂型和给药途径应与临床一致。

三、研究的内容和方法

试验可采用双交叉实验设计或平行实验设计,将动物随机分为两组,每组动物不应少于 6 只。动物禁食 12 h 以上,在清醒状态下,按每只动物等量给药或按千克体重给药,给药

剂量参照人体临床用药剂量。给药过程中制剂不得破损。于给药前及给药后不同的时间点采血,血样的采集参照本章第二节"采样点的确定"项的原则设计。选择并建立合适的分析方法,测定经时过程中血浆药物的浓度。根据血药浓度-时间数据可采用矩量法估算相应的药物代谢动力学参数。至少应提供 AUC、t_{max}、c_{max}、$T_{1/2}$、CL、MRT 等参数,并与参比制剂比较,对试验制剂的吸收特征是否达到预期的目标进行初步评价,侧重考察试验制剂是否达到预期的缓、控释效果(如图 10-11 所示)。由图 10-11 可以看出,与普通片相比,缓释片的达峰时间明显延迟,峰浓度有所降低,但两者的吸收程度相似,说明该缓释片基本达到预期的缓释效果。

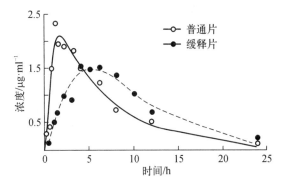

图 10-11 **Beagle 犬交叉口服单剂量拉贝洛尔普通片和缓释片后的平均血药浓度-时间曲线**

引自孙建国等. 中国药科大学学报 2003,34:529-533。

(柳晓泉,何华,刘李)

参考文献

[1] 国家食品药品监督管理局. 非临床药代动力学研究技术指导原则,2014.

[2] Lin JH,Lu AYH. Role of pharmacokinetics and metabolism in drug discovery and development[J]. Pharmacol Rev,1997,49(7):403-449.

[3] Robert SA. High-throughput screening approaches for investigating drug metabolism and pharmacokinetics[J]. Xenobiotica,2001,31:557-589.

[4] Bock KW,Lipp HP,Bock HBS. Induction of drug-metabolizing enzymes by xenobiotics[J]. Xenobiotica,1990,20(1):1101-1111.

[5] 国家药品监督管理局. 2020 中国药典《9012 生物样品定量分析方法验证指导原则》. 四部,466-471.

[6] U. S. Food and Drug Administration. Guidance for industry:Bioanalytical method validation. 2020 Available at http://www. fda. gov/Drugs/GuidanceComplianceRegulatoryInformation/Guidances/default. htm.

[7] Krishna DR,Klotz U. Extrahepatic metabolism of drugs in humans [J]. Clin Pharmacokinet,1994,26(2):144-160.

[8] Gonzalez FJ. The molecular biology of cytochrome P450s [J]. Pharmacol Rev,1989,40(4):243-288.

[9] 柳晓泉,钱之玉,王广基. 细胞色素 P450 酶在药物代谢及开发研究中的应用[J]. 药学进展,2000,24(6):334-338.

[10] 赵冬梅,李燕,卢业竑. 药物代谢研究在新药开发中的作用[J]. 药学学报,2000,35(2):156-160.

[11] 王广基. 药物代谢动力学[M]. 北京:化学工业出版社,2005.

[12] Kajita J,Inanoet K,Fuse E,et al. Effects of olopatadine,a new antiallergic agent,on human liver microsomal cytochrome P450 activities [J]. Drug Metab Dispos,2002,30:1504-1511.

[13] Siefert HM,Kohlsdorfer C,Steink W,et al. Pharmacokinetics of the 8-mothoxyquinolone,moxifloxacin:tissue distribution in male rats [J]. J Antimicrob Chemother,1999,43,suppl:61-67.

第十一章 生理药物代谢动力学模型及其实践

第一节 概 述

一、生理药物代谢动力学模型的发展

早在 1937 年，Theorell 提出了一个由 5 房室组成的生理药物代谢动力学模型（physiologically based pharmacokinetic model，PBPK model）的概念。但由于当时在数学解析上的困难，实际上只是提出了一个方向，即数学模型与生物系统结合可以描述药物在体内处置过程。生理药物代谢动力学模型真正有意义的发展是 1960 年由 Bellman 等提出的由毛细血管、细胞和细胞间隙构成的，能够解析的模型，并将该模型用于化疗药物的研究中。1966 年，Bischoff 等根据解剖学特性知识，将各组织器官用血流流向网络加以连接。这些研究工作都为用生理药物代谢动力学模型预测药物在组织中的经时过程和药物处置在动物间的外推奠定了基础。

随着高灵敏的分析技术出现，药物和毒物在体内转化机制与特性研究不断深入，以及计算机技术的发展普及，为生理药物代谢动力学模型的发展和实践提供了有利的条件，使之成为近代药理学和毒理学研究的组成部分。

二、生理药物代谢动力学模型的基础

生理药物代谢动力学模型是建立在机体的生理、生化、解剖和药物热力学性质基础上的一种整体模型，它将每个相应的组织器官单独作为一个房室看待，房室间借助于血液循环连接。每个房室的建立依赖于：① 生理学、解剖学参数，如组织大小、血流灌注速率和肾小球滤过率；② 生化参数，如酶活性参数（V_{max}，K_m）；③ 药物热力学性质，如脂溶性、电离性等；④ 药物与机体相互作用，如膜通透性、药物的血浆蛋白结合率以及药物与组织亲和力等。理论上，利用生理药物代谢动力学模型可以：① 预测任何组织器官中药物浓度及代谢产物的经时过程；② 定量地描述病理、生理参数变化对药物处置的影响；③ 将在动物中获得的结果外推至人，从而预测药物在人体中的血药浓度及组织中的药物浓度；④ 利用体外实验数据和机体的生理生化参数，实施由体外结果预测体内药物代谢动力学行为。

第二节 药物在组织中的命运

可以用图 11-1 来描述基于生理特性的组织房室。该房室由毛细血管内血液和组织两个亚室组成。

组织中药物变化速率可用式（11-1）表示，即

$$变化速率 = 输入速率 - 输出速率 - 消除速率 \qquad (11-1)$$

通常相邻组织间的扩散忽略不计。药物的输入速率和输出速率分别为组织血流灌注速率(Q)与动脉血(c_A)和静脉血(c_V)药物浓度之乘积。

血液中药物与红细胞中药物发生交换,交换能力用通透性-表面积(permeability-surface area product,PS_B)表示。在红细胞内,药物可能与红细胞内的蛋白质等生物大分子结合,分别用$K_{D,B}$和B_B表示药物与蛋白的亲和力和最大结合量。血液中药物与组织交换,多数组织的毛细血管壁对药物的透过是不限制的,间质液中的游离药物等于血浆中药物浓度。此时,药物进入组织中的速率主要受组织血流灌注速率的控制,这类组织模型称为血流灌注速率限制性模型(perfusion-rate limited model)。药物交换的主要屏障是细胞膜,用PS_T描述药物在组织细胞与细胞间质液中的交换能力。在组织细胞内,药物与特异性蛋白结合,分别用$K_{D,T}$和B_T描述药物与特异性蛋白结合的亲和力和最大结合量。而一些组织如脑和睾丸,因脑毛细血管内皮的特殊功能,限制大分子和极性化合物的通透,对于这些药物来说,膜的通透性成为药物进入组织的主要限制因素,这类组织模型称为膜限制模型(membrane-limited model)。

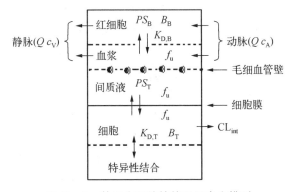

图 11-1 基于生理特性的组织房室模型

$K_{D,B}$和$K_{D,T}$分别为药物与红细胞和组织细胞中生物大分子结合物的解离常数,B_B和B_T分别为相应的最大结合量;f_u药物游离分数,CL_{int}为内在清除率,PS_B和PS_T分别为药物跨红细胞膜和组织细胞膜的通透性-表面积,Q为血流速率,c_A和c_V分别为动脉血和静脉血中药物浓度。

一、药物清除模型及清除率

图 11-2 为血流灌注限制性的消除模型示意图。

按图 11-2 模型,药物在该组织中速率方程为

$$V_T dc_T/dt = Qc_A - Qc_V - R \qquad (11-2)$$

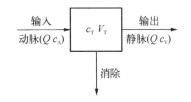

图 11-2 血流灌注限制性的消除模型

c_T,c_A,c_V分别为组织、动脉血和静脉血中药物浓度;V_T为组织大小;Q为血流速率。

式中,c_T和V_T分别为组织中药物浓度和组织大小,c_A和c_V分别为动脉血(相当于输入溶液)中药物浓度和静脉血(相当于输出溶液)中药物浓度,Q为组织的血流灌注速率,R为药物消除速率。

稳态时,$V_T dc_T/dt = 0$,则有

$$R = Qc_A - Qc_V \qquad (11-3)$$

定义组织中药物清除率(clearance,CL)为

$$CL = Q(c_A - c_V)/c_A = Q(1 - c_V/c_A) = QE \qquad (11-4)$$

式中，E 称为组织药物的摄取率（extraction ratio，E），$F=1-E$ 则为组织药物的利用度（availability）。以肝脏为例，假设某药物通过肝脏 $E=0.90$，血流速率 $Q=1\,240$ ml/min，则肝脏的清除率 $CL=0.90\times1\,240=1\,116$（ml/min）。即药物一次通过肝脏时，就有 90％ 的药物被肝脏摄取。也就是说该药物的肝脏首过效应为 90％，药物的肝利用度为 10％。

（一）肝脏清除

1. 肝清除和肝清除率

常用三种模型描述肝脏药物清除动力学（图 11-3）。第一种是充分搅拌模型（well-stirred model），即假定组织静脉血中药物浓度与肝组织中药物浓度瞬间达到动态平衡，药物在肝中混合完全，其离散数（dispersion number，D_N）无穷大。理论上肝脏中游离药物浓度等于肝静脉中游离药物浓度。第二种模型为平行管模型或称窦管灌注模型（paralleled tube model），假定药物在肝组织中完全不混合，其离散数 $D_N=0$。即药物沿窦管壁消除，窦管和肝细胞中药物浓度由动脉端向静脉方向逐渐降低。理论上肝脏中浓度等于进入肝（动脉）和离开（静脉）肝浓度的几何均数值。第三种模型为散射模型（dispersion model），其药物沿肝血流路径分散，在肝中有一定程度的混合，$D_N>0$，理论上肝药物浓度介于充分搅拌模型和平行管模型之间。

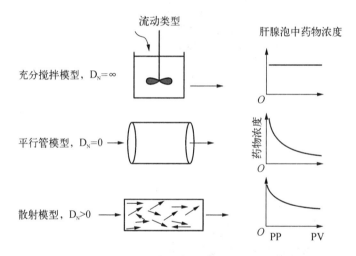

图 11-3　充分搅拌模型、平行管模型和散射模型示意图

D_N 为离散数；PP 为肝动脉端；PV 为肝静脉端。

在肝脏中，药物通常以代谢清除为主，往往有多个酶介导药物代谢，其代谢速率为

$$V_H dc_L/dt = \sum \frac{V_{max}c_{uL}}{K_{m,i}+c_{uL}} \tag{11-5}$$

定义内在清除率（intrinsic clearance，CL_{int}）为药物消除速率与酶部位游离药物浓度比值，即

$$CL_{int} = \sum \frac{V_{max,i}}{K_{m,i}+c_{uL}} \tag{11-6}$$

式中，$V_{max,i}$ 和 $K_{m,i}$ 分别为最大酶促反应和米-曼常数，c_{uL} 为药酶部位游离药物浓度，i 为第 i 个酶，L 代表肝脏。当 $K_m \gg c_{uL}$ 时，式（11-6）改写为

$$\mathrm{CL_{int}} = \sum V_{\max,i}/K_{\mathrm{m},i} \tag{11-7}$$

通常组织中药酶部位游离药物浓度是无法测定的。在平行管模型中,假定 c_{uL} 通常为动脉与静脉血中游离浓度的几何均数,而充分搅拌模型,则假定 c_{uL} 为静脉血中药物游离浓度。

本文仅对充分搅拌模型进行讨论。

由式(11-3)和式(11-5),得到

$$Q(c_\mathrm{A} - c_\mathrm{V}) = \sum \frac{V_{\max,i} c_{\mathrm{uL}}}{K_{\mathrm{m},i} + c_{\mathrm{uL}}} = \sum \frac{V_{\max,i} f_{\mathrm{u}} c_\mathrm{V}}{K_{\mathrm{m},i} + f_{\mathrm{u}} c_\mathrm{V}} \tag{11-8}$$

式中,f_{u} 为血液中药物游离分数。

结合式(11-5)、式(11-6)和式(11-8),经整理得

$$E = \frac{f_{\mathrm{u}} \mathrm{CL_{int}}}{Q + f_{\mathrm{u}} \mathrm{CL_{int}}} \tag{11-9}$$

和

$$\mathrm{CL} = QE = \frac{Q f_{\mathrm{u}} \mathrm{CL_{int}}}{Q + f_{\mathrm{u}} \mathrm{CL_{int}}} \tag{11-10}$$

由式(11-10)可见,当 $Q \gg \mathrm{CL_{int}}$ 时,则有

$$\mathrm{CL} = \frac{Q f_{\mathrm{u}} \mathrm{CL_{int}}}{Q + f_{\mathrm{u}} \mathrm{CL_{int}}} \approx f_{\mathrm{u}} \mathrm{CL_{int}} \tag{11-11}$$

这种类型的药物称为低摄取药物(low extraction),药物的清除率受药酶活性和血浆蛋白结合率控制,如茶碱和卡马西平等。反之,当 $Q \ll \mathrm{CL_{int}}$ 时,则有

$$\mathrm{CL} = \frac{Q f_{\mathrm{u}} \mathrm{CL_{int}}}{Q + \mathrm{CL_{int}}} \approx Q \tag{11-12}$$

这种类型的药物称为高摄取的药物(high extraction),药物的清除率受血流灌注速率控制,最大清除率等于肝血流灌注速率。若口服给药,因有强大的首过效应,生物利用度非常低。如利多卡因,因首过效应大,E 约为 0.99,口服无效。表 11-1 列举了几种高摄取、中等摄取和低摄取的药物。

表 11-1　几种代表性药物在肝中的摄取率

低摄取($E < 0.3$)	中等摄取($0.3 < E < 0.7$)	高摄取($E > 0.7$)
卡马西平	阿司匹林	普萘洛尔
安定	奎尼丁	可卡因
萘普生	可待因	去甲丙米嗪
硝基安定		利多卡因
苯妥因		派替啶
苯巴比妥		吗啡
茶碱		尼古丁
水杨酸		硝酸甘油
华法林		维拉帕米
甲磺丁脲		镇痛新

由式(11-11)和式(11-12)可见,高摄取率药物的肝清除率与内在清除率(药酶活性)和血浆蛋白结合率关系不大,主要受血流灌注速率控制。而低摄取率的药物清除率主要取决于内在清除率和血浆蛋白结合率等,如药酶诱导剂和药酶抑制剂以及血浆蛋白结合率的改变均会影响肝脏清除率。

2. 药物肝脏首过效应

口服给药在进入血液循环之前,先通过肝门静脉,进入肝脏。如不考虑制剂和肠壁代谢,药物的最大生物利用度 $F = 1 - E$。

如某药物,静脉给药 200 mg 后,血浆药物浓度-时间曲线下面积 AUC 为 140 mg·min/L,血液/血浆药物浓度比为 1.2,总的血浆清除率 200/140=1.43(L/min),折算为相当于全血的清除率为 1.43/1.2=1.19(L/min),假定该药主要在肝消除,则肝脏中药物清除率 $CL_L = 1.19$ L/min。假定肝脏血流速率 Q 为 1.24 L/min,肝药物摄取率 $E = 1.19/1.24 = 0.96$,该药物属于高摄取药物,其最大口服生物利用度 $F = 1 - 0.96 = 0.04$,即该药物的最大口服生物利用度为 4%。从药物代谢动力学而言,无论怎样改变剂型也无法提高该药的口服生物利用度。由于存在其他如制剂本身和胃肠道代谢等因素,实际上生物利用度将进一步降低。

（二）胆汁清除

药物包括代谢物可以从胆汁中排泄。多数药物在胆汁中清除率很低,但也有一些药物胆汁清除率较高。高胆汁清除的药物往往具有以下特点:① 该药物是主动分泌的;② 药物有较大的极性;③ 药物有较大的分子量。药物由胆汁进入肠管后,部分再吸收。Ⅱ相代谢产物如葡萄糖醛酸结合物在肠道菌群作用下,水解释放原型药物,也可以再吸收,如此形成肝肠循环。药物在胆汁的排泄存在种属差异。一般来说,药物在小鼠、大鼠、犬中排泄能力强,而在兔、豚鼠、猴和人中排泄能力弱。

（三）肾清除

肾小球滤过是肾脏主要的消除方式。除此之外,肾小管分泌和重吸收也是影响肾脏药物排泄的因素。肾小球滤过清除率取决于肾小球滤过率(glomerular filtration rate, GFR)和血浆中药物游离分数。肾小管重吸收与药物的脂溶性有关,受尿液的 pH 影响,而肾小管的分泌又涉及载体转运机制,比较复杂。药物的肾清除率(CL_r)的通式:

$$CL_r = f_u GFR + CL_s - CL_{Ra} \tag{11-13}$$

式中,CL_s 和 CL_{Ra} 分别为分泌清除率和重吸收清除率。

定义游离药物的肾清除率(CL_{ur}):

$$CL_{ur} = CL_r/f_u = GFR + (CL_s - CL_{Ra})/f_u \tag{11-14}$$

二、分布

多数组织仅参与药物分布,符合血流灌注限制模型特征,组织中药物速率变化为

$$V_T \frac{dc_T}{dt} = Q_T \cdot c_A - Q_T \cdot c_V \tag{11-15}$$

式中,V_T 为组织大小,c_T 为组织中药物浓度,c_A 和 c_V 分别相当于动脉血和静脉血中药物浓度(肝和肺除外)。组织大小 V_T,血流灌注速率 Q_T 可用实验测得或通过文献查得。

通常实验中测得的是外周静脉血中药物浓度,而组织静脉血中药物浓度难以测得。在这种情况下,用组织与血浆中药物浓度的比值 K_p 反映两种浓度间的关系。K_p 称为组织中药物分布系数(partition coefficient of drug)或称组织/血浆药物浓度比。

由式(11-15)得到稳态时,$\mathrm{d}c_T/\mathrm{d}t = 0$,$c_{A,ss} = c_{V,ss}$,则有

$$K_p = \frac{c_{T,ss}}{c_{A,ss}} = \frac{c_{T,ss}}{c_{V,ss}} \tag{11-16}$$

如果组织属于血流限制性的,则可以认为组织中的药物浓度与静脉血中的药物浓度瞬间达到动态平衡。

将 K_p 代入式(11-15),得到

$$\frac{\mathrm{d}c_T}{\mathrm{d}t} = \frac{Q_T \cdot c_A}{V_T} - \frac{Q_T \cdot c_T}{V_T \cdot K_p} \tag{11-17}$$

如果动脉中血药浓度为常数,则稳态时组织中药物浓度 $c_{T,ss}$ 为

$$c_{T,ss} = K_p \cdot c_A \tag{11-18}$$

当任意时间 t 时,组织中药物浓度 c_T 与达稳态时药物浓度的比值为

$$\frac{c_T}{c_{T,ss}} = 1 - \mathrm{e}^{-k_T \cdot t} \tag{11-19}$$

式中,常数 $k_T = Q_T/(V_T K_p)$,分布半衰期 $t_{1/2} = 0.693/k_T$。可见对于给定的药物,药物在组织中达平衡时间取决于组织大小 V_T、血流灌注速率 Q_T 和组织/血液药物浓度比 K_p。对于特定的药物,Q_T/V_T 大,达分布平衡速度快。

定义组织稳态分布容积 $V_{T,ss}$ 为

$$V_{T,ss} = \frac{A_{T,ss}}{c_{A,ss}} = V_T \cdot \frac{c_{T,ss}}{c_{A,ss}} \tag{11-20}$$

式中,V_T 和 $A_{T,ss}$ 分别为组织大小和稳态时组织中药量。

对于非消除性组织,则有

$$V_{T,ss} = V_T \cdot K_p \tag{11-21}$$

消除性组织,则有

$$V_{T,ss} = V_T \cdot K_p(1-E) \tag{11-22}$$

表 11-2 给出了 250 g 的大鼠和 70 kg 的人组织的大小和血流速率以及乙酰普鲁卡因胺在组织中的分布半衰期($t_{1/2}$)、组织中的分布容积($V_{T,ss}$)。

表 11-2　乙酰普鲁卡因胺在大鼠和人组织中的分布半衰期($t_{1/2}$)、组织分布容积($V_{T,ss}$)

| 组织 | 250 g 的大鼠 | | | | | 70 kg 的人 | | | |
	体积 /ml	Q_T /ml·min⁻¹	K_p /ml·g⁻¹	$V_{T,ss}$ /ml	$t_{1/2}$ /min	体积 /L	Q_T /L·min⁻¹	$V_{T,ss}$ /L	$t_{1/2}$ /min
脑	1.2	1.1	0.78	0.9	0.59	1.5	0.76	1.17	1.07
肺	1.2	44.5	1.79	2.1	0.03	1.2	6.33	2.15	0.24
心	1.0	4.2	2.18	2.2	0.36	0.3	0.24	0.65	1.89
肝	11.0	14.7	1.94	19.6	1.01	1.5	1.58	2.81	1.28

续表

组织	250 g 的大鼠					70 kg 的人			
	体积 /ml	Q_T /ml·min^{-1}	K_p /ml·g^{-1}	$V_{T,ss}$ /ml	$t_{1/2}$ /min	体积 /L	Q_T /L·min^{-1}	$V_{T,ss}$ /L	$t_{1/2}$ /min
胃肠	11.0	12.0	2.18	24.0	1.38	2.4	1.20	5.23	3.02
肾	2.0	11.4	3.25	5.3	0.40	0.3	1.24	0.80	0.54
肌肉	125.0	6.8	1.74	217.5	22.17	30.0	3.0	52.20	12.06
皮肤	43.8	4.5	1.26	55.2	8.50	7.80	1.95	9.83	3.49
脂肪	10.0	1.8	0.98	9.8	3.77	12.2	0.26	11.96	31.87
动脉血	6.8					1.80			
静脉血	13.6					3.60			
$f_u CL_{int,肝}$ /ml·min^{-1}	1.33					0.054			
$f_u CL_{int,肾}$ /ml·min^{-1}	2.51					0.266			

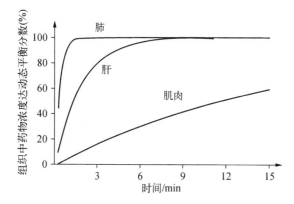

图 11-4 假定动脉血恒速给药，乙酰普鲁卡因在人的组织浓度达动态平衡分数-时间曲线

假定动脉血恒速给药，乙酰普鲁卡因的浓度在人肺、肝和肌肉中药物浓度达动态平衡分数-时间过程如图 11-4 所示。

该药物肝、脑、肌肉、脂肪中药物的分布半衰期分别为 0.24 min、0.54 min 和 12.06 min，分布平衡的 90% 所需要的时间分别为 0.80 min、1.79 min 和 40.04 min。该例说明组织的血流速率越小（Q_T/V_T 小），药物在组织的分布系数越大，分布平衡时间越长。

三、生理药物代谢动力学模型参数的来源

（一）生理学和解剖学参数

有关组织大小 V_T 和血流灌注速率 Q_T 参数通常可从文献查得，也可用实验方法测得（关于测定方法可以参照有关生理学书籍）。

（二）组织/血浆中药物浓度比 K_p 测定

常用测定 K_p 的方法有以下几种。

1. 稳态给药方法

动物静脉滴注到稳态，测定组织和血液中药物浓度，分别按下列各式计算相应组织的 K_p。
非消除性组织

$$K_p = \frac{c_{T,ss}}{c_{A,ss}} \tag{11-23}$$

消除性组织

$$K_p = \frac{c_{T,ss}}{c_{A,ss}}/(1-E) \tag{11-24}$$

2. 面积法

动物静脉注射给药后,不同时间测定组织和血液中的药物浓度,计算组织和血液中药物浓度-时间曲线下面积,按下列各式计算相应组织的 K_p。

非消除性组织

$$K_p = \frac{AUC_T}{AUC_A} \tag{11-25}$$

消除性组织

$$K_p = \frac{AUC_T}{AUC_A}/(1-E) \tag{11-26}$$

3. 其他方法

用静脉注射给药后,进入消除相的某一时间点,此时相的消除速率常数为 λ_z,测定组织和血液中药物浓度后,可计算表观 $K_{p,app}$ 值,即

$$c_A(t') = c_A(t_z)e^{-\lambda_z t} \tag{11-27}$$

$$c_{T,i}(t') = c_{T,i}(t_z)e^{-\lambda_z t} \tag{11-28}$$

$$K_{p,app} = \frac{c_{T,i}}{c_A} = \frac{K_p}{1-\lambda_z/k_T} \tag{11-29}$$

对于大多数药物来说,$k_T \gg \lambda_z$,则

$$K_{p,app} = K_p \tag{11-30}$$

也可根据药物油水分配系数和 pKa,结合组织中磷脂和含水量等参数,估算组织/血浆药物浓度比。

(三)药物的清除率

在生理药物代谢动力学模型研究时,通常假定药物的消除主要发生在肝脏和肾脏。肝脏中药物消除以代谢消除为主,肾脏中药物消除以排泄为主。采用方法有如下。

(1)用体外肝微粒体酶促反应求算酶活性参数(V_{max},K_m),从而求算内在清除率($CL_{int} = V_{max}/K_m$)。

(2)用离体肝脏或肾脏灌流技术,测得摄取率。

(3)利用口服药物的绝对生物利用度,假定药物口服吸收完全,生物利用度低主要是肝脏首过效应之故,这种绝对生物利用度相当于肝脏的利用度,从而求得肝摄取率。

(4)利用静注给药后,分析不同时间血浆中药物浓度和尿药排泄分数,进而求得肾脏清除率和肝脏的清除率。

(5)利用动物种属间比放关系求算另一种属的参数。

(四)其他参数

血浆蛋白结合率和游离分数可采用相应的方法测得,如透析平衡法、超滤法等。

第三节 整体生理药物代谢动力学模型的建立

建立一个整体的生理药物代谢动力学模型,必须根据研究的目的和实际要解决的问题,确

定的组织房室应包括：① 主要生命器官；② 消除器官；③ 靶器官（药效和毒性）。

一、收集资料

确定了要研究的组织模型后，必须收集以下资料，即模型参数：① 解剖学方面。如组织器官的大小及容积等。② 生理、生化方面。如血流灌注速率，酶活性参数。③ 药物热力学方面。如药物与蛋白结合率。④ 转运与转化。如膜通透性，药物转运机制及特点，药物生物转化速度和程度等。⑤ 药物的理化性质。如脂溶性、电荷性、油/水分配系数等。多数资料可以从有关文献中查得，但也有一些需要通过实验测得。

二、整体生理药物代谢动力学模型

在收集完有关资料后，利用解剖学特性将各组织器官借助于血流构成整体的生理药物代谢动力学模型，如图 11-5 所示为一典型的整体生理药物代谢动力学模型。该模型是符合生理学特性和解剖学特性的模型，不仅包括了各种生命器官，各组织器官间通过血流相互连接，药物主要在肝和肾脏消除，还包括了靶部位。药物进入机体后，药物血流进入各组织，进而进行分布与消除。

一个成功的生理药物代谢动力学模型是根据能否达到预期的研究目的，并取得实际成效来评价。具体说，设计必须突出重点，去繁存精。对于模型中所需解决的关键问题，应按生理学、解剖学的特性设计，尽量满足研究目的要求，其他方面则应尽量简化，以利于实际应用，不要过分强调模型的复杂性和多室性。在同一生理模型中，可针对具体问题，同时用血流限制模型和膜限制模型，还可引入经典的一室或二室模型予以处理。某些非研究的器官，可以将一组转运或血流灌注速率相近器官并为一个房室处理；对于一些对药物分布或消除影响不大的组织，只要不是靶器官，可以不加考虑。如图 11-6 所示为简化的用于描述靶组织的生理药物代谢动力学模型。

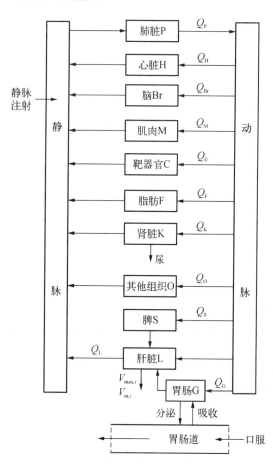

图 11-5　整体生理药物代谢动力学模型
图中，Q 为相应组织中血流速率，$V_{max,i}$、$K_{m,i}$ 为酶促反应参数。

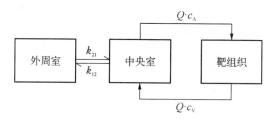

图 11-6　靶组织生理药物代谢动力学模型
图中，Q 为血流速率，c_A 和 c_V 分别为动脉和静脉血中药物浓度，k_{12} 和 k_{21} 分别为中央室和外周室间药物转运速率常数。

三、物质平衡方程

根据质量原理建立相应组织的物质平衡方程,按组织的特性建立不同类型的速率方程。如图 11-5 所示模型,对于静脉给药,则有以下几种类型的速率方程:

一般组织(T)
$$V_T dc_T/dt = Q_T c_A - Q_T c_T/K_p \tag{11-31}$$

肝脏(L)
$$V_L dc_L/dt = (Q_L - Q_S - Q_G)c_A - Q_L c_L/K_L$$
$$+ Q_G c_G/K_G + Q_S c_S/K_S$$
$$- \sum \frac{f_u V_{max,i} c_L/K_L}{K_{m,i} + f_u c_L/K_L} \tag{11-32}$$

肾脏(K)
$$V_K dc_K/dt = Q_K c_A - Q_K c_K/K_K - f_u CL_{int,K} c_K/K_K \tag{11-33}$$

混合静脉室(V)
$$V_V dc_V/dt = \sum Q_i c_i/K_i - Q c_V + g(t) \tag{11-34}$$

式中,$g(t)$ 为药物的输入函数,$CL_{int,K}$ 为肾内在清除率。

四、组织中药物浓度预测

对上述微分方程求解,即可得到组织中药物浓度-时间曲线,求解方法有相应的软件。图 11-7 给出的是将在试验中和文献中的有关乙酰普鲁卡因胺的参数(表 11-2)代入到相应的方程中,求解得到大鼠静脉注射乙酰普鲁卡因胺后,在组织和血液中的浓度时间过程和实验观察结果,可见理论值与实验值相吻合。

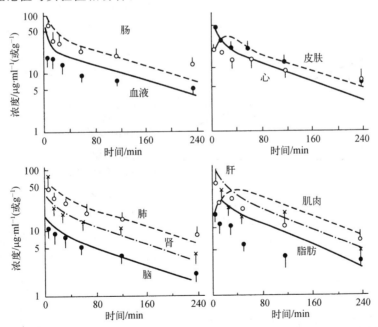

图 11-7 250 g 大鼠静脉注射 40 mg/kg 乙酰普鲁卡因胺后组织中药物浓度模拟值与实测值

五、模型的验证和修订

模型成功与否关系到实测值与预测值是否吻合以及吻合程度。即模型的验证是通过对模型实际应用和考察来实现的,因此对组织中药物浓度进行预测后,要用动物实验数据来验证。如果预测值与实验吻合,说明模型合理;反之要对模型进行修订,找出偏差的原因,如药物是否影响组织血流灌注速率,模型选择是否正确,是血流限制模型还是膜限制模型。

生理药物代谢动力学模型的特点之一是将动物结果外推到人,也是生理药物代谢动力学模型研究的目的之一。通常在完成动物生理模型后,进一步完成对药物在人体中处置过程的预测,并用人血药浓度进行验证。事实上任何一个新的模型往往不是一次成功的,有一个反复验证、反复修订、不断完善的过程。

第四节　种属间比放

生理药物代谢动力学模型研究的主要目的之一是动物间的比放,即由一种动物或多个动物中获得的信息对在另一种属动物(特别是人)中预测,即种属间比放(species scaling)。因此,生理药物代谢动力学模型在新药研究中的作用是显而易见的。它的假设前提是许多生理过程如血流灌注速率、组织大小、肾小球滤过率,以及能量代谢等在哺乳动物中是可以预测的。有两种方法完成这种比放。

一、生理药物代谢动力学模型

该方法假定药物的组织/血浆中药物浓度比(K_p)等在动物间是不变的,在这种情况下,由动物建立的药物在组织房室中的速率方程,将有关人体的生理、生化参数代入相应的方程中,求解方程,就可对药物在人体各组织中浓度-时间过程进行预测。虽然人组织中的药物浓度难以测定,但可利用血药浓度-时间数据进行验证。成功的例子如利多卡因、普鲁卡因胺、乙酰普鲁卡因胺、安定等。图 11-8 为在大鼠中获得的乙酰普鲁卡因胺有关参数和建立的生理药物代谢动力学模型,将人体中的有关生理生化参数代入到相应的方程,求解得到药物在人体血浆中的浓度-时间曲线以及实验观察值,可见预测值与实验观察值相吻合,说明模型是成功的。

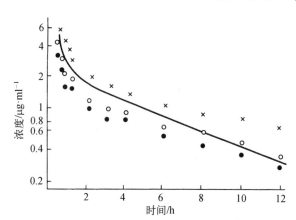

图 11-8　3 名受试者静脉注射 250 mg 乙酰普鲁卡因胺血药浓度-时间曲线
线为预测值,点为实测值。

二、异速增大方程

研究发现,许多生理参数如血流灌注速率、器官大小、肾小球滤过率等与机体的体重间(B)的关系满足异速增大方程(allometric expression),即

$$F(B) = \alpha B^{\beta} \tag{11-35}$$

式中,$F(B)$ 为有关的参数,α 和 β 为常数,利用 $\lg F(B)$ 对 $\lg B$ 作直线回归,得斜率为 β。大

多数组织的重量,其 $\beta \approx 1$,而机体功能有关的 β 在 $0.65 \sim 0.8$ 之间(如肝血流灌注速率、耗氧量、肾小球滤过率等)。由于药物在体内的处置受生理因素控制,因此药物的处置也可以用异速增大方程进行动物间的比放。如安替比林的表观分布容积和内在清除率与动物(从 23 g 小鼠到 310 kg 牛)体重间的关系方程分别为 $0.756B^{0.963}$ 和 $0.008\,16B^{0.885}$。表观分布容积的 $\beta = 0.963$,接近 1,清除率的 $\beta = 0.885$。其他类药物的分布容积的 β 与安替比林相近,但清除率的 β 低于安替比林,接近于 0.75。药物间的差别主要在 α 值。如图 11-9 所示,给出了甘草素在小鼠、大鼠、兔和犬中的清除率、稳态表观分布容积与体重的双对数曲线。表观分布容积的 $\beta = 0.968$,也接近 1;清除率的 $\beta = 0.723$,也接近 0.75。并对人的清除率、稳态表观分布容积进行预测。

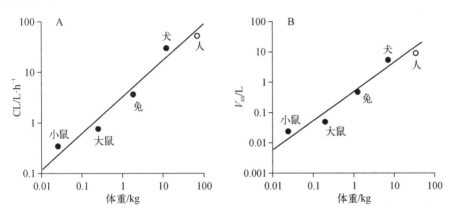

图 11-9 甘草素的清除率($\mathbf{CL = 3.29B^{0.723}}$),表观分布容积($\mathbf{V_{ss} = 0.340B^{0.968}}$)与体重关系的双对数曲线

O 为预测人体 70 kg 结果。引自 Kang HE,et al. J Pharm Sci,2009,98:4327-4342。

1. 动物种属间的清除率比放

动物种属间清除率的比放,用 $F(B) = \alpha B^{\beta}$ 方程,对多数药物而言是成功的,但也有一些药物预测结果与实测值相差较大。为此,有人又提出了最大寿命强度(maximum lifespan potential,MLP)校正法、脑重量(brain weight,BW)校正法和体表面积法(body surface area,BSA),即

$$\text{单纯体重法:} \qquad\qquad CL = \alpha B^{\beta} \qquad\qquad\qquad (11-36)$$

$$\text{最大寿命强度校正法:} \qquad MLP \times CL = \alpha B^{\beta} \qquad\qquad (11-37)$$

$$\text{式中,} \qquad\qquad MLP = 185.4(BW)^{0.635}B^{-0.225} \qquad (11-38)$$

$$\text{脑重量校正法:} \qquad\qquad BW \times CL = \alpha B^{\beta} \qquad\qquad (11-39)$$

常用动物的脑重(相当于体重):小鼠 1.45%,大鼠 0.75%,豚鼠 1.26%,兔 0.39%,犬 0.53%,猴 1.32%,人 2.2%。

$$\text{体表面积法:} \qquad\qquad CL = \alpha BSA^{\beta} \qquad\qquad (11-40)$$

$$\text{体表面积计算公式为} \qquad\qquad BSA = K \cdot B^{2/3} \qquad\qquad (11-41)$$

式中,K 为体型系数,小鼠、大鼠、豚鼠、兔、猫、猴、犬和人的体型系数分别为 0.059,0.09,0.099,0.093,0.084,0.111,0.104 和 0.100。

对以上各式取对数,得到

$$lgCL = lg\alpha + \beta lgB \tag{11-42}$$

$$lg(MLP \times CL) = lg\alpha + \beta lgB \tag{11-43}$$

$$lg(BW \times CL) = lg\alpha + \beta lgB \tag{11-44}$$

$$lgCL = lg\alpha + \beta lgBSA \tag{11-45}$$

表 11-3 比较了利用四种方法对倍他米隆在不同种属动物中的清除率对人体进行预测的结果。

表 11-3　倍他米隆在各种动物中的清除率及其计算过程

种属	小鼠	豚鼠	大鼠	兔	猴	犬	人
体重/kg	0.02	0.3	0.3	3	3.5	10	61
CL/ml·h^{-1}	45.4	507	309	2 750	1 660	4 810	23 900
脑重/kg	0.000 3	0.003 8	0.002 3	0.011 7	0.046 2	0.053	1.342
MLP/a	2.5	7.0	5.0	8.6	19.8	17.1	88.6
CL×MLP	114.161	3 549	1 555	23 521	32 848	82 015	2 118 649
CL×BW	0.013	2	1	32	77	255	32 074
K	0.059	0.099	0.090	0.093	0.111	0.104	0.10
BSA/m^2	0.004	0.044	0.040	0.193	0.256	0.483	1.550

四种方法的结果分别为

$$lgCL = 0.763lgB + 2.966, r = 0.993$$

$$lg(CL \times MLP) = 1.170lgB + 3.954\ 9, r = 0.990$$

$$lg(CL \times BW) = 1.757lgB + 0.954\ 7, r = 0.990$$

$$lgCL = 0.967\ 6lgBSA + 3.958\ 2, r = 0.986$$

用 6 种动物的清除率通过四种方法预测人的清除率分别为 19 055 ml/h,6 901 ml/h,3 855 ml/h 和 13 880 ml/h,可见对该药而言,用单纯体重法较好,预测值 19 055 ml/h 与实测值 23 900 ml/h 相近。

对于血液药物游离分数(f_u),在动物种属间变异较大时,用游离药物的清除率 CL_u($CL_u = CL/f_u$)有时会得到较好的预测。

对于肾消除率的种属间比放,肾小球滤过率校正往往也会改善比放效果。校正基本过程如下:

第一步　用式(11-46)分别计算与动物 GFR、肾血流速率(Q_K)、体重(B)和肾重(KW)相关的参数 C,用相应动物的 C 除以人的 C,即为相应动物的校正因子 f。

$$C = GFR \times Q_K/(B \times KW) \tag{11-46}$$

第二步　相应动物的清除率除以校正因子 f 即为校正后清除率。再用校正清除率进行动物种属间比放。几种动物的校正因子计算过程列于表 11-4。

表 11 - 4　几种动物的校正因子计算过程

动物	体重(B)/kg	肾重(KW)/kg	血流速率(Q_K)/ml·min^{-1}	GFR/ml·min^{-1}	C/ml^2·min^{-2}·kg^{-2}	f
小鼠	0.02	0.000 32	1.3	0.28	56 875	7.7
大鼠	0.25	0.002	9.2	1.31	24 104	3.3
豚鼠	0.29	0.002 4	12.6	2.2	39 828	5.4
兔	2.5	0.013	80	7.8	19 200	2.6
猴	5	0.025	138	10.4	11 482	1.6
犬	14	0.05	216	45	13 886	1.9
绵羊	50	0.2	900	90	8 100	1.1
猪	30	0.13	600	65	10 000	1.4
人	70	0.3	1 240	125	7 381	1.0

引自文献 Mahmood I. Life Sci, 1998, 26: 2365 - 2371。

在实际工作中,首先考虑单纯体重法,在失败的情况下试用其他方法。一般的过程如下:

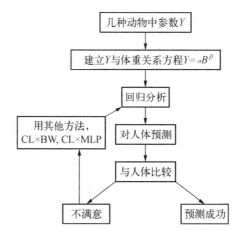

图 11 - 10　参数的比放基本过程

2. 半衰期的比放

半衰期 $t_{1/2}$ 与分布容积 V、清除率 CL 之间存在下列关系:

$$t_{1/2} = \frac{0.693 \cdot V}{CL} \tag{11 - 47}$$

式中,$V = \alpha_1 \cdot B^{\beta_1}$,$CL = \alpha_2 \cdot B^{\beta_2}$,则有

$$t_{1/2} = 0.693 \left(\frac{\alpha_1}{\alpha_2} \right) \cdot B^{\beta_1 - \beta_2} \tag{11 - 48}$$

因为 $\beta_1 \approx 1$,$\beta_2 \approx 0.75$,所以 $t_{1/2} \propto B^{0.25}$。

其他的一些时间参数,如心跳时间(s)$0.296\ 1B^{0.28}$,呼吸时间 $1.169B^{0.28}$,血液循环时间 $0.35B^{0.21}$ 等。大量的生物学实验数据表明,许多与时间有关的参数符合 $Y \propto B^{0.25}$ 关系。为此,提出了生理时间(physiological time)的概念,以与宇宙时间相区别。生理时间的基本单元是宇宙时间$/B^{0.25}$。

利用生理时间的概念可以解释以下现象：

小哺乳动物的清除器官比大动物大；

小哺乳动物单位体积的组织器官血流速率比大动物大；

药物在小动物中消除快。

如倍他米隆在人、犬、猴、豚鼠、大鼠、小鼠体内的半衰期相差较大，从人的 50 min 降至小鼠的 8 min 左右，但如果用血循环次数表示，则相当于血液循环 50~60 次的时间；如心跳次数表示，则相当于心跳 4 600 次的时间。也就是说该药物在动物体内停留的宇宙时间相差较大，但生理时间是一致的。

3. 血药浓度的动物种属间的比放

异速增大方程也可以用于血药浓度-时间曲线预测。静脉注射给药后，血药浓度表达式为

$$c = \frac{D}{V}e^{-kt} \tag{11-49}$$

代入有关方程，得

$$c = \frac{D}{\alpha_1 B^{\beta_1}}e^{-\left(\frac{\alpha_2}{\alpha_1}\right)\cdot\frac{t}{B^{\beta_1-\beta_2}}} \tag{11-50}$$

或

$$\frac{c}{(D/B^{\beta_1})} = \frac{1}{\alpha_1}e^{-\left(\frac{\alpha_2}{\alpha_1}\right)\cdot\frac{t}{B^{\beta_1-\beta_2}}} \tag{11-51}$$

可见利用式(11-51)可以将 $c/(D/B^{\beta_1})$ 对 $t/B^{\beta_1-\beta_2}$ 作图(Dedrick 作图)得到相同的曲线。对式(11-51)用生理时间进行 0~∞ 积分，得到 AUC＝$1/\alpha_2$，即所有动物的 AUC 相等。

图 11-11 给小鼠、大鼠、兔和犬静脉注射甘草素 20 mg/kg 后测定血浆中药物浓度-时间数据(A)，估算 CL 和 V_{ss}。同时考察 CL 和 V_{ss} 与动物体重(B)的关系 CL＝$3.29B^{0.723}$ 和 $V_{ss}=0.34B^{0.882}$，换算成生理时间($t/B^{\beta_1-\beta_2}$)，按 Dedrick 作图法，得到的曲线(B 和 C)。

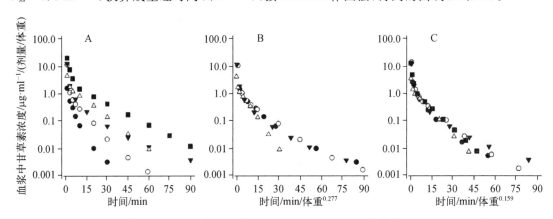

图 11-11　甘草素在小鼠(●)、大鼠(○)、兔(▼)和犬(△)血浆中药物浓度-时间曲线

A. 浓度/(剂量/体重)-宇宙时间；B. 浓度/(剂量/体重)-生理时间[宇宙时间/体重$^{(1-0.723)}$]半对数图；C. 浓度/(剂量/体重)-生理时间[宇宙时间/体重$^{(0.882-0.723)}$]。引自文献 Kang HE，et al. J Pharm Sci，2009，98：4327-4342。

可见，尽管在动物中血药浓度-宇宙时间相差较大，但转换成生理时间后的曲线基本重叠。

第五节　生理药物代谢动力学模型的应用

一、在新药研制中的应用

一个好的药物必须有合适的药物代谢动力学行为。在新药研制的早期,往往是先进行体外试验或动物试验,利用这些结果对药物在人体中的药物代谢动力学行为进行预测,以确定该药在人体中的药代动力学行为是否合适,有无进一步研究的价值。

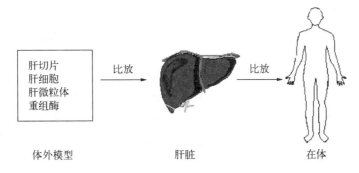

图 11 - 12　体外模型对在体结果预测的基本过程

（一）体外代谢结果预测药物在体的清除率

肝切片、肝细胞、肝微粒体和重组酶是在新药研制中常用的体外代谢模型。这些模型可以研究早期药物代谢特性,从而可预测药物在体内的半衰期和口服最大生物利用度。

1. 用肝微粒体代谢试验预测药物在体的清除率

假定药物的代谢速率(v)符合米-曼方程模式,即

$$v = \sum \frac{V_{\mathrm{max},i}c_{\mathrm{u}}}{K_{\mathrm{m},i} + c_{\mathrm{u}}} \tag{11-52}$$

式中,c_{u}游离为药物浓度,$V_{\mathrm{max},i}$和$K_{\mathrm{m},i}$分别为最大反应速度和米氏常数。定义$\mathrm{CL}_{\mathrm{int}}$：

$$\mathrm{CL}_{\mathrm{int}} = \frac{v}{c_{\mathrm{u}}} = \sum \frac{V_{\mathrm{max},i}}{K_{\mathrm{m},i} + c_{\mathrm{u}}} \tag{11-53}$$

通常$c_{\mathrm{u}} \ll K_{\mathrm{m},i}$,式(11-52)改写为

$$\mathrm{CL}_{\mathrm{int}} = \sum \frac{V_{\mathrm{max},i}}{K_{\mathrm{m},i}} \tag{11-54}$$

一般来说,游离浓度等于反应体系中的浓度,但某些药物可能与肝中某些成分结合如微粒体,在这种情况下,需要测定反应体系中药物游离分数。

通常先采用酶动力学方法测定V_{max}和K_{m},然后利用式(11-53)或式(11-54)式计算内在清除率(称为$\mathrm{CL}_{\mathrm{int},in\ vitro}$)。也可以利用反应介质中原药消失量(浓度变化)时间关系求算$\mathrm{CL}_{\mathrm{int},in\ vitro}$。即将一定量的药物加到反应体系中,测定温孵不同时间后介质中药物浓度$c(t)$,得到以下关系式：

$$c(t) = c_0 \mathrm{e}^{-kt} \tag{11-55}$$

式中,c_0为反应前体系中浓度。对上式进行曲线拟合,求得 k,或求算浓度曲线下面积(AUC),用式(11-56)得到 k 值。

$$k = c_0 / \text{AUC} \qquad (11-56)$$

从而求得

$$\text{CL}_{\text{int}, in\ vitro} = k / P_{\text{ms}} \qquad (11-57)$$

式中,P_{ms}为微粒体酶蛋白浓度(mg/ml)。

2. 用分离或体外培养的肝细胞代谢结果预测药物清除率

将分离的肝细胞与一定浓度的药物温孵不同时间,测定药物浓度,计算曲线下面积(AUC),加入量/AUC 为内在清除率 CL_{int},折算成 10^6 个肝细胞的清除率。

3. 体外试验要注意的问题

(1)温孵时间问题 用进行酶促反应试验,求算酶反应参数 K_{m} 和 V_{max} 时,必须保证反应速率是常数,因此,确定合适反应时间十分重要,要求在线性段进行试验。

(2)药物浓度 多数体外试验的浓度超过体内治疗浓度,可能近似达到饱和。而在体清除率,药物浓度往往比较低,一般认为是常数。药物在体内的代谢通常是有多个酶参与的。在这种情况下,清除率是多个酶贡献的综合结果。

由于实验药物浓度的不同,可能导致不同的结果。如安定 N-去甲基化反应是由 CYP2C19 和 CYP3A4 催化的,代谢速率与底物浓度关系呈双相性,即存在高亲和和低亲和两种组分。高亲和组分是由 CYP2C19 介导的,而低亲和组分是由 CYP3A4 介导的,相应参数如下:高亲和组分,$K_{\text{m},1} = 19.4\ \mu\text{mol/L}$,$V_{\text{max},1} = 0.27\ \text{nmol/(min · mg 蛋白)}$;低亲和组分 $K_{\text{m},2} = 346\ \mu\text{mol/L}$,$V_{\text{max},2} = 1.82\ \text{nmol/(min · mg 蛋白)}$。

在治疗浓度情况下,安定的游离浓度在 $0.2\ \mu\text{mol/L}$ 左右,两种组分对清除率的贡献分别为

$$\text{CL}_{\text{int},1} = \frac{V_{\text{max},1}}{K_{\text{m},1} + 0.2} = 0.014\ \text{ml/(min · mg 蛋白)}$$

$$\text{CL}_{\text{int},2} = \frac{V_{\text{max},2}}{K_{\text{m},2} + 0.2} = 0.005\ \text{ml/(min · mg 蛋白)}$$

高亲和组分的贡献几乎是低亲和组分贡献的 3 倍,但如果将浓度提高到 $200\ \mu\text{mol/L}$ 时,低亲和组分的贡献反而大于高亲和组分。

$$\text{CL}_{\text{int},1} = \frac{V_{\text{max},1}}{K_{\text{m},1} + 200} = 0.001\ \text{ml/(min · mg 蛋白)}$$

$$\text{CL}_{\text{int},2} = \frac{V_{\text{max},2}}{K_{\text{m},2} + 200} = 0.003\ \text{ml/(min · mg 蛋白)}$$

也就是说,在体内通常以高亲和组分代谢为主。但如体外试验药物浓度过高,高代谢速率途径的贡献严重低估。此外,药物浓度过高,大于 K_{m},由于反应基本达到饱和,也会造成估算的清除率低估。安定的清除率由浓度为 $0.2\ \mu\text{mol/L}$ 时的 $0.019\ \text{ml/(min · mg 蛋白)}$ 降低到浓度为 $200\ \mu\text{mol/L}$ 时的 $0.004\ \text{ml/(min · mg 蛋白)}$。

（3）体内外内在清除率的比放系数（scaling factor，SF）　体外试验 $CL_{int,in\ vitro}$ 结果通常用 ml/（min·mg 蛋白）或 ml/（min·细胞）表示，需要换算成相对应的在体清除率 $CL_{int,in\ vivo}$ 用 ml/（min·g 肝）或 ml/（min·kg 体重）表示，即

$$CL_{int,in\ vivo} = CL_{int,in\ vitro}(ml/min/mg) \times SF \tag{11-58}$$

表 11-5 给出了文献建议的比放系数。

表 11-5　用于人肝体外对在体结果预测的相关比放系数

项　　目	相关比放系数
人肝细胞 CYP450 量	0.14 nmol CYPs/10^6 细胞
肝细胞数	120×10^6 细胞/g 肝
肝微粒体中 CYP450 量	0.32 nmol CYPs/mg 肝微粒体
肝微粒体蛋白量	52.5 mg 肝微粒体/g 肝
人肝血流速率	0.95 ml/（min·g 肝）
肝重	25.7g/kg（体重）

引自文献 Watsubo T，et al. Pharmacol Ther，1997，73：147-171；Naritomi Y，et al，Drug Metabo Dispos，2001，29：1315-1324。

比放系数也可以用已知的药物的 $CL_{int,in\ vitro}$ 与 $CL_{int,in\ vivo}$ 回归获得经验比放系数。

有时同时考察人和动物的体外肝细胞（或微粒体）测定体外数据，结合动物的在体清除率，利用动物间关系进行比放，对人的在体清除率进行预测，往往会显著改善预测效果，即

$$CL_h = CL_a CL_{h-c}/CL_{a-c}(B_h/B_a)^\beta \tag{11-59}$$

$$CL_a CL_{h-c}/CL_{a-c} = \alpha B^\beta \tag{11-60}$$

式中，CL_a 和 CL_h 分别为动物和人的清除率，CL_{h-c} 和 CL_{a-c} 分别为动物和人的体外估算的肝细胞和/或微粒体清除率，B_h 和 B_a 分别为人和动物的体重。通过不同动物间的清除率，利用式（11-60）估算 β。

如安定，在治疗浓度范围内，用微粒体测得安定的内在清除率为 0.019（=0.014＋0.005）mg/（min·mg 蛋白），折算成在体清除率 $CL_{int,in\ vivo}$ = 0.019×52.5＝0.997 5 ml/（min·g 肝）或 0.019×52.5×25.7＝25.64 ml/（min·kg 体重）。

（4）前述假定的是药物进入肝细胞是非限制因素，然而一些药物的转运涉及摄取或外排转运。因此，其综合内在清除率（$CL_{int,all}$）应该是实际清除率（CL_{int}）、摄取清除率（$CL_{int,influx}$）和外排清除率（$CL_{int,eff}$）的综合效应，而实际清除率等于肝药物代谢清除率（$CL_{int,met}$）和胆汁排泄清除率（$CL_{int,bile}$）之和。

$$CL_{int,all} = CL_{int} \times \frac{CL_{int,influx}}{CL_{int,efflux} + CL_{int}} \tag{11-61}$$

如外排清除率小于实际清除率（$CL_{int,efflux} \ll CL_{int}$），则

$$CL_{int,all} = CL_{int,influx} \tag{11-62}$$

此时，药物的综合清除率主要取决于药物的进入清除率（$CL_{int,influx}$）。

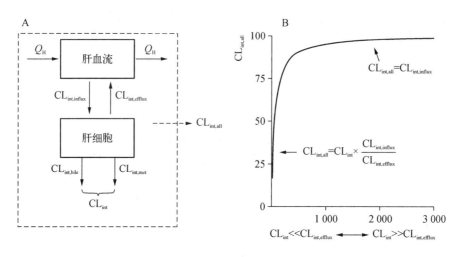

图 11 - 13 综合肝内在清除率示意图

A. 药物首先自血流进入肝细胞,然后被代谢或排泄入胆汁或返回到血液中。Q_H 为肝血流速率;$CL_{int,all}$,CL_{int},$CL_{int,influx}$,$CL_{int,efflux}$,$CL_{int,bile}$ 和 $CL_{int,met}$ 分别为综合肝内在清除率,实际清除率,摄取清除率,外排清除率,胆汁排泄清除率和代谢清除率。B. 综合肝内在清除率与实际清除率的关系

相反,如果 $CL_{int,efflux} \gg CL_{int}$,则

$$CL_{int,all} = CL_{int} \times \frac{CL_{int,influx}}{CL_{int,efflux}} \qquad (11 - 63)$$

其药物的综合清除率主要取决外排和摄取的净效应,如果外排清除率和摄取清除率相同,则

$$CL_{int,all} = CL_{int} \qquad (11 - 64)$$

即综合清除率等于肝药物实际清除率。

4. 用在体数据估算内在清除率

总清除率可由静脉注射或口服给药得到。

(1) 静脉给药 静脉给药后,测定血药浓度-时间数据,得到 AUC,清除率 CL = 剂量/AUC。静脉滴注给药,达到稳态时,其清除率 CL = 滴注速率/稳态血药浓度。

(2) 口服给药

单剂量 $\qquad CL_{oral} = D/AUC_{oral} = CL/F_L/F_G \qquad (11 - 65)$

多剂量达稳态 $\qquad CL_{oral} = CL_{oral} = D/\tau/c_{ss} = CL/F_L/F_G \qquad (11 - 66)$

式中,D 和 c_{ss} 分别为剂量和稳态浓度,F_G 和 F_L 分别为药物的肠和肝利用度。

如果药物仅在肝和肾消除,CL 等于肝清除率(CL_H)和肾清除率(CL_r)之和,即

$$CL = CL_H + CL_r \qquad (11 - 67)$$

$$CL_{oral} = (CL_H + CL_r)/F_H/F_G \qquad (11 - 68)$$

$$F_H = 1 - E_H = 1 - CL_H/Q_H \qquad (11 - 69)$$

式中,E_H 和 Q_H 分别为肝摄取率和肝血流速率。

（3）在体内在清除率的计算 在体内在清除率（CL_{int}）也可以通过在体清除率算得。常用的计算模型有充分搅拌模型、平行管模型和散射模型。一般来说，对于低清除率药物，几种模型结果差别不大。但对于高清除率药物，差别较大，用充分搅拌模型结果 F 最高，平行管模型结果最低，往往散射模型获得较好的拟合结果。

充分搅拌模型

$$CL_H = \frac{Q_H \times (f_u/R_B) \times CL_{int}}{Q_H + (f_u/R_B) \times CL_{int}} \tag{11-70}$$

平行管模型

$$CL_H = Q_H \left[1 - \exp\left(-\frac{(f_u/R_B)CL_{int}}{Q_H} \right) \right] \tag{11-71}$$

散射模型

$$CL_L = Q_L \left\{ 1 - \frac{4a}{(1+a)^2 \exp[(a-1)/(2D_N)] - (1-a)^2 \exp[-(a+1)/(2D_N)]} \right\} \tag{11-72}$$

$$a = \sqrt{1 + 4R_N D_N} \tag{11-73}$$

$$R_N = (f_u/R_B)(CL_{int}/Q_H) \tag{11-74}$$

$$D_N = 0.17 \tag{11-75}$$

式中，f_u 和 R_B 分别为血中药物游离分数和血/血浆药物浓度比。已知 F_L、f_u、R_B 和 Q_H，利用上述公式，可以计算 CL_{int}。也可以利用体外测定的 CL_{int} 结果，计算药物的肝清除率。

5. 实例

Lave 等利用在动物和人肝细胞测定结果以及在体数据（表 11-6），利用式（11-59）和式（11-60），对安替比林等 10 种广泛代谢药物在人体清除率进行预测，结果显示，预测值与实测值相吻合，除波生坦和咪贝地尔低估外，其他药物实测值/预测值的比值在 0.5～2 之间。

表 11-6 10 种广泛代谢的药物在体、体外（肝细胞）代谢清除率

药物	种属	体重/kg	离体清除率 /μl·(min^{-1}·10^{-6}细胞)	在体清除率 /ml·min^{-1}·kg^{-1}	预测人体结果 /ml·min^{-1}·kg^{-1}
安替比林	大鼠	0.23	0.36	7.0	
	兔	2.93	1.1	8.9	
	犬	14.2	1.0	4.9	
	人	70.0	0.092	0.46	0.26
波生坦	小鼠	0.04	1.2	46.0	
	猕猴	0.41	4.0	45.0	
	大鼠	0.27	1.3	55.0	
	兔	2.5	4.3	100	
	犬	13.9	0.22	1.9	
	人	70.0	0.22	3.7	1.6

药物	种属	体重/kg	离体清除率 /$\mu l \cdot (min^{-1} \cdot 10^{-6}$细胞$)$	在体清除率 /$ml \cdot min^{-1} \cdot kg^{-1}$	预测人体结果 /$ml \cdot min^{-1} \cdot kg^{-1}$
咖啡因	大鼠	0.26	0.58	13.0	
	兔	2.42	0.32	6.3	
	犬	12.9	0.21	2.6	
	人	68.8	0.13	2.0	1.4
咪贝地尔	大鼠	0.25	5.4	94.0	
	猕猴	0.30	5.5	74.0	
	兔	2.5	16.0	64.0	
	犬	16.5	6.2	36.0	
	人	76	0.92	7.0	2.5
咪达唑仑	大鼠	0.25	110	130	
	兔	3.5	20.0	19.0	
	犬	16.6	33.0	48.0	
	猪	23.2	19.0	41.0	
	人	72.5	9.3	11.0	17.1
莫法罗汀	小鼠	0.04	1.1	27.0	
	大鼠	0.3	2.3	16.0	
	犬	12.8	1.0	5.8	
	人	70.0	2.0	11.0	6.7
Ro24 - 6173	大鼠	0.25	39.0	110	
	兔	3.6	23.0	39.0	
	犬	17.0	13.0	35.0	
	人	70.0	2.9	12.0	6.1
普萘洛尔	大鼠	0.25	51.0	92.0	
	兔	3.6	56.0	180.0	
	犬	17.0	19.0	34.0	
	人	70.0	4.2	13.0	9.8
茶碱	大鼠	0.25	0.18	2.2	
	兔	3.60	0.24	2.1	
	犬	17.0	0.15	1.5	
	人	70.0	0.11	0.61	0.93
托卡朋	大鼠	0.25	2.6	15.0	
	兔	2.5	4.4	17.0	
	犬	16.5	1.4	3.3	
	人	76.0	1.2	2.7	2.1

引自文献 Lave T，et al. J Pharm Sci，1997，86：584－591。

Naritomi 等用大鼠、犬和人肝微粒体研究 FK1052、FK480、唑吡坦、奥美拉唑、尼卡地平、尼伐地平、安定和地尔硫草 8 种模型药物的体内外清除率的相关性。用 1 μmol/L 药物与肝微粒体温孵不同时间后，测定介质中原药物浓度，对浓度-时间数据进行拟合，求算体外清除率。用表 11-7 提供的参数，分别用充分搅拌模型、平行管模型和散射模型求算在体的清除率，结果列于表 11-8。

表 11-7 大鼠、犬和人相关的生理参数

	大鼠	犬	人
肝微粒体蛋白/mg·g⁻¹肝	44.8	77.9	48.8
肝重/g·kg⁻¹体重	40	32	25.7
肝血流速率/ml·min⁻¹·kg⁻¹体重	55.2	30.9	20.7

表 11-8 8 种药物在人体中体内与体外内在清除率(ml·min⁻¹·kg⁻¹)比较

药物	CL	f_u	R_B	$CL_{int,in\ vivo}$			E_L	$CL_{int,in\ vitro}$
				M1	M2	M3		
FK1052	26.4	0.016	0.78	1 567.5 (26.6)b	946.0 (16.1)	1 071.2 (18.2)	0.61	58.9
FK480	2.4	0.005	0.6	336.0 (4.5)	315.1 (4.2)	320.8 (4.3)	0.12	74.2
唑吡坦	7.1	0.04	0.66	158.0 (5.4)	129.8 (4.5)	137.3 (4.7)	0.32	29.0
奥美拉唑	22.2	0.042	0.62	528.6 (5.4)	306.9 (3.1)	350.7 (3.6)	0.63	98.1
尼卡地平	131	0.068	1.0	1 926.5 (1.1)	606.3 (0.3)	779.7 (0.4)	0.86	1 736.3
尼伐地平	107	0.013	0.789	8 230.8 (4.8)	2 540.0 (1.5)	3 277.2 (1.9)	0.87	1 712.9
安定	0.7	0.032	1.04	21.9 (1.5)	21.5 (1.4)	21.5 (1.4)	0.03	15.0
地尔硫草	64.2	0.22	1	291.8 (2.5)	132.8 (1.1)	159.6 (1.4)	0.76	118.2

注：① M1、M2 和 M3 分别指充分搅拌模型、平行管模型和散射模型。
② 括号内为比放系数。
引自文献 Naritomi Y, et al, Drug Metabo Dispos, 2001, 29:1316-1324。

由表 11-8 可见，用充分搅拌模型，除安定和尼卡地平外，其他药物体内外差别较大。用平行管模型和散射模型除地尔硫草、安定和尼伐地平预测较好外，其他药物差别也大。为此，原文作者进一步比较动物与人的比放系数，发现用动物的比放系数对人的结果进行校正，结果预测效果达到极大的改善，3 种模型均能给出满意的结果(图 11-14)。

（二）表观分布容积(V_d)的预测

多数药物的表观分布容积既可以利用式(11-35)进行动物间的比放，也可以用式

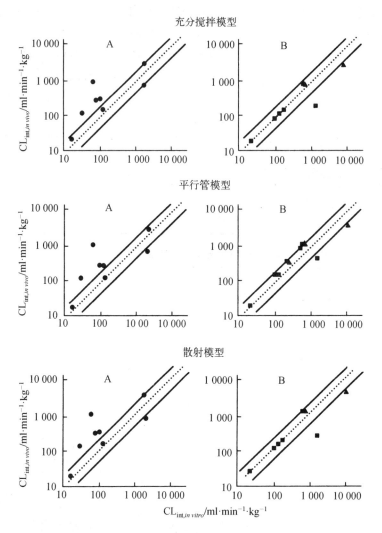

图 11-14　充分搅拌模型、平行管模型和散射模型预测的清除率与体外结果比较

A. 未用动物结果校正；B. 用大鼠(▧)和犬(▲)的比放系数校正。两线之间为 2 倍的误差。引自 Naritomi Y, et al, Drug Metabo Dispos,2001, 29:1316-1324。

(11-76)计算药物的 V_d。

$$V_d = V_p(1+R_{E/I}) + f_u V_p(V_E/V_p - R_{E/I}) + V_T f_u/f_{uT} \qquad (11-76)$$

式中，V_p、V_E 和 V_T 分别为血浆、细胞外液(减去血浆)和组织体积，f_u 和 f_{uT} 为血浆和组织中药物游离分数，$R_{E/I}$ 为细胞外液与血浆中蛋白量的比值。表 11-9 给出了常见的几种动物的 V_p、V_E、V_T 和 $R_{E/I}$ 值。

在已知药物的 V_d 时，可以求算药物组织中的总游离分数 f_{uT}，即

$$f_{uT} = V_T f_u/[V_d - V_p(1+R_{E/I}) - f_u V_p(V_E/V_p - R_{E/I})] \qquad (11-77)$$

假定动物间组织中药物游离分数 f_{uT} 不变，利用几种动物的 V_d 求算出相应 f_{uT}，取均数可作为人的 f_{uT}，从而计算药物在人体中的分布容积。

对于药物的血浆中药物游离分数变异较大时，可考虑用游离药物分布容积(V_f)进行计算。

$$V_f = V_d/f_u = V_p(1 + R_{E/I})/f_u + V_p(V_E/V_p - R_{E/I}) + V_T/f_{uT} \tag{11-78}$$

利用估算的 V_d 和 CL,可以计算药物的半衰期 $t_{1/2}$:

$$t_{1/2} = 0.693V_d/CL \tag{11-79}$$

表 11-9　常见的几种动物和人的 V_p、V_E、V_T 和 $R_{E/I}$ 值(单位:L·kg^{-1})

动物	V_p	V_E	V_T	$R_{E/I}$
大鼠	0.031 3	0.265	0.364	1.4
豚鼠	0.031 3	0.265	0.364	1.4
兔	0.031 4	0.179	0.322	1.4
猴	0.044 8	0.208	0.485	1.4
犬	0.051 5	0.216	0.450	1.4
人	0.043 6	0.151	0.380	1.4

引自 Obach RS, et al. J Pharmacol Exp Ther,1997,283:46-58。

(三) 在临床试验中的初始剂量的确定

在临床上,第一次人体(first-time into man,FTIM)试验的目的是确定人体的安全性和耐受性。而剂量的确定是十分棘手的问题。在美国食品与药品官员协会的指南中关于剂量是这样描述的,开始的最大剂量应小于:① 在啮齿类动物的慢性毒性试验中,未发现毒性反应的最大剂量的 1/10;② 在犬的慢性毒性试验中,未发现毒性反应的最大剂量的 1/6;③ 在猴的慢性毒性试验中,未发现毒性反应的最大剂量的 1/3。但多数专家认为,这种陈述过于简单化,不科学。

利用动物间的药物代谢动力学参数的比放,可能是一种好的工具。如 Iavarone 等成功地将在犬和大鼠中得到的 GV196771 数据预测人体中药物代谢动力学行为。

基本过程如下:

(1) 用结构类似药物 GV150526 药物代谢动力学参数在大鼠、犬、猴和人间的比放关系获得游离清除率与体重关系方程 $CL_u = \alpha_1 B^{\beta_1}$ ($\beta_1 = 0.88$) 和分布容积与体重关系方程 $V_d = \alpha_2 B^{\beta_2}$ ($\beta_2 = 1.25$)。

(2) 假定 GV150526 的 β_1 和 β_2 值与 GV196771 的 β_1 和 β_2 值相同。

(3) 以纵坐标 Y 为 $Y = C/(D/B^{1.25})$ 和横坐标 X 为 $X = t \times f_u/B^{1.25-0.88}$ 作 Dedrick 图(图 11-15)。

(4) 对图 11-15 中数据 Y' 和横坐标 X',转换到 70 kg 人,即 $X' = X \times$

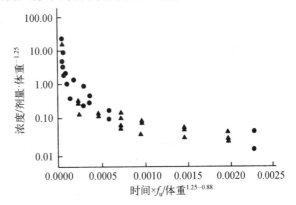

图 11-15　GV196771 在犬和大鼠的浓度-时间数据的 Dedrick 作图

引自 Iavarone L, et al. J Clin Pharmacol,1999,39:462-469。

$70^{1.25-0.88}/f_u$ 和 $Y' = Y \times D/70^{1.25}$,得到静脉注射 100 mg 的血药浓度数据,并进行曲线拟合,显示二房室特征(图 11-16)。拟合参数:$V_c = 13$ L,$k_{10} = 0.105\ 4$ h^{-1},$k_{12} = 0.026$ h^{-1},$k_{21} = 0.009\ 6$ h^{-1}。

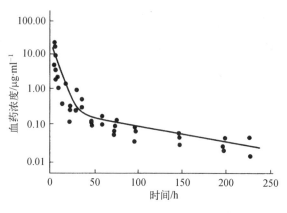

图 11 - 16　由动物结果逆转到 70 kg 人静脉注射 100 mg GV196771 的血药浓度-时间数据

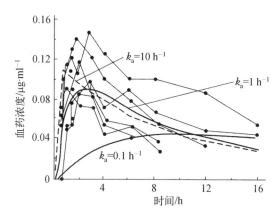

图 11 - 17　口服 3 mg GV196771 后实测浓度(点)和预测的浓度(实线)

引自 Iavarone L, et al. J Clin Pharmacol, 1999, 39:462 - 469。

(5)假定药物的生物利用度为 50%。根据在毒性试验中无毒性的剂量获得的 AUC,确定以 3 mg 作为开始剂量,模拟吸收速率常数为 0.1 h^{-1},1 h^{-1} 和 10 h^{-1} 的血药浓度-时间曲线,并与 6 名受试者口服 3 mg GV196771 实测血药浓度进行比较(图 11 - 17)。结果显示吸收速率常数为 0.1 h^{-1},1 h^{-1} 和 10 h^{-1} 的预测的血药浓度-时间曲线的趋势与实测值基本一致。

(四)疾病状态下药物代谢动力学行为的预测

疾病往往伴随机体的生理病理因素改变。生理药物代谢动力学模型的优点之一是预测这种生理病理参数的改变对药物代谢动力学行为的影响。图 11 - 18 分别给出以尼索地平、氯唑

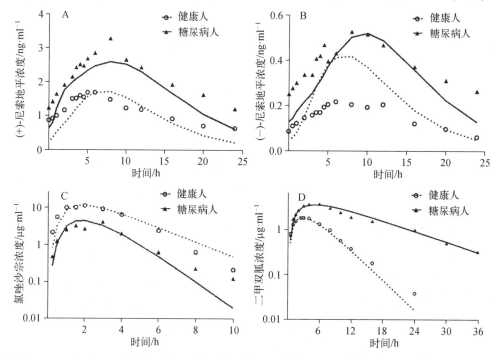

图 11 - 18　预测(线)和观察(点)健康人和糖尿病人血浆中尼索地平、氯唑沙宗和二甲双胍的浓度

受试者口服尼索地平消旋体缓释片(20 mg/d),15 d 后血浆中(+)-尼索地平(A)和(-)-尼索地平(B)浓度。单剂量口服氯唑沙宗(500 mg)和病人口服二甲双胍(850 mg)后血浆中氯唑沙宗(C)和二甲双胍(D)浓度。

沙宗和二甲双胍为模型药物,利用兼顾肠道系统和药物释放的生理药物代谢动力学模型预测糖尿病人血浆中药物浓度,预测与临床观察值一致,差值在 $0.5\sim2.0$ 之间。鉴于糖尿病人往往伴随胃肠蠕动、药物代谢酶活性和肾功能受损,为此考察了肠传递时间、CYP450 酶活性和肾功能对氯唑沙宗、尼索地平和二甲双胍药物代谢动力学的影响(图 11-19)。氯唑沙宗在肠道吸收好,肠道传递速率对其影响较小,主要受代谢酶的影响。尼索地平是以缓释制剂形式给药的,其代谢主要是 CYP3A 介导的,因此,血浆中尼索地平浓度随肠传递时间和酶活性改变而显著改变。二甲双胍在肠道吸收不规则,主要是经肾消除,因此,肠传递时间和肾功能改变显著影响药物代谢动力学行为。

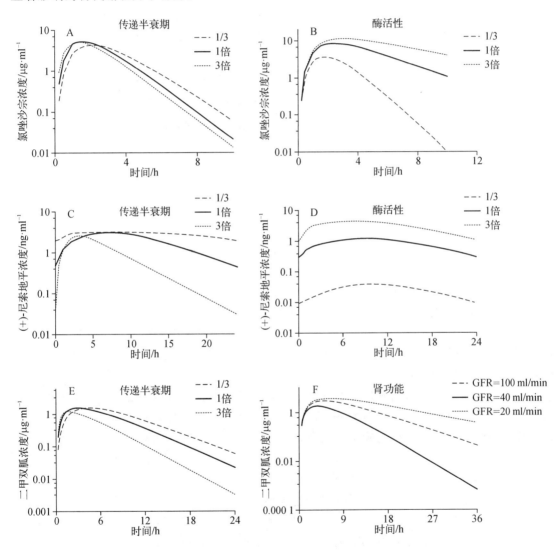

图 11-19　肠传递时间、肝酶活性和肾功能改变对氯唑沙宗(A、B)、
尼索地平(C、D)和二甲双胍(E、F)血药浓度的影响

参数改变 1/3、1 倍和 3 倍。氯唑沙宗 500 mg,尼索地平消旋体缓释片(20 mg/d)15 d,二甲双胍 850 mg。

二、在毒理学研究中的应用

在毒理学研究中,动物种属间的毒性比较往往基于药物的最大血药浓度(c_{max})和暴露水平,后者通常用 AUC 来表示。一般认为药物的毒性与 AUC 的定量关系在动物间是一定的。对于剂量的预测有多种方法,但同一种药物用不同的方法结果有可能是不一致的。如用体重法(B^1),算得人用剂量是小鼠剂量的 3 500 倍;用代谢速率($B^{0.75}$),算得人用剂量是小鼠剂量的 400 倍;用体表面积法($B^{0.67}$),算得人用剂量是小鼠剂量的 200 倍;用心跳动间隔法($B^{0.21}$),算得人用剂量是小鼠剂量的 8 倍。不同方法算得的剂量最大相差 400 多倍。那么在实际工作中用哪种方法?近来认为,比放方法是比较合理的方法。综合体表面积和血流速率共同效应,采用 $B^{0.7}$ 计算人与动物间的等效剂量。

(一)毒性暴露剂量的确定

通常认为稳态时,动物与人的 AUC 相等。如假定人和动物的给药间隔分别为 T_h 和 T_a,生物利用度分别为 F_h 和 F_a,给药剂量分别为 D_h 和 D_a,清除率分别为 CL_h 和 CL_a,则

$$F_h D_h/(CL_h T_h) = F_a D_a/(CL_a T_a) = AUC \tag{11-80}$$

$$CL = aB^{0.7} \tag{11-81}$$

将式(11-81)代入式(11-80),经整理后得

$$D_h = F_a D_a T_h (B_h/B_a)^{0.7}/(T_a F_h) \tag{11-82}$$

每日给药次数(N):

$$N_h = N_a F_a D_a (B_h/B_a)^{0.7}/(T_a D_h) \tag{11-83}$$

对于主要在肝脏代谢的药物,应考虑用脑重或 MLP 进行校正。

(二)靶组织浓度预测

生理药物代谢动力学模型的优点之一是可以定量地预测组织中药物或代谢产物浓度变化,因此利用生理药物代谢动力学模型进行拟合,算出在靶组织中的药物(毒物)或代谢产物暴露浓度,从而获得暴露与毒性关系资料。

氯乙烯是无色、易液化、爆炸性的气体。它是一种常用的工业生产原料,主要用于合成聚氯乙烯塑料。在生产和使用过程中,工作人员长期接触氯乙烯后可引起多种职业伤害。氯乙烯已被国际癌症研究机构确定为人类致癌物。氯乙烯在肝脏在 CYP450 酶作用下形成氯乙烯氧化物,后者在过氧化水合酶作用下生成氯乙醛。氯乙烯氧化物和氯乙醛均为高度活性的中间体,与 DNA 和组织发生加合反应,成为诱发肿瘤的主要原因。研究显示,诱发肿瘤的风险与中间代谢产物的暴露有关。这两种产物的失活依赖于与谷胱甘肽结合反应。介导氯乙烯氧化代谢的 CYP450 包括 CYP2E1 和非 CYP2E1 酶,CYP2E1 的亲和力高,但酶量低,容易达到饱和,而非 CYP2E1 酶的亲和力低,但活性高。

Clewell 等以肝中总中间代谢浓度或未与谷胱甘肽结合中间代谢物浓度作为肿瘤风险的评判指标,建立了一种兼顾谷胱甘肽合成的生理模型(图 11-20),评估人吸入或饮用含氯乙烯污染的水后发生肿瘤风险。用大鼠和小鼠的结果预测人终身暴露低于 1×10^{-6} 的空气中,其癌症风险评估分别是 $2.75\times11^{-3}\ \mu g/m^3$ 和 $1.1\times11^{-6}\ \mu g/m^3$。类似地用大鼠结果预测人终身饮含 1 $\mu g/L$ 氯乙烯的水(假定每天 2 L),其肿瘤风险评估是 $6.8\times11^{-7}\ \mu g/L$ 或

0.024 mg/kg·d。同时发现肿瘤发生率与暴露时间长短有关。

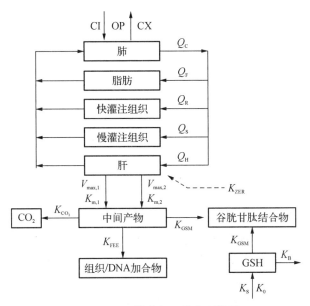

图 11-20 描述氯乙烯生理模型

OP 为肺泡通气量;CI 为吸入气氯乙烯浓度;CX 为呼出气氯乙烯浓度;Q_C 为心输出量;Q_F 为脂肪组织血流速率;Q_R 为快灌注组织血流速率;Q_S 为慢灌注组织血流速率;Q_H 为肝组织血流速率;V_{max} 和 K_m 为酶反应参数;K_{ZER} 为饮水摄入速率常数;K_{CO_2} 为代谢速率常数;K_{GSM} 为中间活性产物与 GSH 结合速率常数;K_{FEE} 为组织/DNA 与中间产物结合速率常数;K_B 为 GSH 转换常数。K_0 为 GSH 最大生成量的零级速率常数;K_S 为参数控制的 GSH 恢复速率。引自 Clewell HJ, et al. Sci Total Environ, 2001, 274: 37-66。

(刘晓东,刘 李)

参考文献

[1] Chiba M, Ishii Y, Sugiyama Y. Prediction of hepatic clearance in human from in vitro data for successful drug development[J]. AAPS J, 2009, 11: 262-276.

[2] Clewell HJ, Gentry PR, Gearhart JM, et al. Comparison of cancer risk estimates for vinyl chloride using animal and human data with a PBPK model[J]. Sci Total Emviron, 2001, 274: 37-66.

[3] Iavarone L, Hoke JF, Bottacinim, et al. First time in human for GV196771: interspecies scaling applied on dose selection[J]. J Clin Pharmacol, 1999, 39: 560-566.

[4] Kang HE, Jung HY, Cho YK, et al. Pharmacokinetics of liquiritigenin in mice, rats, rabbits, and dogs, and animal scale-up[J]. J Pharm Sci, 2009, 98: 4327-4332.

[5] Li J, Guo HF, Liu C, et al. Prediction of drug disposition in diabetic patients by means of physiologically based pharmacokinetic (PBPK) model[J]. Clin Pharmacokint, 2015, 54: 179-193.

[6] 王广基. 药物代谢动力学[M]. 北京: 化学工业出版社, 2005.

第十二章　手性药物的药物代谢动力学

第一节　概　述

目前临床上所用药物50%是手性药物(chiral drug)。除天然产物外,合成的药物大多是外消旋体(racemate)。手性是生物系统的基本特征,构成生物系统的基本成分糖、蛋白质、氨基酸、多核苷酸和脂质均为手性成分。许多内源性物质如激素、神经递质等都具有手性特征。药物在体内吸收、分布、排泄和代谢等过程以及药物与作用靶点结合都涉及与这些生物大分子间的相互作用,必然存在手性问题,导致手性药物药效学(chiral pharmacodynamics)和手性药物代谢动力学(chiral pharmacokinetics)立体选择性。通常将活性强的对映体(enantiomer)称为优映体(eutomer),其亲和力(或活性)大小用aff_{eu}表示;将活性低或无活性的对映体称为劣映体(distomer),其亲和力(或活性)大小用aff_{dis}表示。两种对映体的活性比值称为优/劣比(eudismic ratios,$ER=aff_{eu}/aff_{dis}$)。在有些情况下,劣映体不但无效,而且还可能部分抵消优映体的作用,甚至产生严重的不良反应。因此,有必要从新药研制的合理性、临床药物治疗的安全性和有效性的角度,研究各对映体的药理作用、药物代谢动力学特性,为合理开发和利用手性药物提供依据。

第二节　手性药物的生物活性

一、手性药物的作用模式

许多内源性配体如神经递质、激素等本身具有手性,这些成分的空间结构是适合于受体(或酶)的。天然产物是在手性环境中形成的,大多只有一种构型,具有这种构型的药物往往具有较强的生物活性。如去甲肾上腺素是天然的左旋体,其活性是右旋体的300倍。莨菪碱和东莨菪碱也都是天然的左旋体,阻断M-受体作用是右旋体的300倍。一般用Easson和Steman的三点作用模型描述这种对映体间的生物活性差异。图12-1是假定在两个对映体中一个对映体的三个基团R1、R2、R3能够很好地与其受体中三个活性结合点X、Y和Z吻合,发生相互作用,而另一对映体无论怎样旋转,它的R1、R2和R3三个基团不

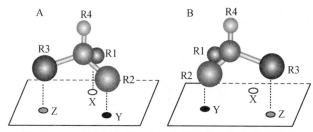

图12-1　对映体与手性生物大分子的三点式结合模型

A. 手性分子的R1、R2、R3三个基团与受体X、Y和Z的活性结合点很好吻合,为高活性的对映体(优映体);B. 手性分子中只有R2和R3两个基团与受体中的Y和Z两个结合点结合,是低活性的对映体(劣映体)。

可能同时与受体的 X、Y、Z 吻合,因此两对映体与受体的亲和力出现差异,呈现不同的生物活性,前者为优映体,而后者为劣映体。

如 R-肾上腺素药物分子中氨基与体液中质子结合形成铵离子,与受体上的带负电荷部位(Z)产生静电引力,侧链分子上的羟基与受体上的相应基团(X)产生氢键作用,苯环上的酚羟基呈弱酸性,与受体上的相应基团(Y)产生螯合作用,表现为优映体,而 S-肾上腺素侧链上的羟基向相反方向伸展,与受体上的 X 点距离较远,只有铵基和酚羟基与相应的 Z 和 Y 点结合,表现劣映体特性。

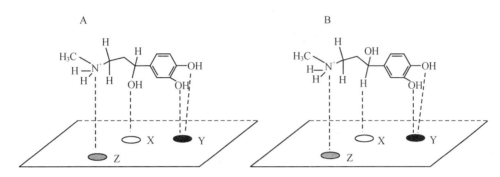

图 12-2 R-肾上腺素(A)和 S-肾上腺素(B)与受体间相互作用

二、手性排斥、静态手性和手性易化

1. 手性排斥(chiral repulsion)

根据 Easson 和 Steman 三点作用模式,只有药物分子相应基团与受体上的三个结合点吻合时,才能发挥药理活性。如在前手性(prochiral)分子中引入一取代基后,形成手性中心,出现两个对映体,只有一个对映体为优映体,另一对映体因取代基的引入,阻碍与受体结合,成为劣映体。如乙酰胆碱本身无手性,其 pD_2 为 7.0,如在 β-位上引入甲基,成为乙酰 β-甲基胆碱后,出现两个对映体,其中 S-对映体的活性与乙酰胆碱相近,其 $pD_2=6.8$ 为优映体,而 R-对映体活性降低,为劣映体($pD_2=4.1$),优/劣比为 501。

2. 静态手性(silent chiral)

当药物手性中心的取代基团空间构象有较大的自由度或手性中心不涉及药物活性中心时,药物活性往往缺乏立体选择性。如抗组胺药特非那定的 H_1 受体拮抗作用属于这种类型。如用豚鼠回肠标本测得 R-特非那定和 S-特非那定的 PA2 分别为 7.72 和 7.61。如将手性中心用亚甲基取代活性仍然保留,其 PA2 为 7.73,说明对特非那定的 H_1 受体拮抗作用不涉及手性中心。类似地,降胆固醇药洛伐他汀,尽管在酯部分 α-位存在手性中心,但两对映体对 HMG-CoA 还原酶活性抑制作用完全相同,提示酯部分 α-甲基取代的异丁基有较大的自由度或抑制 HMG-CoA 还原酶作用与手性中心无关。

3. 手性易化(chiral facilitation)

在前手性(prochiral)分子中引入一取代基后,形成手性中心,出现两个对映体。其中一对映体活性显著增加,另一对映体与前手性分子的活性相当。如在多巴胺本身无手性,而分子中 β-位引入羟基形成去甲肾上腺素,其 S-去甲肾上腺素对 α-受体的作用的活性与多巴胺相当,但 R-去甲肾上腺素体的作用是 S-对映体的 150 倍。类似地,在爱必宁分子中 β-位引入羟基形成肾上腺素,其 R-肾上腺素对 β-受体的作用是 S-肾上腺素的 300 倍,而 S-肾上腺素的活性与爱必宁相当。

三、手性药物的生物活性类型

根据药物活性立体选择性的特性,将手性药物的生物活性类型分为以下几种类型:

1. 两对映体的作用相同

这类药物往往是手性中心不涉及活性中心,属于静态手性类药物。多数 Ⅰ 类抗心律失常药的两对映体具有类似的电生理活性。如 R-普罗帕酮和 S-普罗帕酮的抗心律失常的作用相同。前述的特非那定的 H_1 受体拮抗作用以及洛伐他汀对 HMG-CoA 还原酶活性的抑制作用手性中心不涉及活性中心。

2. 两对映体的作用相反

这类药物的对映体与受体均有一定的亲和力,但通常只有一种对映体具有活性,另一对映体反而起拮抗剂的作用。R-(-)-异丙肾上腺素为 β_1 受体激动剂,而其 S-(+)-对映体则表现拮抗作用。(+)-哌西那朵具有阿片样作用,而(-)-对映体则呈拮抗作用,即(+)-对映体是阿片受体激动剂,而(-)对映体为阿片受体拮抗剂,但由于其(+)-对映体具有更强的作用,其外消旋体表现为部分激动剂作用。

抗精神病药扎考必利通过作用于 5-HT$_3$ 受体而起效,其 R-对映体为 5-HT$_3$ 受体拮抗剂,S-对映体为 5-HT$_3$ 受体激动剂。类似地,一些二氢吡啶类钙通道拮抗剂如 Bay 8644,用于治疗高血压和心绞痛时,对钙通道具有立体选择性的作用,S-对映体对 L-型电压依赖性通道是激活剂,R-对映体为拮抗剂。

3. 一种对映体具有药理活性,另一种活性弱或无活性

这类药物只有一种对映体与受体有较强的亲和力,呈活性;另一种作用弱或无活性,为劣映体,这种劣映体相当于杂质。

平喘药沙丁胺醇,扩支气管作用存在立体选择性,左旋沙丁胺醇是其活性对映体,与 β_2-受体的亲和力比右旋沙丁胺醇强 100 倍。目前左旋沙丁胺醇已上市。喹诺酮类药物的抗菌作用存在立体选择性,通常 S-对映体为优映体。如氧氟沙星是广谱抗菌药,其 S-(-)-氧氟沙星的体外抗菌活性是 R-(+)-氧氟沙星的 8~128 倍,S-(-)-氧氟沙星即左旋氧氟沙星已经上市。

2-芳基异丙酸类非甾体抗炎药物的优映体为 S-对映体,如萘普生 S-(-)-对映体抗炎和解热镇痛活性约为 R-(+)-异构体的 10~20 倍。S-氟比洛芬、S-酮普芬和 S-酮咯酸对用 LPS 刺激人核细胞产生的环氧酶-2(COX_2)的抑制作用是其 R-对映体的 100~500 倍。

钙拮抗剂通常也是以 S-对映体为优映体,氨氯地平 S-对映体的活性是 R-对映体的 1 000 倍,实际上氨氯地平只有 S-对映体有 L-型钙通道拮抗作用。临床研究显示,2.5 mg S-氨氯地平治疗高血压的疗效与 5 mg 氨氯地平消旋体相当。表 12-1 列举了一些手性药物对映体间生物活性比较的结果。

4. 两对映体具有不同的药理活性

这类药物通过作用于不同的靶器官、组织而呈现不同的作用,在临床上可用于不同的治疗目的。R-噻吗洛尔的 β 受体阻断作用为 S-噻吗洛尔的 1/44,而降眼内压作用为 S-噻吗洛尔的 1/3,同时 R-噻吗洛尔还具有增加视网膜和脉络膜的血流量,S-对映体有相反的

作用。因此将这两种对映体分离后,可分别用于不同的目的。将 S-噻吗洛尔用于治疗心血管疾病,而将 R-噻吗洛尔用于治疗青光眼,避免了用消旋体治疗青光眼时,因眼部用药后吸收产生肺和心血管作用,引起哮喘和心脏毒性。右旋丙氧酚是镇痛药,而左旋丙氧酚则为镇咳药。左旋安非他明是精神兴奋药,而对映体则为减肥药。光学异构体奎宁为抗疟药,奎尼丁则为抗心律失常药。

表 12-1　几种手性药物对映体间生物活性比较

药　物	药理作用	作用强度
普萘洛尔	β-阻断作用	S 比 R 100 倍
阿替洛尔	β-阻断作用	S 比 R 强 46 倍
吲哚洛尔	β-阻断作用	S 比 R 强 200 倍
倍他洛尔	β-阻断作用	S 比 R 强 530 倍
美托洛尔	β-阻断作用	S 比 R 强 530 倍
	纤毛过程的 β_2-阻断作用	R 比 S 强 190 倍
噻吗洛尔	β-阻断作用	S 比 R 强 44 倍
	纤毛过程的 β_2-阻断作用	R 与 S 相当
尼伐地平	钙通道拮抗作用	S 比 R 强 100 倍
氨氯地平	钙通道拮抗作用	S 比 R 强 1 000 倍
贝尼地平	钙通道拮抗作用	S 比 R 强 30~100 倍
伊拉地平	钙通道拮抗作用	S 比 R 强 30~300 倍
曼尼地平	钙通道拮抗作用	S 比 R 强 30~80 倍
尼古地平	钙通道拮抗作用	S 比 R 强 28 倍
尼索地平	钙通道拮抗作用	S 比 R 强 18~20 倍
萘普生	抗炎作用	S 比 R 强 35 倍
布洛芬	抗炎作用	S 比 R 强 28 倍
酮咯酸	抗炎作用	S 比 R 强 60 倍
	镇痛作用	S 比 R 强 230 倍
华法林	抗凝血作用	S 比 R 强 5 倍
氯苯那敏	抗组胺作用	S 比 R 强 100 倍
维拉帕米	钙通道拮抗作用	S 比 R 强 10 倍
米安色林	5-TH$_3$受体拮抗作用	(一)比(+)强 30 倍
特布他林	扩支气管作用	(R,R)-比(S,S)-强 1 000 倍以上
福莫特罗	扩支气管作用	R 比 S 强 1 000 倍以上

引自王广基等.药物代谢动力学.北京:化学工业出版社,2005;Mehvar R. J Pharm Pharm Sci,2001,4:184-200;Inotsume N, Nakan M. J Biochem Biophys Methods,2002,54:255-274.

5. 一种对映体具有药理活性,另一种对映体具有毒性作用

氯胺酮为中枢性麻醉药物,只有 S-(+)-氯胺酮才具有麻醉作用,而 R-(-)-氯胺酮则产生中枢兴奋作用。抗风湿药青霉胺,(一)-青霉胺具有免疫抑制作用和抗风湿作用,(+)-青霉胺则具有较强的毒性,并具有潜在的致癌活性。镇痛新只有左旋体才有镇痛作用,而右旋体

几乎无镇痛作用,但可使病人产生出汗、紧张烦躁不安等副作用。羟基哌嗪为中枢性非成瘾性镇咳药,产生中枢性副作用的主要是 R-(＋)-对映体。S-米安色林有抗忧郁作用,而 R-米安色林则有细胞毒作用。对于这类药物,最好进行拆分,以单一对映体形式用药。

利沙度胺的 R-对映体有镇静作用,而 S-对映体及其代谢产物有严重的胚胎毒性和致畸作用,由于该药物在体内可发生对映体间的相互转化,使得临床用药变得更为复杂。

6. 对映体的作用互补性

S-(－)-普萘洛尔的 β-受体阻断作用比 R-(＋)-普萘洛尔强 100 倍,而 R-(＋)-普萘洛尔对钠通道有阻断作用,二者在治疗心律失常时有协同作用。因此,普萘洛尔外消旋体用于治疗心律失常的作用较单一异构体效果好。多巴酚丁胺的左旋体具有 α-受体激动剂作用,对 β-受体的作用弱,而右旋体为 β-受体激动剂,对 α-受体的作用弱,故以外消旋体给药,能增加心肌收缩力,但不增加心率和血压。

茚达立酮为利尿药,在治疗高血压和充血性心力衰竭时,出现尿酸潴留作用。在排钠利尿方面 R-(－)-茚达立酮强于 S-(＋)-茚达立酮,但仅 S-(＋)-茚达立酮有排尿酸作用,适当地调整 R/S-对映体的比值,可以防止尿酸潴留副作用。

曲马多为中枢性镇痛药物,临床上使用的外消旋体,(－)和(＋)对映体及其在体内的去甲基代谢物在功能上互补,可改善病人的耐受性和药物的疗效。在动物和人体实验均证实纯对映体的疗效不及外消旋体,不良反应的发生率反而增加。

7. 作用于不同靶点表现不同的特性

药物作用于不同的组织(靶点、受体)呈现不同的生物活性特性,这类药物往往是多功能的,作用也是多方面的。

乐卡地平对 L-钙通道而言,S-乐卡地平强于 R-乐卡地平,但在抑制血管平滑肌增殖和纤维蛋白诱导的细胞迁移等方面作用则 R-乐卡地平强于 S-乐卡地平,而抗动脉粥样硬化作用两对映体的活性相同。

通常 β 受体拮抗剂对心脏的 β-阻断作用,以 S-对映体为优映体,其 S-对映体$/R$-对映体的活性比在 33～530 之间,但对于纤毛过程的 β_2-阻断作用则 R-对映体显示相当强的活性,S-美托洛尔对心脏的 β_1-阻断作用比 R-美托洛尔强 530 倍,而对纤毛过程的 β_2-阻断作用则 R-美托洛尔比 S-美托洛尔强 190 倍。又如索他贝尔在 β-阻断作用方面,S-索他贝尔强于 R-索他贝尔,但在抗心律失常方面两种对映体的作用相同。

曲马多是通过作用于阿片受体和影响单胺递质的释放和摄取发挥镇痛作用。如(＋)-曲马多与 μ、δ、κ 受体亲和力大于(－)-曲马多。(＋)-曲马多为强效的 5-HT 摄取抑制剂,并有促进基础 5-HT 释放作用。(－)-曲马多为强的去甲肾上腺素摄取抑制剂,并能加强刺激诱导的去甲肾上腺素释放。

第三节　药物代谢动力学立体选择性

一、药物吸收

大多数药物的吸收是被动扩散过程,其吸收程度和速度取决于药物的脂溶性,没有立体选择性。但当药物的吸收是主动过程或借助载体转运时,在吸收方面就出现了立体选择性。如氨基酸、糖、核苷类和肽等以及结构类似药物的吸收是通过主动转运或载体转运机制吸收的。左旋多巴在肠中是通过氨基酸转运系统主动吸收的，其吸收速度比通过简单扩散的右旋多巴吸收快得多。天然的亚叶酸为左旋体，而合成的亚叶酸为外消旋体。口服外消旋体，主要以左旋体吸收，左旋亚叶酸的吸收速率是右旋体的 5 倍。左旋亚叶酸人体口服生物利用度约 100%，而右旋亚叶酸生物利用度仅为 20%。左旋甲氨蝶呤（MTX）在肠中几乎完全吸收，而右旋体仅有 3% 的药物被吸收。MTX 在肠中吸收主要是通过叶酸转运体介导，与叶酸呈竞争性抑制作用。MTX 与叶酸转运载体亲和力与叶酸相当，但 D-甲氨蝶呤与叶酸转运载体的亲和力仅为 MTX 的 1/40。

β-内酰胺类抗生素在小肠中往往是通过 PEPTs 介导吸收的。Caco-2 细胞模型研究结果显示，L-对映体与 PEPTs 的亲和力强于 D-对映体。抗组胺药物非索非那丁在肠上皮转运涉及 P-GP 和 OATP 转运体。有文献研究显示，受试者口服非索非那丁消旋体后，血浆中 R-（＋）-非索非那丁浓度显著高于 S-（－）-非索非那丁，R-（＋）-非索非那丁与 S-（－）-非索非那丁 AUC 比和 c_{max} 的比值分别为 1.75 和 1.63。该药在体内不被代谢，提示这种差异可能与 OATP 转运体亲和力差异有关。Caco-2 模型也证实细胞对 R-（＋）-非索非那丁摄取强于 S-（－）-非索非那丁，这种差异可以被 OATP 抑制剂或取消能量而抵消。

二、分布

药物分布程度取决于药物与血浆蛋白、组织结合能力大小和药物的脂溶性。对于多数药物而言，药物的分布与药物的理化性质有关，不存在立体选择性，但药物与血浆蛋白结合以及与组织结合可能存在立体选择性。

1. 药物与血浆蛋白结合的立体选择性

药物与血浆蛋白结合的立体选择性表现为对映体与蛋白质最大结合量和亲和力差异。常用血浆中药物游离分数表示药物与血浆蛋白结合程度。与药物结合的血浆蛋白主要是白蛋白和 α_1-酸性糖蛋白。前者通常与酸性药物结合，后者易与碱性药物结合。如普罗帕酮主要与 α_1-酸性糖蛋白结合，且具有立体选择性，S-对映体的游离分数为 0.049，而 R-对映体为 0.076。药物的两个对映体往往与这两类蛋白结合能力上是不同的，如普萘洛尔的 R-（＋）对映体与人 α_1-酸性糖蛋白结合率小于 S-（－）对映体，其游离分数分别为 0.162 和 0.127，但 R-（＋）对映体与白蛋白结合力大于 S-（－）对映体，其游离分数分别为 0.607 和 0.647。由于普萘洛尔在血浆中主要与 α_1-酸性糖蛋白结合，因此 R-（＋）对映体与总血浆蛋白结合率小于 S-（－）对映体，其游离分数分别为 0.203 和 0.176。

对于一些与蛋白结合率大的药物，微小的改变往往会引起药物的分布和药物的活性较大变化。如华法林在体外抗凝血活性，S-（－）-对映体比 R-（＋）-对映体强 6～8 倍，但在体内 S-（－）-对映体抗凝血活性仅为 R-（＋）-的 2～5 倍，主要是由于 S-（－）-对映体的血浆蛋白结合率高于 R-（＋）-对映体之故。

2. 药物与组织结合的立体选择性

一些手性药物在组织中的分布往往存在立体选择性，这种选择性除了与血浆中药物游离分数有关外，也和药物与组织结合、跨膜转运特性等有关。如布洛芬的 R-（＋）-对映体在人中的表观分布容积小于 S-（－）-对映体，而依托度酸的 S-（－）-对映体的表观分布容积比 R-（＋）-对映体大近 10 倍。布洛芬在关节炎病人的关节腔膜液中 S-（－）-布洛芬的浓度超

过 $R-(+)$-布洛芬,S/R 达到 2.0,这种差异也可能是血浆蛋白结合率的差异所致。

一些非甾体抗炎药,$R-(+)$-对映体优先被脂肪组织摄取,进而替代甘油三酯中的一个脂肪酸,形成非天然产物,这些非天然产物会扰乱正常脂代谢和生物膜功能,可能与这类药物的毒性有关。

三、药物代谢

1. 药物代谢的底物立体选择性

药物代谢的底物立体选择性(substrate stereoselectivity)是指药物的对映体在相同条件下被同一生物系统代谢时出现的量与质的差异。

维拉帕米的代谢存在立体选择性。维拉帕米的优映体为 $S-(-)$维拉帕米,其钙通道拮抗作用是 $R-(+)$-对映体的 8～10 倍。临床上使用的维拉帕米是消旋体,由于活性 $S-(-)$维拉帕米优先代谢,导致给药后,血浆中 $S-(-)$维拉帕米的浓度低于 $R-(+)$-对映体。表 12-2 列举了文献报道的口服维拉帕米消旋体制剂后 $S-(-)$-维拉帕米和 $R-(+)$-维拉帕米及其代谢产物 $S-(-)$-去甲维拉帕米和 $R-(+)$-去甲维拉帕米药物代谢动力学参数。

表 12-2 受试者口服维拉帕米消旋体后的药物代谢动力学参数比较(均值±SD)

制剂	对映体	药物代谢动力学参数 AUC/ng·h·ml^{-1}	c_{max}/ng·ml^{-1}
维拉帕米普通片(80 mg)	$R-(+)$-维拉帕米	265.2±85.0	79.2±28.0
	$S-(-)$-维拉帕米	83.9±45.7	17.5±8.3
	$R-(+)$-去甲维拉帕米	534.2±237.0	72.2±17.2
	$S-(-)$-去甲维拉帕米	207.0±85.5	28.75±6.8
维拉帕米缓释片(240 mg)	$R-(+)$-维拉帕米	827±405	70±27
	$S-(-)$-维拉帕米	222±156	21±12
	$R-(+)$-去甲维拉帕米	902±208	68±14
	$S-(-)$-去甲维拉帕米	593±162	39±15

引自芮建中,等. 药学学报,1999,34:13-19;Lemma GL,et al. Clin Pharmacol Ther,2006,79:218-230。

可见,维拉帕米的首过效应存在立体选择性,$S-(-)$-维拉帕米的代谢较 $R-(+)$-维拉帕米快,导致口服给药后血浆中 $S-(-)$-维拉帕米浓度仅为 $R-(+)$-维拉帕米浓度的 1/4。

底物立体选择性表现下列形式:

(1) Ⅰ相代谢反应的立体选择性 如异环磷酰胺,临床使用的是消旋体。异环磷酰胺在体内发生 4-羟化代谢和 N-去氯乙基代谢;4-羟化代谢形成 4-羟基异环磷酰胺,N2-去氯乙基代谢和 N3-去氯乙基代谢分别形成 N2-去氯乙基异环磷酰胺和 N3-去氯乙基异环磷酰胺。N-去氯乙基异环磷酰胺具有神经毒性,而 4-羟基异环磷酰胺具有抗肿瘤活性。CYP3A4 和 CYP3A5 优先介导 R-异环磷酰胺的羟化代谢,而 CYP2B6 更倾向于 S-异环磷酰胺的羟化代谢。CYP3A4 和 CYP2B6 也介导异环磷酰胺的 N-去氯乙基代谢,优先介导 S-异环磷酰胺 N-去氯乙基代谢。N-去氯乙基代谢存在 CYP 亚型特异性。CYP3A4 和 CYP3A5 主要介导(R)N2-去氯乙基异环磷酰胺和(R)N3-去氯乙基异环磷酰胺形成,而 CYP2B6 主要介导(S)N3-去氯乙基异环磷酰胺和(S)N2-去氯乙基异环磷酰胺形成。

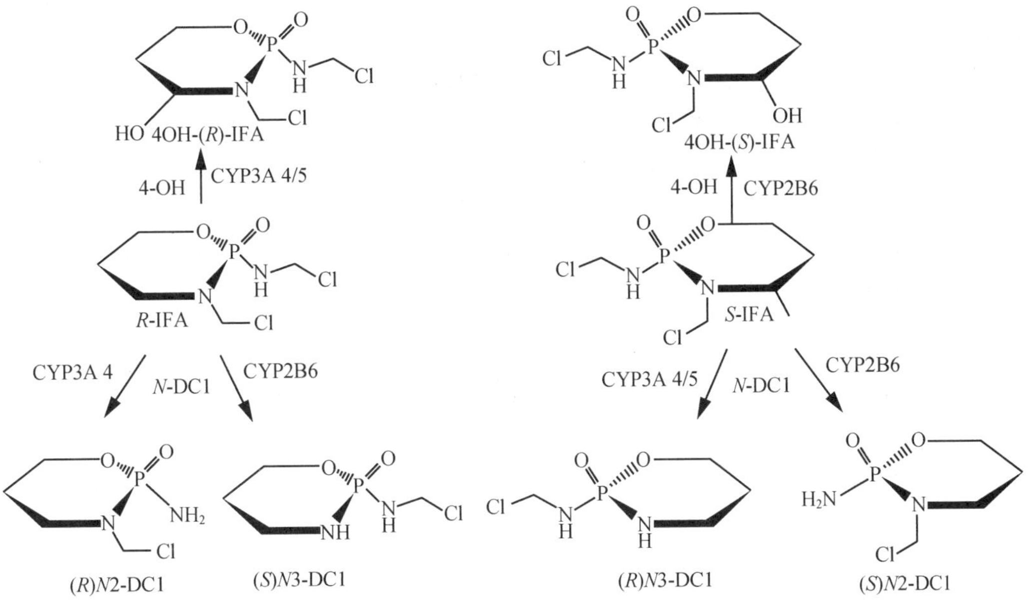

图 12-3　异环磷酰胺(IFA)羟化代谢(OHIFA)和 N-去氯乙基化代谢(N-DCl)

（2）结合反应的立体选择性　药物在体内发生葡萄糖醛酸化反应通常是由 UDP-葡萄糖醛酸转移酶(UGT)介导的,往往也存在立体选择性。如奥沙西泮在体内主要是以葡萄糖醛酸结合方式消除的。S-奥沙西泮的葡萄糖醛酸结合反应主要是 UGT2B15 介导的,呈现多态性,而 R-奥沙西泮的葡萄糖醛酸结合反应主要是多个 UGT 亚型介导的,因此 R-奥沙西泮的葡萄糖醛酸结合反应并不表现多态性。普萘洛尔在体内也发生葡萄糖醛酸反应,涉及 UGT1A9、UGT2B4 和 UGT2B7 等亚型,且存在不同的动力学特性。UGT1A9 介导的 R/S 普萘洛尔葡萄糖醛酸反应符合典型的米-曼氏特征,优先 S-普萘洛尔葡萄糖醛酸化反应。UGT2B7 介导的 R/S 普萘洛尔的葡萄糖醛酸反应属于 S(sigmoidal)型动力学特征,UGT2B4 介导的 R-普萘洛尔葡萄糖醛酸化反应属于 S 型动力学特征,而介导 S-普萘洛尔葡萄糖醛酸化反应符合典型的米-曼氏特征。类似 UGT1A9 介导的其他 β-受体拮抗剂及其类似物普罗帕酮和艾司洛尔,阿替洛尔也是优先介导 S-对映体葡萄糖醛酸化反应。奥硝唑葡萄糖醛酸结合代谢也存在立体选择性,也与亚型有关。UGT1A9 优先介导 R-奥硝唑葡萄糖醛酸结合代谢,而 UGT2B7 主要介导 S-奥硝唑的葡萄糖醛酸结合。

（3）同工酶酶作用的立体选择性　当几种同工酶代谢生成相同的产物时,每种酶对立体特性有不同的要求。美沙酮临床应用往往伴随 QT 间期延长和尖端扭转型室性心动过速(torsades de pointes)不良反应。其阿片受体激动活性主要来自(R)-美沙酮,而温度依赖性 hERG 钾通道抑制作用则主要来自(S)-美沙酮。美沙酮在体内 N-去甲基化反应主要是 CYP2B6 介导的,CYP3A 和 CYP2C19 也参与美沙酮的 N-去甲基化反应。尽管 CYP2B6 介导的(R)-美沙酮 N-去甲基化反应的最大反应速率(v_{max})高于(S)-美沙酮,但 K_m 值也显著高于(S)-美沙酮,因此,在治疗浓度范围内,CYP2B6 优先介导(S)-美沙酮的 N-甲基化代谢,而在高浓度时(R)-美沙酮的 N-去甲基代谢则快于(S)-美沙酮。因此,CYP2B6 的慢代谢者因(S)-美沙酮代谢能力低,往往伴随 QTc 间期延长的风险增加。相反 CYP2C19 优先介导(R)-

美沙酮 N -去甲基代谢,且对映体间存在相互抑制作用。CYP3A4 介导的反应无立体选择性,两对映体间也存在相互抑制作用。

(4) 代谢途径的立体选择性 当药物通过多种途径进行代谢时,清除率是各种酶立体选择性的共同结果。兰索拉唑在体内 5 -羟化代谢形成 5 -羟基兰索拉唑和砜化代谢形成兰索拉唑砜。兰索拉唑羟化代谢和砜化代谢均存在立体选择性。砜形成反应主要是 CYP3A4 介导的,CYP3A4 优先介导 S -(—)-兰索拉唑代谢成兰索拉唑砜,而羟化代谢主要是 CYP2C19 介导的,CYP2C19 优先介导 R -(+)兰索拉唑的羟化代谢,因此兰索拉唑的羟化代谢更容易受到 CYP2C19 代谢多态的影响。

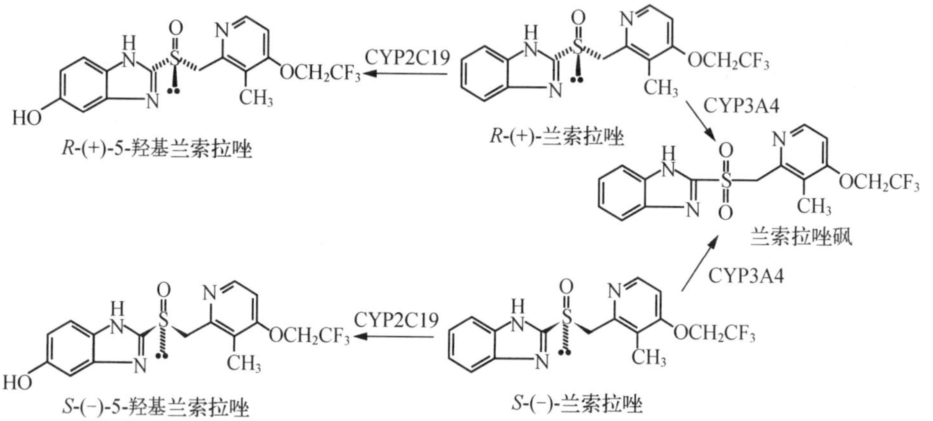

图 12 - 4 兰索拉唑在体内代谢

(5) 肝外组织代谢也存在立体选择性 卡维地洛在人肝和肠黏膜上皮细胞中与葡萄糖醛酸结合存在立体选择性,S -卡维地洛优先发生葡萄糖醛酸结合反应。有研究显示,在肝和肠微粒体中 S -卡维地洛葡萄糖醛酸化反应率分别是 R -卡维地洛的 6.5 倍和 2.5 倍。在肠和肝中也发生氧化代谢,也是优先氧化 S -卡维地洛,在肝中主要是 CYP2D6 和 CYP1A2 介导的,而在肠中主要是 CYP3A 介导的。沙丁胺醇在肺组织中硫酸结合反应存在显著的立体选择性,(—)-沙丁胺醇肺内在清除率约为(+)-沙丁胺醇的 11 倍,主要的差异是 K_m 值,相差 16 倍。

(6) 黄素单氧化酶(flavin-containing monooxygenase,FMO) 介导的反应也存在立体选择性。如苯丙胺在体内的 N -氧化反应代谢是黄素单氧化酶 3(FMO3)介导的。苯丙胺在体内 N -氧化反应,进一步形成安非他明肟,以反式产物为主。研究显示,在人体中存在两种 FMO3 突变体,即 158 位氨基酸突变体(Lys - 158 和 Glu - 158)。苯丙胺在体内的 N -氧化反应存在立体选择性,并表现酶亚型依赖性。Glu - 158 突变体以催化(—)苯丙胺氧化为主,而 Lys - 158 则以催化(+)苯丙胺氧化为主。由于(+)苯丙胺的中枢毒性作用比(—)苯丙胺强 3～4 倍,这种代谢的立体选择性具有临床意义。对于纯合 FMO3 Lys - 158 等位基因携带者,(+)苯丙胺羟化代谢强,毒性低,而纯合 FMO3 Glu - 158 等位基因携带者,(+)苯丙胺羟化代谢弱,则毒性强。

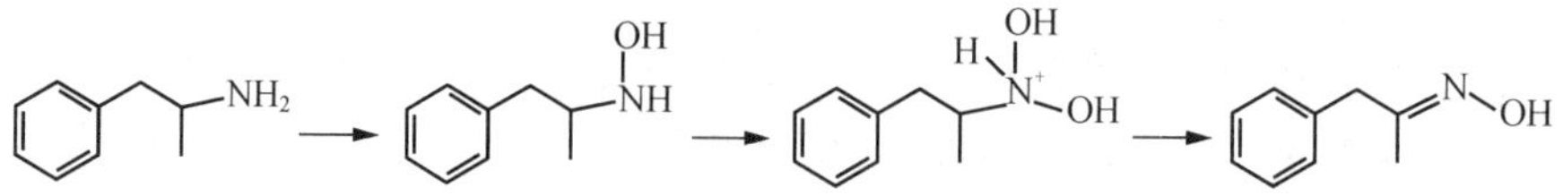

图 12 - 5 苯丙胺的 N -羟化代谢

2. 药物代谢产物立体的选择性

药物代谢产物立体选择性(product stereose-lectivity)指药物在代谢时产生的立体异构体间之定性与定量的差异性。

代谢产物立体选择性表现代谢形成时产生手性中心。药物代谢的立体选择性反应往往是酮的还原、碳-碳双键的氢化、前手性取代基氧化、卤代反应、N-氧化反应和S-氧化反应等。此外，Ⅱ相(Ⅱ phase)结合代谢和水合代谢等也会产生手性中心。

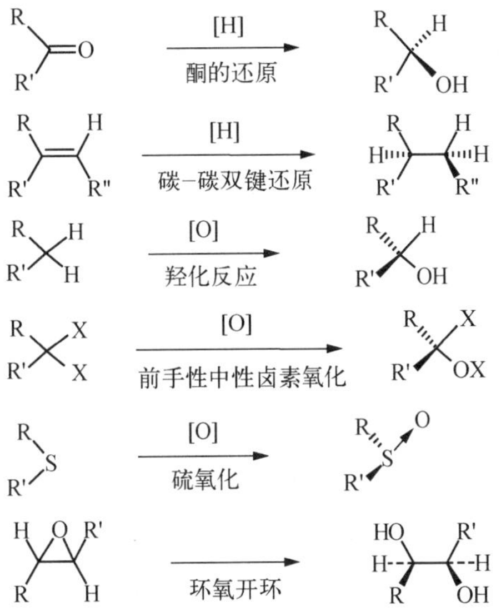

奥斯卡平为一前体药物，在体内转化为 10-羟基卡巴西平发挥抗抑郁作用，产物以 S-对映体为主。如 10 名健康人服用 600 mg 奥斯卡平，血浆中 S-10-羟基卡巴西平量显著高于 R-10-羟基卡巴西平，S-10-羟基卡巴西平的 AUC 约是 R-10-羟基卡巴西平的 5 倍。约 27% 奥斯卡平以 S-10-羟基卡巴西平和相应的结合物从尿中排出。

图 12-6　手性产物形成的代谢反应类型

S-的氧化也会形成手性中心，如舒林酸为亚砜类前体，在体内甲硫氨酸亚砜还原酶作用下还原成活性代谢物舒林酸硫化物。而舒林酸硫化物也可发生 S-氧化代谢还原成舒林酸，这种反应主要是 FMO 介导的，并呈代谢产物选择性。在人肝中，FMO 优先介导舒林酸硫化物氧化代谢物形成 R-舒林酸。

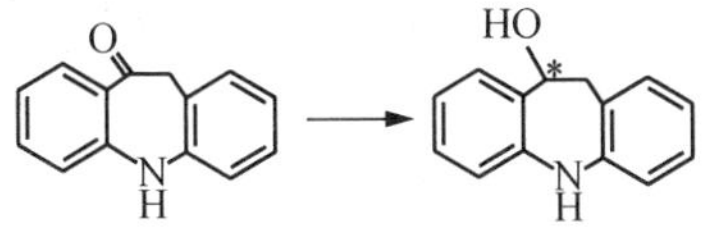

图 12-7　奥斯卡平的代谢

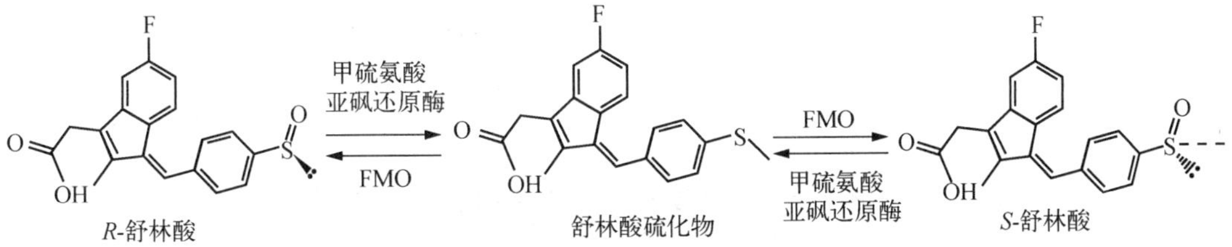

图 12-8　舒林酸与舒林酸硫化物在体内转化代谢

3. 药物代谢底物-产物立体选择性

当药物代谢中同时出现底物立体选择性与产物立体选择性时，称为底物-产物立体选择性(substrate-product stereoselectivity)。这一现象可以理解为特定分子中存在的手性中心对形成新的手性中心产生的影响，类似于化学合成中的不对称诱导。

安非他酮在体内羟化代谢主要是 CYP2B6 介导的形成第二个手性中心，理论上应该有四种产物，但在体内只检测到 $(2R,3R)$ 和 $(2S,3S)$-羟基安非他酮，其中 (S,S)-羟基安非他酮有强抑制多巴胺转运体、去甲肾上腺素转运体和 N-胆碱受体活性作用。重组 CYP2B6 酶和人肝微粒体中 (S,S)-羟基安非他酮产物优先形成，其内在清除率分别是 R,R 对映体的 3 倍和 2 倍。在体内试验显示，单剂量口服安非他酮，血浆中 S-安非他酮 c_{max} 和 AUC 显著低于 R-安

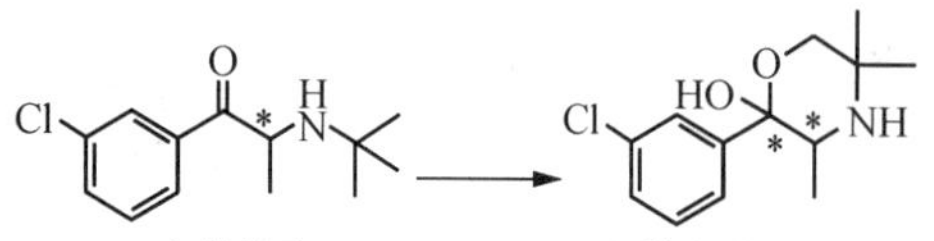

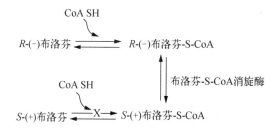

非他酮,提示 S-安非他酮优先代谢。但血浆中 (R,R)-羟基安非他酮显著高于 (S,S)-羟基安非他酮,其 (R,R)-羟基安非他酮的峰浓度和 AUC 分别为 (S,S)-羟基安非他酮的 18 倍和 42 倍,这种差异可能与羟基安非他酮处置差异有关。

图 12-9　安非他酮羟化代谢

表 12-3　10 名受试者口服 150 mg 安非他酮药物代谢动力学参数

	c_{max}/ng·ml^{-1}	AUC/ng·h·ml^{-1}	$t_{1/2}$/h
R-安非他酮	184±74	945±292	21.7±7.9
S-安非他酮	63±28	318±108	17.6±10.5
(R,R)-羟基安非他酮	362±180	15 520±10 330	28.1±9.3
(S,S)-羟基安非他酮	20±11	373±171	14.9±6.0

引自 Kharasch ED, et al. J Clin Pharmacol, 2008,48:464-474。

4. 药物对映体间代谢转化

一些手性药物在体内可能会发生对映体间的转化。从而使得手性药物的代谢和动力学研究复杂化。

(1) 2-芳基异丙酸类药物　一些 2-芳基异丙酸类非甾体抗炎药物在体内与辅酶 A(CoA)反应形成硫酸酯,进而发生由 R-对映体向 S-对映体转化的现象。由于 S-构型不是 CoA 底物,因此这种转化往往是单向的。

图 12-10　R-(一)布洛芬与 S-(十)-布洛芬转化反应的可能机制

这种现象可以解释在体外这类药物 S-对映体抑制前列腺素(PG)生成的作用强于 R-对映体,然而在体往往两种对映体的作用差异减小或消失。如布洛芬,在体外 S-布洛芬抑制 PG 生成的作用是 R-布洛芬的 160 倍,但在体内仅为 1.4 倍。一项研究在 7 名受试者中比较了口服 800 mg 精氨酸布洛芬消旋体、400 mg R-(一)-精氨酸布洛芬和 400 mg S-(十)-精氨酸布洛芬后相应对映体的药物代谢动力学,结果显示口服 800 mg 精氨酸布洛芬消旋体血浆中 S-布洛芬的浓度显著高于 R-布洛芬,其 S-布洛芬的 AUC 为 $(105.1±23)$ mg·h·L^{-1},显著高于 R-布洛芬的 $(65.3±15.0)$ mg·h·L^{-1},S-布洛芬峰浓度也高于 R-布洛芬。口服 400 mg R-(一)-精氨酸布洛芬后在血浆中检测到 S-布洛芬,进一步分析显示约有 50% 的 R-布洛芬转化为 S-布洛芬,但口服 S-(一)-精氨酸布洛芬在血浆中没有检测到 R-布洛芬,说明这种转化是单向的。

一般认为,这种转化主要发生在胃肠道系统,且转化程度与给药途径和给药速率有关。给大鼠灌胃、腹腔和静脉注射酮普芬,血浆中 S/R-对映体 AUC 的比值分别为 33.7,11.8 和 11.0。然而苯噻丙酸在大鼠肝中的转化为双向性的,但仍然优先 R-对映体向 S-对映体转化,提示苯噻丙酸转化机制可能不同于其他类-2 芳香异丙酸转化。这些转化现象使得各异构体之间的剂量与吸收速率和药物代谢动力学相互作用评价更为复杂。

(2) 其他类药物 除了 2-芳基异丙酸类药物外,也有一些药物可发生代谢构型的转化。PPARα/γ 激动剂 MK-0767,在体内快速发生相互转化。这种转化在磷酸缓冲体系、人血清蛋白溶液和空白人血浆中均可发生,且是双向的。图 12-11 和表 12-4 给出 8 名受试者口服 10 mg(+)-(R)-MK-0767,10 mg(−)-(S)-MK-0767 和 5 mg MK-0767 消旋体后血浆中 (+)-(R)-MK-0767 和 (−)-(S)-MK-0767 浓度-时间数据及相应的药物代谢动力学参数。

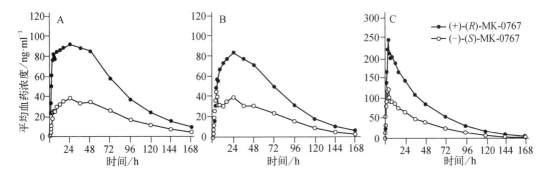

图 12-11　8 名受试者口服 10 mg(+)-(R)-MK-0767(A)、10 mg(−)-(S)-MK-0767(B)和 5 mg MK-0767 消旋体(C)后血浆中 (+)-(R)-MK 0767 和 (−)-(S)-MK-0767 的平均浓度

引自 Rippley RK, et al. J Clin Pharmacol,2007,47:323−333。

表 12-4　8 名受试者口服 10 mg(+)-(R)-MK-0767、10 mg(−)-(S)-MK-0767 和
5 mg MK-0767 消旋体后估算的相应对映体的药物代谢动力学参数

药　物	对映体	AUC$^{0\sim\infty}$/μg·h·ml^{-1}	c_{max}/μg·ml^{-1}
(+)-(R)-MK-0767	(+)-(R)-MK-0767	8.82±3.83	109.2±39.2
	(−)-(S)-MK-0767	3.59±1.52	40.5±13.3
(−)-(S)-MK-0767	(+)-(R)-MK-0767	7.36±1.89	89.8±19.7
	(−)-(S)-MK-0767	3.50±1.01	50.0±16.4
MK-0767 消旋体	(+)-(R)-MK-0767	11.0±2.52	247.5±52.5
	(−)-(S)-MK-0767	5.24±1.41	125.6±28.6

引自 Rippley RK, et al. J Clin Pharmacol,2007,47:323−333。

奥斯吲哒酸在犬血浆和血中发生转化,这种转化也是双向性的,在血浆或全血中可以发生转化,药物与全血和血浆温孵 37 ℃ 24 h 后,S/R-对映体比为 7.3∶1。在体内也发生双向性的转化,其 S/R AUC 的比值为 8.1∶1。在给 S-对映体或消旋体 2 h,给 R-对映体 8 h 内,对映体的比值达到平衡。给 R-对映体后约 67.7% 转化为 S-对映体。类似地,沙利度胺在血浆中可以相互转化,而且也是双向性的。在体试验显示,服用单一对映体,快速发生转化,平衡时,以 R-(＋)-对映体占主导。在一定程度上,人血清蛋白具有催促转化作用。由于 S-对映体及其代谢产物均具有很强的胚胎毒性和致畸作用,因此,对映体间这种转化提示临床上用 R-(＋) 对映体治疗仍然存在风险。

抗癫药斯利潘托临床上使用的也是消旋体,在体内也发生对映体间的相互转化。但这种转化是单向的,转化也发生在胃肠道系统。如给大鼠灌胃 S-(－)-斯利潘托后,血中只检测到 S-(－)-对映体,而灌胃 R-(＋)-对映体,在血浆中能同时检测到 S-对映体和 R-对映体。但静脉注射或腹腔注射 R-(＋)-对映体,血浆中未检测到 S-(－)-对映体。使用硫酸酯化抑制剂五氯酚可抑制 R-(＋)-对映体向 S-(－)-对映体转化,提示这种转化与硫酸酯化过程有关。

一些药物可能通过醇酮的氧化还原实现对映体间的转化。如抗肿瘤药物布立尼布(图 12-12A)和氧化酶抑制剂 RS-8359(图12-12B)在体内对映体间转化与醇酮氧化还原反应有关。

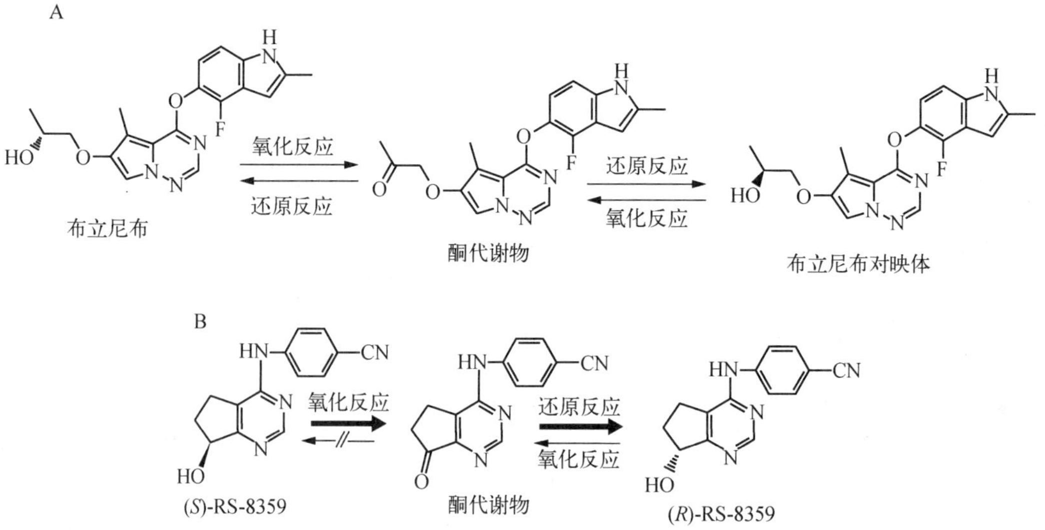

图 12－12　布立尼布(A)和 RS－8359(B)体内构型转化的可能机制

药物的对映体间的转化,除了在肝和胃肠道系统外,在其他部位也可能发生,如催眠药佐匹克隆在脑组织中也可能发生转化。大鼠灌胃给予(＋)-对映体,血浆中只检测到(＋)-对映体,而给予(－)-对映体后,在血浆中和脑同时检测到(＋)和(－)对映体,且血浆中和脑中(＋)/(－)佐匹克隆的比值分别为 1 和 8.4。肠道菌群也参与一些药物的构型转化。如氟司喹南在体内发生构型转化,涉及氟司喹南被还原成氟司喹南硫化物,后者被氧化实施构型间的相互转化。除了 CYP450 和 FMO 参与构型间相互转化外,肠道菌群也参与氟司喹南还原成其硫化物过程。

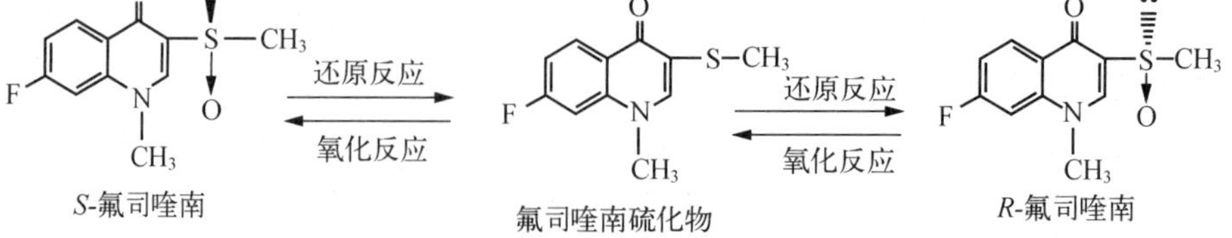

图 12－13　氟司喹南体内构型转化的可能机制

体内一些内源性物质也会发生构型转化,如用[²H₇]-亮氨酸研究显示,大鼠静注 D-[²H₇]-亮氨酸后,约有 30％的 D-亮氨酸快速转化为 L-亮氨酸,但未发现 L-亮氨酸转化为 D-亮氨酸。类似 D-多巴在 D-氨基酸氧化酶和多巴转氨酶作用下转化为 L-多巴,这种转化是单向的。NG-硝基-D-精氨酸(NG-nitro-D-arginine,D-NNA)在体内可以转化为 NO 合成酶抑制剂,50％D-NNA 转化为 L-NNA,这种作用是单向的,与肾 D-氨基酸氧化酶活性相关。

5. 排泄

(1)胆汁排泄　胆汁排泄是药物及其代谢产物排泄的主要途径之一。药物及其代谢产物在胆汁中排泄主要涉及主动转运过程。已知在胆管存在有机酸、有机碱和中性化合物转运系统。这些转运系统介导的药物转运,往往存在立体选择性。如给大鼠静脉注射 10 mg/kg 酮咯酸后胆汁中 S-酮咯酸的回收率显著高于 R-酮咯酸,分别为 90.1％和 68.8％。

卡地洛尔羟基代谢物葡萄糖醛酸苷在胆汁中的排泄也存在立体选择性。大鼠灌胃和静脉注射卡地洛尔后 1-羟基卡地洛尔葡萄糖醛酸苷的 S/R 分别为 0.59 和 0.43,8-羟基卡地洛尔葡萄糖醛酸苷 S/R 分别为 3.29 和 2.63。由于卡地洛尔羟基产物快速与葡萄糖醛酸结合形成葡萄糖醛酸苷,这种差异也可能是羟化代谢上的差异。

R-和 S-α-溴异戊酸的结合产物在大鼠胆汁中排泄存在立体选择性,给外消旋体后,在胆汁中发现 R-α-溴异戊酸与谷胱甘肽结合物,回收量占剂量的 35.2％。而在尿中,主要是巯基脲结合物,R-对映体占 14％。

(2)肾清除　肾清除涉及肾小球滤过、主动分泌、被动重吸收和主动重吸收过程。主动转运过程往往涉及转运体,因此可能存在立体选择性。如 E-10 羟基去甲替林的原药和葡萄糖醛酸苷在尿中的排泄也存在立体选择性。有文献显示受试者口服 75 mg E-10 羟基去甲替林消旋体后,测得血浆中(一)-对映体的 AUC 是(＋)-对映体的 2～5 倍,尿中(＋)-对映体的葡萄糖醛酸苷和(一)对映体的葡萄糖醛酸苷的排泄量分别占剂量的 64.4％和 35.5％。总的口服血浆清除率和葡萄糖醛酸结合反应清除率(＋)-对映体显著高于(一)-对映体,说明葡萄糖醛酸结合反应存在立体选择性,以(＋)-对映体为优先。

第四节　临床用药复杂和对新药研究的影响

由于手性药物立体选择性的存在,增加了临床用药和新药研制的复杂性。此时,若仍以外消旋体进行药物代谢动力学和药效学研究,往往有误导的可能性。

一、体内外对映体优/劣活性比的比较

用对映体在体内 ED_{50} 的比值作为优/劣比综合反映药物在药效学与药物代谢动力学上的立体选择性,体外的比值仅能反映药物的药效学立体选择性。比较体内外对映体优/劣的差异可以估算药物代谢动力学的立体选择性对优/劣比值的贡献大小。有些药物可体内发生构型转变,在人体中,低活性 R-布洛芬约有 70％转为活性 S-布洛芬的。因此这类药物体内外的优/劣比存在很大的差异,体外试验显示,这些药物的 S-对映体的活性是 R-对映体的 10～100 倍,但在体内试验未观察到这种大的差异。

表 12 - 5　几种非甾体抗炎药物体内外立体选择性优/劣比值的比较

药　物	优/劣比(R/S)		体外检测的活性指标
	体外	体内	
布洛芬	160	1.3	(牛)PG 合成抑制作用
吲哚洛芬	100	25	PG 合成抑制作用
萘普生	130		PG 合成抑制作用(绵羊)
	70	21	PG 合成抑制作用(牛)
卡洛芬	>16		PG 合成抑制作用(绵羊)
	>23	15	血小板聚集作用
芬洛芬	35	1	(人)PG 合成抑制作用

二、临床血药浓度与效应关系的复杂性

一般来说,药物的疗效、毒性与血药浓度存在一定的相关关系。然而因药物在药效学和药动学方面存在立体选择性,对于服用外消旋体后,若以血浆中外消旋体浓度为指标研究药物浓度与药物效应的关系,则较为复杂。

1. 外消旋体的临床用药合理性

在临床上使用的药物,往往是多功能的,通过作用于多个受体(或靶点),所表现的临床效果是作用于这些受体(靶点)协同作用的结果。如曲马多,(＋)-对映体通过作用于 μ、δ、κ 受体和抑制 5- HT 摄取、促进基础5- HT 释放,(－)-对映体通过抑制去甲肾上腺素摄取,促进去甲肾上腺素释放。在镇痛方面,两对映体产生协同作用,临床试验也说明外消旋体的效果优于纯对映体。

拉贝洛尔有两个手性中心,共有 4 个对映体。R,R -对映体具有 β -受体拮抗作用,S,R -对映体有 α -受体拮抗作用。临床研究发现,单用 R,R -对映体出现肝毒性,而用 4 种对映体的混合物(外消旋体)则无此毒性,说明某种对映体有保肝作用。茚达立酮为利尿药,在治疗高血压和充血性心力衰竭时,出现尿酸潴留作用。在排钠利尿方面 R -(＋)-对映体强于 S -(－)-对映体,但仅 S -(－)-对映体有排尿酸作用,适当地调整 R/S -对映体的比值,可以防止尿酸潴留副作用。

2. 药物浓度、效应与时间三者的关系

如果药物在体内消除存在立体差异性,服用外消旋体后,血浆中外消旋体的浓度与效应的关系较为复杂,R -(＋)-室律安卡的抗心律失常活性是 S -(－)-对映体的 3 倍,但半衰期短于 S -(－)-对映体,分别为 9.6 h 和 15.1 h。在静脉滴注过程中,血浆中 S -(－)-/R (＋)-浓度比值是渐进增加,血浆中 R (＋)-室律安卡浓度比例降低(图 12 - 14)。因此随着外消旋体浓度增加,而效应变化很少,则被误认为是药物性耐受或敏感性降低之故。

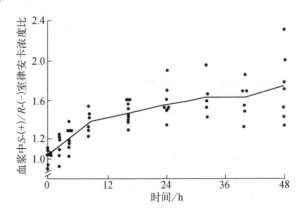

图 12 - 14　静脉滴注室律安卡外消旋体后血浆中 S -(－)/R -(＋)对映体浓度比值-时间过程

3. 给药途径与药物的立体选择性

由于药物代谢动力学立体选择性的存在,同一种药物往往给药途径不同,而表现出不同的药物代谢动力学行为。口服与静脉注射维拉帕米达到同等抗心律失常效应的总血药浓度是不同的。在正常人试验中,静脉注射 5 mg 维拉帕米消旋体后,可观察到 PR 间隔延长,EC_{50} 为 30 ng/ml;而口服给药 80 mg 后,测得 PR 间隔延长的 EC_{50} 为 69.4 ng/ml。这种矛盾的现象可以用药物代谢动力学立体选择性来解释。口服给药,由于存在首过效应,S-维拉帕米的优先代谢,导致血浆中活性组分 S-维拉帕米的比例比静脉注射给药小(图12–15)。静脉注射给消旋体后,血浆中 R-对映体与 S-对映体的浓度比为 1.3～1.8,口服给药后血浆中 R-对映体与 S-对映体的浓度比为 1.3～1.8。如果用 S-维拉帕米浓度表示,则静脉注射和口服给药的 EC_{50} 相近,分别为 14.3 ng/ml 和 13.4 ng/ml。另外一个典型的药物是普萘洛尔,临床上使用的也是外消旋体。由于口服首过效应存在立体选择性,血浆中 R-/S-对映体浓度比值为 1.4～1.9。由于其活性对映体为 R-对映体,与维拉帕米相反,若按外消旋体估算,口服给药达到同等血药浓度比静脉给药的效应强 2～3 倍,使得血浆药物浓度与效应关系曲线右移。

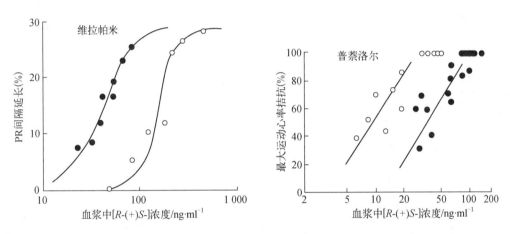

图 12–15　维拉帕米、普萘洛尔血浆中消旋体浓度(口服○,静注●)与效应关系

4. 病人的疾病状况

机体的疾病状态会引起药物代谢动力学的立体选择性改变,尤其是肝硬化。由于肝硬化病人的肝功能性细胞数降低,导致药物代谢能力下降,导致首过效应减弱,口服药物的生物利用度增加。门脉高压可导致肝内门脉关闭,口服药物经旁路进入血液循环。此外,血浆蛋白浓度降低也会增加药物游离分数,从而改变药物处置的立体选择性。与正常大鼠比较,卡地洛尔在肝门脉阻塞肝硬化大鼠血中对映体浓度的差异程度降低,生物利用度分别提高到 90% 和 43%。布洛芬在肾功能不全者体内 S/R 布洛芬浓度比以及 AUC 比值均大于正常人,主要原因可能是病人的 R-布洛芬向 S-布洛芬转化增加以及肾清除率降低之故,S-布洛芬的增加反过来又会加强药物的肾毒性。布洛芬在中度至重度肝硬化患者中的代谢也发生改变,与对照组比较,在肝硬化患者中布洛芬的半衰期显著延长,S-对映体与 R-对映体的 AUC 比值低于正常人(1.27 对 0.90),提示对映体间的转化也受损。

年龄对布洛芬的影响存在立体选择性。有研究显示,青年人(20～36 岁,$n=16$)和老人(66～84 岁,$n=16$)单次服用 400 mg 布洛芬后结果显示,年龄不影响 R-对映体的游离分数和游离清除率,但 S-对映体存在年龄差异。在老人中游离分数大于青年人,游离清除率低于青年人,这些改变可能会增加这类病人的用药风险。

糖尿病可以改变尼索地平代谢的立体选择性。有研究比较了高血压伴有 2 -型糖尿病患者和非糖尿病人每天口服 20 mg 尼索地平 15 d 后血浆中(+)-尼索地平和(一)-尼索地平浓度,结果显示,尽管存在尼索地平在体内代谢存在立体选择性,(一)-尼索地平优先代谢,导致血浆中(一)-尼索地平浓度显著低于(+)-尼索地平。但在糖尿病人中这种差异有降低趋势,血浆中(+)-尼索地平和(一)-尼索地平的浓度比低于非糖尿病人(图 12 - 16),其(+)-尼索地平和(一)-尼索地平的 AUC 比值(5.7)也低于非糖尿病人(7.0)。与非糖尿病患者比较,糖尿病人(+)-尼索地平和(一)-尼索地平的 CL/F 显著降低,这种改变可能与 CYP3A4 活性降低有关。

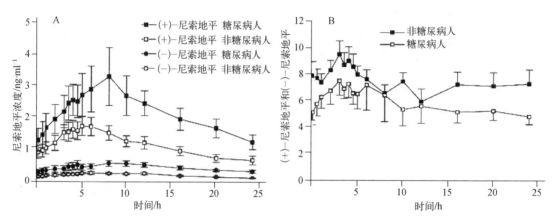

图 12 - 16 糖尿病人($n=9$)和非糖尿病人($n=8$)每天口服 **20 mg 尼索地平包衣片 15 d** 后血浆中(+)-尼索地平和(一)-尼索地平浓度(A)及其(+)-尼索地平和(一)-尼索地平浓度比(B)(数据为均值±SE)

引自 Marques MP, et al. Eur J Clin Pharmacol,2002,58: 607 - 614。

5. 遗传因素和手性药物代谢的多态性

手性药物经肝 CYPs 代谢的立体选择性受遗传因素的影响。由于药物代谢酶在一定的人群中,存在酶活性的缺陷,使得一些药物的代谢呈现多态性,即呈弱代谢型(PM)和强代谢型(EM)。兰索拉唑在体内 5 -羟化代谢主要是 CYP2C19 介导的,存在代谢多态性。一项研究比较纯合子的广泛代谢者(homozygous extensive metabolizers,homEMs,CYP2C19* 1/* 1),杂合子广泛代谢者(heterozygous extensive metabolizers,hetEMs,CYP2C19* 1/* 2 和 * 1/* 3)和慢代谢者(PM,CYP2C19* 2/* 2 和 * 2/* 3),单剂量口服 60 mg 兰索拉唑后血浆中 $R-$,$S-$兰索拉唑以及 $R-5-$羟基兰索拉唑浓度(图 12 - 17)及其相应的药代动力学参数(表12 - 6)。

表 12 - 6 兰索拉唑在 homEMs、hetEMs 和 PMs 中的代谢动力学参数(均值±SD,$n=8$)

	homEMs	hetEMs	PMs
$R-$兰索拉唑			
$c_{max}/ng \cdot ml^{-1}$	1 957±413	2 196±405	2 516±357
$AUC/ng \cdot h \cdot ml^{-1}$	5 009±919	7 300±1 008	20 132±3 570
$S-$兰索拉唑			
$c_{max}/ng \cdot ml^{-1}$	337±135	528±135	1 156±253

续表

	homEMs	hetEMs	PMs
AUC/ng·h·ml^{-1}	524±189	967±224	3 892±992
R-5-羟基兰索拉唑			
c_{max}/ng·ml^{-1}	91±35	50±21	26±7.9
AUC/ng·h·ml^{-1}	237±128	230±113	85±48
AUC$_m$/AUC$_p$	0.049±0.016	0.036±0.022	0.006±0.007
S-5-羟基兰索拉唑			
c_{max}/ng·ml^{-1}	128±69	129±26	39±21
AUC/ng·h·ml^{-1}	246±145	355±106	142±110
AUC$_m$/AUC$_p$	0.651±0.413	0.500±0.259	0.079±0.111

注：AUC$_m$/AUC$_p$ 为羟基代谢物与原药 AUC 比，剂量为 60 mg。

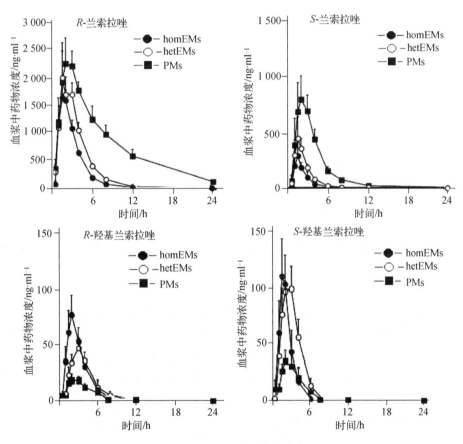

图 12-17　homEMs、hetEMs 和 PMs 口服 60 mg 兰索拉唑后血浆中兰索拉唑及代谢物浓度（均值±SD，n＝8）

引自 Miura M，et al. Eur J Clin Pharmacol，2004，60：623-628。

　　氟伐他汀活性对映体为 $3R$，$5S$-氟伐他汀。氟伐他汀在体内 6-羟化、5-羟化和 N-去异丙基代谢。氟伐他汀代谢主要是由 CYP2C9 介导的。CYP2C8、CYP2D6 和 CYP3A4 部分介导氟伐他汀代谢。CYP2C9 多态性对氟伐他汀对映体间的影响程度是不同的。图 12-18 比较了 CYP2C9 基因表型与口服 40 mg 氟伐他汀后血浆中氟伐他汀对映体暴露（AUC 和 c_{max}）的关系。CYP2C9* 3 基因突变影响氟伐他汀 AUC，两种对映体的影响程度不同，对劣映体（$3S,5R$-氟伐他汀）的影响强于优映体（$3R,5S$-氟伐他汀）。CYP2C9* 3/* 3 携带者的 AUC 分别为野生型 CYP2C9* 1/* 1 相应对映体的 4.9 倍和 3.0 倍。

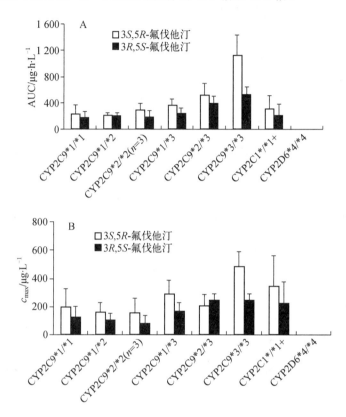

图 12 - 18　CYP2C9 基因表型与口服 40 mg 氟伐他汀后血浆中氟伐他汀对映体 AUC(A)和 c_{max}(B)的关系

引自 Kirchheiner J, et al. Clin Pharmacol Ther, 2003, 74:186 - 194。

6. 手性药物相互作用的复杂性

手性药物的相互作用涉及药效学和药物代谢动力学方面的相互作用。

（1）对映体-对映体间的相互作用　对映体-对映体间可以在多方面发生相互作用。氯胺酮在体内的代谢存在立体选择性，对映体间相互抑制作用。单用 S-（+）-氯胺酮得到的清除率显著高于用消旋体测得的 S-（+）-氯胺酮的清除率，分别为（14.8±1.7）ml/(kg・min)和（18.5±0.7）ml/(kg・min)，提示 R(-)-氯胺酮可能抑制 S(+)-氯胺酮代谢。

华法林对映体间的相互作用比较复杂。在人肝微粒体中，华法林的 R-对映体竞争性地抑制 S-对映体的羟化反应，而 S-对映体对 R-对映体的羟化抑制弱，这增加了药物相互作用的复杂性。一些药物虽然对活性强的华法林 S-对映体无直接影响，但若是能影响 R-对映体的代谢，则会间接地影响 S-对映体的活性。如西咪替丁抑制华法林 R-对映体的清除，而对 S-对映体无影响。但临床上西咪替丁与华法林合用后反而增加华法林的抗凝血活性，这可能是 R-对映体浓度的增加抑制 S-对映体的代谢所致。

（2）对映体其他药物的相互作用　手性药物的体内过程可以被其他药物所干扰，也可能干扰其他药物。

齐留通与华法林间的相互作用表现为明显的立体选择性。R-华法林的 6-羟基化作用主要是由 CYP1A2 介导的,而 S-华法林的 7-羟基化作用主要是由 CYP2C9 介导的,齐留通约有 20% 经 CYP1A2 代谢,竞争性抑制结果导致 R-华法林血药浓度升高,但 S-华法林几乎不变。CYP2C9 抑制剂布可隆具有加强华法林的抗凝血作用。合用(300 mg/d)布可隆使华法林血浆中游离分数增加 2 倍。S-华法林和 R-华法林口服游离清除率分别下降 84% 和 26%。另一种 CYP2C9 抑制剂苯溴马隆,通过抑制 S-华法林的 7-位羟化作用,抑制 S-华法林的代谢,加强华法林的抗凝血活性。合用苯溴马隆使 S-华法林口服清除率降低 54%,使用 2.5 mg/d 的华法林就能达到正常剂量(3.9 mg/d)的临床效果。塞氯匹啶仅影响 R-华法林代谢,合并用药 14 d 后,使 R-华法林血药浓度升高 25%,而对 S-华法林血药浓度和华法林的临床用量无影响。

对于药物的手性代谢的研究往往可以解释某些临床现象。如保泰松与华法林合用,R-对映体的清除率升高,而活性体 S-对映体的清除率下降,但消旋体的半衰期不变。这可以解释为何保泰松能增加华法林的抗凝血作用,但不明显改变消旋体的药物代谢动力学的事实。匹罗昔康与醋硝香豆素的相互作用一般认为是与血浆蛋白结合置换的结果,应该导致醋硝香豆素总清除率升高,但临床上观察到的是合用后抗凝血作用加强。通过手性分析表明,匹罗昔康通过抑制醋硝香豆素的肝脏代谢而明显减小醋硝香豆素的代谢,对 R-对映体影响更大。合用时,醋硝香豆素应减小用药剂量。

药物相互作用还可能引起某些药物立体选择性消失。美托洛尔在体内代谢时产生两种主要产物 O-去甲基美托洛尔和 α-羟基美托洛尔,O-去甲基化反应主要是由 CYP2D6 介导的。人肝微粒体试验显示美托洛尔 O-去甲基化反应呈立体选择性,R-对映体的清除率大于 S-对映体。帕罗西汀显著抑制美托洛尔的 O-去甲基化代谢,导致代谢的立体选择性消失。类似的,在 CYP2D6 强代谢人群中美托洛尔的两对映体血药浓度存在立体选择性,但合用奎尼丁后该药的立体选择性消失。其机制为奎尼丁为 CYP2D6 的强抑制剂,抑制美托洛尔经 CYP2D6 的代谢途径而向另一途径。

在强代谢和弱代谢人群中药物相互作用程度可能不同。如在 CYP2D6 强代谢和 CYP2D6 弱代谢中,帕罗西汀对美沙酮的影响程度不同。每天 20 mg 帕罗西汀连续 12 d,可以使 8 名强代谢者的美沙酮 R、S 两种对映体的稳态血药浓度升高,分别增加 32% 和 53%。而在两名弱代谢中,帕罗西汀仅增加 S-对映体浓度,增加 36%,而不改变 R-对映体浓度。

当某一代谢途径受遗传多态性控制时,在强代谢者中发生的手性药物相互作用,而在弱代谢者也许不发生这种相互作用。如利福平在美芬妥因强代谢者中,使尿中 R/S 美芬妥因对映体比值增加 300%~800%,但在弱代谢者利福平不影响美芬妥因的代谢,机制为利福平诱导的酶只专一地代谢 S-美芬妥因,而在弱代谢者由于这种酶的基因缺陷而不能被诱导。

手性药物相互作用还具有年龄相关性。如在研究青年、老年组健康受试者中利福平对环戊巴比妥立体选择性的影响时发现未服用利福平时,S-环戊巴比妥的清除率无年龄相关性,而 R-环戊巴比妥的清除率与年龄呈相关性,青年组与老年组比为 1.5。合用利福平(600 mg/d)14 d 后,两组的 S-环戊巴比妥的清除率均提高,约增加 6 倍,而 R-环戊巴比妥的清除率增加更多,并呈显著的年龄相关性。老年组的 R-环戊巴比妥的清除率约增加 19 倍,而青年组的 R-环戊巴比妥的清除率增加高达 89 倍。

三、临床药物代谢动力学与血药浓度检测中的复杂性

在进行临床药物代谢动力学与血药浓度检测时,尤其是药物制剂的生物等效性评价时,重要的一点是目标化合物,即测定什么。对于非手性药物来说问题要简单得多,但对手性药物,由于药效学和药物代谢动力学上的立体选择性,则需要考虑各种可能情况。

1. 活性对映体

手性药物临床药物代谢动力学研究,首先应从对映体的药效学出发,若对映体的种类和强度相同,则可以测定消旋体,当只有一种对映体有作用时,或主要有一种对映体产生药效时,应测定活性对映体。当对映体具有不同的作用时,或一种对映体对另一种对映体的药效学或药物代谢动力学有影响或发生相互转化时,需要测定每一种对映体,特别是优映体的浓度占总浓度比例小时,更应测定对映体的浓度,才能较好地反应活性成分与药物效应的相关性。如口服维拉帕米后的血浆中低活性组分 R-维拉帕米是 S-维拉帕米的 5 倍,活性组分 S-维拉帕米浓度仅占总浓度的 1/6,总浓度表征的是劣映体,所得到的信息不能反映药物的效应。在评价氟比洛芬的糖包衣和薄膜包衣两种制剂时,测定总的组分未显示出两种制剂的差异,但测定活性对映体 S-氟比洛芬时,发现服用糖包衣后血浆中 S-氟比洛芬的 AUC 大于 R-氟比洛芬,因此,在生物等效性评价时,建议测定其活性对映体。

2. 药物剂型与给药途径

由于立体选择性的存在,同一种药物,不同的给药途径和速率所得到的结论往往也是不同的。

健康受试者交叉口服维拉帕米速释制剂和缓释制剂,分析给药后 16 h 内的维拉帕米消旋体浓度、R-维拉帕米和 S-维拉帕米浓度,结果表明药物清除率存在显著的立体选择性。维拉帕米消旋体、R-维拉帕米和 S-维拉帕米口服清除率分别为 40.0 ml/(min·kg)、25.3 ml/(min·kg) 和 121 ml/(min·kg)。活性组分 S-维拉帕米和 S-去甲基维拉帕米所占比例与给药速率有关。速释制剂活性组分所占比例大于缓释制剂,速释制剂的 R-维拉帕米/S-维拉帕米的 c_{max} 比为 4.52,R-去甲基维拉帕米/S-去甲基维拉帕米的 c_{max} 比为 2.48;缓释制剂的 R-维拉帕米/S-维拉帕米的 c_{max} 比为 5.83,R-去甲基维拉帕米/S-去甲基维拉帕米的 c_{max} 比为 3.04。

四、动物种属间的差异与药效学、毒性研究的复杂性

在新药研究时,往往先从动物试验开始。已有许多研究表明,药物的立体选择性存在动物种属性差异。因此,在新药研究中,将有种属间立体选择性代谢差异的药物从动物中获得的毒性试验和药效结果推论到人是有风险的。

S-(—)-普萘洛尔的清除率在狗中大于 R-(—)-普萘洛尔,但在人中相反。R-(＋)-华法林清除率在大鼠中高于 S-(—)-华法林,但在人中 R-(＋)-华法林清除率低于 S-(—)-华法林。

一些药物的手性转化也存在种属差异性。苯恶洛芬在人中的转化速率是大鼠的 40 倍。酮咯酸在大鼠和兔转化程度分别为 80% 和 10%,而人仅有少量的转化。又如大鼠、猫和人口服酮普芬后,血浆中 S/R-对映体 AUC 的比值分别为 33.7、5.0 和 1.0。奥沙西泮的葡萄糖醛酸结合反应存在动物种属立体选择性。在人、狗、兔中 S-(＋)-对映体优先与葡萄糖醛酸结合,而在猴中 R-(—)-对映体优先与葡萄糖醛酸结合。尼古丁的 N-去甲基化反应在豚鼠中

仅发生于 R -对映体,在人中两种对映体均发生 N -去甲基化反应,但 R -对映体优先。

　　尽管手性药物在药理活性和药物代谢动力学方面可能存在立体选择性,但不同的药物所表现的程度是不同的。对于选择性显著的药物,应深入研究其选择性差异。若是忽略对映体的药物立体选择性,药物代谢动力学参数将有被误解的可能性,特别是药物的临床疗效、毒性与血药浓度存在明显的关系时,更应引起重视。因此,在新药研制和手性药物的评价时,应以立体选择性的实验方法对不同的对映体作出科学的评价,以确定是以消旋体还是单一对映体上市。在治疗药物的血药浓度检测时,建议分别测定各对映体的血药浓度,以科学地解释一些临床现象,为合理用药提供理论依据,以达到安全、有效和经济的目的。

(刘晓东,陈卫东)

参考文献

[1] Kharasch ED，Mitchell D，Coles R. Stereoselective bupropion hydroxylation as an in vivo phenotypic probe for cytochrome CYP4502B6(CYP2B6) activity[J]. J Clin Pharmacol，2008,48:464－474.

[2] Kirchheiner J，Kudlicz D，Meisel C，et al. Influence of CYP2C9 polymorphisms on the pharmacokinetics and cholesterol-lowering activity of(－)-3S,5R-fluvastatin and(＋)-3R,5S-fluvastatin in healthy volunteer[J]. Clin Pharmacol Ther，2003,74:186－194.

[3] Marques MP，Coelho EB，Dos Santos NA，et al. Dynamic and kinetic disposition of nisoldipine enantiomers in hypertensive patients presenting with type-2 diabetes mellitus[J]. Eur J Clin Pharmacol,2002，58：607－614.

[4] Miura M，Tada H，Yasui-Furukori N，et al. Pharmacokinetic differences between the enantiomers of lansoprazole and its metabolite，5-hydroxylansoprazole，in relation to CYP2C19 genotypes[J]. Eur J Clin Pharmacol,2004，60：623－628.

[5] Rippley RK，Yan KX，Matthews ND，et al. Human pharmacokinetics and interconversion of enantiomers of MK-0767, a dual PPARα/γAgonis[J]. J Clin Pharmacol，2007,47:323－333.

[6] Smith SW. Chiral Toxicology：It's the same thing only different[J]. Toxicol Sci,2009,110:4－30.

[7] 王广基. 药物代谢动力学[M]. 北京:化学工业出版社,2005.

第十三章　生物技术药物的药代动力学研究

第一节　概　述

一、生物技术药物的定义和分类

从 1982 年美国 Lilly 公司第一个基因工程产品——人胰岛素上市至今，已有 140 多种生物技术药物上市，并且尚有 500 多种生物技术药物处于临床试验或申报阶段。据 GEN 杂志最新的统计表明，2013 年全球销量前十的药物中，除了阿立哌唑、沙美特罗和瑞舒伐他汀钙，其他的药物均为生物技术药物。仅排名前十中的生物技术药物的年销售额已经突破 580 亿美元。在传统的化学制药业增长速度减缓之际，生物技术制药却呈现迅猛发展的态势。

与传统化学小分子药物不同，生物技术药物（biotech drugs）是指一类利用现代生物技术方法生产的源自生物体内并被用于疾病的诊断、治疗或预防的生物大分子，也称生物大分子药物（macromolecular drugs）。它们具备以下三个基本特征：其一，以细菌、酵母、昆虫、植物和哺乳动物等生物材料为来源；其二，以蛋白质、多肽等内源物质或其衍生物为活性物质；其三，其构思和产生依赖于生物药学和生物医学理论及现代生物技术，具有"深思熟虑"的创新特点。

生物技术药物包括应用 DNA 重组技术生产的蛋白质、多肽、酶、激素、疫苗、单克隆抗体和细胞因子类药物，也包括用蛋白质工程技术生产的上述产品的各类修饰物，以及用于基因治疗的基因、反义寡核苷酸和核酶及病毒和非病毒基因递送载体等。

二、生物技术药物的药代动力学特点

不同于传统的化学小分子药物，生物大分子药物以蛋白质、多肽等内源物质或其衍生物为活性物质，具有相对分子质量大、不易透过生物膜、易在体内降解等特点，其药代动力学特点更多的与内源性物质相近，因此，其在生物体内的处置过程更为特殊和复杂。主要表现在以下几个方面：

首先，生物大分子药物的半衰期常与其分子大小、分子组成、二、三级结构、作用靶点等性质有关。蛋白多肽类药物进入体内能被酶迅速降解，半衰期通常较短，尤其以小分子肽的半衰期最短，而大分子抗体半衰期相对较长。可通过对基因序列改构或进行化学修饰来延长药物的半衰期、增加脂溶性从而改善被动渗透。

其次，因生物大分子药物分子量较大且不稳定、不易被吸收转运，经口服、皮肤、眼或鼻喷等途径给药会造成生物利用度过低，故通常采用静脉、皮下或肌内等注射方式给药，可相对提高该类药物的生物利用度。

再者,生物大分子药物在体内的代谢消除通常与内源性物质的代谢消除更为相似,如蛋白多肽类药物在体内的代谢消除方式不同于传统的小分子化学药物,小分子化学药物主要在肝脏被肝 CYP450 酶所代谢,而生物大分子药物常常通过非特异性的酶解作用来代谢消除,代谢部位广泛且原型药物的排泄量极低。

最后,生物大分子药物在体内的分布呈现明显的靶向性。药物与其靶标的结合是不可逆的,它们的结合会启动药物在体内的消除过程,如药物-受体复合物的内吞会导致药物进入细胞内的代谢过程。当药物靶标分子与药物呈现等量关系或药物靶标分子出现过量时,药物通过与药物靶标相互作用所介导的消除作用将会是构成体内药物清除的最重要的部分,药物的药效动力学和药代动力学过程也因此变得密不可分。另一方面,药物的靶向性分布也导致了该类药物常常呈现出非线性的动力学特征,这主要是由于与药物靶标相互作用所介导的药物消除过程常常处于饱和状态。这使得该类药物的体内过程更加难以预测,药物剂量的增加会导致药物全身暴露以更大的比例增加。

同时,生物大分子药物尤其蛋白多肽类药物在结构上的保守性也使得它们在不同宿主体内的代谢机制具高度保守性,这类药物在其他动物体内的药代动力学研究的结果可以为其在人体内的药代动力学研究提供参考。因此,对这类药物在人体内的分布、代谢消除过程的预测变得相对容易,这将大大缩短它们的研发周期。

近年来,我国对生物大分子药物的研发取得了长足的进步,已进入从基础研究转向临床应用的新阶段。为了确保生物大分子药物在人体内的有效性及安全性,必须在临床前阶段研究生物技术药物在动物体内的吸收、分布、代谢和排泄的规律,为后续的临床人体试验提供充分的科学依据。但由于每类生物技术药物往往都有各自深厚的理论基础和不同的作用机制,且其在体内的处置过程与其作用机制密切相关,这使得其药代动力学研究变得十分特殊和复杂,因此不同于传统的小分子化学药品,这类药物没有一个统一的指导原则来指导其药代动力学的研究,必须以创新性的思维根据其自身各自的特点来设计合理的实验方案,选择正确的药代动力学研究方法。

三、生物技术药物的药代动力学特征的概述

生物技术药物与传统小分子化学药物在诸多方面存在着不同,导致了其药代动力学特性的不同,本部分对其药代动力学特性进行了总结和概述。在表 13 - 1 中,比较了生物技术药物与小分子化学药物的药代动力学一般性特征。

表 13 - 1　小分子化学药物与生物技术药物的药代动力学特征的比较

药代动力学特征	小分子化学药物	生物技术药物
吸收	生物利用度由低到高	生物利用度极低
口服	口服可吸收	口服不吸收
皮下注射	脉管吸收	脉管和淋巴系统吸收
分布		
血管外	广泛分布	靶向分布
蛋白质结合	非特异性	特异性结合(如脱落受体)

续表

药代动力学特征	小分子化学药物	生物技术药物
靶标依赖性	不常见	常见
消除		
肝脏	外源性代谢酶、胆汁排泄	RES（枯否氏细胞）
肾脏	取决于其亲脂性	取决于其流体力学体积
肝外/肾外	存在差异（血浆羧酸酯酶、肠道CYP3A4）	RES（血管内皮细胞和吞噬血细胞）
靶标介导	罕见	常见
药物-药物相互作用	常见	不常见
免疫原性	罕见	常见

RES为网状内皮系统。引自程远国.生物技术药物药代动力学与药效动力学-药物开发指导原则与应用实例[M].人民军医出版社,2010。

1. 吸收

由于生物技术药物的分子量大且不稳定,在胃肠道易被降解并不易被吸收,对于该类药物而言,口服给药一般很难被吸收,必须采用肠道外方式给药。静脉和皮下注射给药是两种最为常用的给药途径。皮下给药后,可以通过淋巴系统或毛细血管吸收。与毛细血管吸收相比,淋巴吸收更为缓慢。有报道称,淋巴系统吸收与分子量之间存在线性的、正向相关性。例如,人重组干扰素 $\alpha-2a$（平均分子量:19 kDa）通过淋巴系统的累积回收率约为60%。可以推测,更大的蛋白,如单克隆抗体（mAbs）,其吸收主要是经由淋巴系统。

2. 分布

生物技术药物的分布,受到分子量以及目标蛋白质的分布和密度等因素的影响。由于毛细血管结构和形态的不同,故其在生物技术药物分布过程中的通透性也不一样。存在丰富紧密连接的毛细血管床,以及覆盖在器官（如血脑屏障、皮肤、肌肉、胃肠道、腺体以及肾脏）上的孔型毛细血管,大分子是无法透过的。相反,在一些器官、组织（如肝脏、脾脏和骨髓）中发现的孔径更大的血管床,如肝窦毛细血管,大分子则可透过。因此不同于小分子药物的广泛分布,由于生物技术药物在体内常常与特定的靶分子结合,其分布受到一定的限制,导致其分布呈现明显的靶向性。

3. 消除

与小分子化学药物不同的是,生物技术药物的消除并不会受到外源性代谢酶系统,如CYP450超家族活性的影响,因而很少会出现药物-药物间的代谢相互作用以及代谢多态性。而很多与生物技术药物生理作用（如流体力学半径和靶标亲和力等）有关的因素或宿主因素（如受体表达、受体内化率以及患者状态）,都可能影响其消除。对于蛋白和肽类药物,其在体内的非特异性降解是其主要的消除方式。而对于抗体类药物的消除方式可能还会涉及细胞的主动内吞作用,这一过程常常表现为靶标介导的消除。

4. 免疫原性

有别于小分子化学药物,生物技术药物常常具有明显的免疫原性,它可直接影响药代动力学行为、安全性和有效性。生物技术药物进入体内后可能会诱发机体产生相应的抗体,且许多因素能影响抗-药物抗体应答的产生。通过影响药物的消除和分布,免疫原性可能会改变其药代动力学特征。它能降低药物的有效性且可以产生严重的安全性问题。一些严重的不良事件和安全性风险,如超敏反应和过敏性反应,都可能与免疫原性有关。

关于免疫原性,应确定抗体反应的特征,如抗体的滴度、反应动物或人的数量、是中和抗体还是非中和抗体,抗体的出现是否与药理学和/或毒理学变化有关。应重点关注那些会与内源性蛋白质发生交叉反应的中和抗体。虽然其发生的概率较低,但是中和抗体一旦出现将会改变药物的疗效,并可能产生非常严重的副作用。例如,在临床试验中,由于血小板生成素类似物抗体能中和内源性血小板生成素,并导致一些受试者出现严重的血小板减少,导致血小板生成素类似物的临床开发被终止。因此,对于该类药物的免疫原性应给予充分的关注和重视。

以上是生物大分子药物代谢特点的共性部分。在本章的后半部分还将对各类生物大分子药物各自独特的药代动力学特点进行分别阐述。

第二节 生物技术药物非临床药代动力学研究的内容和方法

生物技术药物的非临床药代动力学的研究目的是揭示其在动物体内的动态变化规律,阐明其吸收、分布、代谢和排泄的过程和特点,并提供相应的药代动力学参数,为在动物中进行药效学和安全性评价以及后续的临床试验的安全性和有效性提供科学的依据。由于生物技术药物的种类较多,在进行研究时,应根据各自不同特点和具体情况来合理、科学地制订研究方案。

非临床药代动力学具体研究内容如下:① 考察高、中、低三个剂量(相当于人用药物剂量)下经时过程中原型和/或活性代谢物的血浆浓度,并提供相应的药代动力学参数,根据其药代动力学参数鉴别其在体内的过程是属于线性动力学还是非线性动力学,对于非静脉给药的新生物技术药物需提供使用途径的绝对生物利用度;② 药物在注射部位及重要器官的分布及随时间的变化,药物的靶向性、毒性和效应器官浓度和持续时间;③ 药物经尿、粪和胆汁的排泄;④ 药物与血浆蛋白的结合率。

一、实验药品

实验药品都必须经过分析鉴定并提供相关的信息,包括效价信息(单位重量或体积标准品的生物学活性)、纯度、序列信息、样品的盐形式以及含水量等。对于蛋白多肽类药物,不同来源药物的效价、色谱学性质和免疫活性可能因蛋白翻译后修饰的不同(如脱酰胺和糖基化的程度)而不同,也可能因为蛋白聚集、环境或加工过程中的不可预料因素出现差异,因此实验中尽可能采用同一批次的药物进行试验。对不同批次的药物应利用标准化方法进行比较分析。

二、实验动物的选择

实验动物选择应考虑到其特殊性,因为许多生物技术药物的生物活性和药代动力学行为都存在动物的种属和组织特异性,即只在特定种属的动物或模型动物或同源性高的种属中表现出药理活性,这是由于这种动物种属具有相关受体表达或抗原表位。因此生物技术药物非临床药代动力学研究应选择相关动物(relevant species)进行药代动力学研究。所谓相关动物是指对受试药物有药理活性的动物或模型动物和同源性高的种属,实际操作中可以采用免疫学和功能学试验等方法来鉴定相关动物。如无相关动物时,也可用表达相应受体的转基因动物或可表达相同活性的同源蛋白的实验动物,所选择的动物应尽量与主要药效学或长期毒性研究所用动物一致,以便于结果的相互印证。

生物技术药物非临床药代动力学研究一般应尽可能选择与人最接近的灵长类动物,根据大量的文献调查,几乎所有的生物技术药物非临床药代动力学研究都选用了灵长类动物,其中最常用的是猕猴和食蟹猴。

三、给药剂量的选择

在进行药代动力学试验时,至少应设高、中、低三个剂量组,剂量范围应在药效学的有效剂量和毒性试验的低中剂量范围之间,且剂量间应有一定的比例,以便了解药物在体内的处置过程是否存在剂量依赖性,是线性药代动力学还是非线性药代动力学,若为后者还应研究剂量的影响。如果临床拟多次给药,还应设置连续给药组,以观察多次给药是否会产生药物蓄积,对于分布实验可选择一个最佳的药效剂量。

四、给药方式和途径

应选择临床拟用给药途径和方式,如为血管外给药,还应设置静脉给药组,用于比较不同途径给药的动力学差异并计算生物利用度。对于外用药等生物利用度极低的药物,在进行分布实验时可采用静脉注射途径,以研究如果药物进入体内后的生物分布情况。

五、生物样品中生物技术药物分析方法的选择

生物技术药物与传统小分子化学药物在理化学和生物学性质上的差异,导致传统小分子化学药物的分析方法不再适用于生物大分子药物的研究,需要建立生物样品中生物大分子药物的分析方法,理想的分析方法应具备下列特点:① 在人和动物试验都能适用;② 特异性强,能避免其他成分的干扰;③ 灵敏度高,最低检测限应能满足药代动力学研究的要求;④ 重现性好;⑤ 操作较简便,易于推广应用。

与传统小分子化学药物相比,生物技术药物在样品的收集和分析过程中表现得更为不稳定。血液收集、样品储存和运输以及反复冻融过程中,酶解作用、加热或其他外力因素都可能导致生物技术药物的生物学和化学性质的改变,可以采取酶抑制、低温操作和快速低温冻存等方法减少药物的降解。因此,在方法设计的早期即需要对待分析物的稳定性进行考察,在缺乏药物在其收集、运输、反复冻融和短期储存过程中的稳定性数据的情况下,不应开展相关试验。如样品的反复冻融容易导致蛋白的聚集、蛋白酶或受体的释放,这些都将对分析结果产生不利影响。可对样品进行分装保存,以尽量避免样品的反复冻融。

生物样品中活性生物大分子的测定比化学药物更困难。例如,很多的蛋白类药物都是利用重组技术生产的内源组分或该类组分的修饰物。在很多情况下,该类药物无法与其内源组分区分开来。如何专一地识别目标蛋白多肽而又不受其他组分干扰是主要难题,如何鉴别蛋白多肽和它的代谢物或降解物也十分困难。除此之外,由于生物大分子药物有较高的活性,因此给药量都极低,一般为纳克水平,造成体内药物浓度极低,所需的检测方法必须具备高灵敏度。目前,大分子药物的药代动力学研究的分析手段有生物检定法(bioassay)、同位素标记法(radiolabels)、免疫分析法(immunoassay)和理化分析技术法(physicochemical analysis techniques)等,这些分析方法都有各自的优缺点,常常会影响对药物体内动力学参数的解释(表13-2)。采用不同的分析方法来分析生物大分子类药物体内动力学过程时,也会出现不同结

果,并且很难确定哪种分析方法更适合。且不同类别的生物大分子药物所适用的分析方法也不尽相同,需要根据药物的特点进行方法筛选。除同位素示踪法可以进行在体检测药物的体内分布外,其余方法都需进行繁琐的处理步骤。另外还要对药物测定方法的方法学进行确证,证明方法的特异性、灵敏度、精密度、回收率、线性范围和稳定性。由于篇幅有限,以下仅对几种常用方法进行简要介绍。

表 13-2　常用生物技术药物的分析方法比较

方法学基础	生物检定法 生物学活性	同位素标记法 放射性	免疫分析法 亲和力	理化分析技术法		
				HPLC 理化性质	LC-MS 理化性质	SPR 配体结合能力
检测方式	间接	直接	间接	直接	直接	间接
样品处理	无需处理	无需处理	无需处理	蛋白沉淀或萃取	蛋白沉淀或萃取	无需处理
优点	操作简单	灵敏度较高;能同时了解标记药物在生物体内的吸收、分布、排泄,在生物大分子药物的组织分布和排泄分析上有突出优势	有较好的特异性、灵敏、操作简便且终点有客观性;特别适用于生物技术药物的临床药代动力学试验	分离效率高、分离速度快、应用范围广,可对生物技术药物进行有效的分离鉴定而不影响受试物的分子结构和生物活性	在选择性、灵敏度、分子质量测定和提供结构信息等方面具有明显的优势,能够同时获得可靠的定性和定量结果	无需标记样品,保持样品的活性;能够实时观察分子的相互作用;样品用量少;检测快速;可以直接分析混合物
缺点	无法定量失去活性的代谢物;方法专属性和灵敏度相对较低	标记可能对药物性质造成干扰;标记的稳定性严重影响结果的准确性;试验操作相对复杂,对操作人员有伤害	不能够对药物作完全的鉴定;干扰强	因未建立结构与功能之间确切的对应关系,在蛋白多肽类药物鉴定和检测方面的应用受到限制	前处理操作繁琐,严重影响结果的准确度和精确性;受到分子量限制,仅适合于分子量相对较小的肽类药物	灵敏度有待提高

(一)生物检定法

生物技术药物的生物活性(如抗菌、抗肿瘤、降压、凝血等),可被作为观察指标用于药代动力学研究,即生物检定法。该方法的基本原理是利用在体和体外组织或细胞对被测生物技术药物的某种特异反应,通过剂量(或浓度)-效应曲线对生物技术药物进行定量分析(绝对量或比活性单位)。经典的生物检定法可分为体内分析和体外分析两种。

体内分析法一般通过对实验动物进行给药后,观察动物的反应,如 Wei 等利用两种新的治疗用重组促红细胞生成蛋白(EP1 和 EP2)刺激 SD 大鼠红细胞生成的特性评价它们的体内动力学。但该方法不能得到真正的药物在体内的动力学过程。且该类实验对实验条件的要求较严格,操作程序较多,如体内实验要建立动物模型,对设定的观察指标需建立相应的检测方法,耗时数周才能完成,价格昂贵又费时,增加了研究费用,并且观察终点受主观因素影响。

体外分析法依赖于药物的刺激会导致离体细胞产生可量化的反应,常以细胞增殖、变异和细胞毒性为观察终点;该法也可采用非细胞培养方法而利用蛋白多肽的特异性生物学反应,如纤溶酶原激活物利用其溶栓作用采用纤维蛋白平板法测定。体外分析法一个很重要的改进即是报告基因检测法。该方法需要将一个报告基因如荧光素酶等设计成为测定基因活性的标志,配体与受体的结合可以通过检测报告基因的表达进行间接定量。目前很多激酶如磷酸酪氨酸酶等也被引入报告基因检测系统。总的说来,体外分析法多具有灵敏特异、客观可靠的优点,但也存在一定的不足:首先,生物检定法无法定量失去活性的代谢物,无法示踪它们的体内动态;其次,样品多存在于人或动物血清中,血清中内源物质的干扰以及可能存在的内源因子的交叉反应,影响了方法的专属性;再者,启动生物过程常需阈量细胞因子从而降低了方法的灵敏度;最后,所依赖的细胞株长期培养易发生变异而影响检测的稳定性。

(二)同位素标记法

同位素标记法是在被测分子上标记放射性同位素来区分内源性物质与外源药物,再借助 γ-记数仪和液闪仪等放射性探测设备读取生物样品的放射性计数,以此推断标记药物的血药浓度的分析方法。该法灵敏度较高,并能同时了解标记药物在生物体内的吸收、分布、排泄,因此在生物大分子药物的组织分布和排泄分析上有突出优势。

1. 同位素标记

同位素标记法所使用的同位素有 ^3H、^{14}C、^{32}S、^{125}I 等,其中 ^{125}I 因放射性高、半衰期适宜、标记制备简单而最为常用。标记方法有两种:一是内标法,即在培养液中加入标记的氨基酸,经培养的细胞株或细菌表达而对生物技术药物进行内部标记。该法对生物活性的影响可能较小,但由于制备复杂而限制了其广泛应用。二是外标法,通过氯胺 T 法、Iodogen 法等方法对生物技术药物进行直接标记,其机制为通过碘化反应将 ^{125}I 共价结合在蛋白质药物的芳香氨基酸如酪氨酸残基的苯环或组氨酸残基的咪唑环上。标记后的放射化学纯度、放射性比活度以及生物活性和免疫活性是衡量标记是否成功的主要参数。

(1) 放射化学纯度　放射性核素标记化合物都是以一定的化学形态存在的。

$$放射化学纯度(\%)＝特定化学形态的放射性活度/样品总放射性活度×100$$

放射化学纯度受制备方法及原料的化学纯度、产物存放条件等因素的影响。高纯度的标记蛋白质多肽是进行可靠的药代动力学研究的前提,放射化学纯度必须高于 95%。制备高纯度的 ^{125}I 标记蛋白有一定的困难:首先被标记蛋白质多肽原料纯度要高,如高于 98%;其次,标记过程可能存在副反应,如氧化损伤、聚合和分解等,这些反应都会产生一定的杂质。因此在蛋白质的纯化过程中,应通过预实验选定最佳分离纯化条件。此外,对层析行为与标准品相同的放射性峰中的每一份样品都要测定纯度,选择纯度最高、符合要求的标记蛋白质多肽进行药代动力学研究。

(2) 放射性比活度　也称比放射性,是放射性活度与单位化学量的比值。比放射性过低将影响灵敏度,过高可能引起蛋白质三级结构改变和变性,影响蛋白质的生物活性、体内代谢过程和免疫活性。通过控制蛋白质碘化试剂和标记碘的比例和质量,以及反应的温度和时间达到所需要的比放射性。

(3) 生物活性和免疫活性　放射性标记化合物作为示踪剂用于生物体内的示踪研究,或作为分析试剂用于生物活性物质分析,都要求标记化合物不改变其原有的生物活性和免疫活性。当给化合物引入放射性原子,即使"同位素标记"大多需经过原子交换或化学反应及分离纯化等物理化学处理,有可能造成光学构型及立体构型的改变而使标记物性质发生改变。"非同位素标记",如蛋白质分子中引入碘原子,则更易引起蛋白质失活、变性,进而影响蛋白质三级结构、生物活性乃至代谢过程。故测定放射性标记化合物的生物活性和免疫活性十分必要。

2. 样品检测

大量的研究资料表明,外源性注射药理剂量的蛋白质多肽后,蛋白质多肽在体内迅速降解,或被机体再利用。样品的总放射性不能代表标记的原型生物技术药物浓度,因此必须引入分离分析蛋白质的其他方法分别测定血浆中和尿中的标记的原型药物和降解物或代谢产物。目前常用的分离分析方法有以下几种:

(1)SDS-PAGE法 根据药物分子量的大小选择不同浓度的凝胶进行电泳,将原型药与其他代谢产物分开,然后通过切割凝胶条放射计数或放射自显影的方法来检测电泳放射图谱。该法是分离定量分析蛋白质的常用方法,具有较高的分辨率和灵敏度。其缺点是不能检测小分子水溶性代谢产物,多个样品在同一电泳槽中泳动时,扩散效应可造成高放射性样品对低水平样品的污染。由于电泳电场的不均一性,电泳条的放射性图谱检测也比较困难。近来加入非放射性的标准蛋白质作为内标,根据内标蛋白质染色斑点取样测定放射性大大提高了电泳法检测的可靠性和简便性,是值得推广的方法。

(2)HPLC法 反相高效液相色谱(R-HPLC)、排阻高效液相色谱(SE-HPLC)和离子交换高效液相色谱(IE-HPLC)分别根据保留时间与蛋白质多肽的疏水-亲水性特性、分子量大小、极性的关系来分离样品中的物质。它们的共同优点是特异性高、分辨率好、可同时测定原药和降解物,其中SE-HPLC亦可得到结合物的信息,而R-HPLC用于蛋白质多肽的分离有独特的优越性。但因受注入样品量的限制,灵敏度、重现性都受影响,且设备昂贵、成本高。

(3)酸沉淀法 只能够粗略地区分标记重组蛋白质药物与小片段蛋白质或游离标记核素。因此,酸沉淀后测得的放射性只是被用来近似代表原型药物。但是,如果标记核素被重新利用而合成别的蛋白质或产生分子量大(>1~3 kD)的蛋白质片段或代谢产物,酸沉淀法的准确性将降低。对标记不均匀的重组蛋白质药物来说,不含有标记氨基酸的任何降解产物将不能被检测到。

(4)放射自显影技术 放射自显影技术基于[3]H、[125]I、[18]F等发射的射线能使X光胶片上的乳胶感光,从而显示放射性同位素标记药物在整体动物或是部分器官内的分布。如环状5肽(RGD)能抑制脑部瘤体生长。皮下给荷瘤模型小鼠标记化合物[18]F-RGD后,通过自显影技术,可以清晰地看到瘤组织与正常组织本底明显不同,由此可以半定量获得瘤组织/肾等各组织的比值,结果与直接放射法测定的组织样品含量相关性很好。与[125]I-RGD标记物体内动力学相比,[18]F在肿瘤中的摄比比[125]I高,在体内排出快,而在肾脏中的摄取量显著低于后者。其主要问题是在血中消除快,从肿瘤中快速排出,在肾脏、肝脏含量太高。用甲氧基-聚乙二醇(mPEG)修饰后的RGD-mPEG在体内代谢行为有所改变。如在肾脏的累积药物显著低于[125]I-RGD标记物,而在肝脏和肠中浓度升高,提示除有肾排泄外,还有肝胆排泄,而在瘤体的时间延长,排泄减慢。

同位素标记示踪法虽然是蛋白多肽类药物体内动力学研究常用的分析方法,但其缺点也是显而易见的:首先,同位素标记后可能会引起药物的生物活性及其在生物体内的动力学行为发生变化；其次，存在标记同位素的脱离、标记氨基酸的生物再利用等问题，严重影响结果的准确性；再者，随着方法的复杂化，灵敏度、重现性和回收率受到影响，动物实验前需预先进行药物的同位素标记，试验操作相对复杂。此外，其不能用于人体药代动力学研究，在动物实验中对实验人员也常产生辐射伤害。

（三）免疫分析法

生物技术药物具有免疫原性，这为免疫分析法测定生物样品中此类药物提供了基础。免疫分析法即是利用生物技术药物抗原决定簇部位的单克隆抗体特异性地识别被检测药物，再以放射计数、比色等方法予以定量，即将特异性的抗原抗体反应配以灵敏度检测的方法。与生物检定法相比，免疫分析法具有较好的特异性、灵敏、操作简便且终点客观等优点，特别适用于生物技术药物的临床药代动力学试验。常用的免疫分析法有酶联免疫吸附法（enzyme-linked immunosorbent assays，ELISA）、放射免疫分析法（radioimmunoassay，RIA）和免疫放射分析法（immunoradiometric assays，IRMA）等。

ELISA 法是最常用的一种免疫分析方法，具有灵敏度高、重复性好、可自动化、非放射性、高效且适合批量测定等优点。它的原理是先将第一抗体吸附到塑料基质形成固相抗体；加入含抗原的待测样本，抗原能与固相抗体结合形成抗原-抗体复合物；再加入特异性酶标记第二抗体，该抗体能与已形成的抗原-抗体复合物结合形成抗体-抗原-酶标记抗体夹心状复合物；加入酶的相应底物后根据酶催化底物显示的颜色深浅对待测物进行定性或定量分析。ELISA 分析需要 4 个基本组分：① 捕获抗体；② 检测抗体，即酶标记抗体；③ 待测抗原；④ 固相平台。所用固相平台除微孔板外，含能共价捕获待测抗原的活化功能基团的小珠也可用于 ELISA 检测。而捕获抗体除了抗体、蛋白药物以及单克隆抗体的配体蛋白外，受体、结合蛋白、DNA 探针以及适配体等都被开发利用。ELISA 方法的检测系统由一系列的酶及其底物构成，如辣根过氧化物酶/四甲基联苯胺等。为增强其灵敏性，有一些信号放大体系也已被开发，如生物素-亲和素（或抗生物素链菌素）、乙酰胆碱酯酶等。除此之外，还开发了一些依赖仪器的检测方法，包括比色法（colorimetric）、荧光法（fluorometric）、时间分辨荧光法（time-resolved fluorescent）、化学发光法（chemiluminescent）、电化学发光分析法（electrochemiluminescent）、流式细胞术检测（flow cytometric detection）。但无论选择哪种检测方法，都必须考虑信号值和背景"噪音"，争取得到尽可能高的信号值/背景噪音（S/N）比值以及较宽的信号检测范围。有很多 ELISA 检测方法所需的二抗已被开发并进行商业化出售，这大大缩短了建立方法学的时间。

RIA 和 IRMA 都是将免疫检测和同位素标记进行结合所开发的研究方法。RIA 是最敏感的免疫标记分析方法，其基本原理是用已知的标记抗原与样本中可能存在的抗原竞争一定量的已知抗体，分别形成标记的和无标记的抗原抗体复合物；再经某种适当方法将结合状态标记物（B）与游离状态标记物（F）进行分离，并根据测得的放射性强度，算出结合率[B/(B+F)]，此结合率与样本中所含抗原的量成反比。检测时除了进行待测样本的检测，还要以已知的不同浓度的抗原参加抗体竞争反应所得到的数据绘制出竞争抑制曲线，作为定量分析的依据。该方法精确度高且易标准化和自动化，也经常被用于生物技术药物的测定。

与标记抗原进行抗体竞争的 RIA 不同，IRMA 是对抗体进行标记。在 IRMA 实验中，过量的标记抗体与受检抗原反应，然后加入固相的抗原免疫吸附剂结合游离的标记抗体，经离心后测定上清液中放射性强度,从而推算出标本中抗原的含量。临床上最常用 IRMA 来测定胰岛素样生长因子Ⅰ(insulin-like growth factor Ⅰ,IGF-Ⅰ),以监测成年人和儿童体内生长激素的缺乏或过量。IRMA 分析法具有快速、准确和高度特异性等特点。RIA 和 IRMA 测定结果的优劣很大程度上依赖于抗原或抗体的选择和标记。抗原或抗体的过标记以及标记蛋白降解后标记氨基酸在体内的重复利用都会改变药物的药代动力学研究结果。此外,内源蛋白的干扰会降低 RIA 和 IRMA 的灵敏度:蛋白多肽类药物与血浆蛋白所形成的蛋白质复合物能掩蔽同位素,从而增加或降低最终结果,进而影响检测结果的准确性。且和 ELISA 相比,RIA 和 IRMA还存在试剂寿命较短、操作自动化较低、放射性防护和放射性废弃物的处理等问题,在一定程度上限制了它们的应用。

其他以免疫为基础的有助于生物技术药物分离和鉴定的分析方法包括免疫沉淀法、免疫亲和层析法和免疫印迹法。但所有的免疫分析方法都存在共同的缺点:该类方法只能检测蛋白质多肽的免疫活性而不能检测它们的生物活性,因此不能够对生物技术药物作完全的鉴定,如确切的生化组成和氨基酸序列等;不能对药物的活性形式和无活性形式进行区分;不能够同时测定原型药物和代谢产物;选用不同特异性的抗体可能得到不同的结果,同时结果还可能受到生物体诸多其他因素,如结合蛋白质、代谢产物、抗体形成等的干扰。

(四)理化分析技术法

理化分析技术是指根据生物技术药物的相关理化性质进行分离检测,进而获得药代动力学参数的方法,主要包括色谱法、毛细管电泳、质谱法、表面等离子共振以及它们之间的联用技术。

色谱法(chromatography)对混合物分离鉴定的良好性能在生物技术药物的药代动力学研究中显示出至关重要的作用。其优势在于高度的特异性、精确的定量以及能够同时测定多种受试分析物等方面。色谱法中最常用的是高效液相色谱法(HPLC)。HPLC 法具有分离效率高、分离速度快、应用范围广,可对生物技术药物进行有效的分离鉴定而不影响受试物的分子结构和生物活性等优点。但对于多数蛋白多肽类药物而言,由于尚未建立结构与功能之间确切的对应关系,因此 HPLC 法没能得到广泛的应用,多需与其他方法联用才能满足分析的要求,如前面提到的同位素标记、免疫方法,以及后面描述的液质联用。目前采用 HPLC 法直接进行药物代谢动力学分析的蛋白多肽类药物只有胰岛素、生长激素等个别品种。

毛细管电泳(capillary electrophoresis,CE)是电泳技术与色谱技术相结合的一种分析技术,以离子或电荷粒子为电场驱动力,以类似于色谱柱的毛细管为分离通道,依据样品中被测组分之间电泳淌度和分配系数的不同进行高效、快速的分离。CE 具有分辨率高、分析时间短、样品用量少及操作简单等诸多优点,而成为蛋白质多肽生物分子分离分析的重要手段,但该方法也存在检测灵敏度不足和重现性差等缺点,目前主要被用于反义寡核苷酸类药物的药代动力学研究。

质谱法(mass spectrometer,MS)长期以来一直被用于小分子化合物的结构分析。直到20 世纪 80 年代末,电喷雾电离(electrospray ionization,ESI)和基质辅助激光解析离子化电离(matrix-assisted laser desorption/ionization,MALDI)两种"软电离"技术的出现,才使质谱用于分析蛋白多肽类大分子物质成为可能,尤其是液相色谱/质谱联用技术的出现,使得其在小分子药物的药代动力学研究中得到广泛的应用。但这种技术受到分子量的限制,目前常被用于肽类药物的药代动力学研究。

表面等离子共振（surface plasmon resonance，SPR）技术是一种基于物理光学特性的分析技术。Biacore 系统将 SPR 的物理光学检测技术与集成化多元芯片技术相结合，发展形成了新型的并行、快速生物分子识别和检测技术。实验时，先将一种生物分子固定在传感器芯片的表面，将与之相互作用的分子溶于溶液（或混合液）流过芯片表面。SPR 检测器能跟踪溶液中的分子与芯片表面的分子结合、解离整个过程的变化，记录成一张传感图。与传统方法比较，Biacore 技术具有以下优势：① 无需标记样品，保持样品的活性；② 能够实时观察分子的相互作用，并能提供分子间相互作用的结合及解离动力学信息；③ 样品用量少；④ 检测快速；⑤ 可以分析混合物，如细胞提取物、血浆等。该技术被 FDA 推荐广泛应用于抗体类药物生物活性体外评价中，近几年也被逐步应用在药代动力学和免疫原性研究中。

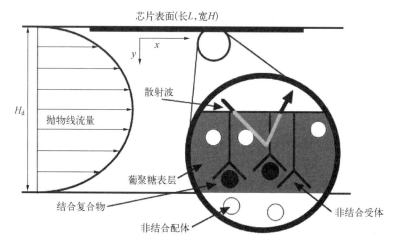

图 13 - 1 Biacore 检测原理示意图

引自 Edwards D A. J Math Biol，2004，49：272 - 292。

虽然近几年来人们对基于 SPR 技术的 Biacore 系统在生物基质中生物大分子定量分析中的应用进行了许多有益的尝试，但 Biacore 系统也不可避免地存在一些缺点。由于在分子结合过程中，折射率的变化通常比较小，因此该技术的最大问题是其检测灵敏度不高——对于 20 kDa 的蛋白检测限为 1～10 nM，对于更大分子量的分子或与弱亲和能力的分子，其灵敏度更低。另一个问题是与待测物结合的抗体（受体）要共价键合在芯片上以避免缓冲液流过芯片时使其解吸。键合量的不同往往会导致分子间空间位阻的不同，进而导致得到的亲和参数会受键合量的影响，因此其测量结果只能用来相对定量。这些因素制约了这一技术在生物大分子药物定量分析中的实际应用。

无论是采用哪种方法来进行生物大分子药物的检测，都需要进行方法学的确证以保证测定结果的准确性和可靠性。方法学的确证技术要求可参照传统的小分子化学药物分析方法的技术要求，并考虑生物大分子药物的特点。

生物大分子药物与传统的小分子药物在化学和生物学性质上都有很大的不同，具有独特的药效学和药代动力学特点。但是，对于生物大分子药物的药代动力学研究，目前还没有十分满意的方法。一般来说，在非临床药代动力学研究阶段，首选同位素示踪法结合电泳法或 HPLC 法进行全面药代动力学研究，同时选用免疫分析法、生物检定法等方法测定血中药物浓度的动力学,用两种以上方法彼此互相补充和验证。生物技术药物差别很大,用药途径各异,很难用统一的研究模式来研究,应该根据药物的物理化学性质和生物特性来选择,几种分析方法联用,取长补短,来进行药代动力学的研究,将会取得令人满意的结果。

第三节　生物技术药物的非临床药代动力学研究

如今应用广泛的生物技术药物主要有蛋白多肽类药物(例如,细胞因子、治疗性小肽等)、单克隆抗体类药物,反义寡核苷酸类药物,治疗性疫苗等。每类药物都有其独特的特点,即使相同类别药物也会因为种类不同而有其独特的代谢特点,所以在进行生物技术药物的非临床药代动力学研究时一定要具体情况具体分析。由于治疗性疫苗目前还缺乏相关的规范,发展相对不成熟,我们在这里不对其进行阐述。本部分接下来分别对蛋白多肽类药物、单克隆抗体类药物、反义寡核苷酸类药物等的非临床药代动力学研究特点进行分别阐述。

一、蛋白多肽类药物

蛋白多肽类药物是目前临床常用一大类生物技术药物。这些药物与小分子药物有本质区别,它们的生产工艺和方法各不相同,临床前研究阶段应根据各自的特点来设计相应的研究方案。对于这类药物体内过程的评价的最大难点在于其与许多内源性物质十分相似,必须借助高特异性和高灵敏度的检测方法才能对其进行分离鉴定并定量。

1. 给药途径

肽类和蛋白质类药物与传统小分子化学药物不同,如果通过口服给药,它们通常没有治疗活性。这主要是由于其分子量大不易通过胃肠黏膜被吸收且易在胃肠道被代谢降解。事实上,胃肠道内固有的肽酶和蛋白酶活性是肽和蛋白质代谢降解的最有效机体腔室,并且胃肠黏膜是水溶性大分子(如肽类和蛋白质类药物)的一种主要吸收屏障。

因此,静脉、皮下或者肌内注射给药是这类药物的首选给药途径。此外,还可采用其他非口服给药途径,包括鼻腔给药、口腔黏膜给药、直肠给药、阴道内给药、透皮给药、经眼部给药或者肺部给药途径等,可根据其在体内的动力学特点来选择最佳的给药方式。

2. 免疫原性

抗体产生是长期使用蛋白类药物过程中常见的一种现象,尤其对于那些来源于动物的蛋白质类药物。如果产生相应蛋白质类药物的抗体,那么将可能中和此类药的生物活性,并且蛋白质-抗体复合物也会改变蛋白质药物的分布、消除。如果抗体-药物复合物形成蛋白质类药物的一个储藏所,那么将会减缓药物的消除速率。这种效应会延长药物的治疗活性,如果复合物的形成不降低治疗活性,那么这种效应将会是有利的。

给药途径的不同可能会影响药物的免疫原性。研究表明,血管外注射比静脉注射更容易刺激抗体生成,但这极有可能是由于在注射部位形成蛋白质聚集体和沉淀物,使免疫原性增加而导致的。

3. 药物的吸收途径

注射给药情况下,药物直接进入体循环。而其他给药途径则稍有不同,例如,有几种批准上市的肽类和蛋白质(包括胰岛素、恩夫韦肽和最近获得批准的普兰林肽)是通过皮下注射给药的。皮下注射后,肽和蛋白质类药物可以通过毛细血管或者淋巴管进入体循环。通常情况

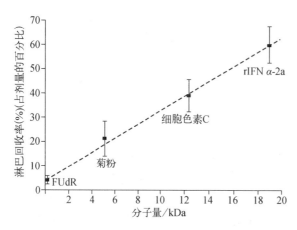

图 13 - 2　分子量与右胭淋巴结排出的淋巴液中 rIFN α - 2a（分子量 19 kDa）、细胞色素 C（分子量 12.3 kDa）、菊粉（分子量 5.2 kDa）和 5 -氟 - 2′-脱氧尿苷（FUDR）（分子量 246 kDa）的累积回收率之间的关系

以上各药物是在绵羊的右后足下半部分通过皮下注射（n＝3）
引自 Supersaxo A，et al. Pharm Res，1990，7：167 - 169。

下，药物的吸收与其分子质量呈较强的相关性。在对几种药物的淋巴回收率的研究中发现，分子量大于 16 kDa 的大分子大部分被吸收进入淋巴系统，而分子量小于 1 kDa 的小分子大多数被吸收进入血液循环系统（图 13 - 2）。

4. 药物的分布特点

对于传统小分子化学药物，为了排除可能的毒性代谢产物在组织内的积累，研究药物在全身的分布是必不可少的。但是，对于蛋白质类药物不存在这种问题，其降解代谢产物（氨基酸）在内源的氨基酸库中被循环再利用。因此，对肽类和蛋白质类药物进行生物分布研究主要是用于评价它对特异组织的靶向作用，以及鉴别主要消除器官。

肽类或蛋白质类药物的分布容积主要取决于它的理化性质（如电荷、亲脂性）、蛋白质结合以及对主动运输过程的依赖性。由于这类药物分子较大（以及由此而产生的生物膜透过性低），大多数药用蛋白质的分布容积均较小，典型地受限于细胞外隙的空间。

静脉注射肽类和蛋白质类药物后，其血浆药物浓度-时间常呈现出双指数函数的特征，可以采用经典二房室模型进行描述。

与传统药物相反，对于肽和蛋白质类药物，其分布、消除和药效学之间通常是相互联系的。一般而言，低分布容积不一定代表低组织渗透。受体介导的靶器官特异吸收可以产生治疗上有效的组织药物浓度，尽管其分布容积相对较小。例如，靶器官骨髓可以特异地、以剂量依赖的方式且可饱和地摄取那托司亭（一种重组粒细胞集落刺激因子 G-CSF），推测这种吸收就是通过受体介导的内摄作用实现的。

另一种因素也可以影响肽和蛋白质的分布，它就是药物所结合的内源性蛋白的结构。具有生理活性的内源性肽和蛋白质通常与参与它们运输和调节的特异结合蛋白相互作用。许多蛋白质类药物（包括生长激素、重组人血管内皮细胞生长因子 rhVEGF）都已经呈现出与特异结合蛋白质有关。与蛋白结合不仅影响肽类或者蛋白质类药物能否发挥药理学活性，而且在许多情况下对药物的生物活性也有抑制或刺激效应。另一方面，结合蛋白还可充当细胞因子的贮藏场所，可以延长细胞因子循环时间。例如，血浆中至少含有两种生长激素结合蛋白，这种蛋白质结合可以显著地降低生长激素消除，与游离生长激素相比，其清除率要低 10 倍，并且减少其与受体的相互作用，降低其活性。

除这些特异性结合之外，肽和蛋白质还可以非特异性地与血浆蛋白结合。例如，美克法胺（一种甲硫氨酸脑啡肽类似物）与白蛋白的结合率为 44%～49%。除肽和蛋白质的理化性质以及蛋白结合特性外，位点特异及靶向受体介导的吸收也可以影响这类药物的生物分布。对于 rhVEGF，注射高剂量的此蛋白质会产生非线性药代动力学。这种非线性特征归因于可饱和结合、细胞内摄作用以及高亲和性受体(位于脉管系统中)介导的 VEGF 降解。

5. **药物的消除**

一般而言,肽和蛋白质类药物几乎全部是通过与内源性或者膳食蛋白质一样的分解代谢途径被消除,分解产生的氨基酸进入内源性氨基酸库,进而被用于重新合成结构性或者功能性机体蛋白质。例如,这种观点已经被恩夫韦肽所证实,它是一种含有 36 个氨基酸残基的合成肽,被用于治疗 HIV-1 感染。肽和蛋白质类药物的消除主要包括蛋白质水解、胃肠道消除、肾脏消除、肝脏消除以及受体介导的内摄作用。

对于大多数肽和蛋白质,非代谢消除途径(例如,肾脏排泄或者胆汁排泄)通常是可以忽略的,尽管已经证明对于某些肽和蛋白质存在胆汁排泄,例如,免疫球蛋白 A 和奥曲肽。如果发生肽和蛋白质的胆汁排泄,那么随后这些药物通常会在胃肠道中发生代谢。

通常可以根据蛋白质和肽类的生理功能,预测它们在体内的一般消除趋势。例如,肽类通常具有激素活性,且它们的消除半衰期往往较短。这一点正是它们发挥调节功能所需要的。与此相反,转运蛋白质(例如,白蛋白)具有长达几天或者几周的消除半衰期,这样可以确保血流中连续维持必要的浓度。

肽和蛋白质的消除几乎可以非特异性地发生在机体各处,或者局限于特定的器官或组织。肽和蛋白质的主要代谢部位不仅包括肝脏、肾脏和胃肠道组织,也包括血液和其他机体组织。蛋白质和肽的清除速率和清除机制的决定因素包括分子量(表 13-3)和分子的理化性质(包括大小、总电荷、亲脂性、功能基团、糖基化模式、二级和三级结构以及颗粒聚集倾向)。代谢速率通常随着分子量的降低而增加,顺序依次为,大蛋白质<小蛋白质<肽。由于多数肽和蛋白质在血液中发生非特异性降解,所以其清除率可以超过心输出量——即血液清除率 >5 L/min,血浆清除率 >3 L/min。对肽和蛋白质进行深入的代谢研究相对比较困难,因为它们可能会形成无数分子片段。

表 13-3 分子量是肽和蛋白质的消除机制的主要决定因素

分子量/Da	消除部位	主要消除机制	主要决定因素
<500	血液、肝脏	细胞外水解作用 被动脂溶扩散	结构、亲脂性
500~1 000	肝脏	载体介导的吸收 被动脂溶扩散	结构、亲脂性
1 000~50 000	肾脏	肾小球过滤以及随后的降解过程	分子量
50 000~200 000	肾脏、肝脏	受体介导的内摄作用	糖、电荷
200 000~400 000		调理作用	α_2-巨球蛋白,IgG
>400 000		吞噬作用	颗粒聚集

修改自程远国.生物技术药物药代动力学与药效动力学——药物开发指导原则与应用实例[M].人民军医出版社,2010。

常规重组人胰岛素以及它的速效类似物赖脯胰岛素和门冬胰岛素,为清除率对蛋白质理化性质依赖性的一个典型例子。通过对常规胰岛素的 B 链进行氨基酸取代获得了胰岛素类似物,这种取代改变了原来胰岛素的构象,进而使其与羧基端部分的结合发生变化。这些结构改变使得速效胰岛素类似物可以在 5~15 min 内起作用,其疗效持续时间不超过 6 h,而常规人胰岛素在 30~60 min 内才起效,并且其效应持续时间长达 8~10 h。与常规人胰岛素相比,速效胰岛素类似物可以更严格地控制糖尿病患者的餐后高血糖。

6. 蛋白多肽类药物药代动力学研究方法

蛋白多肽类药物的药代动力学研究中存在的最主要的问题在于,蛋白多肽类药物和内源性蛋白多肽都由氨基酸组成,结构性质相似,难以提取和检测;在药代动力学研究中,目标蛋白多肽给药量小,血药浓度极低,而各种内源性蛋白含量要高出其数千上万倍,这种干扰给目标分子的有效提取和准确检测增加了难度。因此,建立对目标生物技术药物特异性强、灵敏度高的分析方法是此类药物的药物代谢动力学研究成功的前提和关键,较为常用的方法为 ELISA 和质谱法(受分子量限制一般常用于肽类药物分析)。

例如,在进行一种 PEG 化的 EPO 类似肽的非临床药代动力学研究时,由于 EPO 类似肽的氨基酸序列与内源 EPO 存在很大的差异,没有 EPO 免疫表位,EPO 类似肽与内源性或重组 EPO 均不存在免疫交叉反应,因此商品化的 EPO 检测试剂盒均不能用于 EPO 类似肽及其 PEG 化制剂的生物样品检测。对于样品中 EPO 的检测采用双抗体夹心法,包被 EPO 单克隆抗体,以 Anti-PEG-Biotin 为二抗,后以 HRP-streptavidin 为信号放大剂。该方法被成功地用于 PEG 化的 EPO 类似肽的非临床药代动力学研究,猕猴皮下($100\ \mu g \cdot kg^{-1}$,$500\ \mu g \cdot kg^{-1}$ 和 $1\ 500\ \mu g \cdot kg^{-1}$,低、中、高剂量)或静脉($100\ \mu g \cdot kg^{-1}$)注射 EPO 后,其在体内呈现出典型的非线性动力学特征(图 13-3),末端相半衰期 $t_{1/2}$ 随剂量增加而延长,全身清除率 CL 随剂量增加而逐渐减慢,提示在 $100 \sim 1\ 500\ \mu g \cdot kg^{-1}$ 范围内,药物在猕猴体内呈非线性药代动力学特征。猕猴连续 4 周皮下注射 $500\ \mu g \cdot kg^{-1}$ EPO 后在体内没有明显蓄积(图 13-4)。

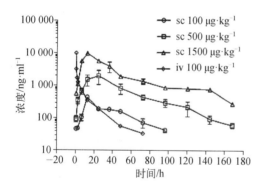 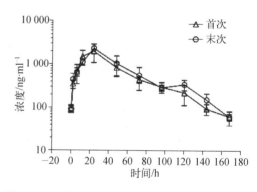

图 13-3　猕猴皮下注射不同剂量($100\ \mu g \cdot kg^{-1}$、$500\ \mu g \cdot kg^{-1}$ 和 $1\ 500\ \mu g \cdot kg^{-1}$)以及静脉注射 $100\ \mu g \cdot kg^{-1}$ EPO 后血清药物浓度-时间变化曲线($n=3$)

图 13-4　猕猴皮下注射 $500\ \mu g \cdot kg^{-1} \cdot W^{-1} \times 4\ W$ EPO 后血清抗原浓度-时间变化曲线($n=3$)

PEG 化已经被证明是一种能够改变蛋白药代、药效以及毒理性质的策略。在本实验中猕猴体内的药代研究表明,PEG 化 EPO 的分布容积稍微小于血液容积,提示 EPO 仅有少量分布在血管外周腔隙。PEG 化 EPO 在猕猴体内的半衰期为 $27.0 \sim 48.8\ h$,大大高于 rHuEPO($2.5\ h$)和达贝泊汀 α($6.9\ h$)。

肽和蛋白质类药物遵循与传统小分子药物相同的药代动力学原理和暴露量-反应关系。但是,由于它们与内源性蛋白相似,因此肽、蛋白质类药物与内源性物质、受体以及调节反馈机制之间存在密切的相互作用,所以它们的药代动力学/药效学关系往往比较复杂,在开展相关的研究中应充分考虑它们的这些特点,药代动力学评价是确保这类药物成功用于临床药物治疗的基石。

二、单克隆抗体类药物

1. 分类

大约 30 年前,一种新型药物——单克隆抗体(mAbs)诞生了。由于它们可以选择性地作用于特异靶器官,单克隆抗体被看作非常匹配一个世纪前 Paul Ehrlich 首次提出的治疗疾病的概念——"魔弹"。

作为治疗药物单克隆抗体具有重要的意义,因为它们可以特异地结合靶标的特殊结构。"靶向治疗"原理产生了较高的临床疗效,同时还使不良反应最小化,因此增加了单克隆抗体的耐受性和应用。根据单克隆抗体结构的特点及其来源的不同主要分为四种,详见表 13 - 4。

表 13 - 4　单克隆抗体的类型

抗体类型	后缀(或者前缀)	实　　例	批准时间	生产厂商
鼠单克隆抗体	"muro –...ab"	莫罗单抗 – CD3	1986 年(首次批准)	Ortho Biotech Biogen
嵌合单克隆抗体	"– ximab"	利妥昔单抗	1997 年	Idec/ Genentech
人源化单克隆抗体	"– xumab,– zumab"	阿仑珠单抗	2001 年	Genzyme
人单克隆抗体	"– mumab"	阿达木单抗	2002 年	Abbott

除了这四种类型的单克隆抗体外,利用一些新的工程技术(主要是过去 10 年间产生的新技术)已经开发出了一些新型的单克隆抗体。这些单克隆抗体生产的基础是,从许多起始位点中产生人(或者至少人样)结合位点的能力,以及遗传上或者化学上连接品种多样的效应子元素的能力。这些新型单克隆抗体包括以下几类:

(1) 猴源单克隆抗体　这些抗体是利用基因工程技术开发出来的,它整合有短尾猴元件和人元件,在结构上与人抗体无差别。因此,与人源化单克隆抗体相比,它们引起不良反应的可能性更低,从而可能更适合于慢性疾病的长期治疗。有研究发现,鲁昔单抗(一种猴源抗 CD23 短尾猴/人嵌合抗体)可以抑制 Ig E 抗体的生成,被开发用于治疗过敏性疾病。

(2) 双特异性单克隆抗体　双特异性意思是单克隆抗体的一个结合部位负责特异的靶向作用(例如,只有病原性细胞上才存在的一种结构),另一个结合部位特异地结合免疫细胞上的特异受体,从而增强或者补充额外的效应机理。在其他双特异性抗体中,第二个结合位点也可以是毒素特异的(例如,皂苷),从而增强对靶细胞的杀伤。可以通过以下三种不同的方法生产双特异性抗体:① 通过结合两个 Fab 区(利用化学方法);② 利用亮氨酸拉链连接两个 Fab 区(基因工程方法);③ 通过融合两种杂交瘤细胞,产生杂交-杂交瘤(也叫细胞杂交瘤)。

(3) 单克隆细胞内抗体　单克隆细胞内抗体也称为细胞内抗体,是一种非常新且很有应用潜力的抗体,它代表一类新型的靶向分子,具有潜在的基因治疗应用价值。由于它们的靶点与传统抗体完全不同(它们的靶点在细胞内),且效应子功能不同,因此它们在治疗人类疾病方面具有很大的潜在应用价值。细胞内抗体主要有单链片段(scFv),它是通过将编码重链和轻链可变区的基因连接在一起而形成的,并且还保留了亲本抗体的亲和力。因此,尽管这种多肽的分子量较小($1/6 \sim 1/5$,其分子量大约为 30 kDa),但是单克隆细胞内抗体保留了全部识别能力,可是不具有全部功能。

与完整的免疫球蛋白分子相比,单克隆细胞内抗体具有一些明确的优点,尤其是在药代动力学特征方面。这些抗体片段被人免疫系统识别的可能也将被降至最低。另外，大多数 scFv 抗体现在可以在原核系统中表达，且操作方便。由于这种抗体具有很高的特异性和亲和力，它们代表一类可以对付细胞内或者病毒靶标的、非常有效的生物制品。这种原理已经被用于指向特定的靶标，例如，人免疫缺陷病毒（HIV-1）的结构蛋白、调节蛋白和酶蛋白。但是，细胞内抗体被真正应用于人类疾病（例如，HIV 或者癌症）治疗前，还有许多问题需要克服。

2. 单克隆抗体的作用方式

由于抗体类药物的体内过程与其作用方式密切相关，下面将简单讨论治疗性单克隆抗体或者抗体衍生产品（例如，抗体片段）的最重要且了解最清楚的三种作用方式。

（1）抗体依赖性细胞毒性（ADCC）作用　单克隆抗体的作用方式之一是"抗体依赖性的细胞毒性"。单克隆抗体可以激活人免疫系统的这种非常重要的功能。经过几个步骤后，免疫细胞将最终杀死靶细胞，比如癌细胞。一般而言，ADCC 是由非共轭结合的（也称为"裸露的"）单克隆抗体或者抗体片段诱导产生的。它们可以诱导细胞凋亡、负增长信号，或者间接地激活宿主防御机制。据报道，利用新技术（Potelligent™ 技术）对单克隆抗体进行修饰后，可以增强对 Fc 受体的亲和力，进而增加 ADCC 活性。因此，预期这种类型的单克隆抗体可以实现比传统抗体更高的肿瘤细胞杀伤活性。

（2）补体依赖性细胞毒性（CDC）作用　单克隆抗体的另一种作用方式叫作"补体依赖性细胞毒性"。补体系统的活化可以导致抗原递呈、细胞裂解，或者诱导炎症反应，以便有效地消除这些细胞。

很显然，ADCC 或者 CDC 的先决条件之一是必须具备完好的免疫系统。因此，普通型单克隆抗体不适合用于免疫受损患者的治疗。与传统的细胞毒类药物相反，通过抗体诱导的 ADCC 和 CDC 机制，处于 G_0 期的肿瘤细胞也将受到攻击，这是单克隆抗体应用于抗肿瘤治疗的主要优点。

（3）阻断（病理）生理学上的物质与抗原之间的相互作用　除了补充机体自身的免疫系统效应机理，"裸露"的单克隆抗体或者抗体片段还呈现出多种作用机理。由于抗原通常是受体或者酶，它与它的（病理）生理学上的配体或者底物的相互作用，会被抗原-抗体相互作用阻断。通过这种机制，治疗性单克隆抗体中断（或者至少是扰乱）下游反应，进而下调抗原，限制细胞生长，抑制血管发生或者诱导细胞凋亡。例如，在临床研究中，人源化"裸露"的单克隆抗体——matuzumab［它可以定向作用于表皮生长因子受体（EGFR）］呈现出令人鼓舞的效果。这种作用方式既不是 ADCC，也不是 CDC，但是可以阻断配体（例如，EGF）与受体的结合，因此消弱下游信号。

3. 单克隆抗体的药代动力学特点

与小分子药物相比较，治疗性单克隆抗体显示出不同的药代动力学特征，包括非线性药代动力学行为。由于大多数治疗性单克隆抗体中存在 IgG（或者更特异的 IgG 1）分子，本节讨论的重点将放在这种类型单抗的药代动力学特征上。

（1）单克隆抗体的吸收　由于它们的分子量很大，已经批准的或者目前正处于临床开发阶段的绝大多数单克隆抗体都是通过静脉注射（iv）途径给药的。使用这种途径循环系统可以获得全部剂量。这可使血清中迅速达到最高浓度，并且达到的浓度高于其他给药途径。因此，静脉给药后更容易出现不良反应，但它们通常是可逆的。另外，静脉给药是最不方便的一种给药方式，通常需要住院，且费用较高。所以已经选择血管外途径作为供选方案，包括皮下注射

(sc,例如,阿达木单抗、依法珠单抗)和肌内注射(im,例如,帕利珠单抗)。

皮下或者肌内注射的吸收机制被认为是通过淋巴系统发生的。单克隆抗体通过间质液的对流进入多孔淋巴管,从而进入淋巴系统。这些孔道的截留分子量大于单克隆抗体分子量的100倍。在淋巴管中,单克隆抗体被单向运输至静脉系统。由于淋巴系统的流速相对较低,注射单克隆抗体后需要很长一段时间才能被吸收。因此,与静脉注射单克隆抗体相比,血管外注射达到最大浓度的时间(t_{max})较晚。例如,皮下注射 40 mg 阿达木单抗,t_{max}大约为 5 d,F 值大约为 64%。

(2) 单克隆抗体的分布　一般而言,传统单克隆抗体在机体内的分布范围比较小。其限制因素是高分子量和分子的亲水性/极性。但是,单克隆抗体可以到达体循环外的靶点。对于共轭连接的单克隆抗体,可以利用成像技术观察它们在机体内的分布,比如单光子放射计算机断层显像术(SPECT)。虽然单克隆抗体的分布具有靶向性,但是通过分布研究可以发现,其分布仍然以全身分布为主,只不过在靶器官中分布多于其他器官。一般而言,分布最广的器官为靶器官或者血流量丰富的器官。

(3) 单克隆抗体的转运　单克隆抗体透过细胞或者组织是利用跨细胞运输或细胞旁转运完成的,涉及的过程包括扩散、对流和细胞摄取。由于受理化性质限制,在跨细胞转运中传统单克隆抗体通过被动扩散跨过细胞膜的比例很小。作为液体运动中分子转运方式的对流是细胞旁通道的主要方式。将含有单克隆抗体的液体从血液转运至组织间质间隙,或者经由淋巴系统从间质间隙转运至血液的驱动力是流体静压力和/或渗透压。另外,细胞旁孔道的尺寸和特性决定细胞旁转运的速率和程度。淋巴系统中的孔道尺寸大于血管内皮中的孔道。

细胞摄取单克隆抗体是通过胞吞作用实现的,可以是受体介导的胞吞作用,也可以是非受体介导的胞吞作用。胞吞作用是极性大分子(例如,单克隆抗体)的一种吸收过程,包括从细胞膜上形成胞内囊泡的过程。此过程可以分为三种不同的亚型:

• 吞噬作用(形象地称为"细胞进食"):细胞膜围绕细胞外的大分子(例如,单克隆抗体)折叠从而包围它们,被称为"吞噬体"的囊泡通过内陷形成亚细胞器。这种吞噬体可以与其他胞内囊泡合并,例如,溶酶体(它含有蛋白水解酶)。以这种方式,内摄的单克隆抗体可以被降解。

• 胞饮作用(形象地称为"细胞饮水"):通过内陷,细胞膜形成一个充满间隙液的"深坑"。间隙液中的所有分子(包括单克隆抗体)都将进入这个深坑,然后它与细胞膜分离,形成胞内囊泡。

• 受体介导的内吞作用:它是引起胞饮作用的一种形式。激发因素是胞外大分子(例如,单克隆抗体)与细胞膜表面的受体结合。类似于胞饮作用,围绕结合的抗体周围形成一个"深坑",接着内陷形成胞内囊泡。

在这三种途径中,胞内囊泡的内含物最终都将释放进入细胞质,或者转运至细胞膜再释放进入血管外间隙。受体介导的内吞作用是细胞摄取单克隆抗体的主要机制。

(4) 单克隆抗体的消除　由于肾小球滤过的分子量极限为 20～30 kDa,所以在肾脏中单克隆抗体因分子量相对较大而不会被滤过。但是,对于低分子量的抗体片段,情况就不同了,它们可以被滤过。据报道,对于单克隆抗体和多肽/小蛋白,不存在任何有显著意义的肾小管分泌,在肾单位的近端或远端小管中,它们很容易被重吸收(可能也是由新生儿受体 Fc-Rn 介导的),甚至被代谢。因此总的来说,对于单克隆抗体,肾脏消除比较罕见或者很少。据报道,仅有 Ig A 分子存在胆汁排泄,并且只有很小一部分,因此,总体清除率(CL)通常不包括肾脏或者胆汁清除率。一般而言,单克隆抗体的清除率范围为 11～400 ml/h(阿昔单抗除外,它的清除率大约为 11 000 ml/h),并且与分布容积相比,不同单克隆抗体之间的清除率变异性非常高。

由于单克隆抗体药物不经历涉及细胞色素 CYP450(CYP)同工酶超家族的传统代谢反应,预计单克隆抗体与 CYP 同工酶底物、诱导物或者抑制剂同时使用,不会产生临床上相关的药物代谢相互作用。因此,单克隆抗体的临床开发研究通常不包括与 CYP 底物、诱导物或者抑制剂之间的体外或者体内药物-药物相互作用研究。

单抗药物主要以三种方式消除:分解代谢的蛋白水解、与抗原的不可逆结合,以及通过与抗药抗体的不可逆结合。其中单克隆抗体经历的蛋白质水解与生理免疫球蛋白相似。对抗分解代谢的 Fc-Rn 保护机制主要负责延长治疗性抗体的半衰期。单克隆抗体的半衰期范围从几天至数周。相对于生理免疫球蛋白(IgG 1),已批准的治疗性单克隆抗体的半衰期较短,这可能是因为它们与 Fc-Rn 受体的结合效率低和对抗蛋白质水解的保护较低的缘故。有报道称,治疗性抗体与生理抗体的糖基化模式不同可能也是导致半衰期不同的原因之一。唯一一个获得批准的 Fab 抗体片段——阿昔单抗缺少负责结合 Fc-Rn 的 Fc 区,它的半衰期非常短,仅有 30 min。因此,对于基于 Ig G 抗体的治疗药物,其消除半衰期直接与 Fc-Rn 的亲和力有关。利用不表达 Fc-Rn 受体的基因改良小鼠进行的研究表明,在这种小鼠体内抗体分解代谢过度并且消除很快。解决半衰期短的一个对策是开发融合蛋白,例如,依那西普,它是在抗体的 Fc 区增加了一个"不稳定"蛋白,从而对抗蛋白质的水解作用。研究人员也尝试了增加抗体分子与 Fc-Rn 的亲和力,从而增强对抗体分子的保护。

不同单克隆抗体半衰期不同的另一个原因在于治疗性抗体的来源不同。对于非人源抗体,其降解速度更快。单克隆抗体的人源部分比例与半衰期之间有明确的关系。非人源部分越少,其半衰期越长,即半衰期长短顺序为:鼠单克隆抗体(几天)<嵌合单克隆抗体<人源化单克隆抗体≤人单克隆抗体(几周)。有报道称,Fc-Rn 与人和兔 Fc 区有高亲和力,但是与小鼠、大鼠或者马免疫球蛋白之间的亲和力很低,或者根本就没有亲和力。

抗体片段(例如,嵌合 Fab 片段——阿昔单抗)和其他片段(尤其是正在开发的单链片段)在体内的循环周期通常非常短;在紧急情况下,这种特点是有利的,但是不利于在慢性疾病治疗中使用。但是,通过与聚乙二醇(PEG)共轭连接或者增加糖基化,可以减少对这类化合物的蛋白水解,这表明根据急性和慢性疾病的不同要求,可以"调节"这类抗体的半衰期。

单克隆抗体与抗原的结合不仅影响它的分布(与小分子药物相似),而且也影响它的消除。Fab 区与抗原的高亲和力结合被视作几乎不可逆的。抗原-抗体复合物(如果位于细胞表面)将被内摄,接着被降解。

如果由于机体对使用的单克隆抗体产生免疫应答而形成抗药抗体,那么第三种消除方式将发生。重复使用以后,一至两周后通常可以观察到抗药抗体的产生,导致不良反应的程度主要取决于以下几种因素:

- 单克隆抗体的类型:"人源化"程度越低,可能会形成的抗药抗体越多。
- 给药方案:单次给药很少引起强烈的免疫应答,而多次给药常常导致抗药抗体产生。
- 给药途径:皮下注射导致产生抗药抗体的概率高于肌内注射或者静脉注射。
- 患者遗传性特征:伴有自身免疫疾病的患者或者较早产生抗药抗体的患者更有可能产

生免疫应答。

形成的抗药抗体几乎不可逆地与单抗药物结合,因此通过这种作用,治疗性抗体被从机体中消除。总之,抗药抗体的形成将影响单克隆抗体的药代动力学行为和药效学(降低疗效)。

4. 单克隆抗体与传统小分子药物的药代动力学行为的比较

与小分子药物(化学实体)相比,治疗性单克隆抗体(生物制品)呈现出几种不同的、部分独特的药代动力学特征。

表13-5对这些特征进行了总结。相对于大分子单克隆抗体,小分子药物的组织穿透力通常更强。小分子药物与大分子的结合通常是可逆的,而单克隆抗体与抗原的结合几乎是不可逆的,并且可以显著地增加它们的消除率。就降解而言,大多数小分子药物主要是通过肝脏酶进行代谢,而单克隆抗体作为糖蛋白遭受无处不在的蛋白水解作用。在治疗剂量上,小分子药很少呈现出非线性药代动力学;相反,对于单克隆抗体,非线性药代动力学非常常见。无论是小分子药物还是单克隆抗体药物,均被认为是它们的游离分子(即未结合、游离部分药物)发挥着药效学作用。另外,游离单克隆抗体的浓度也诱导抗药抗体产生,进而引起负面免疫应答。

表13-5 传统小分子药物与治疗性单克隆抗体之间的药代动力学特征比较

特　征	小分子药物	单克隆抗体
组织穿透力	通常很好	通常较弱
结合	通常包含分布	通常包含清除率
降解	代谢性降解	蛋白水解性降解
肾清除	通常很重要	罕见
游离浓度	被认为发挥作用	被认为发挥作用＋可以引起免疫原性
药代动力学	通常是线性的 通常不依赖于药效学	通常是非线性的 通常依赖于药效学和抗药抗体

5. 主要的药代动力学参数

在单克隆抗体类药物的药代动力学研究中,我们关注的药代动力学参数主要有 c_{max}、t_{max}、F(生物利用度)、分布容积、清除率以及半衰期。通过对 c_{max}、t_{max} 的考察来确定药物的吸收情况,通过 F、分布容积来考察药物的靶向性以及引起全身反应的可能性,通过清除率、半衰期来制订药物后续实验的给药方案。

应用举例:食蟹猴单次静脉滴注低、中、高三个剂量(1 mg/kg、4 mg/kg、16 mg/kg)HER2人单抗受试品后,其血药浓度-时间曲线如图13-5所示,经估算其末端相半衰期 $t_{1/2}$ 分别为(119.7±11.8)h、(126.3±28.3)h 和(134.9±33.5)h;$AUC_{(0\sim480\,h)}$ 分别为(2 059.7±383.9)μg·h/ml、(7 869.1±1 574.2)μg·h/ml 和(36 150.5±8 209.4)μg·h/ml;全身清除率 CL_s 分别为(0.5±0.1)ml/(h·kg)、(0.5±0.2)ml/(h·kg)和(0.4±0.1)ml/(h·kg);峰浓度 c_{max} 分别为(23.9±3.3)μg/ml、(91.4±12.3)μg/ml 和(404.7±43.9)μg/ml。4 mg/kg受试品与对照品(herceptin)的血药浓度-时间曲线十分相似(图13-6),提示两者具有相似的药代动力学特性。

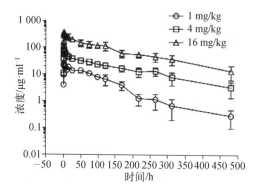

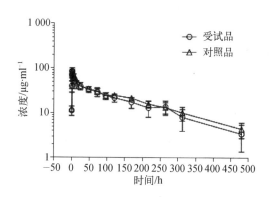

图 13－5　食蟹猴静脉滴注不同剂量的 HER2 人单抗受试品后血药浓度-时间变化曲线（$n=4$）

图 13－6　食蟹猴静脉滴注 4 mg/kg HER2 人单抗受试品和对照品后血药浓度-时间变化曲线（$n=4$）

食蟹猴每周静脉滴注 1 次（4 mg/kg）受试品，连续给药 4 次后血药浓度-时间曲线如图 13－7 所示。第 1 次和第 4 次给药的峰浓度分别为（84.7±10.7）μg/ml 和（106.5±10.3）μg/ml。末端相半衰期 $t_{1/2}$ 分别为（141.5±28.4）h 和（126.7±37.9）h。首次和第 4 次给药后血药浓度-时间曲线比较如图 13－8 所示，$AUC_{(0\sim168\,h)}$ 分别为（4 443.5±151.1）μg · h/ml 和（6 593.4±453.9）μg · h/ml，蓄积因子（AUC 第 4 周/AUC 第 1 周）为 1.5±0.3，提示连续给药 4 次，无明显的蓄积。

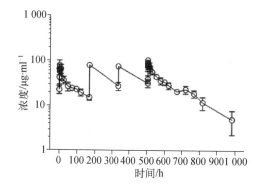

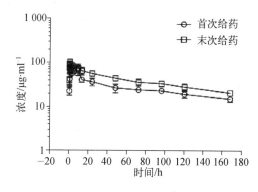

图 13－7　食蟹猴连续 4 次静脉滴注 4 mg/kg 受试品后血药浓度-时间变化曲线（$n=4$）

图 13－8　食蟹猴连续静脉滴注 4 mg/kg 受试品后首次与末次血药浓度-时间变化曲线比较（$n=4$）

综上所述，食蟹猴静脉滴注受试品，在 1～16 mg/kg 范围内表现为线性药代动力学特征，连续给药蓄积因子为 1.5±0.3。

三、ADC（antibody-drug conjugates）类药物

近几年，成功上市的抗体-药物偶联物（ADC）是一类很有潜力的药物，虽然可以将其归为抗体类药物，但是由于其结构的特殊性，导致其兼具部分小分子药物和单抗类药物的药代动力学特性，故本章将其单独进行介绍。

ADC 是一类抗体与细胞毒性药物通过连接物相连接的新型抗肿瘤药物。通常我们将其称为"靶向化疗"。ADC 类药物同时保持了单克隆抗体部分和细胞毒性药物的治疗优势，在提高细胞毒性药物治疗效果的同时，有效降低其对机体的毒副作用。其可以通过连接的细胞毒

性药物所产生的破坏信号传导、ADCC 或 CDC 等作用充分提高抗体效价作用机制,靶向递送细胞毒性药物并拓宽治疗指数。这类抗肿瘤药物既具有抗体的靶向特异性,又对癌细胞表现出的高特异性、高细胞毒性让癌症患者与医生看到了希望。

通常一个成功的 ADC 药物需要兼顾以下几点:① 良好的药代动力学特性,在体内抗体及细胞毒药物的代谢行为适中,使得其能发挥良好的药效;② 较低的免疫原性,连续多次给药也不易产生抗药抗体;③ 连接物具有合适的稳定性,使得药物能顺利抵达靶点,在靶点处释放细胞毒药物;④ 细胞毒药物具有很好的抗肿瘤活性,与单独应用的抗肿瘤细胞毒药物相比,ADC 药物中的细胞毒药物抗肿瘤活性要高出百倍;⑤ 单抗部分有很好的亲和力和选择性,使得 ADC 药物的靶向性和选择性良好;⑥ 所选的靶点在肿瘤部位高表达,在正常组织中低表达,从而提高靶点处药物的浓度,提高疗效,降低毒副作用;⑦ 有靶点依赖的细胞毒作用,并且靶点抗原能够在结合抗体后内化,从而将 ADC 药物摄入细胞中。例如,现在较为成功的 ADC 药物代表为罗氏公司的延迟乳腺癌生长的特效药 T-DM1(trastuzumab-DM1,曲妥珠单抗-DM1)。其细胞毒药物部分为化疗药 DM1(maytansine,美登木素),连接物为 MCC[N-succin-imidyl 4-(N-maleimidomethyl)cyclohex-ane-1-carboxylate],单抗为曲妥珠单抗。

在 ADC 药物中,常用的连接物主要有:化学不稳定物(如腙类的酸不稳定物,二硫化物),可酶解连接物(如肽类,β-葡萄糖醛酸类),不可酶解连接物(如 MCC)等。化学不稳定连接物主要根据肿瘤细胞的微环境与正常细胞不同而起作用,比如,酸不稳定连接物就是根据肿瘤细胞中微酸的特点进行设计,使得药物在正常细胞中较少释放细胞毒药物,而在肿瘤细胞中起作用。可酶解连接物主要根据肿瘤细胞中特异性表达的酶来设计,使得药物具有更好的靶向性。而不可酶解连接物则是靠抗体部分的降解来释放细胞毒药物的。

ADC 药物通常是一种混合物,由具有不同结构的成分组成,这一复杂特点来源于它的制造工艺。ADC 的制造工艺是抗体与细胞毒性药物相偶联的过程,其主要分为非特异性偶联和定点偶联。非特异性偶联中细胞毒性药物偶联抗体时是随机发生的,每个抗体上可能偶联不同数量细胞毒性药物,且偶联的结合位点也有所不同,因此 ADC 药物是不同偶联情况所组成的混合物。这种混合物用抗体药物偶联率(drug antibody ratio, DAR)来描述。在评价 ADC 药物时应注意抗体药物偶联率这一特殊指标。然而,体内给药后,药物可以通过全身循环降解,导致 ADC 药物的损失。降解主要通过蛋白酶作用于连接物或抗体,使得细胞毒性药物与抗体分离,从而降低药物抗体偶联率 DAR 的平均值,影响 ADC 的作用效果。因此,DAR 在体内的动态变化成为评价 ADC 的 PK、TK 及安全性的重要指标。而且也是药物质量控制的重点和难点。然而对于定点偶联技术,通过控制特定氨基酸残基的化学反应来进行抗体药物偶联。通过这种技术生产的 ADC 药物组成更加一致,可以方便药物的评价和质量控制。

正如前文所提 ADC 类药物其结构是由抗体、连接物、小分子药物组成,因此这一类抗肿瘤药物的治疗效果与这三部分结构密切相关。对于 ADC 类药物的有效性及安全性评价因其本身特性而变得复杂,需同时对连接的小分子细胞毒药物、大分子单抗药物以及原药进行检测。从结构上来看,ADC 药物中单抗占据药物的主要部分,但其在体内以多种形势存在,包括未连接细胞毒药物的游离抗体,以及偶联了不同数量的细胞毒药物的抗体。其检测方法与普通单抗一致,可以采用 ELISA 等常用检测手段。但是在吸收、分布、代谢和排泄方面与单一的单抗相比,ADC 药物表现出代谢速度快、半衰期短、分布量低以及蛋白水解介导的分解代谢。

不过,它也存在着不理想的特性,如口服生物利用度低,皮下或肌注吸收不完全,潜在的免疫原性和非线性的分布与消除等问题。

细胞毒性药物的释放在 ADC 类药物的 PK 研究中是需要非常密切关注的。它的释放可能出现疗效的损失和毒性增加。细胞毒性药物的脱落是通过不同的酶促反应使连接物断裂而发生的。细胞毒性药物的检测通常采用小分子药物常用的 LC-MS/MS 方法进行检测。往往细胞毒药物是由 CYP 酶系进行代谢,因此 ADC 药物需要考察药物的相互作用,以及多次给药后是否会产生药物的耐受。在大多数情况下,非细胞毒性药物的浓度是从 ADC 类药物释放的细胞毒性药物的全身暴露量来推断。然而,这种分析方式需要明确分析物的作用机理、药理活性代谢、药物代谢产物等信息。我们对于 ADC 类药物的 PK 实验目的就是要明确测量出相关的细胞毒性药物及其代谢衍生物的准确浓度,这是了解 ADC 类药物的药理作用的关键策略和了解其他药物与细胞毒性药物相互作用的潜在风险。

不断发展变化的分析技术为 ADC 类药物在体内循环的 PK 研究提供了更加具体详尽的分析方法。在这些技术中,亲和捕获 LC-MS/MS 法是通过亲和捕获层析法专门提取血浆中 ADC 类药物,然后通过 LC-MS/MS 进行分析。这种方法的优势之处在于它能满足细胞毒性药物与抗体平均浓度的直接测量。小分子药物、单抗药物和 ADC 药物的动力学特点比较(表 13 - 6)。

表 13 - 6　小分子药物、单抗药物和 ADC 药物的动力学特点比较

性质	小分子药物(SMD)	ADC 药物	单抗药物(mAb)
分子量(Da)	一般＜1 000	150 000 左右	150 000 左右
药代分析目标	药物原型及其代谢物	连接物,总抗体,未连接的小分子药物	总抗体
免疫原性	无	有	有
分布	分布范围广,表观分布容积大,表观分布容积可能超过血液总体积	中央室分布容积约为血液体积,组织分布有限	中央室分布容积约为血液体积,组织分布有限
代谢	Ⅰ 相、Ⅱ 相代谢,CYP450 酶系起到重要作用	由蛋白酶降解和 CYP450 酶系代谢共同组成	主要通过内吞、胞吞和蛋白酶降解完成
排泄	主要通过胆汁和肾排泄	同时包含单抗和小分子的排泄途径	分解产生的氨基酸与小肽的重利用或通过肾小球滤过
半衰期	短(几小时)	抗体部分半衰期长,持续释放小分子药物	长(数天或数周),与新生儿受体(FcRn)结合会延长半衰期
清除	低剂量时为线性清除,高剂量时为非线性清除	低剂量时为非线性清除,高剂量时为线性清除	低剂量时为非线性清除,高剂量时为线性清除

引自 Lin K,et al. Methods Mol Biol,2013,1045:117 - 131。

四、反义寡核苷酸类药物

所谓"反义药物"(antisense drug),从字面上可以理解为"反传统意义的药物"。因为反义药物与传统药物的作用方式截然不同,后者主要通过阻滞或调整引起疾病的蛋白质而发挥其作用,而前者则是在基因水平上干扰"致病蛋白质"的生产过程来打断疾病的进程,两者的治疗理念上也截然不同。

反义寡核苷酸(antisense oligonucleotide)类药物是人工合成并经化学修饰的寡核苷酸片段,长度通常为15～25个核苷酸,利用Watson-Crick碱基配对原理与靶mRNA结合,在基因水平干扰致病蛋白的产生。作为基因表达的反向抑制剂,首先必须具备以下几方面的特点,即它应对核酸酶有足够的稳定性、对目的基因的靶向性以及对细胞的通透性。反义寡核苷酸应用中的一个主要挑战是其稳定性,因为未经修饰的反义寡核苷酸在体内被核酸酶迅速降解,且这类酶在体内广泛存在,因此必须对其进行适当的修饰才能减少核酸酶对其的降解作用,进而发挥其反义作用。对于反义寡核苷酸的修饰主要从以下三个方面开展:① 对磷酸骨架的修饰。主要为磷酸二酯键修饰,硫代和甲基代修饰等。② 对糖的修饰。主要为己糖、$2'-O-$甲基取代核糖、环戊烷、α构象核糖。③ 对碱基的修饰。主要为杂环修饰、5-甲基胞嘧啶和二氨基嘌呤。寡核苷酸通过修饰,提高了对核酸酶的抗性,增加了mRNA的结合力,减少了毒副作用。

硫代修饰是目前了解最为透彻、应用最为广泛的第一代反义寡核苷酸,它增加了寡核苷酸对核酶的抗性,并可以Watson-Crick方式与靶mRNA杂交,激活RNA酶;第二代反义核酸主要是对核糖的2c位羟基进行修饰。2c-O-methyl和2c-O-methoxy-ethylRNA是其中两个代表。此种反义核酸只能以空间位阻的形式,通过阻断mRNA的剪接及翻译发挥作用,而无RNA激活作用;第三代反义核酸主要包括对磷酸骨架和核糖进行修饰。

单链硫代修饰反义寡核苷酸是目前了解最为透彻、应用最为广泛的反义寡核苷酸,因此本部分我们将着重介绍其药代动力学特征。

1. 反义寡核苷酸类药物的药物代谢动力学特点

(1) 反义寡核苷酸类药物的吸收　与大多数生物技术药物相似,反义寡核苷酸类药物经口服给药后几乎不吸收(<1%),因此通常采用胃肠外给药途径:静脉注射给药(iv)或者皮下给药(sc),皮下给药后药物几乎可以被完全吸收而进入循环系统。胃肠外给药途径之所以成为这类药首选给药途径,是因为它可以使药物到达全身。对于反义寡核苷酸类药物,只有借助于可以克服吸收屏障的新剂型,才有可能实现胃肠道途径给药。

(2) 反义寡核苷酸类药物的分布　经静脉或皮下注射给药后,反义寡核苷酸类药物可以迅速从血液中向全身各组织部位广泛分布,然后从组织中缓慢消除,其组织分布可能存在饱和现象而赋予它非线性动力学特征。由于该类药物的组织摄取具有明显的细胞型特异性,如肾近曲小管内皮细胞可以迅速内吞反义寡核苷酸类药物,导致其在肾脏内大量分布,其主要分布于肾脏、肝脏、脾脏、淋巴结、脂肪细胞和骨髓,该类药物通常无法通过血脑屏障而进入脑组织,但经脑脊液给药后,可在脑组织内广泛分布。此外该类药物在骨骼肌、心脏和肺的分布相对较少。

该类药物的血浆蛋白结合率较高(>90%),但由于它们通常与血浆蛋白的亲水性位点结合,而非小分子药物结合的疏水性位点,因此一般不会出现相互置换的现象,到目前为止,尚未发现由于蛋白结合的相互置换而发生的药物间的相互作用。

(3) 反义寡核苷酸类药物的代谢　反义寡核苷酸类药物在体内主要被体内的各种核酸酶所代谢,这类酶在体内广泛存在,因此为了增加其对核酸酶的代谢稳定性常常进行一定的化学修饰,但尽管如此仍无法避免核酸外切酶对其的消化作用。大部分药物在体内被代谢为核酸的片段(代谢物),仅有少部分药物以原型的形式存在。由于反义寡核苷酸类药物并非CYP450 酶的底物,因此一般不会与小分子药物发生代谢相互作用。

(4)反义寡核苷酸类药物的排泄　反义寡核苷酸类药物在体内主要以代谢物的形式经肾脏从尿液排出体外,仅有很少量是通过胆汁和粪便排泄的。但这一排泄过程非常缓慢,如 $2'$ - MOE 部分修饰的反义寡核苷酸药物静脉给药后 24 h 内,从尿中回收到的放射性<15%;给药后一个月内从尿和粪便中回收到的放射性大约只有 50%,剩余的放射性主要以原型药物的形式存在于动物体内,而回收到的放射性主要是其代谢物,完全排泄可能需要数月的时间。这与其从组织中的消除非常缓慢有关,导致其血浆表观消除半衰期可以长达数周。

综上所述,单链硫代修饰反义寡核苷酸类药物具有以下几个方面的药代动力学特征:① 静脉或皮下给药后,药物与血浆蛋白高度结合(>90%),然后药物迅速从血浆中分布到全身各组织,分布半衰期为 1~2 h,给药后 12 h,仅有不到 1% 的药物在循环系统中,给药后 24 h 内从尿液和粪便中回收到的放射性<5%;② 药物在体内可以广泛分布,且从组织中的消除极为缓慢,导致其消除半衰期较长,可以长达数周;③ 药物在体内主要被核酸酶所代谢消除而非CYP450 酶,然后主要以代谢物(核酸片段)的方式经肾脏从尿液排出;④ 血浆药物浓度-时间曲线呈现出典型的多指数函数的特征,即快速地分布,缓慢地消除;⑤ 单链硫代修饰反义寡核苷酸类药物在不同种属的动物和人之间具有相似的药代动力学行为,如按每千克体重计算,不同种属间具有良好的种属间比放(species scaling)关系,见图 13 - 9,该类药物的药代动力学与药效动力学之间通常具有良好的相关性。

2. 核酸药物药代动力学分析方法特点

核酸药物是指在核酸水平(DNA 和 RNA)上发挥作用的药物,主要包括反义核酸药物(反义 RNA、反义 DNA 及核酶)、RNA 干扰药物、DNA 疫苗等。对上述三类核酸药物进行成功的药代动力学研究的关键是选择合适的生物样品定量分析方法。传统核酸药物的非临床和临床药代动力学研究中最为常用的定量分析方法有两大类:同位素标记法和非放射性检测法,后者又包括毛细管凝胶电泳(CGE)、HPLC、MS、杂交技术等方法。这些方法的基本原理与蛋白多肽类药物中的应用基本是一致的。

五、生物类似药

近年来,随着原研生物技术药物的专利即将到期及生物技术的不断发展,迎来了这类产品"仿制药"开发的黄金时期,但由于这类药物自身的特点导致其所谓的"仿制药"可能与其原研药之间在安全性、有效性和质量方面存在一定的差异,故通常将这类药品称为"生物类似药"。它是指在质量、安全性和有效性方面与已获准上市的原研药具有相似性的治疗性生物制品。"安全、有效、质量可控"是药品的基本属性,生物类似药作为药品也不例外,但既往针对小分子、化学药物这些所谓"仿制药"建立的生物等效性评价方法并不适用于"生物类似药"的开发和评价,这是因为生物技术药物是由分子量大、结构较为复杂的蛋白质组成,其结构和活性很大程度上受到细胞基质、生产工艺等的影响。甚至同一生产厂家按照改良的生产工艺生产相同的生物制品,仍不能保证产品具有相似性,因此生物类似药应与参照药在质量、安全性和有效性方面进行全面的可比性研究。

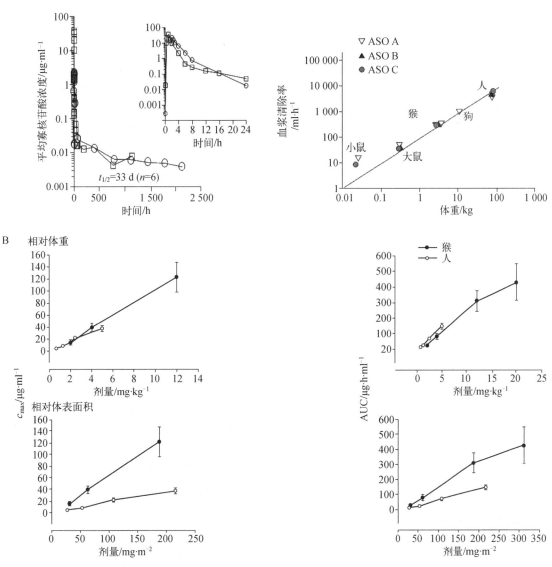

图 13 - 9　种属间的药代动力学行为相似

A. 左图为给予猴和人相似 mg/kg 的药物后的血药浓度-时间曲线;右图为给予三种不同序列反义寡核苷酸(ASOA,ASOB 和 ASOC)血浆清除率的比放图。B. 血浆药物暴露量的比放图。ASO 为反义寡核苷酸。引自 Geary RS. Expert Opin Drug Metab Toxicol,2009,5(4):381 - 391。

1. 生物类似药研究应遵循的基本原则

生物类似药的开发和评价不同于创新性生物制品。创新性生物制品是通过药学、非临床和临床研究来证实药品安全、有效、质量可控。而生物类似药的评价是通过证明其与参照药在质量、安全性和有效性上具有相似性为基础,以支持其安全、有效和质量可控。因此,此类药物的研发和评价应围绕相似性比较这一主线,应遵循以下几个基本原则。

(1) 比对原则　生物类似药的评价是以比对试验研究证明其与参照药相似性为基础,支持其安全、有效和质量可控。每一阶段的每一个比对试验研究,均应与参照药同时进行,并设立相似性的评价方法和标准。

（2）逐步递进原则　研究应采用逐步递进的顺序,分阶段证明候选药与参照药的相似性。比对试验结果无差异或者差异很小,评判为相似,可以减免后续的部分比对试验研究;对存在较大差异或不确定因素的,需评估对产品的影响,在后续的研究中还必须选择敏感的技术和方法设计有针对性的比对试验进行研究,并评价对产品的影响。

（3）一致性原则　比对试验研究所使用的样品应当保持前后的一致性,否则应评估其对产品质量的影响;对比试验研究的方法和技术应尽可能与参照药所用的保持一致,至少在原理上应一致,否则应评估其适用性和可靠性。

（4）相似性评价原则　对全面的药学比对试验研究结果显示候选药与参照药相似,并在非临床阶段进一步证明其相似的,后续的临床试验可以考虑仅开展临床药理学比对试验研究;对不能证明相似性的,后续还应开展针对性的研究或临床安全有效性的比对研究。药学比对试验研究结果显示的差异对产品有影响并在非临床比对试验结果也证明的,对继续研发的,后续应开展系统的临床比对试验。对临床比对试验研究结果判定为相似的,可按生物类似药的技术要求进行评价。

2. 生物类似药非临床药代动力学研究

生物类似药应进行非临床比对试验研究,尤其是对所采用的细胞基质及杂质等不同于参照药的。对药学比对试验研究结果显示候选药和参照药无差别或仅有微小差别时,可仅开展药效动力学、药代动力学和免疫原性的比对试验研究。

尽量在研究早期开展生物类似药与参照药的药代动力学比对研究,研究包括在相关动物种属开展多个剂量组的单次给药和重复给药的药代动力学研究。单次给药的药代动力学研究应单独开展;重复给药的药代动力学试验可结合在 PD-PK 研究或重复给药毒性试验中进行。对试验方法影响药物效应或者毒性反应评价的,应进行单独的重复给药的比对药代动力学研究来评估 PK 特征的变化。

第四节　生物技术药物的临床药代动力学研究

一、创新性生物技术药物

创新性生物技术药物必须通过药学、非临床和临床研究来证实药品安全、有效、质量可控。但由于生物技术药物的复杂性和多样性,每一类生物技术药物都有其独特的药代动力学和药效动力学特征,很难像化学药物一样制订统一的指导原则,应遵循个案化（case by case）的研究原则,根据每一类药物的 PK 和 PD 特征来设计合理的研究方案并选择合适的方法开展相关的研究。

1. 临床药代动力学研究的目的和内容

对于创新性生物技术药物临床药代动力学研究的目的和内容原则上可参照化学药物。

（1）新药Ⅰ期临床试验中健康受试者或敏感人群的药代动力学　① 单次给药的药代动力学。② 对于多次用药的生物技术药物需考虑进行多次给药的药代动力学。

（2）生物技术药物的Ⅱ期或Ⅲ期临床试验的药代动力学　① 生物技术药物在敏感人群体内的药代动力学,包括有单次给药和多次给药的药代动力学,以了解疾病状态对新药药代动力学的影响。② 优化给药方案的药代动力学,确定药代动力学和药效动力学或毒性的关系,是否存在有效目标浓度,是否存在治疗窗。确定最佳给药途径、剂量和次数,确定是否需要按千克体重或体表面积、肝肾功能调整剂量。③ 根据生物技术药物药理学特点、临床用药需要及试验条件的可行性,研究者可选择性地进行特殊药代动力学(包括年龄,性别和种族,治疗靶人群,肝、肾功能受损,老年人等因素对药代动力学的影响),特殊人群的药代动力学及人体内血药浓度和临床药理效应相关性的研究等。④ 与药代动力学相关的药物-药物相互作用的研究。⑤ 药代动力学对发展新一代生物技术药物、新剂型的启示。

同时还应考虑到该类药物的药代动力学和药效动力学特征来确定最终的研究内容,与传统的化学药物不同,生物技术药物通常具备以下几个方面的药代动力学和药效动力学特征:其一是免疫源性,这是该类药物的临床药代动力学中必须研究的一项重要内容,因为免疫源性可能会对其药代动力学和药效动力学产生直接的影响;其二,药代动力学和药效动力学之间的关系更为紧密,某些药物如单抗类药物的消除是靶标介导的,其药效动力学对药代动力学有非常直接和显著的影响,因此通常需要将两者结合起来研究;其三,每一类药物都有其独特的代谢酶和消除方式,且不同于传统的化学小分子药物代谢和消除方式,因而它们之间发生代谢相互作用的概率较低。

2. 临床药代动力学研究中分析方法的选择和确证

生物样品中生物技术药物分析方法的选择和确定是临床药代动力学研究的难点,且在非临床药代动力学研究中被广泛应用的同位素标记技术在国内一般是不能被接受的。因此研究手段主要是免疫学分析法、生物检定分析法和理化分析方法。应根据每一类药物的特点来选择合适的分析测定方法,按具体情况选用一种或两种分析方法,并提供方法学可靠性验证的科学依据,方法学验证的技术要求可参照化学药物分析方法确证的技术要求。最好在临床前研究期间已经选用或建立临床药代动力学可采用的分析方法,有利于进行临床药代动力学、预测药代动力学的行为和比较动物与人药代动力学的差异。

此外,在方法建立中应根据每类药物的作用特点来确定合理的测定目标物,如在治疗性疫苗的临床药代动力学研究中,除了应测定疫苗本身外,应重点关注免疫应答物随时间变化的动力学过程,因为免疫应答物与其疗效和毒性有更为密切和直接的关系。

二、生物类似药

生物类似药的评价不同于创新性生物制品。生物类似药的评价是围绕相似性比较这一主线展开的,主要是通过试验证明其与参照药在质量、安全性和有效性上具有相似性。临床相似性比对试验研究应遵循逐步递进的研究原则。通常从药代动力学和/或药效动力学比对试验研究开始,根据相似性评价的需要考虑后续的安全性和有效性比对试验研究。

临床试验用药应尽可能使用与前期比对试验研究用药相同批次的产品,否则需重新开展药学或者非临床的比对试验研究。

对前期研究结果证明候选药物与参照药之间无差异或差异很小,且临床药理学比对试验研究结果可以预测其临床终点的相似性时,则可用于评判临床相似性;对前期比对试验研究显示存在不确定性的,则应当开展进一步的临床安全性和有效性比对试验研究。

1. 药代动力学比对试验研究

在符合伦理的前提下,应选择健康志愿者作为研究人群,也可在参照药适应证范围内选择适当的敏感人群进行研究。

对药代动力学比对试验研究,通常采用等效性设计,可参照经典的等效范围,即 $80\% \sim 120\%$。对于采用其他等效范围的,应说明理由并论证其合理性。研究中除考察吸收率/生物利用度的相似性外,还应考察其消除特征(消除和/或消除半衰期)的相似性。对于半衰期短且免疫源性低的候选药物,应采用交叉设计以减少个体间的变异性;对于半衰期长或可能形成抗药抗体的候选药物,应采用平行设计,但应充分考虑组间均衡问题。

对于药代动力学呈剂量或时间依赖性,并可导致稳态浓度显著高于根据单次给药数据预测的血药浓度者,应进一步开展多次给药药代动力学比对试验研究。一般情况下,不需要进行额外的药物-药物相互作用研究和特殊人群研究等。

2. 药代动力学和药效动力学比对试验研究

对药代动力学和药效动力学特征差异的比对试验研究,应选择最敏感的人群、参数、剂量、给药途径和检测方法,并对所需要的样本量进行科学论证。一般选择参照药的给药途径及剂量,也可选择更易暴露差异的敏感剂量。应预先对评估药代动力学和药效动力学特征相似性所采用的生物分析方法进行优化选择并进行充分的方法学验证。对药代动力学特性存在差异,且临床意义尚不清楚的,进行该项研究尤为重要。所选择的药效动力学指标,应尽可能选择有明确量效关系,且与药物作用机制和临床终点相关,并能敏感地检测出候选药物和参照药之间具有临床意义的差异。

药代动力学/药效动力学比对试验研究结果用于临床相似性评判的,所选择的药代动力学参数和药效动力学指标应与临床相关,应至少有一种药效动力学指标被公认为临床疗效的替代终点,且对剂量/暴露量与该药效动力学指标的关系又充分了解;研究中选择了测定药代动力学/药效动力学特征差异最敏感的人群、剂量和给药途径,且安全性和免疫源性数据也显示为相似。

(程远国,柳晓泉,任欣怡)

参考文献

[1] Toon S. The relevance of pharmacokinetics in the development of biotechnology products[J]. Eur J Drug Metab Pharmacokinet, 1996,21:93-103.

[2] Wang B, Ludden TM, Cheung EN, et al. Population pharmacokinetic-pharmacodynamic modeling of filgrastim (r-metHuG-CSF) in healthy volunteers[J]. J Pharmacokinet Pharmacodyn, 2001,28:321-342.

[3] 程远国. 生物技术药物药代动力学与药效动力学——药物开发指导原则与应用实例[M]. 北京:人民军医出版社,2010.

[4] Edwards DA. Refining the measurement of rate constants in the BIAcore[J]. J Math Biol, 2004,49:272-292.

[5] Baselga J. The EGFR as a target for anticancer therapy - focus on cetuximab[J]. Eur J Cancer, 2001,37 Suppl 4:S16-S22.

[6] Geary RS. Antisense oligonucleotide pharmacokinetics and metabolism[J]. Expert Opin Drug Metab Toxicol, 2009,5:381-391.

[7] 汤仲明. 生物技术药物药代动力学[M]. 北京:化学工业出版社,2004.

[8] 杨鹏远,芮耀诚. 反义寡核苷酸类药物的研究进展[J]. 国外医学药学分册,2002,29:193-197.

[9] 生物类似药研发与评价技术指导原则(征求意见稿)[S]. 国家食品药品监督管理总局药品审评中心,2014.

第十四章　药物转运体

第一节　概　　述

药物在体内的吸收、分布和排泄等转运过程往往涉及药物转运体,目前发现有两大转运体家族即溶质转运体(solute carrier,SLC)和 ABC 家族转运体(ATP-binding cassette transporters,ABC)参与药物转运。SLC 家族转运体是主要的易化扩散转运体,多数属于摄取转运体,而 ABC 家族转运体属于外排转运体。已发现药物摄取转运体包括有机阴离子转运多肽(oganic anion transporting polypeptide,OATP 或 SLC21/SLCO),有机阴离子转运体(organic anion transporter,OAT/SLC22),有机阳离子转运体(organic cation transporter,OCT/SLC22),有机阳离子/肉毒碱转运体(organic cation and carnitine transporter,OCTN)和肽类转运体(peptide transporter,PEPT/SLC15)等。药物外排转运体主要包括 P -糖蛋白(P-glycoprotein,P-GP),多药耐药相关蛋白(multidrug resistance-associated proteins,MRP1 - 9)和乳腺癌耐药蛋白(breast cancer resistance protein,BCRP)以及 SCL 家族转运体如多药毒物外排蛋白(multidrug and toxin extrusion,MATE/ SLC47A1)等。药物摄取转运体、外排转运体以及药物代谢之间有序协同作用是完成药物体内处置必须的。如在肝脏中,OATP1B1 等摄取转运体将底物药物从门脉血中摄取进入肝脏,在药物代谢酶的作用下发生代谢,药物及其代谢产物在外排转运体的作用下,分泌进入胆汁或返回到血液中。本章节主要介绍几种常见的药物外排转运体和摄取转运体。

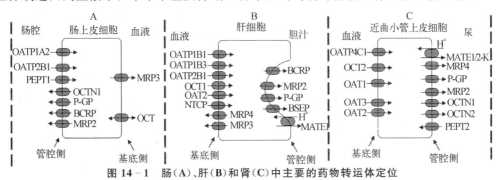

图 14 - 1　肠(A)、肝(B)和肾(C)中主要的药物转运体定位

BCRP 为乳腺癌耐药蛋白;BSEP 为胆盐外排泵;P-GP 为 P -糖蛋白;OAT 为有机阴离子转运体;OCT 为有机阳离子转运体;NTCP 为牛磺胆酸钠协同转运多肽;OATP 为有机阴离子转运多肽;OCTN 为有机阳离子/肉毒碱转运体;MATE 为多药毒物外排蛋白。

第二节　ABC 家族药物转运体

一、多药耐药现象与药物外排转运体

多药耐药(multidrug residence,MDR)现象最早是在肿瘤细胞中发现的。对药物敏感的

肿瘤细胞长期用一种抗肿瘤药物处理后,该细胞对药物敏感性降低,产生耐药性,同时对其他结构类型的抗肿瘤药物敏感性也降低。如当人乳腺癌细胞对米托蒽醌产生耐药后,对拓扑替康和柔红霉素等也产生耐药性。细胞与药物接触后,可以通过多种方式产生耐药性,如降低摄取,增加去毒功能,改变靶蛋白或增加外排。其原因之一是高度表达一类糖蛋白,促进药物外排,降低细胞内药物蓄积。这类糖蛋白属于 ABC 家族转运体。ABC 家族转运体与 ATP 结合,利用 ATP 跨膜转运物质。在 ABC 家族转运体结构中有核苷结合域(nucleotide binding domain,NBD)和 6 个跨膜 α-螺旋(transmembrane α-helice,TM)构成的跨膜结构域(membrane spanning domain,MSD)。NBD 含 3 个保守区域 Walker A、Walker B 和 Walker C。在 Walker A 和 Walker B 存在 ATP 结合点,而 Walker C 为一签名区(signature motif),位于 Walker B 的上游,Walker C 区是相应 ABC 转运体特有的特性。典型的 ABC 转运体有两个 NBD 和两个 MSD 域,NBD 位于胞浆侧。底物分子转运是单向的,通常是将底物泵出细胞外。根据结构,将 ABC 家族转运体分为完整转运体(2 个 MSD 和 2 个 NBD)和半转运体(1 个 MSD 和 1 个 NBD)两种类型。半转运体类型通常以同型二聚体或异类二聚体方式发挥转运功能。至今,在人类中发现数十个 ABC 家族转运体,至少有 11 种 ABC 家族转运体参与药物的转运,分别是 P-GP、MRPs1-9 和 BCRP。

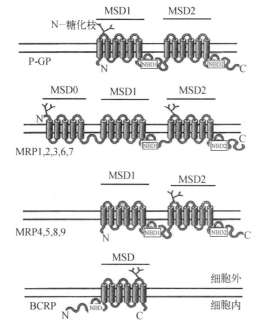

图 14-2 ABC 家族药物转运体二级结构

NBD 为核苷结合域;MSD 为跨膜结构域。

所有 ABC 家族药物转运体均存在于细胞膜上,参与各种结构类型的药物、代谢物和化合物的外排。根据二级结构特征,药物外排转运体分为四大类(图 14-2)。P-GP 为典型的 ABC 家族药物转运体,由 2 个类似的半转运体构成,每个半转运体含有 1 个 MSD 和 NBD。P-GP 的第一个细胞外袢是 N-糖化结构。类似的结构转运体有 MRP4、MRP5、MRP8 和 MRP9,但它们的 N-糖化结构在第四个细胞外袢上。而 MRP1、MRP2、MRP3、MRP6 和 MRP7 在 N-末端有一个 5 个 TM 段构成的跨膜结构(MSD0),蛋白的 N-端和糖化结构在细胞外侧。与上述三类不同的是 BCRP 为半转运体,仅有 1 个 MSD 和 NBD,最后一个细胞外袢可能是 N-糖化结构。BCRP 可能是以同型二聚体模式发挥功能的。所有的转运体在细胞外,或多或少有 N-糖化结构。尽管 N-糖化结构不是基本转运功能必需的,但在维持转运体在细胞上的活性有重要作用,有助于稳定在细胞膜上插入。

表 14-1 几种 ABC 家族药物转运转运体的特性

蛋白	基因	氨基酸数	细胞部位	分布
P-GP	ABCB1	1 280	管腔膜	肠、肝、脑、肾、视网膜
MRP1	ABCC1	1 531	基底膜	广泛组织
MRP2	ABCC2	1 545	管腔膜	肝、肾、肠、脑
MRP3	ABCC3	1 527	基底膜	小肠、结肠、胰腺、肾、胎盘、肾上腺

续表

蛋白	基因	氨基酸数	细胞部位	分　　布
MRP4	ABCC4	1 325	管腔膜	前列腺、睾丸、卵巢、肺、肝、肠、胰腺
MRP5	ABCC5	1 437	基底膜	多数组织
MRP6	ABCC6	1 503	基底膜	肝、肾
MRP7	ABCC10	1 492	？	多数组织
MRP8	ABCC11	1 382	管腔膜	睾丸、乳腺
MRP9	ABCC12	1 356	？	睾丸、乳腺、卵巢、脑、骨骼肌
BCRP	ABGG2	655	管腔膜	肠、肝、脑、胎盘、肾旁细胞、视网膜、睾丸

二、P-糖蛋白（P-GP）

1. P-GP 特性

P-GP 首先是 Juliano 和 Ling 发现在耐药性中国仓鼠卵细胞表达的一种含磷糖蛋白，分子量为 170 kDa。在人中存在两种 P-GP 基因家族（MDR1 和 MDR3），在啮齿类动物如鼠中存在 3 个家族（mdr1a，mdr1b 和 mdr2）。参与药物外排的人 P-GP 和鼠的 P-GP 分别是 MDR1 和鼠 mdr1a/mdr1b 基因表达的产物，而 MDR3 和鼠 mdr2 表达的 P-GP 认为参与磷脂转运。但近来发现，人 MDR3 也参与药物转运。P-GP 在分类上归为 ABCB1，又称 MDR1。

P-GP 由两个相似而对称的半转运体组成，每个半转运体有 1 个 ATP 结合点和 6 个 TM 段。两个半转运体只有 43% 氨基酸序列是一致的，两个半转运体协同相互作用形成一个功能单元。P-GP 先与 ATP 结合，再水解 ATP 是药物转运必需的，不同的底物转运需要的 ATP 分子是不同的，每转运一个药物分子出细胞，需要 $0.3 \sim 3$ 个分子的 ATP。图 14-3 为 P-GP 催化循环与 ATP 水解过程示意图。

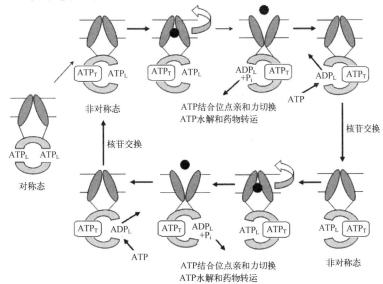

图 14-3　P-GP 催化循环包括 ATP 驱动的二聚作用、ATP 结合与水解、核苷结合位点亲和力切换和药物跨膜转运

ATP_L 为松散结合 ATP 分子；ATP_T 为紧密结合的 ATP 分子；ADP_L 为松散结合 ADP 分子；P_i 为无机磷；黑点为药物分子。引自 Siarheyeva A，et al. J Bio Chem，2010，285，7575-7586。

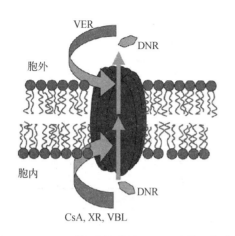

图 14-4 P-GP 转运柔红霉素(DNR)跨膜两步过程

环孢素 A(CsA),XR(XR9576)和长春碱(VBL)在细胞浆侧面阻断,维拉帕米(VER)在细胞外侧阻断(优先占领)。引自 Litman T, et al. J Pharmacol Exp Ther, 2003, 307:846-853。

P-GP 可能分两步外排药物,首先药物与细胞内侧高亲和部位结合,然后移动到低亲和部位,外排到细胞外介质中。如维拉帕米通过占领细胞外侧结合点,而环孢素 A、XR9576 和长春碱等通过占领内侧结合点,抑制柔红霉素等药物外排(图 14-4)。

2. P-GP 底物

P-GP 有广泛结构类型的底物,常见的有钙拮抗剂:维拉帕米、尼莫地平等;抗癌药:多柔比星、长春新碱、长春碱、米托蒽醌、柔红霉素、道诺霉素、表柔吡辛、依托泊苷、替尼泊苷、放线菌素 D、紫杉醇、托泊替康、尼拉帕替尼和伊马替尼等;HIV 蛋白酶抑制剂:塞喹那韦、利托那韦、奈菲那韦和茚地那韦等;类固醇类:地塞米松、可的松和氢化可的松等;免疫抑制剂:环孢素 A、他克莫司、伊维菌素和西罗莫司等;抗生素类:红霉素、缬霉素和短杆菌素 D 等;其他如西他列汀、沙格列汀、吗啡、秋水仙碱、地高辛、罗丹明 123、阿利吉仑、安立生坦、达比加群酯、他林洛尔、雷诺嗪和托伐普坦等。由于底物的广泛性,因此表现对多种药物的交叉耐药性。

P-GP 底物几乎没有共性,只有多数底物是两性分子,可能与其转运机制有关。一种观点认为细胞内的 P-GP 底物首先插入细胞膜内侧,然后"反转"到外侧,或直接排到外侧,只有两性分子才能在膜中合适插入。构效分析显示化合物脂溶性和氢键的数目是决定底物与 P-GP 亲和力的重要参数。脂溶性大或氢键数目多,与 P-GP 的亲和性高。底物分子分配到膜脂质中是与 P-GP 相互作用的第一步,也是限速步骤。底物-P-GP 复合物的解离速率是受氢键控制的。除了脂溶性和氢键数目外,其他的一些结构参数也影响底物与 P-GP 亲和力。

3. P-GP 抑制剂

许多物质可以抑制 P-GP 介导的底物转运,这类物质称为 MDR 逆转剂(MDR-reversing agents)或 P-GP 抑制剂。多数抑制剂如维拉帕米,环孢素 A 等本身也是 P-GP 底物,属于竞争性抑制剂。但也有些抑制剂是 P-GP 不良底物或不是 P-GP 底物。

最早的抑制剂主要集中在肿瘤细胞的 MDR 逆转方面,这些抑制剂在调节抗肿瘤药物耐药方面是很有用的。但所谓第一代 P-GP 抑制剂如维拉帕米往往抑制作用比较弱,有的本身也有很强的药理活性如维拉帕米、环孢素 A 等,合用常常引起严重的不良反应。新发现的抑制剂如 PSC833、GF120918、LY335979、XR9576 和 OC144-093 属于第二代或第三代抑制剂。其他 P-GP 抑制剂包括胺碘酮、阿齐霉素、卡地洛尔、克拉霉素、红霉素、非洛地平、伊曲康唑、酮康唑、奎尼丁、利托那韦、雷诺嗪和替卡格雷等。

4. P-GP 生理功能

在人体中,P-GP 主要表达一些特殊组织如肠、肾、肝、脑血管内皮、睾丸和胎盘等,成为血脑屏障、血睾屏障和胎盘屏障的一部分。P-GP 的功能是将毒物从细胞中排出胞外,保护相应组织,免受毒物的危害。P-GP 也与一些药物的治疗失败和某些疾病的发生有关。如 P-GP 的过度表达是一些抗肿瘤药物治疗失败的原因。

（1）血脑屏障 大多数 P-GP 底物是脂溶性的,理论上应该容易进入脑内。然而由于在脑血管内皮细胞的管腔膜上 P-GP 高度表达,促使已进入细胞内的药物泵回到血液中,导致药物净通透显著降低。如在 mdr1a/1b 基因缺陷小鼠,由于血脑屏障上 P-PG 缺乏,可引起 P-GP 底物通透性增加 10～100 倍,伴随药物的毒性和活性显著增加。

（2）血睾屏障和血神经屏障(blood-nerve barrier) 在许多敏感组织如睾丸、神经中的微血管内皮细胞上有 P-GP 表达,类似血脑屏障,阻止相关物质进入这些敏感组织。

（3）胎盘屏障 P-GP 存在于胎盘合胞体滋养层顶侧面膜上。合胞体滋养层构成胎儿-母体屏障,交换必需的营养物质和代谢产物,也起着保护作用。P-GP 功能类似于血脑屏障,防止有毒物质从母体进入胎儿。对于多数治疗药物而言,在胎盘上的低通透性当然是需要的,但在有些情况下,成为治疗上的障碍。如对于 HIV 治疗,希望在婴儿出生前,有一个合适的"负荷剂量",以降低在出生过程中母-婴 HIV 感染的概率。

（4）在肝-胆和肠中作用 在肝细胞的胆管侧细胞膜上和肠黏膜上皮细胞管腔膜上,表达丰富的 P-GP,功能是促进药物、毒物从肝细胞进入胆汁和促进药物从肠黏膜上皮细胞进入肠腔。肠黏膜上皮细胞中 P-GP 分泌功能成为许多药物吸收差的主要原因之一。P-GP 在肠黏膜上皮细胞中表达存在肠段区域差异性,蛋白表达量十二指肠<空肠<回肠。

许多药物是 P-GP 的底物。肠黏膜上皮细胞中 P-GP,促进药物和毒物从肠黏膜上皮细胞中排泄入肠腔,限制药物从肠腔进入血液的转运,成为这类药物的口服生物利用度低的原因之一。如野生型小鼠灌胃 50 mg/kg 紫杉醇后,约有 95% 的药物原型从粪中排泄。而在 mdr1a/1b 基因敲除小鼠,粪中原型排泄分数只有 6%。

P-GP 介导的药物外排也符合转运体转运的特点,即存在饱和现象。地高辛在大鼠空肠、回肠、结肠和人结肠中转运的 K_m 分别为 81 μmol/L、74 μmol/L、51 μmol/L 和 59 μmol/L。环孢素 A 在 Caco-2 细胞中转运 K_m 为 3.8 μmol/L。这些结果提示治疗剂量情况下,多数口服药物在肠内的浓度可能会超过 K_m 值,P-GP 的外排功能往往处于饱和状态。这可以解释下列现象:如他林洛尔等 P-GP 底物在人体内吸收程度随剂量增加而增加的现象。不同底物和不同剂量时肠道 P-GP 的作用是不同的。如地高辛通常剂量是 0.5～1 mg,肠内的浓度不到 10 μmol/L,低于 K_m 58 μmol/L。因此,对地高辛而言,P-GP 在吸收方面有重要的意义,可能是该药物吸收程度低和个体差异大的主要原因。对于一些剂量大于 50 mg 的药物,肠内药物浓度达到"mmol/L"水平,可能超过相应药物的 K_m 值,P-GP 的活性处于饱和状态,P-GP 对药物吸收的贡献不大。如茚地那韦剂量高达 800 mg,肠内浓度超过 1 mmol/L,远远大于 K_m 140 μmol/L。P-GP 外排转运茚地那韦作用处于饱和状态。因此,尽管茚地那韦是 P-GP 的底物,但仍然有好的生物利用度。然而一些药物如环孢素 A(200～700 mg)和紫杉醇(100～200 mg),尽管剂量很高,药物溶解度和释放度低,导致肠内的有效浓度低于 K_m 值,P-GP 对吸收的影响仍然很大。

表 14-2 几种 P-GP 底物的肠道转运的 M-M 常数(K_m)

化合物	标 本	表观 K_m/μmol $\cdot$ L^{-1}
环孢素	Caco-2(净 B-A)	3.8
地高辛	Caco-2(净 B-A)	58
	大鼠空肠段(净-向 A)	81
	大鼠回肠段(净-向 A)	74

化合物	标　本	表观 $K_m/\mu mol \cdot L^{-1}$
依托泊苷	大鼠结肠段(净 B-A)	51
	人结肠段(净 B-A)	59
	Caco-2(净 B-A)	213
	大鼠空肠段(净 B-A)	94
维拉帕米	大鼠结肠段(净 B-A)	119
	大鼠空肠段(净 B-A)	31
	大鼠回肠段(净 B-A)	29
长春碱	大鼠结肠段(净 B-A)	4.4
	Caco-2(净 B-A)	19,27
	大鼠回肠段(净 B-A)	48
	大鼠结肠段(净 B-A)	~100

B-A 指基底侧向顶侧面转运。引自 Lin JH, Yamazaki M. Drug Metab Rev, 2003, 35:417-454。

肠中 P-GP 也是机体的重要保护机制之一,使机体免受各种肠中毒素的侵害。如 mdr1a 缺陷小鼠产生一种大肠炎症,类似人类的肠内部炎。

(5) 肾中　P-GP 也表达于近曲小管的管腔膜,可能是促进药物从血液侧进入尿中。然而用 P-GP 敲除动物模型,有些药物显示相反的结果,某些药物在 P-GP 缺陷小鼠中的尿排泄反而高。因此,P-GP 在肾中功能有待进一步研究。

三、多药耐药相关蛋白(MRPs)

1. MRP1/Mrp1

(1) MRP1 的一般特性　人的 MRP1 分子量 190 kDa,属于 ABCC1,鼠类命名为 Mrp1。MRP1 最早是在产生多药耐药的肺肿瘤细胞中发现的,也是多种肿瘤细胞耐药的原因之一。在正常组织中也有 MRP1 的表达,在肺和睾丸中表达量相对较高。MRP1 是两性有机阴离子转运,也转运脂溶性药物或化合物。生理性底物是白三烯 C4(LTC$_4$),转运 LTC$_4$ 被认为是 MRP1 的主要生理功能之一。LTC$_4$ 是前炎症因子,参与哮喘,变态反应以及骨骼肌收缩和血管收缩过程。如在 Mrp1$^{-/-}$ 小鼠中,炎症反应减轻与 LTC$_4$ 外排受损相一致,说明 MRP1 在 LTC$_4$ 分泌中的作用。除了 LTC$_4$ 外,MRP1 也介导其他谷胱甘肽结合物的转运,因此 MRP1 有时被称作为"GS-X"外排泵。MRP1 转运底物依赖于细胞还原型谷胱甘肽(GSH)供应,MRP1 转运化合物的同时,协同转运 GSH。MRP1 也参与细胞的氧化应激过程。细胞内 GSH 水平维持是细胞抗氧化应激必需的,形成的 GS-X 产物必须经 MRP1(或 MRP2)泵出细胞,谷胱甘肽(GSH)及其氧化谷胱甘肽(GSSG)的转运也是 MRP1 介导的,因此细胞内的 GSH 水平维持有赖于 MRP1 的参与。此外,MRP1 也参与葡萄糖醛酸结合或硫酸结合物如雌二醇 17β-葡萄糖醛酸苷(E$_2$17βG)的转运。非重金属离子如亚砷酸盐和三价锑也是通过 MRP1 转运的,多数与 GSH 形成复合物,可见 MRP1(包括 MRP2)主要转运 II 相代谢物,故又称为"药物 III 相消除途径"。与 P-GP 不同的是,MRP1 存在于上皮细胞的基底膜,将底物向细胞基底膜方向转运。

（2）MRP1 的作用 尽管 MRP1 主要在上皮细胞基底膜表达,但仍然有重要的药理和毒理学上的意义。MRP1 的分布与机体组织屏障一致,提示 MRP1 在生理性屏障中的贡献。在脉络膜丛上皮细胞基底膜面向血液,药物通过脉络膜丛上皮细胞底侧面膜转运药物（毒物）回到血液,促进药物从脑脊液中消除,说明脑室受到 MRP1 保护。在同时缺乏 Mrp1、mdr1a 和 mdr1b 小鼠中,小鼠对长春新碱和依托泊苷的敏感性分别增加 128 倍和 3.8 倍。而仅 P-GP 缺乏小鼠,敏感性仅分别增加 16 倍和 1.75 倍。同时,在骨髓和胃肠黏膜对长春新碱毒性显著增加,提示这些组织受到 P-GP 和 Mrp1 的保护。

MRP1 的过度表达也是细胞对抗肿瘤药物耐药的直接原因。MRP1 也参与胆盐硫酸酯、胆红素和叶酸等内源性物质的外排转运。

（3）MRP1 抑制剂 LTC$_4$ 类似物 MK571、LTC$_4$、S-癸谷胱甘肽、苯磺唑酮、苯溴马隆、丙磺舒和 P-GP 抑制剂（环孢素 A 和 PSC833）可以抑制 MRP1,但与 MRP1 的亲和力低,特异性差。

2. MRP2/Mrp2

（1）MRP2 的一般特性 人的 MRP2 首先是在患 Dubin-Johnson 综合征人中发现的,该类病人表现高胆红素血症,有明显的黄疸症状,说明 MRP2 参与胆红素葡萄糖醛酸结合物分泌。鼠类命名为 Mrp2,是在两种基因突变大鼠（TR$^-$/GY 和 EHBR）中发现的。MRP2 和 MRP1 底物多数是重叠的,但也有各自的特点。抗肿瘤药物如甲氨蝶呤、米托蒽醌、长春新碱、长春碱、伊立替康、SN-38、顺铂和依托泊苷等均为 MRP2 的底物。与 MRP1 一样,MRP2 主要是有机阴离子的转运体,与 GSH 协同转运。在大鼠中,Mrp2 参与无机砷 GSH 结合物的肝内分泌,体内 As$_2$O$_3$ 通过与 As-GSH 结合物,后者经 Mrp2 外排。其他的底物包括此阴离子两性物质如 GSH-结合物、葡萄糖醛酸结合物和硫酸结合物、GSSG、LTC$_4$、LTD$_4$、LTE$_4$、E$_2$17βG、S-谷胱甘肽-2,4-二硝基苯（GS-DNP）、S-谷胱甘肽-磺溴酚酞、SN-38 葡萄糖醛酸结合物和苯磺唑酮等。

除了肝脏外,在肾近曲小管和十二指肠、空肠上皮细胞的管腔膜也表达有 MRP2。在大鼠肾中,Mrp2 表达于近曲小管的 S$_1$、S$_2$ 和 S$_3$ 段刷状缘膜上。在大鼠肠中,Mrp2 主要集中在纤绒毛的末梢,在近段空肠表达最高,而在远端回肠几乎不存在。分布类似于 II 相结合酶的分布,提示 II 相代谢与结合物外排,共同降低药物的吸收。

（2）MRP2 药理学和毒理学方面的功能 MRP2 和 P-GP 组织分布和功能上有重叠性。类似 P-GP,MRP2 也存在于细胞极性细胞株的顶侧面。在体内,MRP2 也存在影响药物代谢动力学行为的组织。在肝细胞中,MRP2 参与胆汁的分泌调节。在肠和肾中,MRP2 也与药物在肠壁和肾小管的主动分泌有关。肠中 MRP2 表达也是限制某些口服药物的生物利用度的原因之一。Mrp2 表达也是机体防止食物中有毒物质的吸收,成为机体保护性机制。如在啮齿类动物中,PhIP（2-amino-1-methyl-6-phenylimidazo[4,5-*b*]pyridine）是强的致突变和致癌剂,是在多种肉类食物烹调过程中产生的,可引起小鼠的淋巴瘤、大鼠结肠癌、乳腺癌和前列腺癌等。与正常的 Wistar 大鼠比较,在 Mrp2 缺乏的 TR$^-$ 大鼠中,静脉注射 PhIP 后,胆汁中原药和代谢产物的量下降 4 倍,尿中代谢产物排泄是正常大鼠的 1.9 倍,肝组织中药物浓度是正常大鼠的 1.7 倍。从肠中 PhIP 及其代谢物排泄量不到正常鼠的 1/3。Mrp2 可能是通过促进 PhIP 及其 II 代谢物从胆汁排泄,更重要的是直接促进 PhIP 从肠黏膜外排。

MRP2/Mrp2 也存在于脑血管内皮细胞的管腔膜和合胞体滋养层管腔膜,类似 P-GP,MRP2/Mrp2 也可能限制底物进入脑内和胎儿。

（3）MRP2/Mrp2 抑制剂　与 MRP1 一样，MRP2 选择性抑制剂十分有限。在体外用膜囊泡摄取试验许多 MRP2 底物显示为竞争性抑制剂，如 LTC_4、MK571、酚酞葡萄糖醛酸苷和荧光素-甲氨蝶呤。但这些物质不能进入正常细胞内达到有效抑制浓度。此外，环孢素 A、苯磺唑酮、苯溴马隆、丙磺舒和 PSC833 等或多或少也抑制 MRP2 的功能。

3. MRP3/Mrp3

（1）MRP3 一般特性　根据氨基酸序列，MRP3 属于 MRP 家族成员，有 58% 与 MRP1 相似，鼠类命名为 Mrp3。与 MRP1 一样，MRP3 存在极性细胞的基底膜。MRP3 有广泛的底物，与 MRP1 和 MRP2 的底物有一定程度的重叠性。膜囊摄取试验显示大鼠的 Mrp3 参与 $E_2$17βG、甲氨蝶呤、牛磺胆酸、甘胆酸盐、牛磺次胆酸-3-硫酸酯和牛磺胆酸-3-硫酸酯的转运。但 GSH-结合物不是 MRP3 的有效底物。

人 MRP3 与细胞对依托泊苷、替尼泊苷和甲氨蝶呤耐药有关。囊泡摄取试验显示甲氨蝶呤和甘胆酸盐是 MRP3-依赖性的，提示甲氨蝶呤和甘胆酸盐是 MRP3 的底物，但 MRP3 不参与牛磺胆酸的转运。人 MRP3 能有效地调节 $E_2$17βG 转运，中等程度地调节 GS-DNP 和 LTC_4 转运。转染 MRP3-细胞株仅对依托泊苷和替尼泊苷产生耐药性，而对长春新碱无耐药性。与 MRP2 不同的是 MRP3 调节的物质转运是非 GSH 依赖性的，MRP3 不参与 GSH 的转运。

（2）MRP3 的药理与生理作用　在大肠、小肠、肾上腺和肝中均有 MRP3 表达。而在肾和前列腺表达较低。正常情况下，MRP3 主要在肝细胞的底侧面膜上，但表达量低，胆囊底侧面也有 MRP3 表达。但在缺陷 MRP2 人或 Mrp2 大鼠中，用能够引起胆汁淤积的因素处理时，在肝脏中 MRP3/Mrp3 水平显著上调。在肾中，MRP3 主要在远曲小管和 Henle 祥的升支。

MRP3 可能的功能之一是参与胆盐的肝肠循环。胆盐从胆管或肠腔进入上皮细胞后，在基底侧膜上的 MRP3 的作用下，转回到血液循环中，重复利用。类似 MRP1，MRP3 通过从各种上皮细胞中消除有毒的有机阴离子，主要是葡萄糖醛酸结合物，参与相应组织对毒性物质的保护作用，也与某些肿瘤细胞耐药有关。在肾上腺中，MRP3 可能参与类固醇类物质如 $E_2$17βG 或类似物质的消除。

（3）MRP3/Mrp3 抑制剂　许多有机阴离子转运抑制剂如苯溴马隆、吲哚美辛、丙磺舒和苯磺唑酮，在非毒性浓度时，可以逆转 MRP3-介导的依托泊苷浓度降低。

4. MRP4/Mrp4

与 MRP5 一样，MRP4 缺乏 MRP1～3 的 N-末端的 5 个 TM 段，鼠类命名为 Mrp4。MRP4 在肺、肾、膀胱、胆囊和扁桃体腺均有表达。在前列腺表达最高，其次是肺、骨骼肌、胰腺、脾、胸腺、睾丸、卵巢和小肠。MRP4 转运抗病毒药物及其 AMP 类似物 9-（2-膦酰甲氧乙）腺嘌呤。对 9-（2-膦酰甲氧乙）腺嘌呤产生耐药的细胞株中 MRP4 过度表达。这类细胞对其他抗病毒药物如叠氮腺苷和拉米夫定交叉耐药性。与正常细胞株比较，在耐 9-（2-膦酰甲氧乙）腺嘌呤的细胞株中，9-（2-膦酰甲氧乙）腺嘌呤和 AZT-单磷酸的外排速度快。在耐 9-（2-膦酰甲氧乙）腺嘌呤细胞株中，9-（2-膦酰甲氧乙）腺嘌呤、叠氮腺苷和拉米夫定抗 HIV 病毒作用显著降低。MRP4 转运抗癌药物如 6-巯嘌呤和硫鸟嘌呤，也参与 cGMP、cAMP 和 $E_2$17βG 转运。

免疫化学研究显示，MRP4 在前列腺腺泡细胞的基底侧膜上，而在肾脏主要在近曲小管刷状缘细胞的管腔膜。MRP4 的功能还不清楚，可能与抗癌药物 6-巯嘌呤、硫鸟嘌呤和抗病毒药 AZT、3TC 的耐药有关。除了转运药物外，MRP4 也调节内源性物质转运，从而影响生理过程。如 MRP4 外排 cAMP 和 cGMP。一些类花生酸类化合物如 PGE_2 也是 MRP4 的底物,此外,MRP4 也参与 GSH、硫酸胆酸、GS 结合物白三烯 B_4 和 LTC_4 等内源性物质的转运。

5. MRP5/Mrp5

MRP5(ABCC5)首先是数据库序列筛选的结果,并被证实转运核苷酸类似物。MRP5 与MRP1 只有 38% 的类似性。过度表达 MRP5 的 HEK293 细胞株对抗癌药 6-巯嘌呤、硫鸟嘌呤和 9-(2-膦酰甲氧乙)腺嘌呤有一定的耐药性。MRP5 可能参与细胞 9-(2-膦酰甲氧乙)腺嘌呤和 6-巯嘌呤核苷酸外排。用转染 MRP5 的仓鼠细胞株膜囊摄取试验显示,MRP5 参与 cGMP 和 cAMP 转运。丙磺舒、磷酸二酯酶抑制剂曲喹新和西地那非抑制其转运,后两种物质抑制作用更强。

像 MRP4 一样,MRP5 是环核苷酸有机阴离子转运体,调节大多数有机阴离子包括某些单磷酸核苷代谢物如 cGMP 和 cAMP 以及嘌呤类似物。因此 MRP5 有时称为"环核苷酸外排泵"。

MRP5 的 mRNA 广泛分布,在脑和骨骼肌表达最高,主要位于基底侧膜上。红细胞膜中也有 MRP5 表达。然而,Mrp5 缺陷小鼠没有显示明显的功能异常,因此 MRP5 的功能和生理学意义仍然不清。

6. 其他 MRP 转运体

尽管其他的 MRP 转运体如 MRP6/Mrp6、MRP7/Mrp7、MRP8/Mrp8 和 MRP9/Mrp9 均有克隆,但关于这些转运体在临床耐药中的作用有待进一步验证。

MRP6(ABCC6)首先是在耐表柔比星的人白血病细胞中克隆的。鼠的 Mrp6 与人的MRP6 的氨基酸一致性达 78%。人 MRP6 与 MRP1 的氨基酸一致性达 45%。MRP6 主要表达在肝和肾,在其他组织如皮肤和视网膜也有弱的表达。MRP6 介导谷胱甘肽结合如 LTC_4-GSH 和 DNP-SG,也转运一些抗肿瘤药物如依托泊苷、替尼泊苷、多柔比星、道诺霉素、放线菌素 D 和顺铂,但不介导葡萄糖醛酸结合物和环核苷类转运。有文献显示,MRP6 基因突变似乎与弹性假黄瘤病发生有关,该症状在 Mrp6 基因缺陷小鼠得到复制。MRP7(ABCC10)的氨基酸系列与其他 MRP 的一致性最低,只有 33%~36%。MRP7 mRNA 高度表达在结肠、皮肤和睾丸。MRP7 被认为是一种阴离子转运体。内源性底物包括葡萄糖醛酸结合物如 $E_2 17\beta G$,GSH 结合物如 LTC_4 等。底物药物包括多西他赛、紫杉醇、长春新碱、长春碱、阿糖胞苷、吉西他滨和埃博霉素等。MRP7 介导的转运也可以被一些有机阴离子物质抑制。MRP8(ABCC11)主要表达在肝、脑、胎盘、乳房和睾丸。在神经中枢轴和外周神经元中检测到MRP8,提示 MRP8 参与神经固醇如 DHEAS 的外排。MRP8 的底物包括 cGMP、cAMP、脂溶性阴离子物质如天然和合成的 GSH 结合物(如 LTC_4 和 DNP-SG)、雌二醇葡萄糖醛酸结合物、硫酸酯(如 DHEAS 和雌酮硫酸酯)以及固醇葡萄糖醛酸结合物和叶酸等。一些抗代谢抗肿瘤药物如甲氨蝶呤、阿糖胞苷和 5-氟尿嘧啶也是 MRP8 的底物。MRP9(ABCC12)蛋白有 1359 氨基酸组成。在卵巢、脑、乳腺、前列腺和睾丸中有 MRP9 的表达。其功能有待研究。

四、乳腺癌耐药蛋白(BCRP/Bcrp)

1. BCRP 的一般特性

人的 BCRP 分子量为 75 kDa。根据命名规则,BCRP 应定义命名为 ABCG2。BCRP 首先是从乳腺癌细胞中分离得到的,故称为乳腺癌耐药蛋白,又称为胎盘特异性 ABC 转运体(placental ABC protein,ABCP)。乳腺癌耐药蛋白和米托蒽醌耐药蛋白(mitoxantrone resistance,

MXR)不同于 P-GP 和 MRP 家族,BCRP 只有一个 NBF 和 TM 域,为一半 ABC 转运体。人 BCRP 为 655 氨基酸 ABC 蛋白,含一个 N-端的 ATP 结合盒,连有 6 个 TM 段。鼠类命名为 Bcrp。Bcrp 首先是在小鼠耐柔红霉素、米托蒽醌或拓扑替康纤维原细胞中发现的。Bcrp 有 657 个氨基酸蛋白,81%氨基酸与人 BCRP 相同(87%与人相似)。BCRP 主要存在于细胞的顶侧面膜上。类似 P-GP,除 BCRP 高表达在耐药肿瘤细胞外,BCRP 也高表达于药物处置相关的组织如小肠、肝、肾、血脑屏障、胎盘屏障等,说明 BCRP 在药物处置和组织保护中的作用。

2. BCRP 的底物

BCRP 的底物与 P-GP、MRP1 和 MRP2 的底物间有较大的重叠性。BCRP 具有广泛底物包括抗肿瘤药物米托蒽醌、柔红霉素、甲氨蝶呤、拓扑替康及其活性代谢物 SN-38、伊马替尼、吉非替尼、拉帕替尼、立替康及其葡萄糖醛酸结合物等;非抗肿瘤药物哌唑嗪、格列本脲、呋喃妥因、双嘧达莫、西咪替丁、柳氮磺吡啶和他汀类如瑞舒伐他汀;非治疗药物如黄酮类、卟啉类化合物、雌酮硫酸酯;致癌剂 PhIP,细胞染料如罗丹明 123、Lyso Tracker 绿和 BBR3390 等,但长春新碱、紫杉醇和顺铂不是 BCRP/Bcrp1 的底物。

一些内源性物质如类固醇的硫酸结合物和化学异物硫酸结合物如雌二醇-3-硫酸酯,脱氢表雄酮硫酸酯(DHEAS)、$E_2$17βG、叶酸及衍生物、尿酸、卟啉色素和 GS-NDP 也是 BCRP 底物。雌二醇-3-硫酸酯和 DHEAS 可能是 BCRP 的生理性底物。

用不同药物诱导表达的结果往往存在差异。某些药物诱导表达 BCRP 细胞株对蒽醌类有很高的耐药性,而另一些药物诱导 BCRP 表达的细胞株,相对米托蒽醌而言,则对蒽醌类几乎没有耐药性。同样,有些诱导表达 BCRP 细胞株对拓扑替康的耐药性相当高,但另一些诱导表达 BCRP 细胞株的耐药很低。进一步分析显示 BCRP 存在野生型和突变型。在维拉帕米存在下,柔红霉素诱导人乳腺癌细胞耐药株(MCF-7/AdrVp 1 000)对米托蒽醌和柔红霉素有交叉耐药性,这种细胞株产生 BCRP 属于一种突变型,其 482 位上的氨基酸为 Thr。米托蒽醌诱导人结肠癌细胞耐药株(S1-M1-80)表达的 BCRP 属于另一种突变型,482 位的氨基酸是 Gly,而野生型 482 位的氨基酸是 Arg。野生型和突变型 BCRP 的底物和抑制剂是有差异的,如米托蒽醌、荧光素-哌唑嗪、SN-38、拓扑替康和 Hoechst 33342 既是野生型 BCRP 的底物,也是突变型 BCRP 的底物,而罗丹明 123、柔红霉素和 Lyso Tracker 绿只是突变型 BCRP 底物。新生霉素只抑制野生型 BCRP 功能,而对突变型几乎无抑制作用。

3. BCRP 抑制剂

GF120918 既是 P-GP 抑制剂又是强效的 BCRP/Bcrp1 抑制剂。显然 GF120918 不是 BCRP 特异性抑制剂,但该抑制剂在临床上有它的优点,抑制药物外排泵 BCRP 和 P-GP。一些药物如吉非替尼、伊屈泼帕、利托那韦、塞喹那韦、奈菲那韦、新生霉素以及环孢素 A 等也是强效的 BCRP 抑制剂,环孢素 A、奈菲那韦和利托那韦本身也是其他 ABC 转运体强效抑制剂。

Fumitremorgin C(FTC)是有效的 BCRP-抑制剂,但有神经毒性。而其中两种类似物 Ko132 和 Ko134 活性比 FTC 大,且毒性低,研究显示,可以显著增加小鼠口服拓扑替康的生物利用度。

黄酮等植物酚类化合物,广泛存在于食物和草药中,一些黄酮类化合物如水飞蓟素、橙皮素、槲皮素、黄豆苷、5,7-二羟黄酮、鹰嘴豆芽素 A 和白藜芦醇在体外能抑制 BCRP 介导的米托蒽醌转运。天然色素如姜黄素也是强效的 BCRP 抑制剂。

4. BCRP 组织分布

BCRP 主要表达在肠细胞、肝小管和肾近曲小管的管腔膜、血脑屏障、血睾屏障、血胎盘屏障和血视网膜屏障中。

5. BCRP 药理生理作用

肿瘤细胞高表达 BCRP 成为肿瘤多药耐药的原因之一。在正常组织中，BCRP 分布与 P-GP 有重叠性，提示 BCRP/Bcrp1 的作用类似 P-GP，保护相应的组织免受化学物质的危害。

细胞 BCRP 的表达依赖于叶酸水平。用两种细胞株 MCF-7 和耐米托蒽醌细胞株 MCF-7/MR 研究叶酸从 2.3 μmol/L 到 3 nmol/L 浓度梯度对 BCRP 表达影响。结果显示，在 MCF-7 中低浓度叶酸处理使 BCRP 表达下降 18 倍。MCF-7/MR 中的 BCRP 表达是 MCF-7 的 55 倍，同样低浓度的叶酸处理使 MCF-7/MR 中 BCRP 的表达显著降低，其 BCRP 蛋白水平不到 MCF-7 的 1/4，说明 BCRP 在维持叶酸平衡方面重要的作用。BCRP 也参与叶酸和甲氨蝶呤转运，且只有野生型的 BCRP(Arg-482) 才有外排甲氨蝶呤和叶酸的功能，而两种突变型 BCRP(Thr-482 和 Gly-482) 无这种功能。野生型和突变型 BCRP 均不能转运还原性亚叶酸。

BCRP/Bcrp1 是血脑屏障的重要组成部分之一。转运试验显示柔红霉素从基底侧面向管腔侧转运可以完全被 GF120918 抑制，部分被 PSC833 和环孢素抑制，而维拉帕米不影响其转运。提示柔红霉素在血脑屏障上是 BCRP 介导的。

脱镁叶绿（甲酯-）酸 A(PHA) 是叶绿素一种降解产物，为一种光毒性成分。PHA 在体内外排转运是 BCRP 介导的，为 BCRP 的特异性底物，野生型和突变型 BCRP 均能够介导 PHA 外排转运。有研究显示，Bcrp1$^{-/-}$ 小鼠对 PHA 的光毒敏感性是野生鼠的 100 倍以上，在敏感性增加的同时，伴随高的血药浓度。与正常食物比较，喂养含 PHA 或含 20% 紫花苜蓿食物后，血药浓度分别增加 17 倍和 24 倍。

BCRP/Bcrp1 的另一个生理作用是在多种组织干细胞的侧群细胞(side population，SP) 中作用。在未分化的干细胞中伴随 Bcrp1 的高表达。BCRP/Bcrp1 高表达可能是各种干细胞的一般特性，成为该类细胞对药物和缺氧耐受的原因之一。近来研究显示，ABCG2 基因缺陷引起骨髓中和骨骼肌中 SP 细胞数降低，用转染 BCRP(-/-) 骨髓细胞移植小鼠内导致细胞再群体化(repopulation)能力降低，造血细胞对米托蒽醌敏感性增加。

卟啉色素是 BCRP 的内源性底物，在缺氧条件下，BCRP 通过外排卟啉维持细胞内亚铁血红素平衡状态。如果细胞内血红素水平升高，最终导致铁浓度升高，产生氧自由基造成细胞损害。此外，血红素/卟啉蓄积也会导致线粒体功能的丧失，因此细胞内卟啉水平的调控是细胞生存必需的。有研究显示，尽管在正常氧功能条件下，Bcrp -/- 小鼠祖先细胞和野生小鼠祖先细胞克隆数相同，但缺氧条件下，Bcrp -/- 小鼠祖先细胞的克隆数下降。阻断 BCRP 的功能也能降低野生鼠的祖先细胞在缺氧条件下的生存力，说明 BCRP 在造血干细胞方面的保护作用。尿酸也是 BCRP 的底物，近来研究显示，痛风与 Q141K BCRP 核酸序列多态性有关。

五、P-GP、MRP1 和 MRP2 的协同转运

许多研究证实，一些 ABC 转运体能同时转运多种不同的底物，更重要的是它们之间可能存在协同转运。典型的例子是 MRP1 转运长春新碱和依托泊苷需要还原型 GSH 参与。GSH 促进 MRP1 依赖性的依托泊苷或长春新碱转运，长春新碱和依托泊苷也刺激 MRP1-依赖性的 GSH 转运。

MRP2 也能够促进不同类型的化合物转运。苯磺唑酮、长春碱和吲哚美辛刺激 GSH 转运。在体外，苯磺唑酮、吲哚美辛和青霉素 G 显著促进 MRP2 介导的 $E_2 17\beta G$ 转运。磺胺硝苯、苯磺唑酮和丙磺舒促进沙奎那韦在 MDCKII 单层细胞中转运。

不同底物间相互作用性质往往是不同的。用转染 MRP2 的 Sf9 细胞膜囊比较了几种物质对 MRP2 底物 $E_2 17\beta G$ 的转运，根据作用性质，将受试物质分为 4 种类型(图 14-5)：① 刺激摄取。这类物质包括磺胺硝苯、泮托拉唑、奥美拉唑和兰索拉唑。② 低浓度刺激转运，高浓度刺激作用降低。这类药物包括利尿磺胺、苯磺唑酮、吲哚美辛和格列本脲。③ 抑制摄取。如GSSG 和 GS-DNP。④ 无影响。如甲氨蝶呤和 GSH。这种特点似乎是 MRP2 特有的。上述物质有的是 MRP2 底物，而有的药物如青霉素 G 和泮托拉唑的转运与 MRP2 无关，提示MRP2 存在两个结合点，一个与底物转运有关，另一个调节底物与转运体的亲和力。

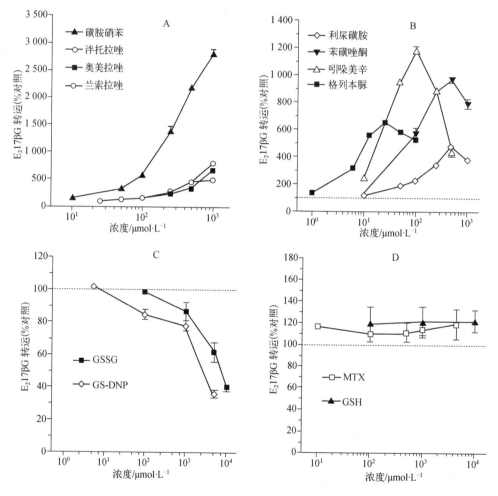

图 14-5 有机阴离子和药物对介导的 1 μM $E_2 17\beta G$ 膜囊摄取的影响

A. 刺激摄取；B. 低浓度刺激转运，高浓度刺激作用降低；C. 抑制摄取；D. 无影响。

引自 Zelcer N, et al. J Biol Chem,2003,278：23538-23544。

苯巴比妥在血脑屏障上的外排转运是 P-GP 介导的，维拉帕米对其转运呈双向性，低浓度促进外排，而高浓度抑制外排。用罗丹明 123 作为底物也获得类似的现象。该现象在小鼠脑内得到证实。

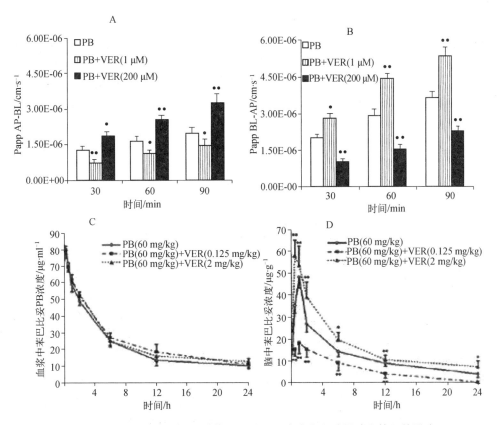

图 14 - 6　维拉帕米（VER）对苯巴比妥（PB）在大鼠血脑屏障上转运的影响

维拉帕米对苯巴比妥在脑血管内皮细胞中，腔侧-基底侧（AP-BL）（A）和基底侧-管腔膜（BL-AP）（B）表观通透性系数的影响；维拉帕米对苯巴比妥在小鼠血浆（C）和脑（D）药物浓度的影响。小鼠静脉注射维拉帕米 20min 后，静脉注射苯巴比妥。数据为均数±SD. $*P<0.05$, $**P<0.01$ 与对照比较。引自 Yao D, et al. Naunyn-Schmied Arch Pharmacol,2011,383:393 - 402。

　　已发现一些小分子化合物显著促进 P-GP-介导的物质转运,典型的例子是 BQ102 促进 P-GP 转运柔红霉素和多柔比星外排,这种促进可以被维拉帕米抑制。有意义的是对不同的底物作用不同,BQ102 促进物质转运,降低细胞对某些底物的毒性。

　　需要注意的是化合物间交叉刺激或抑制有时是很复杂的,药物转运刺激程度有时相当大。当刺激剂同时服用时,由于促进药物转运,可能会改变相应药物的药理作用,尤其是药物在肠上皮、血脑屏障和胎盘屏障上的转运。因此研究是否存在交叉激活现象很有意义,一方面,肠中 MRP2、P-GP 的转运激活,可能导致药物的口服利用度降低,从而降低疗效;另一方面,促进有毒物质的排泄。

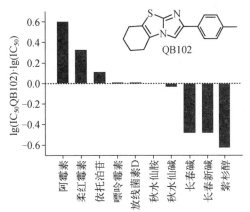

图 14 - 7　化合物 QB102 对耐药细胞株（KB8 - 5 - 11）及对 P-GP 底物药物敏感性的影响

KB8 - 5 - 11 细胞株在有 10 μmol/L 或无 QB102 存在情况下,与受试药物共培养 3 d,测定相应的 IC_{50} 值。结果为 IC_{50} 变化情况。引自 Kondratov RV, et al. PNAS,2001, 14078 - 14083。

有意义的是一些细胞株在过度表达 MDR 的同时,对一些膜活性剂,如钙拮抗剂、类固醇和局麻药呈现高敏性。如维拉帕米显著诱导 MDR 细胞凋亡,这种作用与 p53 活性无关。Bcl - 2基因过度表达可以抑制维拉帕米引起的 MDR 细胞凋亡。维拉帕米诱导的细胞凋亡呈现双相性。当浓度在 10 μmol/L 时诱导细胞凋亡作用最大,浓度继续升高,诱导作用下降,50 μmol/L时细胞存活得到显著改善。维拉帕米诱导的细胞凋亡双向性作用与维拉帕米对 ATP 酶活性影响是一致的。低浓度的维拉帕米(10 μmol/L)激活 P-GP 的 ATP 酶活性,高浓度反而抑制酶活性。P-GP 抑制剂 PSC833 和伊维菌素能降低 MDR 细胞对维拉帕米的高敏感性。低浓度的维拉帕米能增加 MDR 细胞中活性氧簇(ROS)的形成。维拉帕米可能是通过激活高度依赖于 P-GP 的 ATP 酶介导的 ROS 生成,诱导细胞凋亡。

第三节　有机阴离子转运肽

一、OATPs/Oatps 转运体的特性

OATPs 家族按国际人类基因组命名法则属于 SLCO 家族。在动物中已鉴定 150 个 SLCO转运体,命名为Oatps,而在人中目前只鉴定到 11 个 OATP 转运体,分属 6 个亚家族,分别是 OATP1A2、OATP1B1、OATP1B3、OATP1C1、OATP2A1、OATP2B1、OATP3A1、OATP4A1、OATP4C1、OATP5A1 和 OATP6A1(表 14 - 3)。一般来说,SLCO 家族的保守性差,一些人类的 SLCO 在其他种属不存在。如犬只有 Oatp1b4,因此利用犬的结果对人体进行预测是困难的。OATP 转运体的特性在动物间分布和功能有时也是不同的,如 Oatp1a1 和 Oatp1a4 表达在鼠的肝脏,调节药物的肝摄取。在小鼠中 Oatp1a4 也表达在小鼠脑血管内皮细胞的管腔膜和脑侧面,调节他汀类等药物在血脑屏障的转运。SLCO1 家族是人类最大的一类转运体,参与药物转运主要的转运体包括 OATP1B1、OATP1B3、OATP1A2 和 OATP1C1。人 OATP1C1、OATP1B1 和 OATP1B3 主要特异性分布在肝脏,介导底物由血入肝,而 OATP2B1 分布在肠和肝脏,主要调节小肠的吸收和肝脏摄取。OATP1A2 主要表达在肠黏膜上皮细胞管腔膜,参与药物的肠吸收。在脑血管内皮细胞的管腔膜也有 OATP1A2 表达,参与药物在血脑屏障上转运。OATPs 介导的物质转运是电中性的,不依赖于 Na^+、K^+ 和 Cl^- 梯度,也不依赖于膜电位和 ATP,但受 pH 影响,如 OATP2B1 转运活性在酸性环境中增加。OATPs 被认为是以一种所谓跷板开关(rocker-switch)方式介导底物药物跨膜转运。OATPs 通过与细胞内的 HCO_3^- 或谷胱甘肽或谷胱甘肽结合物进行物质交换,这种交换是双向性的,然而不同的 OATPs/Oatps 有不同的转运机制,如 OATP1B1 和 OATP1B3 介导的转运不受谷胱甘肽影响。

OATPs 具有类似的二级结构,12 个 TM 和 1 个额外的细胞外环(图 14 - 8),在第 2 和第 5 个细胞外襻上存在糖化点。

表 14 - 3　人 OATP 转运体、基因名称、基因位点和组织分布

OATPs	基因	基因位点	组织分布
OATP1A2	SLCO1A2	12p12	脑、肾、肝、肠
OATP1B1	SLCO1B1	12p12	肝
OATP1B3	SLCO1B2	12p12	肝

续表

OATPs	基因	基因位点	组织分布
OATP1C1	SLCO1C1	12p12	脑、睾丸
OATP2A1	SLCO2A1	3q21	极广泛分布
OATP2B1	SLCO2B1	11q13	肝、胎盘、肠心、皮肤、肺
OATP3A1	SLCO3A1	15q26	极广泛分布
OATP4A1	SLCO4A1	20q13.1	极广泛分布
OATP4C1	SLCo4C1	5q21	肾
OATP5A1	SLCO5A1	8q13.1	不清楚
OATP6A1	SLCO6A1	5q21	睾丸

引自徐丹等. 中国药科大学学报,2013,44:482-486。

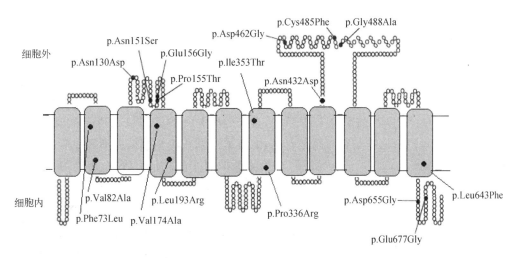

图 14-8 人 OATP1B1 二级结构

点表示已知替换的氨基酸。引自 Kalliokoski A, Niemibph M. Brit J Pharmacol, 2009,158:693-705。

已经发现多种 SLCO 基因突变,表现为单核苷酸多态性(single nucleotide polymorphisms, SNPs),这些 OATP 基因多态性所引起的 OATP 表达和功能的改变,通过影响肝脏摄取和肠摄取,从而影响药物的药代动力学及药效学。

表 14-4 几种 OATP1B1、OATP1A2、OATP1B3 和 OATP2B1 的底物药物和抑制剂

OATPs	底物药物	抑制剂
OATP1A2	红霉素、非索非那定、左氧氟沙星、加替沙星、环丙沙星、普伐他汀、匹伐他汀、罗舒伐他汀、甲氨蝶呤、罗库溴铵、沙奎那韦、伊马替尼、哇巴因、甲状腺素	葡萄柚汁、柚皮苷、橙皮苷、利福平、沙奎那韦、洛伐他汀、维拉帕米、地塞米松、纳洛酮
OATP1B1	阿曲生坦、依折麦布、阿伐他汀、西立伐他汀、罗舒伐他汀、氟伐他汀、匹伐他汀、普伐他汀、青霉素、波生坦、依那普利、非索非那定、甲氨蝶呤、奥美沙坦、利福平、缬沙坦、伊立替康、瑞格列奈、辛伐他汀酸、西罗莫司、沙奎那韦、头孢托仑、头孢哌酮、头孢唑林、托拉塞米、格列本脲、SN-38	阿伐他汀酸、阿伐他汀酮、克拉霉素、洛伐他汀酸、紫杉醇、瑞格列奈、替米沙坦、他克莫司、环孢素 A、吉非贝齐、利福平、罗红霉素、茚地那韦、利托那韦、沙奎那韦、阿扎那韦、艾曲波帕、罗平拉韦、利托那韦、替拉那韦

续表

OATPs	底物药物	抑制剂
OATP1B3	波生坦、地高辛、紫杉醇、依那普利、红霉素、非索非那定、匹伐他汀、普伐他汀、罗舒伐他汀、利福平、奥美沙坦、替米沙坦、缬沙坦、伊马替尼、甲氨蝶呤、多西他赛	环孢素、利福平、克拉霉素、红霉素、罗红霉素、泰利霉素
OATP2B1	阿托伐他汀、波生坦、非索非那定、氟伐他汀、格列苯脲、普伐他汀、罗舒伐他汀、塞利洛尔、孟鲁斯特、阿力吉仑、胺碘酮	环孢素、吉非贝齐

引自 http://www.fda.gov/Drugs/GuidanceComplianceRegulatoryInformation/Guidances/default.htm。

二、OATP1B1

1. OATP1B1 的表达、底物和抑制剂

OATP1B1(也称 OATP2、OATP-C 或 LST-1)是由 SLCO1B1 基因克隆的有 691 个氨基酸构成的蛋白,分子量为 84 kDa,去糖化后,分子量降低为 58 kDa。OATP1B1 主要分布在人肝细胞窦状膜,调节底物由血入肝。OATP1B1 的内源性底物包括胆红素、胆汁酸、甾类激素结合物(如 $E_2 17\beta G$、雌酮-硫酸酯和 DHEAS)、类花生酸类(LTC_4、LTE_4、PGE_2 和 TXB_2)和甲状腺激素(T_3 和 T_4)等;底物药物包括他汀类、血管紧张素 II 转化酶抑制剂和血管紧张素 II 受体拮抗剂等。利福平、吉非贝齐和环孢素 A 等能够抑制 OATP1B1 活性,常作为体内和体外 OATP1B1 抑制剂工具药物。

2. OATP1B1 的基因多态性

已鉴定多种 OATP1B1 的 SNPs,其中 c.388A>G(p.Asn130Asp)的 SNP 存在于多个民族中,其等位基因频率由欧洲人的 40% 到南非洲人和亚洲人的 80%。而 c.521T>C(p.Val174Ala)的 SNP 存在种族差异,在亚洲人和欧洲人,等位基因出现频率为 10%～20%,而南非洲人只有 2%。c.521T>C(p.Val174Ala)和 c.388A>G(p.Asn130Asp)SNP 构成 4 种不同功能的单倍型:SLCO1B1*1A(c.388A-c.521T,野生型),SLCO1B1*1B(c.388G-c.521T),SLCO1B1*5(c.388A-c.521C)和 SLCO1B1*15(c.388G-c.521C)。如再考虑两个启动子的 SNPs(g.-11187G>A 和 g.-10499A>C)的贡献,SLCO1B1*15 的单倍型可进一步构成 SLCO1B1*15(GAGC)、SLCO1B1*16(GCGC)和 SLCO1B1*17(AAGC)。而 SLCO1B1*1A、SLCO1B1*1B、SLCO1B1*5、SLCO1B1*15、SLCO1B1*16 和 SLCO1B1*17 单倍型发生频率分别为 52%、27%、2.7%、2.4%、7.9% 和 6.9%。

一般来说,SLCO1B1*5 和 SLCO1B1*15 与 OATP1B1 底物的肝摄取减少和血药浓度增加有关,而 SLCO1B1*1B 与 OATP1B1 底物的肝摄取加强和血药浓度降低有关。在 SLCO1B1*15 中,c.521T>C 的贡献强于 c.388A>G。SLCO1B1 的基因型影响一些药物,尤其是他汀类和瑞格列奈等药物的药物代谢动力学行为。如瑞格列奈在 SLCO1B1c.521CC 携带者中 AUC 比 SLCO1B1*1A/*1A 高 70%,而在 SLCO1B1*1B/*1B 携带者中 AUC 比 SLCO1B1*1A 低 30%,同时发现 SLCO1B1c.521CC 基因携带者表现出较低的血糖水平,而 SLCO1B1*1B/*1B 基因携带者则表现相反的结果(图 14-9)。另一个例子是普伐他汀,在携带一个,尤其是携带两个 SLCO1B1c.521C 等位基因的人群中,血浆药物浓度显著增加。有研

究显示,SLCO1B1c. 521C 携带者的普伐他汀 AUC 比 SLCO1B1c. 521TT 和 SLCO1B1c. 521TC 分别高 91% 和 74%。类似报道显示,辛伐他汀酸、匹伐他汀、阿伐他汀和瑞舒伐他汀在 SLCO1B1c. 521CC 纯合子携带者中 AUC 分别比 SLCO1B1 c. 521TT 纯合子高 221%、162%、144% 和 65%。他汀类药物所引起的横纹肌溶解症 SNP 的关联度超过 60%,SLCO1B1c. 521C 等位基因携带者患有该不良反应的概率是其他人群的 4.5 倍,因此 c. 521T＞C 被认为是唯一 SLCO1B1 突变的强标志物。

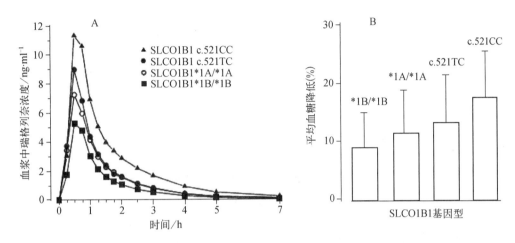

图 14－9　不同 SLCO1B1 基因型受试者单剂量口服 0.5 mg 瑞格列奈后血浆中药物浓度(A)和 0~3 h 内的血糖降低(B)分数比较

SLCO1B1 c. 521CC、c. 521TC、*1A/*1A(c. 388AA-c521TT)和 *1B/*1B(c. 388GG-c. 521TT)基因型携带者分别为 4 人、12 人、16 人和 8 人。引自 Kalliokoski A，Niemi M. Brit J Pharmacol,2009，158：693－705。

3. OATP1B1 介导的药物相互作用

已发现系列 OATP1B1 抑制剂,提示这些抑制剂与 OATP1B1 底物合用后,可以引起药物相互作用。如吉非贝齐为 OATP1B1、CYP2C8 和 CYP2C9 的抑制剂,也是 CYP3A4 的弱抑制剂。西立伐他汀主要由 OATP1B1 摄取入肝后经 CYP2C8 代谢。有文献报道,西立伐他汀与吉非贝齐同时服用,西立伐他汀、西立伐他汀内酯和其代谢物 M1 的 AUC 分别增加 559%、440% 和 435%;而依赖 CYP2C8 代谢的代谢物 M23 的 AUC 下降至对照的 22%。这些数据显示,OATP1B1 介导的西立伐他汀肝摄取和 CYP2C8 介导的代谢同时被吉非贝齐抑制,导致西立伐他汀暴露的增加,也解释了为何西立伐他汀与吉非贝齐合用时横纹肌溶解症的发生率高。瑞格列奈由 CYP2C8 及 CYP3A4 代谢,同时也是 OATP1B1 的底物,其 AUC 可以被合用吉非贝齐提高 8 倍。其他非 CYP2C8 介导代谢但是 OATP1B1 底物的他汀类药物如普伐他汀、罗舒伐他汀和辛伐他汀等,同样可因 OATP1B1 被抑制而产生严重的药物相互作用。如合用吉非贝齐可使辛伐他汀、辛伐他汀酸、罗舒伐他汀、普伐他汀和阿托伐他汀的 AUC 分别提高 35%、185%、221%、180% 和 130%。

环孢素 A 也是 OATP1B1 的抑制剂。与吉非贝齐相似,合用环孢素 A 也能使瑞格列奈的 AUC 和 c_{max} 分别提高至对照组的 224% 和 175%。合用环孢素 A 使他汀类药物的 AUC 值升高,如辛伐他汀(6~8 倍)、洛伐他汀(5~20 倍)、阿托伐他汀(6~15 倍)和西立伐他汀(4 倍)。合用环孢素 A 也可增加体内不代谢的罗舒伐他汀(5~10 倍)、普伐他汀(5~10 倍)和匹伐他汀(约 5 倍)的 AUC 值。因此环孢素 A 与他汀类药物合用会增加横纹肌溶解症的风险。环孢素 A 也能中等程度地增加其他 OATP1B1 底物药物如卡泊芬净、波生坦和甲氨蝶呤等药物的暴露。除了抑制 OATP1B1 活性外,环孢素 A 也抑制 OATP2B1 和 OATP1B3 以及 P-GP、BCRP 和 CYP3A4 等活性。

利福平既是 CYP3A4 诱导剂,又是 OATP1B1 抑制剂。有文献报道,单次静脉注射利福平可以使阿伐他汀的 AUC 增加 7 倍,而口服利福平连续 5 d,则导致阿伐他汀的 AUC 下降 80%,后者与 CYP3A4 诱导有关。利福平与阿伐他汀的相互作用程度取决于 OATP1B1 的基因型。有研究显示,口服 600 mg 利福平使阿伐他汀在 OATP1B1 c.521TT、c.521TC 和 c.521CC 携带者的 AUC 分别增加 9 倍、6 倍和 4 倍。利福平对波生坦血药浓度的影响存在时间依赖性,首次合用增加波生坦的血药浓度,随后显著降低其血药浓度。该现象可被解释为起初利福平通过抑制 OATP1B1 使得肝脏摄取降低而升高其血药浓度,随后通过诱导 CYP3A4 使得代谢加快而降低其血药浓度。

三、OATP1A2

OATP1A2(OATP-A)主要分布于肠、肝、脑及肾,其内源性底物包括胆汁酸、甲状腺激素、类固醇激素及其 II 相结合物。OATP1A2 表达在十二指肠的刷状缘膜,肝脏胆管细胞和肾远侧肾单位的顶膜上,分别调节药物肠吸收,分泌入胆汁中药物重吸收以及肾小管药物中吸收或分泌。在脑血管内皮细胞管腔膜也有 OATP1A2 的表达,成为血脑屏障的组成部分。一些药物如沙奎那韦、洛伐他汀、维拉帕米和地塞米松体外能够抑制 OATP1A2 介导的药物转运。果汁中黄酮类化合物如柚皮苷和橙皮苷等可抑制 OATP1A2 介导的非索非那定摄取。饮用柚皮苷能使非索非那定的 AUC 降低 25%,柚子汁和橘子汁也可使非索非那定的 AUC 降低 40%～70%。

四、OATP1B3

OATP1B3(OATP8 或 IST-2)与 OATP1B1 相似(80%氨基酸相似),主要分布在人肝细胞的窦状膜。不同于 OATP1B1 广泛分布于肝小叶,OATP1B3 主要分布在静脉周围。其内源性底物与 OATP1B1 底物有较大的重叠性,但是胃肠肽和胆囊收缩素是由 OATP1B3 介导转运的。地高辛、多西他赛和紫杉醇是 OATP1B3 的底物,但不是 OATP1B1 的底物。多西他赛在 699G>A 的纯合子 699A 基因型鼻咽癌患者中 c_{max} 及 AUC 略高。另一 SNP 位点 IVS12-5676A>G(rs11045585)似乎与 OATP1B3 的活性降低有关。基因型 GG 的受试者服用多西他赛后的 AUC 比基因型 AA 的受试者高 1.6 倍,同时清除率降低 60%。因此基因型 GG 被认为与多西他赛引起的白细胞减少症和嗜中性白细胞减少症有关。环孢素 A 不但是 OATP1B1 抑制剂,同时也是 OATP1B3 的抑制剂。

五、OATP2B1

OATP2B1(OATP-B)分布在人体多个组织,如肝、肠、胎盘、心和皮肤。内源性底物包括 DHEAS、3-雌酮硫酸盐、前列腺素 E2。OATP2B1 也介导非索非那定、溴磺酚酞和格列本脲的转运,在酸性条件下也转运普伐他汀和牛磺胆酸。肾素抑制剂阿力吉仑是 OATP2B1 的底物。由于肝摄取被抑制,OATP 抑制剂环孢素 A 能显著提高阿力吉仑的 AUC(4～5 倍)和

c_{max}(2.5 倍)。相反因肠摄取被抑制,葡萄柚汁能使阿力吉仑的 AUC 和 c_{max} 分别降低 61% 和 81%,因此,葡萄柚汁和阿力吉仑应尽量避免同时与阿力吉仑服用。格列苯脲也是 OATP2B1 的底物。单剂量静脉注射利福平能显著升高格列苯脲及其代谢物的 AUC,同时血糖水平与格列苯脲单用组相比显著降低。

胺碘酮也是 OATP2B1 的底物。胺碘酮易于在多个组织中蓄积而造成较大的表观分布容积,较长的半衰期及药物不良反应,其在肺上皮细胞的蓄积能造成胺碘酮诱导的肺毒性。尽管 OATP2B1 在胺碘酮的药物相互作用较弱,但会影响心、肺上皮细胞对胺碘酮的摄取和蓄积,从而影响其有效性和毒性。此外,他汀类药物也是 OATP2B1 的底物。在骨骼肌中存在 OATP2B1 表达,说明 OATP2B1 介导阿托伐他汀等他汀类药物骨骼肌摄取决定了他汀类药物的肌毒性。

六、其他 OATP

OATP1C1(OATP-F)分布在人脑和睾丸,对于甲状腺激素显示出极高的亲和力。OATP2A1(HPGT)作为前列腺素转运体,具有广泛的组织分布。OATP3A1(OATP-D)转运前列腺素类、甲状腺激素和苄青霉素等。OATP3A1 有两种基因型,较短的基因型只分布在睾丸和大脑,另一个则广泛分布。OATP4A1(OATP-E)广泛分布并转运前列腺素类、甲状腺激素、苄青霉素和牛磺酸等。OATP4C1(OATP-H)分布在人近端小管细胞的底外侧膜,调节底物由血入肾。转运底物包括甲状腺素、甲氨蝶呤、地高辛和西他列汀等。

第四节　多功能有机阳离子转运体

一、有机阳离子转运体

1. 有机阳离子转运体特性

多功能有机阳离子转运体(polyspecific organic cation transporter)属于 SLC22 家族和 MATE 家族。SLC22 家族多功能有机阳离子转运体(OCT)包括 3 个阳离子转运体(OCT1-3 或 SLC22A1-3)和 3 个内毒碱/阳离子转运体(OCTN1/SLC22A4、OCTN2/SLC22A5 和 CT2/OCT6/SLC22A16)。鼠类命名分别为 Octs 和 Mate。OCT 蛋白的氨基酸数在 543 和 557 之间。所有 OCTs 均含有 12 个 TM,N-端和 C-端位于细胞内。在 TM1 和 TM2 间有一大的细胞外袢,含有糖化点;另外,在 TMD6 和 TMD7 间有一大的细胞内袢,该袢含有 ATP/GTP 结合点。OCT1 与 OCT2 的氨基酸系列一致性达 70%,与 OCT3 氨基酸系列一致性约为 70%。OCTN1 与 OCTN2 的氨基酸系列一致性达 77%,与 OCTN3 的氨基酸系列一致性为 31%~37%。

2. OCTs 转运体的组织分布

(1) OCT1(SLC22A1)　在人中 OCT1 主要表达在肝脏,一般认为是肝特异性转运体。在其他组织如心、骨骼肌、肾、脑和胎盘等也有弱的表达。鼠 Oct1 除表达在肝外,在肾和小肠均有高表达。在人肝 OCT1 和鼠肝脏中 Oct1 主要表达在肝细胞的窦膜上。鼠 Oct1 主要表达在小肠细胞的基底膜,近曲小管的 S1 和 S2 段上皮细胞基底膜以及气管和支气管上皮细胞管腔膜。

（2）OCT2（SLC22A2） OCT2 主要表达在肾脏，一般认为 OCT2 是肾特异性的转运体，但在其他组织如脾、胎盘、小肠、脑和蛛网膜也检测到 OCT2 存在。OCT2 蛋白主要表达在远曲小管的管腔膜、皮层和海马的锥体细胞和肺上皮细胞的管腔膜。在人肾脏，OCT2 在近曲小管三段均有表达。OCT1 主要集中在肾皮质近曲小管，而 OCT2 主要分布在外髓质外纹近曲小管，即 OCT1 和 OCT2 沿近曲小管差异性分布。OCT1 和 OCT2 认为是肾有机阳离子分泌必需的。在人肾脏中，OCT2 水平高于其他转运体，且主要表达在整个近曲小管上皮。而在大鼠肾脏中，Oct2 主要表达在近曲小管的 S1 和 S2 段。类似 OCT1，OCT2 主要表达在肾小管和肠上皮细胞的基底膜，气管和支气管上皮的管腔膜。脑中 OCT2 主要表达在蛛网膜上皮细胞的管腔膜。

（3）OCT3（SLC22A3） 作为神经元外单胺转运体，OCT3 广泛分布。人 OCT3 主要表达在肌肉、肝、胎盘和心，在其他组织如脑、肺、肠和某些肿瘤组织也有 OCT3 的表达。OCT3 蛋白主要表达在胎盘滋养体的基底膜、肝细胞窦侧膜、肾近曲小管上皮小细胞基底膜、支气管上皮和肠上皮管腔膜。

（4）OCTN1（SLC22A4） OCTN1 首先从人胎儿肝中检测的，在胎儿肺和肾也有表达。成人的 OCTN1 mRNA 主要表达于肾、气管和骨髓，在骨骼肌、前列腺、肺、胰腺、胎盘、心、子宫、脾和一些肿瘤细胞株也有弱表达。在骨髓，OCTN1mRNA 主要表达在 CD68+-巨噬细胞、CD43+-T 细胞和 CD14+-单核细胞中。在人线粒体也有 OCTN1 的表达。小鼠的 Octn1 主要表达在皮质近曲小管上皮管腔膜。

（5）OCTN2（SLC22A5） 人 OCTN2 的 mRNA 主要表达在心、胎盘、骨骼肌、肾和胰腺。在脑、肝、肺和某些肿瘤细胞株中也有一定的 OCTN2 mRNA 表达。在肾脏中发现两种不同大小 OCTN2 的 mRNA（3.5 kb 和 4.0 kb）。OCTN2 蛋白主要在近曲小管和胎盘合胞体滋养层顶膜。大鼠和小鼠肾中 Octn2 蛋白主要表达在近曲小管上皮细胞的管腔膜上。在小鼠附睾管中 Octn2 则表达在主细胞管腔膜。

（6）OCT6（CT2/SL22A16） OCT6 最早在人睾丸中克隆，主要表达在支持细胞和附睾上皮细胞。在肝、造血细胞和某些肿瘤细胞中也发现 OCT6 mRNA 表达。

表 14-5 人 SCL22/OCT 和 SCL47/MATE 家族特性

转运体名称	氨基酸数	TM 数	组织分布	膜定位
OCT1/SLC22A1	554	12	肝	窦侧膜
OCT2/SLC22A2	555	12	肾	肾小管基底膜
OCT3/SLC22A3	556	12	胎盘、睾丸、脑等	胎盘、肺基底膜、肠管腔膜
OCTN1/SLC22A4	551	12	肾、骨骼肌等	肾小管肾刷状缘
OCTN2/SLC22A5	557	12	肾、肝、心等	肾小管刷状缘、肝胆管侧膜
MATE1/SLC47A1	570	13	肾、肝、肌肉	肾小管刷状缘、肝细胞胆管侧膜
MATE2-K/SLC47A2	566	13	肾	肾小管刷状缘

3. OCTs 的功能特性

OCT1、OCT2 和 OCT3 基本转运特性相似，它们介导多种有机阳离子药物顺电位差的跨膜转运，且这种转运是双向性的，不依赖于 Na^+ 和 pH，也可以被多种物质抑制。OCT1 和

OCT2 转运物质的分子量通常小于 500 和分子直径小于 4Å。尽管 OCTs 介导的物质转运不依赖于 pH,但一些底物与 OCTs 的亲和力大小取决于离子化程度,因此 pH 降低则加强跨膜转运。OCT 的底物多数是有机阳离子,在生理 pH 条件下带正电荷。然而 OCT 也介导一些不带电荷的化合物如西咪替丁的转运。

1-甲基-4-苯基吡啶(MPP)常作为模型药物评价 OCT1、OCT2 和 OCT3 活性。而其他一些阳离子物质如四丙基胺,非电荷化合物如 11-脱氧皮质酮和雌二醇,阴离子物质如丙磺舒和 α-酮戊二酸抑制 OCT 活性,但这些化合物本身不是 OCT 的底物。尽管 OCT1、OCT2 和 OCT3 的底物和抑制剂存在较大的重叠性,但在种类和种属特异性上也存在一些差异。如四丁胺是人和兔 OCT 的底物,但却是大鼠 Oct1、小鼠 Oct1 和大鼠 Oct2 的抑制剂。

4. OCT 的底物和抑制剂

(1) OCT1　OCT1 的底物包括模型药物 MPP、四乙胺、四丙胺、四丁胺和 N-甲基喹啉。内源性物质如胆碱、乙酰胆碱和胍丁胺,药物如奎宁、奎尼丁、阿昔洛韦、更昔洛韦、二甲双胍、苯环己哌啶、苯海拉明、雷尼替丁、阿托品、地昔帕明和哌唑嗪与 OCT 显示高亲和力。尽管一些药物如肾上腺素、去甲肾上腺素和组胺是 OCT2 和 OCT3 的底物,但不是 OCT1 的底物。

(2) OCT2　OCT2 的底物往往也是 OCT1 的底物,如 OCT2 也能转运 MPP、四乙胺、奎宁和二甲双胍,其 K_m 值与 OCT1 类似,但转运乙酰胆碱的 K_m 值比 OCT1 低 4 倍。OCT2 也能转运胆碱、多巴胺、去甲肾上腺素、肾上腺素、5-羟色胺、组胺、哌唑嗪、金刚烷胺、美金刚胺、西咪替丁、顺铂和异喹胍等。

(3) OCT3　尽管 OCT1、OCT2 和 OCT3 转运 MPP 的 K_m 值相似,但相对于 OCT1 和 OCT2 而言,OCT3 转运四乙胺的 K_m 值要大些。MPP 和组胺与 OCT3 显示较高的亲和力。四乙胺常用作 OCT1 和 OCT2 探针,但不适合 OCT3。

可以用一些抑制剂对 OCT1、OCT2 和 OCT3 活性抑制作用的差异来区分这些转运体。如用金刚烷胺、苯环己哌啶、苯海拉明和阿托品抑制 MPP 摄取强弱区分人的 OCT1、OCT2 和 OCT3 贡献;用美金刚胺摄取区分大鼠的 Oct1、Oct2 和 Oct3;用多巴胺和可的松的摄取来区分大鼠 Oct1 与 Oct2 或 Oct3;用雌二醇摄取区分大鼠 Oct2 和 Oct3。用 O-甲基异丙肾上腺素的摄取用来区分大鼠 Oct1 和 Oct2。用 O-甲基异丙肾上腺素摄取区分小鼠 Oct1、Oct2 和 Oct3;用普罗卡因胺或西咪替丁摄取区分小鼠的 Oct1 或 Oct3 与 Oct2;用奎宁摄取区分小鼠 Oct1 与 Oct2 或 Oct3。

表 14-6　人、大鼠和小鼠几种 OCT 抑制剂作用比较

种属	化合物	$IC_{50}(\mu M)$		
		OCT1/Oct1	OCT2/Oct2	OCT3/Oct3
人	金刚烷胺	236	20~28	1 000
	苯环己哌啶	4.4	25	330
	苯海拉明	3.4	15	695
	阿托品	1.2	29	466
	可的松	7~22	34	0.12~0.29

种属	化合物	IC$_{50}$(μM)		
		OCT1/Oct1	OCT2/Oct2	OCT3/Oct3
大鼠	可的松	151	4.0,4.2	4.9
	多巴胺	19～51	2 100～3 600	620
	雌二醇	35	85	1.1
	美金刚胺	1.7	73	295
	O-甲基异丙肾上腺素	37	2 600	
	5-羟色胺	38	3 600	970
小鼠	西咪替丁	0.59	8.0	1.3
	O-甲基异丙肾上腺素	8.4	>100	1.4
	普鲁卡因胺	3.9	312	11
	奎宁	0.28	2.8	3.0

（4）OCTN1 OCTN1 可以转运两性化合物麦角硫因、L-肉毒碱和水苏碱,以及有机阳离子物质如四乙胺、奎尼丁、吡拉明和维拉帕米等。OCTN1 介导的四乙胺摄取可以被胆碱、L-肉毒碱、头孢噻啶、西咪替丁、左氧氟沙星、利多卡因、氧氟沙星、普鲁卡因胺、奎宁、奎尼丁、四丁胺、四戊胺、尼古丁和维拉帕米所抑制。肉毒碱、维拉帕米和利多卡因是强效的 OCTN1 抑制剂。不同的底物,OCTN1 介导物质转运的机制不同。如用膜囊泡摄取结果显示,在质子梯度存在下,囊泡内四乙胺的浓度短暂升高,超过平衡值,即存在"超射(over shoot)"现象。这种现象源于电荷偶联性质子外排和四乙胺摄取,属于一种逆向转运机制。细胞外 Na$^+$ 刺激 OCTN1介导的麦角硫因摄取,相反抑制 OCTN1 介导的水苏碱摄取。鼠 Octn1 存在于近曲小管的管腔膜,人的 OCTN1 存在于肾近曲小管上皮和小肠上皮。因此 OCTN1 参与阳离子物质在肾和肠的分泌过程,此外,OCTN1 调节麦角硫因在肠和肾的吸收。肠 OCTN1 也参与二甲双胍的肠吸收过程。

（5）OCTN2 OCTN2 介导的转运是 Na$^+$ 依赖性的,属于 Na$^+$ 依赖性的多功能阳离子转运体。其底物包括 L-肉毒碱、乙酰 L-肉毒碱、头孢噻啶、四乙胺、可乐定、维拉帕米和吡拉明等。OCTN2 介导的摄取也可以被西咪替丁、可乐定、普鲁卡因胺、放线菌素 D、奎宁、依米丁、尼古丁和 MPP 等抑制。OCTN2 介导的 Na$^+$ 依赖性 L-肉毒碱转运是电荷性的。Na$^+$ 增加 OCTN2 与 L-肉毒碱的亲和力。用膜囊泡结果显示,在 Na$^+$ 梯度存在下,囊泡内 L-肉毒碱的浓度也存在"超射"现象,即 OCTN2 可以被认为是一种 Na$^+$-L-肉毒碱协同转运体。OCTN2 主要功能是负责 L-肉毒碱摄取进入肠上皮细胞、肾小管上皮和骨骼肌细胞中。

（6）OCTN3 这种类型转运体只能在小鼠中克隆到。不同于 Octn2,小鼠 Octn3 转运肉毒碱是非 Na$^+$ 依赖性的,对肉毒碱的亲和力显著高于小鼠 Octn2。其介导的肉毒碱摄取也不被胆碱所抑制,提示小鼠 Octn3 对阳离子转运的重要性不及小鼠 Octn1 和 Octn2。

（7）OCT6 或 CT2(SLC22A16) OCT6 是一种高亲和的肉毒碱转运体,尽管也转运其他阳离子物质如 TEA 和多柔比星,但 OCT6 介导的 L-肉毒碱摄取是部分 Na$^+$ 依赖性的,而介导多柔比星摄取是非 Na$^+$ 依赖性的,OCT6 介导四乙胺摄取也被其他阳离子物质抑制。

表 14 - 7　人 SCL22/OCT 和 SCL47/MATE 底物

转运体	底 物
OCT1	乙酰胆碱、阿昔洛韦、西咪替丁、胆碱、多巴胺、法莫替丁、更昔洛韦、拉米夫定、二甲双胍、甲基烟酰胺、MPP、奎宁、雷尼替丁、5-羟色胺、四乙胺、扎西他滨
OCT2	乙酰胆碱、金刚烷胺、西咪替丁、顺铂、胆碱、多巴胺、肾上腺素、组胺、拉米夫定、美金刚胺、二甲双胍、MPP、去甲肾上腺素、前列腺素 E2、前列腺素 F2、奎宁、雷尼替丁、5-羟色胺、四乙胺、扎西他滨
OCT3	阿托品、多巴胺、肾上腺素、依替福林、胍乙啶、组胺、MPP、四乙胺
OCTN1	L-肉毒碱、麦角硫因、吡拉明、奎宁、奎尼丁、四乙胺、维拉帕米
OCTN2	L-肉毒碱、头孢噻啶、米曲肼、吡拉明、奎尼丁、螺内酯、四乙胺、丙戊酸、维拉帕米
MATE1	阿昔洛韦、头孢氨苄、头孢拉定、西咪替丁、肌苷、雌酮硫酸酯、更昔洛韦、胍乙啶、MPP、二甲双胍、奥沙利铂、普罗卡因胺、替诺福韦、四乙胺硫胺、托泊替康
MATE2-K	阿昔洛韦、西咪替丁、肌苷、雌酮硫酸酯、更昔洛韦、胍乙啶、二甲双胍、MPP、甲基烟酰胺、奥沙利铂、普罗卡因胺、四乙胺、托泊替康

5. 药物相互作用与临床意义

OCT2 往往也涉及药物相互作用。合用西咪替丁能够使二甲双胍的肾清除率降低 27%，导致 $AUC^{0\sim24h}$ 和 c_{max} 分别增加 50% 和 81%。西咪替丁也能降低 OCT2 的底物雷尼替丁和伐尼克兰的肾清除。有临床意义的相互作用是抗肿瘤药物顺铂。顺铂是人 OCT2 的底物。敲除小鼠的 Oct1/Oct2 可减轻顺铂肾毒性。携带 c.808G>T 的 SNP 人群中顺铂诱导肾毒性也低，说明 OCT2-介导的顺铂摄取在肾小管蓄积和肾毒性中的作用。因此抑制顺铂的肾摄取在肿瘤治疗中具有重要意义。体外西咪替丁不但可以逆转顺铂对肾细胞的毒性，也能降低顺铂对表达 OCT2 细胞的毒性。伊马替尼也能抑制顺铂引起的表达人 OCT2 和鼠 Oct2 的胚胎肾细胞毒性和铂蓄积。在体实验显示，西咪替丁和伊马替尼可部分缓解顺铂引起大鼠和小鼠的肾毒性。除肾外，顺铂也可引起耳毒性。近来研究显示，在小鼠的听细胞中有 Oct2 表达。合用西咪替丁或 Oct2/Oct1 双基因敲除可以防止顺铂引起的小鼠耳毒性。

二、多药毒物外排转运体（MATE）

1. MATE 特性

1998 年，Tsuchiya 和他的同事在副溶血性弧菌和大肠埃希菌中鉴定出新的多药转运体 NorM 和 YdhE，随后正式更命为多药毒物外排转运体（MATE）。哺乳动物的 MATE 2005 年才被鉴定，它属于 SLC47A 家族转运体。SLC47A1 和 SLC47A2 基因分别克隆 MATE1 和 MATE2 蛋白。MATE1 主要表达在肾小管的管腔膜和肝细胞的胆侧面膜。不同于其他 SLC 家族转运体，MATE 转运体利用 H^+ 梯度为动力源介导四乙胺和 MPP 等有机阳离子物质与 H^+-偶联交换，实施物质跨膜外排转运，这种外排转运是电中性的。因此，MATE1 被认为是肾小管管腔膜和肝细胞胆侧膜的多功能有机阳离子逆向转运体。但 MATE2 的活性仍然不清楚。已鉴定出 MATE2 的两个突变体 MATE2-K 和 MATE2-B。人的 MATE2-K 主要在肾脏表达，而 MATE2-B mRNA 除肾外，在其他组织中均有表达。MATE2-K 介导肾中 H^+ 梯度依赖性的四乙胺外排，成为肾小管上皮刷状缘上第二种 H^+/有机阳离子逆向转运体。

人和鼠的 Mate1 显示高度的类似性，但鼠的 Mate2 与人的 MATE2-K 的系列的一致性只有

38.1%。此外,大鼠 Mate2 的 mRNA 和人 MATE2 的 mRNA 也显著不同。大鼠 Mate2 的 mRNA 主要存在于睾丸中,因此,鼠的 Mate2 又被认为可以归为第三类 SLC47(Mate3)。与鼠类不同的是兔 MATE1 和 MATE2 与人的氨基酸系列一致性分别达 75% 和 74%。

哺乳动物的 MATE 由 13 个 TM 构成的,其中半胱氨酸(Cys)、组氨酸(His)和谷氨酸(Glu)残基是维护活性所必需的,如 His386、Cys63 和 Cys127 突变,则失去转运活性。在人 MATE1 中 Glu273、Glu278、Glu300 和 Glu389 被其他氨基酸替代也将改变其转运活性(图 14-10)。

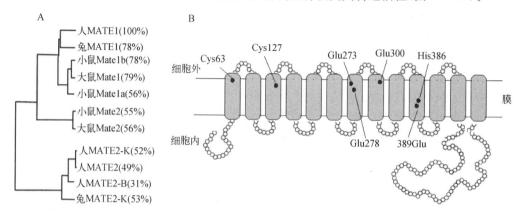

图 14-10 MATE 的结构特性

A. 种属间 MATE1 和 MATE2-K 系统发育树。B. 人 MATE1 的二级结构图。点代表必需氨基酸。引自 Motohashi H, Inui K. Mol Aspects Med,2013,34:661-668;Terada T, Inui K. Biochem Pharmacol,2008,75:1689-1696。

人 MATE1 主要表达于肾、肾上腺和骨骼肌,MATE2-K 特异性表达在肾脏,MATE2-K 和 MATE1 蛋白主要定位在近曲小管的刷状缘膜上。MATE1、MATE2-K、OAT1、OAT3 和 OCT2 共同表达在肾近曲小管的上皮细胞中,协同转运药物在肾脏中排泄(图 14-11)。

大鼠的 Mate1 mRNA 主要表达于肾和胎盘。小鼠的 Mate1 mRNA 主要表达在肾、肝和心等组织中。小鼠 Mate1 的分布与人体是一致的,在小鼠中未检出 Mate2-K 的表达。此外,鼠类肾基底膜上表达有 Oct1 和 Oct2,而在人肾中只表达 OCT2。因此 Mate1 敲除小鼠可以作为人缺陷 MATE1 和 MATE2-K 的动物模型。

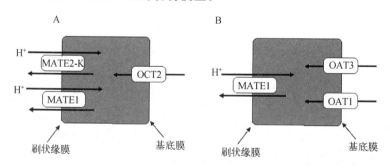

图4-11 人 MATE1、MATE2-K、OAT1 和 OAT3 在肾近曲小管上皮细胞中定位

A. OCT2、MATE1 和 MATE2-K 在同一细胞中表达;B. OAT1、OAT3 和 MATE1 在同一细胞中表达。引自 Motohashi H, et al. J Pharm Sci,2013,102:3302-3308。

2. MATE 的临床意义

(1)MATE 的底物 MTAE 的底物与 OCT 家族底物有较大的重叠性。如四乙胺、

MPP、西咪替丁、二甲双胍、胍乙啶、普鲁卡因胺和拓扑替康均为 MATE 的底物。其中四乙胺和 MPP 往往作为探针底物。此外，MATE 也转运一些两性化合物和阴离子化合物，如雌二醇硫酸酯、阿昔洛韦和更昔洛韦也是 MATE 的底物。荧光探针 6-二脒基-2-苯基吲哚-4′,6-二脒基-2-苯基吲哚也是 MATE1 和 MATE2-K 的底物，可作为探针评价 MATE1 和 MATE2-K 活性。MATE1 和 MATE2-K 的底物存在相似性，但也存在一定差异性，如抗生素头孢氨苄和头孢拉定是 MATE1 的底物，但不是 MATE2-K 的底物。头孢氨苄和头孢拉定也是 OAT 的底物，而不是 OCT 底物。头孢氨苄和头孢拉定在肾先经 OAT 摄取进入肾小管上皮细胞，随后在 MATE1 介导下外排进入尿液，完成药物的肾消除。抗肿瘤药物奥沙利铂也是 MATE2-K 的底物，但 MATE2-K 不转运其他铂类药物。类似地，非索非那丁也是 MATE1 和 OAT3 的底物，但不是 MATE2-K 的底物。两种转运体对四乙胺、MPP 和奎尼丁显示类似的亲和力，但对胆碱和西咪替丁的亲和力则存在差异。MATE1 和 MATE2-K 介导由 OCT1 和 OCT2 经摄取的底物外排，而 MATE1 也介导一些 OAT 的底物外排。左氧氟沙星和环丙沙星不是 MATE1 和 MATE2-K 的底物，但却是 MTAE1 和 MATE2-K 的强效抑制剂。然而鼠的 Mate1 也介导一些沙星类药物如左氧氟沙星、环丙沙星、依诺沙星、加替沙星、诺氟沙星和托氟沙星等外排。

（2）药物相互作用　一些化合物尽管是 OCT 和 MATE 的底物，但同时也是 MATE 的抑制剂。如西咪替丁与 MATE1 和 MATE2-K 的亲和力强于 OCT2，其对 MATE1 和 MATE2-K 的 IC_{50} 为 $1\sim10\ \mu M$，与血药浓度相当。而 OCT2 的 K_i 值约为 $147\ \mu M$ 明显高于血药浓度，提示西咪替丁与 MATE 底物合用时因西咪替丁抑制肾 MATE1 和 MATE2-K 活性，降低药物的肾小管分泌，导致药物相互作用。已有西咪替丁与阳离子药物二甲双胍和普鲁卡因胺合用出现相互作用的临床报道。尽管法莫替丁和雷尼替丁也是抑制 MATE 强于 OCT，但其血药浓度低于 IC_{50} 值。乙胺嘧啶也是强效的 MATE1 和 MATE2-K 抑制剂。小鼠实验显示，合用乙胺嘧啶显著增加二甲双胍的血药浓度。人体实验也显示，合用乙胺嘧啶抑制二甲双胍肾排泄，增加二甲双胍的暴露水平。因此，西咪替丁和乙胺嘧啶可以用作 MATE 的探针抑制剂。

（3）基因多态性与药物的效应　有文献显示，MATE 活性缺失导致严重的不良反应。如 MATE 是二甲双胍肾和胆汁排泄的主要转运体，其主要不良反应是乳酸中毒。有实验显示与野生鼠比较，Slc47a1 敲除小鼠服用二甲双胍，血中出现高乳酸水平，低 pH 和 HCO_3^- 水平，且肝中二甲双胍水平显著升高。

（4）顺铂肾毒性　铂制剂的肾毒性与 MATE 和 OCT 活性有关。一项研究显示，腹腔给予顺铂，与野生鼠比较，Slc47a1 基因敲除小鼠的寿命显著缩短，肌酸和 BUN 水平显著升高，伴随血浆和肾中顺铂水平升高。合用 MATE 抑制剂乙胺嘧啶也显著增加肌酐和 BUN 水平。

第五节　有机阴离子转运体

有机阴离子转运体（人类命名为 OAT，而啮齿类命名为 Oat）属于 SLC22/Slc22 亚家族。OATs 有 12 个 TM，N-端和 C-端在胞内，在 TM1 和 TM2 有一大的细胞外袢，内含糖化点；在 TM6 和 TM7 间有一细胞内袢，内含磷酸化点。OATs 介导多种低分子量的底物，包括固醇葡萄糖醛酸结合物、生物胺、一些药物和毒物的转运。

一、OATs 组织分布

人类最早鉴定的 OAT 是 OAT1，OAT1 的 mRNA 在肾中表达最高，随后依次是骨骼肌、脑和胎盘。人的 OAT1 蛋白定位在近曲小管上皮基底膜和骨骼肌细胞的质膜，人 OAT1 在脉络丛定位不清楚，但鼠的 Oat1 定位在脉络丛的顶膜。

OAT2 mRNA 在肝脏中高表达，而在肾脏水平较低。Oat2/OAT2 分布存在种属差异。小鼠的 Oat2 广泛存在于肾，而大鼠的 Oat2 和人 OAT2 相比肝而言，在肾中表达较低。Oat2/OAT2 在肾中定位也存在种属差异。鼠 Oat2 蛋白主要定位在 S3 段近曲小管顶膜，而人 OAT2 蛋白定位在基底膜。大鼠肝中 Oat2 蛋白定位于肝细胞的基底膜。

在肾上腺组织和肾上腺细胞株 NCI－H295R 有 OAT3 mRNA 表达。小鼠 Oat3 和人 OAT3 主要定位在近曲小管细胞基底膜，而大鼠 Oat3 在近曲小管 S1 和 S2 段、升支粗段、远曲小管和集合管。脑中 Oat3 mRNA 表达在大鼠脉络丛，大鼠 Oat3 蛋白定位在脑毛细血管内皮细胞管腔膜。小鼠的 Oat3 蛋白定位在脉络丛上皮细胞的管腔膜。

OAT4 mRNA 表达于肾和胎盘中，在肾中 OAT4 主要在肾近曲小管的顶膜。相反胎盘中 OAT4 在合胞体滋养细胞基底膜。类似 OAT3，在肾上腺组织和细胞株中也有 OAT4 mRNA 表达。

小鼠和大鼠 Oat5 主要表达在肾外髓和近髓皮质的肾小管 S2 和 S3 段，在肝中有 Oat5 的 mRNA 表达。Oat6 仅在小鼠进行研究，广泛分布在嗅黏膜。OAT7 主要表达在肝细胞的基底膜。OAT7 广泛存在于人肝中，OTA7 的蛋白主要定位在肝细胞的基底膜。OAT10 mRNA 在肾脏表达最高，随后依次是脑、心脏、小肠和结肠。尿酸转运体 1（urate transporter 1，URAT1/SLC22A12）也属于 SLC22A 家族，Urat1/URAT1 主要表达在肾脏。URAT1 蛋白主要定位在肾近曲小管的基底膜。在小鼠脑毛细血管内皮细胞和脉络丛中也有 Urat1 蛋白表达。

二、底物与抑制剂

OAT1 和 OAT3 通过与 α-酮戊二酸交换方式逆负电荷转运有机阴离子。α-酮戊二酸梯度的依赖于利用主动的 Na^+-二羧酸协同转运，而 Na^+ 梯度维持依赖于 Na^+/K^+ ATPase，因此，OATs 介导的转运被认为"三级主动过程"（"tertiary active"）（图14－12）。

OAT1/Oat1 和 OAT3/Oat3 具有广泛的底物，且底物间有较大的重叠性（表 14－8）。OAT1 和 OAT3 均可转运对-氨基马尿酸，但 OAT3 与对氨基马尿酸的亲和力比 OAT1 低。通常分别用对氨基马尿酸和雌酮硫酸酯作为 OAT1 和 OAT3 探针底物。Oat1/OAT1 也转运一些抗生素和抗病毒药物，如齐夫多定和阿昔洛韦等。硫醇尿酸是通过 Oat1 介导的转运而消除的。Oat1/OAT1 也转运螯合物 2，

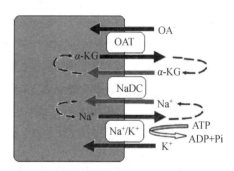

图 14－12　OAT1 和 OAT2 介导有机阴离子转运的三级主动转运机制

初级主动过程利用 Na^+/K^+-ATP 酶维持 Na^+ 梯度，次级主动过程利用 Na^+-羧酸协同转运体（NaDC）维持细胞内高浓度 α-酮戊二酸（α-KG）。第三级主动过程利用 OAT 实施有机阴离子（OA^-）与 α-酮戊二酸交换。

3-二巯基-1-丙基磺酸和汞的巯基结合物，如 N-乙酰半胱氨酸巯基结合汞、高半胱氨酸结合汞和半胱氨酸结合汞，这可能是机体清除甲基汞的一种机制。

OTA2/Oat2 介导物质转运是非 Na^+ 依赖性的，其底物包括对氨基马尿酸、前列腺素、戊

二酸和一些药物如甲氨蝶呤、丙戊酸、别嘌呤醇等。水杨酸的转运存在种属依赖性。水杨酸可以被大鼠 Oat2 转运，但不被小鼠 Oat2 转运。OAT4 介导非 Na^+ 依赖性的硫酸酯类转运，如雌酮硫酸酯、吲哚酚硫酸酯和 DHEAS。Urat1/URAT1 为尿酸-有机阴离子转运体，主要实施尿酸的重吸收。其他如 DHEAS 和盘尼西林 G 等也是小鼠 Urat1 的底物。

三、临床意义

有文献报道，Oat1 基因敲除小鼠降低对 Oat1 的底物对氨基马尿酸和呋塞米的转运，但不影响 Oat3 的底物雌酮硫酸酯的转运。用 Oat3 基因敲除小鼠肾片显示雌酮硫酸酯、牛磺胆酸和对氨基马尿酸摄取降低。由于 OAT 底物的广泛性，可能会引起药物相互作用，尤其是以肾 OAT1 或 OAT3 介导消除为主的药物。丙磺舒是典型的 OAT1 和 OAT3 抑制剂，可用于延长盘尼西林 G 半衰期。盘尼西林 G 是 OAT3 的底物，这与抑制肾分泌有关。合用丙磺舒，因抑制 OATs 介导的甲氨蝶呤肾清除而增加甲氨蝶呤暴露。类似地，丙磺舒与呋塞米或其他髓袢利尿药合用，因降低 OAT-介导的分泌，导致其利尿效果降低。OAT3 抑制也可能是吉非贝齐与普伐他汀相互作用的原因之一。尽管吉非贝齐可以降低普伐他汀的肝摄取，同时也能使普伐他汀肾清除率降低 43%。普伐他汀也是 OAT3 的底物，吉非贝齐能够抑制 OAT3 介导普伐他汀摄取。因此，抑制肾 OAT3 可能也成为吉非贝齐与普伐他汀相互作用原因之一。

然而不是所有的药物相互作用是有害的。如合用丙磺舒可以降低 OAT1-和 OAT3-介导的盘尼西林和其他 β-内酰胺类抗生素的肾清除，而增加抗生素的暴露。合用丙磺舒可以降低昔多呋韦的肾毒性。昔多呋韦由于其肾毒性临床使用受到限制。昔多呋韦是 OAT1 的底物，被肾中 OAT1 介导的摄取进入肾小管细胞。体外用表达有 Oat1 的中国苍鼠卵细胞显示，昔多呋韦在表达 Oat1 细胞中毒性显著增加，加用丙磺舒可以抑制昔多呋韦摄取和降低细胞毒性。动物模型和临床试验显示，合用丙磺舒降低昔多呋韦肾清除和肾毒性，因此，丙磺舒和昔多呋韦合用已推荐作为临床治疗的标准。

表 14-8 人 OAT1、OAT2 和 OAT3 的底物

OATs	底 物
OAT1	阿昔洛韦、阿德福韦、对氨基马尿酸、头孢噻啶、昔多呋韦、西咪替丁、cAMP、cGMP、去羟肌苷、依达拉奉硫酸酯、呋塞米、更昔洛韦、吲哚酚硫酸酯、吲哚美辛、α-酮戊二酸、拉米夫定、甲氨蝶呤、盘尼西林 G、PGE2、PGF2、水杨酸、司他夫定、四环素、三氟胸苷、尿酸、齐夫多定、扎西他滨
OAT2	对氨基马尿酸、别嘌呤醇、布美他尼、cAMP、DHEAS、雌酮硫酸酯、5-氟尿嘧啶、戊二酸、α-酮戊二酸、甲氨蝶呤、紫杉醇、PGE2、PGF2、水杨酸、四环素、丙戊酸、齐夫多定
OAT3	别嘌呤醇、对氨基马尿酸、L-肉毒碱、头孢唑林、头孢噻啶、叶酸、西咪替丁、可的松、DHEAS、依达拉奉硫酸酯、雌酮硫酸酯、法莫替丁、5-氟尿嘧啶、戊二酸、谷胱甘肽、甘胆酸、吲哚酚硫酸酯、甲氨蝶呤、6-巯基嘌呤、普伐他汀、PGE2、PGF2、瑞舒伐他汀、牛磺胆酸、尿酸、伐昔洛韦、齐夫多定
OAT4	对氨基马尿酸、DHEAS、雌酮硫酸酯、戊二酸、吲哚酚硫酸酯、四环素、齐夫多定

第六节 肽转运体（PEPTs）

肽转运体（人命名为 PEPT，而啮齿类命名为 Pept）属于 SLC15A 家族，由 SLC15A1 和 SLC15A2 基因分别克隆分子量为 78 kDa 蛋白 Pept1/PEPT1 和 85 kDa 蛋白 Pept2/PEPT2。

PEPT1/Petp1 和 PEPT2/Pept2 有 12 个 TMD,在 TMD9 和 TMD10 有一大的细胞外环, N -端和 C -端在胞内,两种转运体均利用质子梯度作为动力转运二肽和三肽,其转运是电荷电性的。

一、PEPTs/Pepts 组织分布

1. PEPT1/Pept1

PEPT1/Pept1 主要表达在小肠黏膜细胞管腔膜,被认为是肠的主要亚型。在大鼠的 S1 段肾小管上皮细胞刷状缘中也有 Pept1 表达。除了在细胞膜外,在溶酶体中也有 Pept1 表达。在人肾、肺、结肠和胰腺表达有 PEPT1 mRNA。此外,在肝中也有低水平的 PEPT1 mRNA 表达。

2. PEPT2/Pept2

PEPT2/Pept2 主要表达在肾近曲小管 S2 和 S3 段上皮管腔膜。在大鼠脑的一些特殊细胞如胶质细胞,室管膜下区细胞,室管膜细胞和脉络丛上皮细胞管腔膜上有 Pept2 表达。此外,在肠神经系统、结肠、肝、胰腺、肺、鼻黏膜、乳腺、鼻黏膜细胞和髓样细胞,以及一些细胞株如 HEK293T、HeLa 和 MCF - 7 中也有 PEPT2 的表达。

二、PEPTs/Pepts 的底物

PEPT1/Pept1 和 PEPT2/Pept2 的底物有高度重叠性,主要是二肽和三肽,但氨基酸和四肽不是其底物。其底物药物包括一些肽样药物,如 β -内酰胺抗生素,光敏剂 5 -氨基乙酰丙酸,抗肿瘤药物乌苯美司,某些血管紧张素 II 转换酶抑制剂和抗病毒伐昔洛韦等。甘氨酰肌氨酸(Gly-Sar)为 PEPT1/Pept1 和 PEPT2/Pept2 的典型底物。头孢羟氨苄似乎更适合于 PepT1/PEPT1。

在肠中,PEPT1 参与小肠二肽和三肽及其肽样药物的吸收。在肾中,尽管 PEPT1 和 PEPT2 在近曲肾小管均有表达,但 PEPT1 在肾小管液中底物重吸收的作用是微不足道的,相反,PEPT2 在从肾小管液重吸收肽或肽类药物发挥重要的作用。在脉络丛上皮细胞管腔膜 PEPT2 参与血-脑脊液屏障功能,促使肽样药物从脑侧向血液侧转运,在维持脑内神经肽内环境稳定性和脑内神经毒物清除中发挥重要作用。因此,脑内 PEPT2 存在提示可以以此作为类肽药物输送入脑的靶点。

三、PEPTs/Pepts 的临床意义

关于 PEPTs 在人体中作用研究较少。有文献用三种模型药物(Gly-Sar、头孢羟氨苄和 5 -氨基乙酰丙酸)在 Pept2 基因敲除小鼠模型中说明 Pept2 的作用,但比放到人可能存在一定风险。

1. Gly-Sar 的处置

给 Pept2 基因敲除小鼠静脉注射[14C]Gly-Sar 0.05 mmol/kg(体重),与野生鼠比较,基因敲除小鼠中 Gly-Sar 清除率显著增加(约为野生鼠的 2 倍),导致血浆中 Gly-Sar 暴露显著降低。Gly-Sar 肾中吸收几乎消失,而野生鼠有 46%Gly-Sar 重吸收,Pept2 介导的重吸收贡献率高达 86%。基因敲除小鼠脉络丛中 Gly-Sar 低,如给药后 60min 脉络丛/脑脊液浓度的比值比野生鼠低 5 倍,相反,脑脊液/血浓度比值以及 AUC 的比值高于野生鼠,说明 Pept2 对 Gly-Sar 在 CSF 室暴露具有重要作用,即 Pept2 在肽类肾转运和脉络丛消除中的贡献。

2. 头孢羟氨苄的处置

给 Pept2 基因敲除小鼠静脉注射不同剂量的头孢羟氨苄（100 μmol/kg，50 μmol/kg，12.5 μmol/kg 和 1 μmol/kg），结果显示头孢羟氨苄在小鼠体内处置在研究的剂量范围内呈非线性特征。静脉注射 1 μmol/kg 头孢羟氨苄，头孢羟氨苄在基因敲除小鼠的清除率显著增加，约为野生鼠的 3 倍。肾重吸收几乎消失，只有 3%，而野生鼠的肾重吸收约 70%，即 Pept2 介导的重吸收贡献率达 95%。组织分布结果显示，基因敲除小鼠的 CSF/血液浓度比也高于野生鼠，约为野生鼠的 6 倍。

3. 5-氨基乙酰丙酸的处置和神经毒性

5-氨基乙酰丙酸为内源性血红素前体，为肝性卟啉症中神经毒素。给 Pept2 基因敲除小鼠静脉注射 5-氨基乙酰丙酸（10 μmol/kg），结果显示，类似于头孢羟氨苄和 Gly-Sar，Pept2 基因敲除小鼠中 5-氨基乙酰丙酸清除率显著增加，约为野生鼠的 3 倍，伴随血浆药物暴露降低。然而 Pept2 基因敲除小鼠 CSF 浓度显著高于野生鼠，约为野生鼠的 5 倍，CSF/血中药物浓度比值约高于野生鼠的 8 倍，但脉络丛中药物浓度显著降低。毒性试验显示，单剂量皮下注射 5-氨基乙酰丙酸（4 000 mg/kg），野生鼠的 50% 动物死亡的时间为 21 h，而基因敲除小鼠仅为 4 h。亚毒性试验皮下注射 5-氨基乙酰丙酸（500 mg/kg/d）连续 7 d。转棒试验显示野生鼠没有任何症状，而基因敲除小鼠旋转杆次数逐渐降低，在给药 4 d 后，出现神经骨骼肌功能失常（平衡次数减少），在第 7 天平衡次数降低至对照值的 58%。皮下注射 5-氨基乙酰丙酸（100 mg/kg/d）30 d，野生鼠的平衡次数为对照的 91%，而基因敲除小鼠仅为对照的 60%。这种结果无法用血药浓度加以解释。尽管给药后（100 mg/kg）血药浓度差别不大，但给药 30 min 和 240 min 后，Pept2 基因敲除小鼠 CSF 浓度比野生鼠分别高 8 倍和 30 倍。这种差异主要来自脑内药物浓度。上述结果说明 Pept2 的神经保护作用，也参与药物包括毒物在脑内的处置。

（刘晓东，刘　李）

参考文献

[1] Chen ZS, Tiwari AK. Multidrug resistance proteins（MRPs/ABCCs）in cancer chemotherapy and genetic diseases[J]. FEBS J,2011, 278: 3226 - 3245.

[2] http://www.fda.gov/Drugs/GuidanceComplianceRegulatoryInformation/Guidances/default.htm.

[3] Kalliokoski A, Niemi M. Impact of OATP transporters on pharmacokinetics[J]. Brit J Pharmacol,2009, 158: 693 - 705.

[4] Kamal MA, Keep RF, Smith DE. Role and relevance of PEPT2 in drug disposition, dynamics, and toxicity[J]. Drug Metab Pharmacokinet,2008, 23: 236 - 242.

[5] Motohashi H, Inui KI. Organic cation transporter OCTs（SLC22）and MATEs（SLC47）in the human kidney[J]. AAPSJ, 2013, 15:581 - 588.

[6] Motohashi H, Nakao Y, Masuda S, et al. Precise comparison of protein localization among OCT, OAT, and MATE in human kidney[J]. J Pharm Sci,2013, 102:3302 - 3308.

[7] Natarajan K, Xie Y, Baer MR, et al. Role of breast cancer resistance protein（BCRP/ABCG2）in cancer drug resistance[J]. Biochem Pharmacol,2012, 83: 1084 - 1103.

[8] Roth M, Obaidat A, Hagenbuch B. OATPs, OATs and OCTs: theorganic anion and cation transporters of the SLCO and SLC22A gene superfamilies[J]. Brit J Pharmacol,2012, 165 1260 - 1287.

[9] 王广基. 药物代谢动力学[M]. 北京:化学工业出版社,2005.

第十五章 药物代谢酶

第一节 概　述

　　多数药物是脂溶性的,体内在药物代谢酶的作用下转化成水溶性的化合物,随后通过肾或胆汁排出体外。药物代谢酶主要存在于肝(其他组织如肠、肾、肺和脑等也存在)细胞滑面内质网中。细胞匀浆后,经 9 000×g 离心 15～30 min,上清液进一步经 105 000×g 离心 30～60 min,获得的沉淀为内质网膜囊泡又称微粒体(microsomes),因此肝药物代谢酶常常称为微粒体酶。药物代谢酶介导的药物代谢包括氧化、还原、水解、水合和结合反应等。一般来说,药物在体内代谢经历两个相互衔接的时相,即Ⅰ相(Phase Ⅰ)代谢和Ⅱ相(Phase Ⅱ)代谢。Ⅰ相代谢包括氧化、还原或水解等反应,即在分子中引活性基团如—OH,—COOH,—NH$_2$ 或—SH等极性基团。Ⅱ相代谢主要是结合反应,药物分子中极性基团(包括Ⅰ相代谢形成的)与葡萄糖醛酸结合、甘氨酸结合、硫酸结合或甲基化和乙酰化等反应,其Ⅱ相代谢随尿液和粪便排出体外。Ⅰ相代谢认为是为Ⅱ相代谢提供准备,又称之为功能化反应,即Ⅰ相代谢产生适合Ⅱ相代谢反应的基团。参与Ⅰ相代谢的酶主要包括 CYP450、水解酶、黄素单氧化酶(flavin-containing monooxygenase,FMO)、环氧化物水合酶(epoxide hydrolase)、醇脱氢酶、醛脱氢酶等。参与Ⅱ相代谢的酶主要包括 UDP -葡萄糖醛酸转移酶(UDP glucuronosyltransferase,UGTs)、谷胱甘肽- S -转移酶(glutathione-S-transferase,GST)、硫酸转移酶(sulfotrans-fearse,ST)、乙酰基转移酶(acetyltransferase)和甲基转移酶(methyltransferase)等。通常Ⅰ相代谢酶如 CYP450、FMO 和环氧化物水合酶主要存在于肝细胞内质网中。有些Ⅰ相代谢酶如醇脱氢酶和醛脱氢酶等也存在于胞浆中,在线粒体中也存在一些参与药物代谢的Ⅰ相酶如单胺氧化酶。Ⅱ相代谢酶葡萄糖醛酸转移酶主要存在于微粒体中,而硫酸转移酶主要存在于胞浆中,甲基转移酶存在于胞浆或线粒体中。一般认为,药物代谢主要存在于肝脏中,但其他组织如肠也存在丰富的药物代谢酶,包括Ⅰ相代谢酶和Ⅱ相代谢酶,参与药物尤其是口服药物代谢,成为一些口服药物生物利用度低的重要原因。在脑、肺等肝外组织中也存在药物代谢酶,尽管这种表达对整体药物代谢动力学行为的贡献不大,但在药物的局部毒理/活性发挥重要的作用。除了参与药物代谢外,药物代谢酶也参与一些内源性物质代谢以及一些前致癌物质的代谢。本章主要介绍几种常见的Ⅰ相和Ⅱ相代谢酶在药物代谢中的作用及其临床意义,关于药物相互作用见第十六章。

第二节　细胞色素 CYP450

一、CYP450 酶的生物学特性

　　在肝脏中参与药物代谢的Ⅰ相和Ⅱ相代谢酶中以 CYP450 酶最为重要。CYP450 属于内

质网上氧化反应电子传递的终端,归类为血红素蛋白类,含铁原卟啉 IX 作为辅基。CYP450 酶系由三部分组成,即血红素蛋白(CYP450)、NADPH -细胞色素 C 还原酶和磷脂。NADPH -细胞色素 C 还原酶是一种分子量为 79 000 的核黄素蛋白黄素蛋白酶,由一个核黄素腺嘌呤二核苷和核黄素单核苷组成。其作用是 NADPH 为还原反应提供电子,即在药物代谢过程中将电子从 NADPH 传递至 CYP450,保持 Fe 的二价状态。磷脂主要是磷脂酰胆碱。磷脂酰胆碱的作用是加速电子从 NADPH -细胞色素 C 还原酶传递给 CYP450,即起协助而不是电子载体作用。CYP450 酶是与膜结合蛋白,深深地嵌在内质网脂质的分子中。CYP450 酶具有以下几方面的生物学特性:

(1)CYP450 酶是一个混合功能的酶系。CYP450 酶可以催化 60 种以上的代谢反应,包括氧化、还原和水解等反应。介导的反应主要是单加氧合酶活性,即将分子氧中的一个氧引进底物(R),形成产物(ROH)。

(2)CYP450 酶底物的结构特异性差,可代谢各种类型化学结构的底物。

(3)CYP450 对底物代谢的结果对各种细胞活性并不是普遍需要的,只依赖于特定功能。不同于细胞生存需要的其他酶,它不是细胞生存所必需的。

(4)CYP450 酶具有多型性,它是一个超级大家族,每种哺乳动物至少有 30 种以上的 CYP450 酶。在人中,参与物质代谢的主要 CYP450 亚型包括 CYP1A1、CYP1A2、CYP2A6、CYP2B6、CYP2C8、CYP2C9、CYP2C19、CYP2D6、CYP2E1、CYP3A4、CYP3A5 和 CYP3A7 等。每种 CYP450 亚型的分布和表达量存在差异,且有特异性底物,其活性也受到一些抑制剂的抑制和诱导剂的诱导(表 15 - 1)。在人肝 CYP450 中,CYP3A 表达最丰富,依次为 CYP2C、CYP1A2、CYP2E1、CYP2A6、CYP2D6 和 CYP2B6。CYP3A 家族介导约 50% 的药物代谢,其次是 CYP2D6(24%)和 CYP2C 家族(约 20%)。

表 15 - 1 参与药物代谢的主要人肝 CYP450 酶的特性

CYP450	介导的典型底物反应	抑制剂	诱导剂
CYP1A1	*7 -乙氧基香豆素 O -脱乙基	α -萘黄酮	β -萘黄酮
CYP1A2	*非那西丁 O -去乙基化反应 乙氧基试卤灵 O -去乙基化反应 茶碱 N -去甲基化反应 咖啡因 3 - N -去甲基化反应 他克林 1 -羟化反应	呋拉茶碱、环丙沙星、依诺沙星、氟伏沙明、α -萘黄酮	吸烟、奥美拉唑、孟鲁司特、苯妥英钠、苯巴比妥
CYP2A6	香豆素 7 -羟化反应 尼可丁 C -氧化反应		
CYP2B6	*依法韦仑羟化反应 *安非他酮羟化反应 丙泊酚羟化反应 S -美芬妥因 N -去甲基化反应		依法韦仑、利福平、奈韦拉平
CYP2C9	*甲苯磺丁脲甲基羟化反应 *S -华法林 7 -羟化反应 氟比洛芬 4′ -羟化反应 苯妥因 4 -羟化反应 双氯酚酸 4 -羟化反应	磺胺苯吡唑、胺碘酮、咪康唑、氧雄龙、氟康唑	卡马西平、利福平、阿瑞吡坦、波生坦、苯巴比妥、St.John's wort

CYP450	介导的典型底物反应	抑制剂	诱导剂
CYP2C8	＊紫杉醇 6-羟化反应 阿莫地喹 N-去甲基反应 罗格列酮对位羟化反应	槲皮素、吉非罗齐	利福平
CYP2D6	＊丁呋洛尔 1′-羟化反应 ＊右美沙芬 O-去甲基化反应 异喹胍 4-羟化反应	奎尼丁、氟西汀、帕罗西汀、安非他酮、育亨宾	巴比妥类
CYP2E1	＊氯唑沙宗 6-羟化反应 对硝基酚 3-羟化反应 月桂酸 11-羟化反应 苯胺 4-羟化反应	二乙基二硫代氨基甲酸酯	乙醇、异烟肼
CYP2C19	＊S-美芬妥因 4′-羟化反应 奥美拉唑 5-羟化反应 氟洛西汀 O-去烷基化反应	苯环丙胺、氟康唑、氟伏沙明、噻氯匹定	青蒿素、利福平
CYP3A	＊咪达唑仑 1-羟化反应 ＊睾丸酮 6β-羟化反应 红霉素 N-去甲基化反应 右美沙芬 N-去甲基化反应 三唑仑 4-羟化反应 特非那定 C-羟化反应	三乙酰竹桃霉素、酮康唑、克拉霉素、泰利霉素、米贝拉地尔、萘法唑酮、葡萄柚汁、伊曲康唑、伏立康唑、HIV 蛋白酶抑制剂	利福平、阿伐麦布、卡马西平、苯妥英钠、St. John's wort

注：＊优先底物。

（5）CYP450 酶存在明显的种属、性别和年龄的差异。不同种属的 CYP450 同工酶往往是不同的，表现药物在动物和人体内的代谢途径和代谢产物量也往往是不同的。鼠类命名为 Cyps。如在人肝中主要的 CYP3A 家族是 CYP3A4 和 CYP3A5，而在大鼠肝中则是 Cyp3a1 和 Cyp3a2。与性别有关的 CYP2C，雄性大鼠是 Cyp2c11，而雌性大鼠则为 Cyp2c12。这可能是引起一些药物在大鼠中药物代谢动力学行为存在性别差异的主要原因之一。CYP450 酶的量和活性也存在年龄差异。如在胎儿肝中，可以发生可待因的 N-去甲基代谢，但不能发生 O-去甲基代谢。CYP3A7 也只存在于人胎儿肝脏。

（6）CYP450 酶具有多态性（polymorphisms），即同一种属的不同个体间某 CYP450 酶的活性存在较大的差异。按代谢速率，将个体分为快代谢型（rapid metabolizer）或强代谢型（extensive metabolizers，EMs）和慢代谢型（slow metabolizer）或弱代谢型（poor metabolizers，PMs）。尽管在人肝中均有关于 CYP1A1-3、CYP2C8/9、CYP2C19、CYP2D6、CYP2B6、CYP2E1 和 CYP3A4/5 多态性的临床报道，但以 CYP2D6、CYP2C19 和 CYP2B6 多态性的临床意义最为显著。

（7）CYP450 酶具有可诱导性和可抑制性。一些化合物包括药物可以使某些 CYP450 酶的量和活性明显增加,即药酶诱导作用,这类物质称为药酶诱导剂。最典型的例子就是苯巴比妥可以诱导肝 CYP450 酶,从而加速其自身或其他药物的代谢。而另一些化合物包括药物可以抑制某些 CYP450 酶活性,使其活性明显降低,导致相应底物药物代谢能力降低,即药酶抑制,这类物质称为药酶抑制剂。

(8) CYP450 形式的多样性。CYP450 分为固有性和诱导性。

固有性 CYP450。CYP450 是不受外源性物质诱导下存在的。它们的功能主要是介导内源性物质代谢,如 21 碳类固醇 11β,18 -碳羟化反应、19 碳类固醇 11β,19 -碳羟化反应和维生素 D 的羟化反应等是由这类 CYP450 介导的。

诱导性的 CYP450。CYP450 酶的活性受到外源性物质的诱导,酶量和活性增加,且与诱导剂类型有关,同时存在种属差异。

二、CYP3A 家族在药物代谢中的地位与作用

1. CYP3A 的表达

在人体中,已发现参与药物代谢的 CYP3A 亚家族有 CYP3A4、CYP3A5 和 CYP3A7。市场上的药物有 50% 的代谢是 CYP3A 介导的。CYP3A4 是主要的 CYP3A 亚家族的酶,约占总的肝 CYP 蛋白 30%。无论在含量,还是参与代谢药物数目上,CYP3A4 均是肝主要的 CYP450 酶。在肠上皮细胞微绒毛中也参与 CYP3A4 表达,是肠上皮中主要的 CYP450 酶(71 nmol/小肠),且沿肠壁自上而下表达逐渐降低。在肾集合管中也有 CYP3A4 表达,约占肾脏总 CYP450 的 30%。CYP3A5 在肝脏中表达量低,只有 CYP3A4 的 10%～30%,但有更广泛的组织分布,是肾脏中主要的 CYP3A 形式。在肠中也有 CYP3A5 表达,但也低于 CYP3A4。CYP3A7 主要在胎儿中。

2. CYP3A 底物

CYP3A4 和 CYP3A5 介导大多数药物、外来化学物质和内源性物质的代谢。已发现多种特异性底物,常用作该酶的探针,如咪达唑仑 $1'$-羟化反应、红霉素的 N-去甲基化反应、可的松的 6β-羟化反应和睾丸酮的 6β-羟化反应等。通常 CYP3A4 和 CYP3A5 具有相似的底物,但也有例外,如奎尼丁和红霉素不是 CYP3A5 的底物。CYP3A4 催化环孢素 A 形成 3 个代谢物,而 CYP3A5 只能催化形成其中一个。一般来说,CYP3A5 活性也不及 CYP3A4,但 CYP3A5 介导咪达唑仑 1 -羟基反应和利多卡因去甲基化反应的活性强于 CYP3A4。

CYP3A 活性中心有多个药物结合点。CYP3A 活性中心可以结合 2 个药物分子(相同或不同分子),两药物分子间分别呈现正相关协同、同向协同和异向协同等动力学特性。基于聚类分析可将 CYP3A 底物分为三类。第一类以红霉素、环孢素 A 和睾丸酮等代表的底物。第二类以右美沙芬、安定、咪达唑仑和三唑仑等代表的底物。第三类不同于前两类,具有不同的作用点,代表性药物是尼非地平。实际上底物有可能超过上述三类,结合点也可能有重叠。同类型底物间的代谢活性存在良好的相关性,而不同类型底物的关联性差。由于 CYP 3A4 介导的反应往往不符合典型的米-曼动力学特征,建立酶抑制剂的强度与活性间的相关性是比较困难的,有时是不可能的。为了解决这个问题,建议要用不同类型的探针进行研究。此外,在小肠有 CYP 3A4 表达,且 CYP3A4 的特异性底物与 P-GP 的底物有重叠,也使得在体结果,尤其是口服给药的研究更为复杂。

3. CYP3A 抑制剂/诱导剂

已发现多种 CYP3A 抑制剂,通常用抑制剂常数表征抑制剂的抑制程度。表 15-2 列举了常见 CYP3A4 抑制剂。

表 15-2 常见的 CYP3A 抑制剂

抑制剂	$K_i/\mu mol \cdot L^{-1}$	抑制剂	$K_i/\mu mol \cdot L^{-1}$
克霉唑	0.000 25~0.15	尼非地平	10~22
酮康唑	0.015~8	维拉帕米	24~82
伊曲康唑	0.27	地尔硫䓬	50~75
咪康唑	0.9~1.3	奎尼丁	4~10
氟康唑	1.3~63	孕酮	8~45
利托那韦	0.017	地塞米松	23
茚地那韦	0.2	炔雌醇	34
沙奎那韦	0.7	咪达唑仑	40~63
红霉素	16~194	环孢素	1~37
醋竹桃霉素	10~51	西罗莫司	83
加沙霉素	12~21	奥美拉唑	79
罗地霉素	41	长春碱	3.8
舍曲林	24~64	溴麦角环肽	7~8
去甲基舍曲林	20~48	诺威本	11
氟西汀	66~83	麦角胺	12~14
诺氟西汀	11~19	槲皮素	14
尼卡地平	8	长春新碱	19

K_i 为抑制常数。引自 Gibbs MA, Hose NA. Clin Pharmacokinet, 2003, 42: 969-984。

一般认为,K_i 小于 1 μmol/L 的抑制剂是强效的抑制剂,如咪唑类抗真菌药物(酮康唑、克霉唑和伊曲康唑)和 HIV 蛋白酶抑制剂(如利托那韦、茚地那韦和沙奎那韦等)。不同抑制剂的抑制机制是不同的。一些抑制剂属于可逆性抑制剂,如酮康唑、克霉唑、伊曲康唑、利托那韦、茚地那韦和沙奎那韦等。有些属于机制性抑制剂,即通过产生活性中间产物,与 CYP 形成复合物,使酶失活,如红霉素、醋竹桃霉素、尼卡地平、维拉帕米和地尔硫䓬等。由于在 CYP3A 活性部位存在多个结合点,因此在评价药物相互作用时,必须用多个探针进行研究。用单一探针,可能得到错误的结论。

CYP3A 酶可被多种化合物诱导,如某些大环内酯类抗生素、利福平类(利福平)、卡马西平、地塞米松和植物药 St John's wort。CYP3A 的诱导与孕烷 X 受体(pregnane X receptor, PXR)有关。

4. CYP3A 变异性

基因变异、激素水平、环境因素和药酶诱导/抑制均可能是引起 CYP3A 差异大的原因。基因变异是主要的因素。如 CYP3A4* 1B 在 5′-端旁侧区-290 位上的碱基替换(-290A>G),导致氨基酸的改变,影响尼非地平的代谢,但这种变化不影响睾丸酮的代谢。CYP3A4*

1B 的多态性存在种族差异。如携带 CYP3A4* 1B 等位基因在东方人、高加索人、西班牙人和非裔美国人分布频率分别为 0.2%～9.5%，9.3%～11% 和 35%～67%。用咪达唑仑为探针研究显示，在 CYPP3A4* 1B 等位基因突变人群中咪达唑仑静脉注射清除率轻微降低，但口服清除率在表型和基因型间无相关性，提示对咪达唑仑而言，这种多态性在临床上的意义不大。此外，用红霉素呼吸试验和尼非地平清除率试验以及体外咪达唑仑羟化代谢和睾丸酮的 6β - 羟化等试验均未显示 CYPP3A4* 1B 与 CYPP3A4 活性改变的关联性。但有报道 CYP3A4* 1B 等位基因与一些临床结果存在一定的关系。如非裔美国人携带纯合 CYP3A4* 1B 等位基因容易患前列腺癌。与 CYP3A4* 1B 比较，携带野生型等位基因患者用表鬼白脂素治疗原发性癌症时，患继发性白血病风险更高。尽管有资料显示 CYP3A4* 1B 的多态性与疾病的发生/药物毒性存在一定的关系，但缺乏强有力的证据说明 CYP3A4* 1B 基因型改变探针药物的处置。此外，CYP3A4* 1B 基因型与其他基因突变间也可能存在某种连锁不平衡（linkage disequilibrium）。

需要注意的是用人肝微粒体测定的代谢酶活性存在很大的变异（表 15 - 3）。这种变异与底物的性质、浓度、微粒体的制备方法、储存和肝供体者的基本情况以及所用标本数目有关。因此，这些因素存在使得直接采用文献结果变得困难。

表 15 - 3　来自不同肝库中肝微粒体 CYP450 酶活性变异比较

来源（样本数）	3A4	2C19	2C9	2D6	2A6	2E1	1A2
A(19)	27	18	6	14	NA	NA	35
B(21)	18	175	8	18	21	5	3
C(13)	5	66	11	6	18	5	73
D(6)	7	13	2	5	11	3	6
E(14)	15	155	ND	5	28	5	8
F(15)	47,55	53	5	18	107	5	17
F(10)	15	16	3	56	9	5	9,27
G(6)	8	NA	3	5	7	9	4
H(164)	82	187	ND	308	113	11	27
I(15)	54	ND	ND				
变异范围	5～82	16～187	2～11	5～8	7～113	3～7	3～73
平均变异	30	85	5	48	39	6	21
CV%	84	88	60	205	113	45	103

引自 Gibbs MA，Hose NA. Clin Pharmacokinet，2003，42：969 - 984。

尽管在体内实验也存在个体差异，但其差异程度往往小于体外微粒体的结果。如咪达唑仑在体口服清除率的变异系数约 18%，而体外的 CYP3A 活性的变异系数高达 84%。这些实验数据说明体外数据有可能高估在体变异。一般情况下，口服清除率的变异大于静脉给药（表15 - 4），这是归结于口服清除率是肠摄取和肝摄取共同的结果，而静脉给药的清除率主要是肝摄取的作用。

表 15 - 4　几种药物静脉注射和口服给药的清除率变异比较(均值的%)

药物	$CL_{iv}/L \cdot h^{-1} \cdot kg^{-1}$			$CL_{or}/L \cdot h^{-1} \cdot kg^{-1}$		
	数值	范围	CV%	数值	范围	CV%
环孢素	0.30	0.28～0.37	17	1.33	0.66～1.81	40
	0.32	0.24～0.41	28	1.43	1.11～1.88	21
咪达唑仑	0.38	NA	7.6	1.50	NA	18
	0.40	NA	25	1.5	NA	60
	0.46	NA	36	2.1	NA	52
他克莫司	0.055	0.040～0.078	31	0.43	0.312～0.653	30
齐拉西酮	0.31	0.21～0.35	14	0.74	0.42～1.48	39

CV%为变异系数;NA 为无有用信息。引自 Gibbs MA, Hose NA. Clin Pharmacokinet,2003,42：969 - 984。

尽管 CYP3A 底物清除率存在变异性,但其程度远小于具有典型多态性特征酶底物的清除率。如 S-美芬妥因(CYP2C19 探针)的变异达 341 倍。利培酮(CYP2D6 探针)的变异达 37 倍。与其他具有多态特性酶的底物清除率比较,咪达唑仑变异低,没有表现临床多态性的特征。

5. 临床意义

CYP3A 参与市场上 50% 的药物代谢。肝和肠中药物代谢是多种药物口服生物利用度低的重要原因之一。临床上使用的一些药物既是 CYP3A 的底物,也是其抑制剂。因此,它们合用后有可能出现药物相互作用。CYP3A 相互作用的临床效果依赖于多种因素,如肠/肝 CYP3A 介导的首过代谢、抑制剂的强度和药物的治疗指数。药物相互作用的强弱可以作为一线用药的依据。当然,如果药物的治疗指数宽,相互作用可以忽略。一般来说,低生物利用度和低治疗指数的 CYP3A 代谢的药物更容易发生相互作用,导致不良反应事件发生或治疗失败。如环孢素 A 和他汀类药物与抗真菌药物酮康唑和氟康唑等合用时可能会发生显著的相互作用。对于一些治疗指数宽的药物来说,在高剂量使用时,也会出现严重的相互作用,导致不良反应发生。如咪达唑仑,在不同剂量时,CYP3A 抑制剂对咪达唑仑药效学的影响是完全不同的。

药物代谢方面相互作用的程度取决于给药途径、底物和抑制剂的种类及其剂量。由于在肝和肠均有可能发生相互作用,使得药物代谢动力学研究变得更为复杂。理论上,如存在 CYP3A 方面代谢抑制相互作用,当该药物口服给药时,不但口服清除率降低,而且生物利用度也增加,表现口服给药的相互作用程度更大。正如表 15 - 5 所示,酮康唑对咪达唑仑、环孢素 A、他克莫司和梯利拉扎生物利用度的影响,肠上的作用大于肝。如酮康唑使环孢素的肠利用度增加 2.2 倍,而肝的利用度仅增加 1.1 倍。药物相互作用的程度不仅取决于 CYP3A 量,而且与抑制剂浓度有关。如体外酮康唑对肝和肠微粒体的 K_i 值相同,但在体酮康唑对肠的 CYP3A 抑制强于肝,这种差异可能是肠组织中抑制剂浓度高于肝所致。

表 15 - 5　酮康唑对 CYP3A 底物代谢动力学参数的影响

底物(酮康唑剂量/给药时间)	参数增加倍数				
	F	F_H	F_G	AUC_{iv}	AUC_{or}
环孢素 A(200 mg/服药前 10 h)	2.5	1.1	2.2	1.9	5.3
他克莫司(200 mg/服药前 10 h)	2.1	NC	2.2	1.2	2.9
梯利拉扎(200 mg/服药前 2 h)	2.4	1.5	1.6	1.7	4.1
咪达唑仑(200 mg/服药前 12 h)	3.4	1.5	2.3	5	16

F 为口服利用度；F_G 为肠利用度，F_H 为肝利用度。引自 Gibbs MA, Hose NA. Clin Pharmacokinet, 2003，42：969 - 984。

　　由于 P-GP 和 CYP3A 底物有重叠性，P-GP 的抑制也是增加药物吸收的重要原因。如环孢素 A 既是 P-GP 的底物，也是 CYP3A 的底物。酮康唑除抑制 CYP3A 外，也抑制 P-GP 功能，因此，酮康唑对环孢素 A 吸收的影响是抑制 P-GP 和 CYP3A 共同作用的结果。

　　一些食物也会引起食物-药物相互作用，如葡萄柚汁。自 1989 年 Bailey DG 等报道葡萄柚汁能显著增加非洛地平的血药浓度和药效以来，已发现这种饮料与数十种口服药物间存在相互作用。合用葡萄柚汁可以使非洛地平的 AUC 和 c_{max} 分别增加 300％和 430％。其机制可能与抑制肠 CYP3A4 酶的活性和肠 P-GP 功能有关。此外，葡萄柚汁也能够增加其他药物如地西泮、三唑仑、咪达唑仑、辛伐他汀、洛伐他汀、阿托伐他汀和环孢素 A 等药物的暴露水平。因此，应避免葡萄柚汁与这类药物合用，以防止出现相互作用，导致严重的毒副作用。

三、CYP2C19 多态性及临床意义

1. 表达

CYP2C19 主要表达在肝，在肠中也存在一定表达。CYP2C19 活性表现出较大个体差异性和种族差异性。根据对底物 S-美芬妥因的代谢能力，将个体分为强代谢(EM)和弱代谢者(PM)。PM 人群的分布频率存在种族差异和区域差异。如在日本人、韩国人和中国人中，PM 人群分布频率分别为 18％～23％，15％～17％和 13％。亚洲人 PM 分布频率(12％～23％)高于高加索人(1％～6％)和非洲裔黑人(1％～7.5％)。而在非洲人、非裔美国人、阿拉伯人以及高加索人中 PM 人群的分布频率相似。在巴拿马的库那族中不存在 PM 人群，而在太平洋瓦努阿图人中 PM 人的分布频率高达 79％。

2. CYP2C19 基因及基因多态性

CYP2C19 是由 CYP2C19 基因克隆的 490 个氨基酸构成的蛋白质。CYP2C19 基因位于染色体 10(10q24.1～q24.3)，有 9 个外显子。已发现至少 25 个异等位基因(CYP2C19* 1 - 25)，其中 7 个等位基因(CYP2C19* 2 - 8)与 PM 人群中药物代谢能力降低有关，相反 CYP2C19* 17 等位基因导致酶活性增加。CYP2C19* 1 为野生型。CYP2C19* 2 和 CYP2C19* 3 被认为是引起药物代谢能力降低的主要等位基因。CYP2C19* 2 和 CYP2C19* 3 等位基因占日本中 PM 人群的 99％。CYP2C19* 2 和 CYP2C19* 3 等位基因的分布频率存在种族差异。中国人 CYP2C19* 2 等位基因分布频率(30％)高于非裔美国人(17％)和高加索人(15％)。CYP2C19* 3 在中国人中分布频率(5％)也高于高加索人(0.04％)和黑人(0.4％)。在亚洲人中，CYP2C19* 2 和 CYP2C19* 3 约占基因缺陷的 100％。在高加索人中，85％PM 者

属于纯合 CYP2C19* 2。CYP2C19* 3 -* 25 等位基因在高加索人中非常罕见。除了 CYP2C19* 2 和 CYP2C19* 3 外，还发现其他异等位基因如 CYP2C19* 7 和 CYP2C19* 8 也与药物代谢能力降低有关。CYP2C19* 17 等位基因在 5′ 侧翼区－806 位点碱基改变（806C＞T），引起 CYP2C19 表达与活性增加。因此 CYP2C19* 17 被认为是超快代谢（ultra-rapid metabolizer，UM）的等位基因。CYP2C19* 17 等位基因分布频率在高加索人种为 18%～27%，非洲人为 10%～26%，而亚洲人仅为 0.44%。

表 15 - 6　几种 CYP2C19 等位基因及其功能

CYP2C19 等位基因	主要核苷变异	效　应	酶活性
* 1	无	野生型	正常
* 2	外显子 5；681G→A	剪接缺陷	无
* 3	外显子 4；636G→A	终止密码子	无
* 4	外显子 1；1A→G	起始密码子中断	无
* 5	1297C→T	Arg433→Trp	无
* 6	外显子 3；395G→A	Arg132→Gln	无
* 7	内含子 5；819 + 2T>A	供体剪接位点的中断	无
* 8	外显子 3；358 T→C	Trp120→Arg	无
* 17	5′ 侧翼区－806 C→T	表达增加	活性增加

表 15 - 7　几种 CYP2C19 等位基因在亚洲人、高加索人和非洲人中分布频率

CYP2C19 等位基因	亚洲人	高加索人	非洲人
CYP2C19* 1	0.560～0.640	0.640～0.850	0.750～0.770
CYP2C19* 2	0.290～0.330	0.120～0.180	0.016～0.190
CYP2C19* 3	0.010～0.130	0.001～0.030	0.002～0.010
CYP2C19* 5	0～0.003	0～0.009	ND
CYP2C19* 17	0.015～0.044	0.180～0.270	0.100～0.260

3. 底物、抑制剂和诱导剂

表 15 - 8 列举了几种 CYP2C19 介导代谢的底物及其代谢反应，可见 CYP2C19 的底物属于中性（如地西泮）、弱酸性（如普萘洛尔、氯胍）或弱碱性药物（如美芬妥因）。根据 CYP2C19 对口服清除率的贡献，将底物可以分为三类，即 CYP2C19 介导的代谢清除率大于 80%（奥美拉唑、兰索拉唑、泮托拉唑、S - 美芬妥因、R - 甲苯巴比妥、R - 环己烯巴比妥和异丙基甲丁双脲），30%～65%（氯胍、丙米嗪、氯米帕明、吗氯贝胺、地西泮、氟硝西泮、西酞普兰、舍曲林和氟西汀）和小于 30%（如苯妥英、普萘洛尔）。

表 15 - 8　CYP2C19 介导代谢的底物及代谢反应

底　物	代谢反应	底　物	代谢反应
奥美拉唑	5 -羟化反应	尼凡诺	4′ -羟化反应
兰索拉唑	5 -羟化反应	甲基苯妥英	4′ -羟化反应
泮托拉唑	O -去甲基化反应	地西泮	N -去甲基化反应

底　物	代谢反应	底　物	代谢反应
雷贝拉唑	N-去甲基化反应	去甲地西泮	羟化反应
氯胍	环化反应	氟硝西泮	N-去甲基化反应
氯丙胍	环化反应	苯巴比妥	p-羟化反应
那非那韦	羟化反应	R-环己烯巴比妥	$3'$-羟化反应
西酞普兰	N-去甲基化反应	R-甲苯巴比妥	4-羟化反应
氟西汀	N-去甲基化反应	肌安宁	N-去甲基化反应
舍曲林	N-去甲基化反应	普萘洛尔	侧链氧化反应
文拉法辛	O-去甲基化反应	甲苯磺丁脲	4-羟化反应
丙米嗪	N-去甲基化反应	R-华法林	8-羟化反应
氯米帕明	N-去甲基化反应	孕酮	21-羟化反应
阿米替林	N-去甲基化反应	睾丸酮	$C17$ 氧化反应
去甲替林	去甲基化反应	去氧孕烯	3-羟化反应
吗氯贝胺	C-羟化反应	环磷酰胺	4-羟化反应
苯妥英	$3'$-和 $4'$-羟化反应	异环磷酰胺	4-羟化反应
S-美芬妥因	$4'$-羟化反应	甲氧氯	O-去甲基化反应

　　一些底物本身也是 CYP2C19 抑制剂。如奥美拉唑被认为是 CYP2C19 选择性抑制剂,其抑制常数 K_i 约为 $3\ \mu mol/L$。有趣的是奥美拉唑对地西泮的代谢影响与 CYP2C19 表型有关,显著增加 EM 人群中地西泮的 AUC,但不影响 PM 人群中地西泮的 AUC。其抑制程度纯合子 EMs>杂合子 EMs>纯合子 PMs。此外,奥美拉唑抑制 S-美芬妥因和地西泮的代谢也与种族有关。对欧洲人的抑制作用强于中国人,这与中国人中杂合子 EMs 的分布频率不同于欧洲人有关。尽管噻氯匹定也是强 CYP2C19 抑制剂(K_i:$0.02\sim3.7\ \mu mol/L$),常用于在体研究,但噻氯匹定本身对 CYP2B6(K_i:$0.2\ \mu mol/L$)和 CYP2D6(K_i:$0.4\sim10\ \mu mol/L$)也具有较强的抑制作用。其他如(-)-N-3-苯-苯巴比妥被认为是 CYP2C19 特异性抑制剂,其 K_i 约为 $0.079\ \mu mol/L$。$0.3\ \mu mol/L$(-)-N-3-苯-苯巴比妥可以使人重组 CYP2C19 活性下降 80%,但不影响其他主要的 CYP450 酶活性(小于 10%)。类似(+)-N-3-苯-尼凡诺也是强的 CYP2C19 抑制剂(K_i:$0.25\ \mu mol/L$),但其选择性不及(-)-N-3-苯-苯巴比妥。CYP2C19 活性可以被利福平和青蒿素等药物诱导,其诱导作用可能涉及核受体如 CAR 和 PXR 等。

　　4. CYP2C19 多态性及临床意义

　　(1) CYP2C19 多态性与质子泵抑制剂　奥美拉唑和泮托拉唑等质子泵抑制剂在体内代谢主要是 CYP2C19 介导的。因此这类药物在体内的代谢动力学存在显著的多态性和种族差异性。如奥美拉唑的 5-羟化代谢主要是 CYP2C19 介导的,而 S-氧化代谢则是 CYP3A4 介导的。一项研究比较了 15 名日本健康受试者,其中纯合子 EMs(CYP2C19*1/*1)6 例,杂合子 EMs(CYP2C19*1/*2 或 CYP2C19*1/*3)5 例和纯合子 PMs(CYP2C19*2/*3、CYP2C19*2/*2 和 CYP2C19*3/*3)4 例,口服 20 mg/d 奥美拉唑连续 8 d,第 1 天和第 8 天血浆中奥美拉唑及其代谢物浓度和胃酸分泌情况。结果显示,奥美拉唑及其代谢物(羟基奥美拉唑和奥美拉唑砜)体内浓度存在显著多态性,纯合子 EMs 血浆中奥美拉唑的浓度＜杂合子 EMs＜纯合子 PMs,相反纯合子 EMs 血浆中羟基奥美拉唑浓度＞杂合子 EMs＞纯合子 PMs。胃酸分泌与血浆中奥美拉唑浓度呈负相关,表现为纯合子 EMs 中胃液的 pH＜杂合子 EMs＜纯合子 PMs。

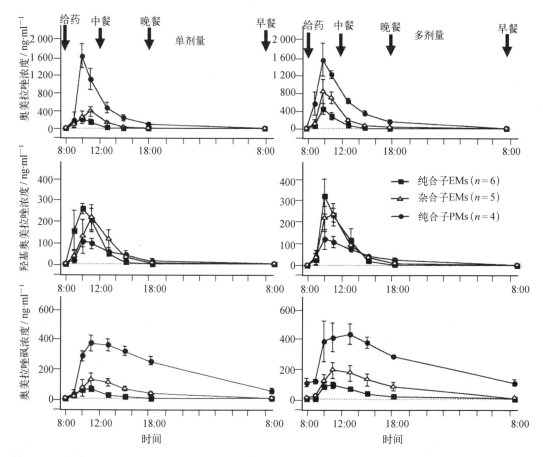

图 15 - 1　纯合子 EMs、杂合子 EMs 和纯合子 PMs 者单次和多次口服 20 mg 奥美拉唑后血浆中奥美拉唑及其代谢物羟基奥美拉唑和奥美拉唑砜的浓度

引自 Shiral N, et al. Aliment Pharmacol Ther, 2001, 15：1929 - 1937。

　　(2) CYP2C19 多态性与氯吡格雷　氯吡格雷为前药,体内主要在 CYP2C19 作用下形成活性代谢物,因此 CYP2C19 的基因突变似乎与氯吡格雷低敏感性有关。表 15 - 9 给出了 96 名病人中,氯吡格雷敏感病人和氯吡格雷低敏感病人与 CYP2C19 基因表型的关系。

表 15 - 9　氯吡格雷敏感性与预测代谢表型的关系

预测代谢表型	敏感 $n=71$（％）	低敏感 $n=25$（％）	P
快代谢	32(45.1％)	9(36.0％)	0.304
中速代谢	26(36.6％)	7(28.0％)	0.435
慢代谢	11(15.5％)	9(36.0％)	0.030
超代谢	2(2.8％)	0(0.00)	—

* χ^2 检验。引自 Park MW, et al. Pharmacogenet Genomics, 2013,23:558 - 562.

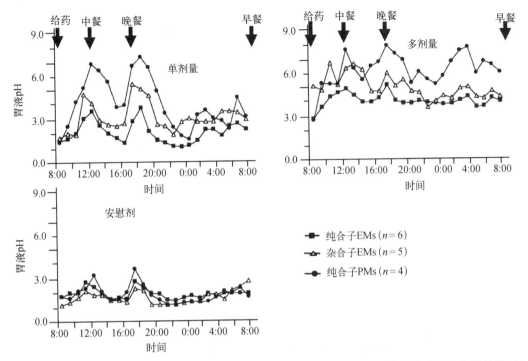

图 15-2　纯合子 EMs、杂合子 EMs 和纯合子 PMs 者单次和多次口服 20 mg 奥美拉唑以及安慰剂后 24 h 胃液 pH 变化

引自 Shiral N，et al. Aliment Pharmacol Ther，2001，15：1929－1937.

　　有研究比较了 500 名中国病人，按每天 100 mg 阿司匹林＋75 mg 氯吡格雷作为维持剂量，达稳态后血浆对 ADP 诱导血小板聚集作用。结果显示 CYP2C19 的功能缺陷与 ADP 诱导血小板聚集率呈显著正相关。如纯合 CYP2C19*2 携带者的血小板聚集率（47.12%±18.13%）显著高于纯 CYP2C19*1 携带者（37.87%±18.51%）。杂合 CYP2C19*2 或 3 的血小板聚集率也显著高于纯 CYP2C19*1 携带者。纯 CYP2C19*17 携带者的血小板聚集率与纯 CYP2C19*1 携带者无差异。

　　荟萃分析显示，CYP2C19 等位基因变异与服用氯吡格雷后心肌梗死、支架血栓形成、缺血性中风和血管重构等心血管不良事件发生风险显著正相关。一项研究以使用氯吡格雷治疗 1 年内支架血栓形成作为临床终点，比较纯合子 EMs（259 人）、杂合子 EMs（278 人）和纯合子 PMs（80 人）中心血管不良事件发生率。结果发现 1 年内有 7 例发生支架血栓形成不良事件。其分布分别为纯合子 EMs 1 人（0.39%）、杂合子 EMs 2 人（0.72%）和纯合子 PMs 4 人（5%）。三种人群中支架血栓形成不良事件发生率存在显著差异。

　　一项研究回访 266 急性心肌梗死病人中使用氯吡格雷后发生心血管性死亡、非致死性心肌梗死和缺血性中风等心血管事件与 CYP2C19 基因分型的关系，结果显示，心血管事件在纯合子 EMs（$n=104$）、杂合子 EMs（$n=128$）和纯合子 PMs（$n=34$）者发生数（发生率）分别为 2（1.9%）、6（4.8%）和 5（14.7%）。CYP2C19 代谢多态性与心血管不良事件显著相关。Kaplan Meier 分析显示，心血管不良事件累积发生风险与等位基因突变数存在正相关趋势。

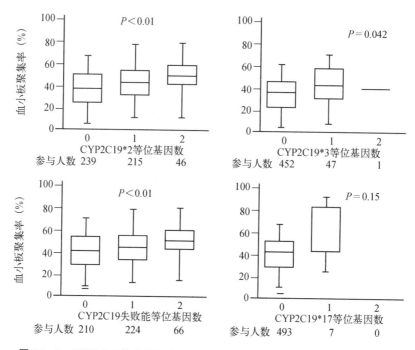

图 15-3　CYP2C19 等位基因变异与 20μmol/L ADP 诱导血小板聚集的关系

含血小板血浆来自氯吡格雷达稳态治疗后病人。引自 Zhang L, et al. Throm Res, 2013,132:81-87。

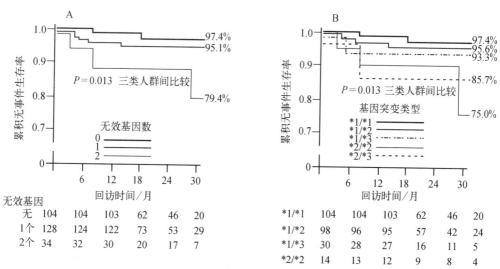

图 15-4　CYP2C19 不同代谢表型(A)和基因型(B)病人服用氯吡格雷后与心血管事件(心血管性死亡,非致死性心肌梗死和缺血性中风)累积风险

引自 Jeong YH, et al. Circ Cardiovasc Interv, 2011,4:585-594。

四、CYP2C9 多态性与临床应用

1. CYP2C9 表达

CYP2C9 是人肝中主要的 CYP2C 蛋白,约占肝微粒体 CYP450 量的 20%,介导 10% 的药物如华法林、甲苯磺丁脲、格列吡嗪、苯妥英、丙戊酸、氯沙坦、氟伐他汀、托塞米、塞来昔布和双

氯芬酸等代谢。常用甲苯磺丁脲和双氯芬酸羟化代谢表征 CYP2C9 活性。CYP2C9 活性可以被一些药物如利福平、苯巴比妥和乙醇诱导,也可被氟伏沙明等抑制。CYP2C9 在功能与表达方面存在较大的个体差异,导致一些药物的治疗失败或出现毒性。

2. CYP2C9 基因

(1) CYP2C9 基因　CYP2C9 基因位于染色体的 10q24,有 9 个外显子,克隆 490 个氨基酸残基的蛋白质。CYP2C9 的氨基酸构成与 CYP2C19 有 92% 类似度,只有 43 个氨基酸的差异,但两种酶存在完全不同的底物特异性。

CYP2C9 基因表达调控主要发生在转录水平。在 CYP2C9 的 5′ 旁区的一片段,存在几个与糖皮质激素响应原件相对应的序列和诸如肝核因子-1(HNF-1)、HepG2-特异性因子-1(HPF-1)、AP-1 和 C/EBP 等转录因子的结合点。人的这个区域呈现高度的多态性,至少有 7 个单核苷酸多态性,构成 6 种序列模式,有些模式是同时存在的。荧光素酶报告基因显示模式 2 的活性只有模式 1(野生型)的 40%。与野生型比较,携带模式 2 的个体,其苯妥英的内在清除率下降 38%。模式 2 变异点(−1912T>C)位于 HNF-1 结合序列基元内,提示 HNF-1 参与 CYP2C9 的转录激活。

基因缺失分析显示,CYP2C9 的启动子位于翻译起始位点和核苷−155 之间。在这个区域存在一个 HPF-1 识别域。在−362 至−144 片段间存在转录因子 AP-1、C/EBP 和 HPF-1 结合点,删除前两个因子的结合序列,将导致 HepG2 的启动子活性降低 2 倍以上。删去−155 至−144 片段,则导致启动子转录活性下降 7~8 倍。在这个区域中也存在一稀少的变异 −162A>G(属于模式 3),其荧光素酶活性只有模式 1 的 50%。

(2) CYP2C9 的多态性　表 15-10 列举了 CYP2C9 的变异及其效应。

表 15-10　几种 CYP2C9 的变异及其效应

基因型	等位基因	效应
CYP2C9*2	430C>T	144Arg>Cys
CYP2C9*3	1075A>C	359Ile>Leu
CYP2C9*4	1076T>C	359Ile>Thr
CYP2C9*5	1080C>G	360Asp>Glu
CYP2C9*6	818del A	
	608T>G	208Leu>Val
	527A>C	181Ile>Leu

第一个鉴定的,也是最常见的等位基因变异是 CYP2C9*2。CYP2C9*2 基因在外显子 3 的碱基被替换(430C>T),其蛋白质的 144 位氨基酸也被替换(144Arg>Cys)。第二个鉴定的是 CYP2C9*3,1 075 位碱基被替换(1075A>C),其蛋白质的 359 位氨基酸被替换(359Ile> Leu)。CYP2C9*4 是稀有的基因错义变异,其外显子 7 的 1076 位碱基替换(1076T>C),相应蛋白质的 359 位氨基酸被替换(359Ile>Thr)。该变异是在患癫痫的日本病人中发现。在其他人群如非裔美国人、西班牙裔美国人、加拿大土著印第安人、高加索人、中国人和健康日本人均未发现 CYP2C9*4。CYP2C9*5 在其外显子 7 上的 1080 位碱基被替换(1 080C>G),其相应蛋白质的 360 位氨基酸被替代(360Asp>Glu)。CYP2C9*5 也只存在于非裔美国人和西班牙裔美国人,在高加索人和中国人均未发现 CYP2C9*5 等位基因。有趣的是 CYP2C9*3、

CYP2C9*4 和 CYP2C9*5 在外显子 7 上等位基因变异位点是紧挨着的（即 5′...aga tac A_{1075} / CT_{1076} /Ct gaC_{1080}/G ctt...3′）。CYP2C9*6 因 818 位碱基 A 的删除（818delA），是一个无效等位基因。CYP2C9*6 是在一非裔美国人中发现的。该病人服用常规剂量苯妥英出现毒性。其他变异如 608 位碱基替换（608T＞G），导致蛋白质氨基酸替换（208 Leu＞Val）。有研究显示，携带 608G 基因（蛋白质 208Val）者需要华法林维持剂量要比携带 608T 基因（蛋白质 208 Leu）者低。相反，携带 527 A＞C 基因（181 Ile＞Leu）者华法林的用量要比携带 527 A 基因（蛋白质 181Ile）者高。

（3）CYP2C9 等位基因变异的功能　CYP2C9 的底物主要是弱酸性的，如华法林、醋酸香豆素、甲苯磺丁脲、格列吡嗪、苯妥英、丙戊酸等。CYP2C9 也代谢一些内源性物质如花生四烯酸和类固醇的代谢。CYP2C9 等位基因变异往往引起酶活性降低，表现与 K_m 增加（酶亲和力降低）或最大反应速率（V_{max}）降低，导致内在清除率（$CL_{int} = V_{max}/K_m$）的下降。表 15-11 给出了以 S-醋酸香豆素的羟化代谢能力为指标，评价几种重组 CYP2C9 酶的活性结果。

表 15-11　几种 CYP2C9 酶介导 S-醋酸香豆素的羟化代谢动力学参数比较

酶	反应	K_m /$\mu mol \cdot L^{-1}$	V_m /$nmol \cdot min^{-1} \cdot nmol^{-1}$	$CL_{int} = V_m/K_m$ /$ml \cdot min^{-1} \cdot nmol^{-1}$
CYP2C9*1	6-羟化反应	0.80±0.08	0.52±0.01	0.65±0.11
	7-羟化反应	0.81±0.15	0.37±0.06	0.47±0.13
CYP2C9*2	6-羟化反应	0.62±0.10	0.19±0.04	0.31±0.11
	7-羟化反应	0.58±0.18	0.13±0.02	0.23±0.07
CYP2C9*3	6-羟化反应	1.56±0.20	0.14±0.01	0.09±0.01
	7-羟化反应	1.85±0.43	0.11±0.01	0.06±0.00

可见，与野生型 CYP2C9*1 比较，CYP2C9*3 催化 S-醋酸香豆素的羟化代谢下降 85%，而 CYP2C9*2 的代谢能力也只有野生型（CYP2C9*1）的一半，即 CYP2C9*3 引起 CYP2C9 酶降低程度强于 CYP2C9*2。

3. CYP2C9 等位基因人群分布

CYP2C9*2 和 CYP2C9*3 变异分布频率存在种族差异。亚洲人群（中国、日本和韩国）缺乏 CYP2C9*2 等位基因，而在非裔美国人和埃塞俄比亚人中，携带 CYP2C9*2 分布频率为 1%～4.3%，在高加索人中 CYP2C9*2 分布频率为 8%～19%。西班牙人携带 CYP2C9*2 分布频率为 12%，与高加索人相当，但高于黑人。

表 15-12　CYP2C9*2 和 CYP2C9*3 等位基因在不同种族人群中的分布

种族	CYP2C9*2		CYP2C9*3	
	N	频率（%）	N	频率（%）
亚洲人				
中国人	1 016	0	896	0～4.1
日本人	1 512	0	1 402	1～6.8
韩国人	1 148	0	1 148	1.1

续表

种族	CYP2C9*2		CYP2C9*3	
	N	频率(%)	N	频率(%)
黑人				
美国人	1 098	1～3.6	650	0.5～2.0
埃塞俄比亚	300	4.3	300	2.3
白人				
美国人	2 252	8～14.9	2 570	3.5～15.3
英国人	1 710	10.6～19.1	1 988	5.3～10.5
荷兰人	120	14.2	109	9.2
法国人	36	8.3	151	8
德国人	988	10.6～13.4	734	7.8
意大利人	674	11.1～18.3	674	8.9～9.2
匈牙利人	286	16.4	259	9.4
西班牙人	314	14.3	314	16.2
瑞士人	860	10.7	860	7.4
土耳其人	998	10.6	998	10
西班牙裔	434	12.0	414	3.4

表 15－13　高加索人和亚洲人群中 CYP2C9 基因型分布频率(点估计和 95%置信区间)

人群	法国人	中国人	中国人	日本人	日本人	韩国人
基因型	$n=151$	$n=394$	$n=115$	$n=140$	$n=218$	$n=574$
*1/*1	62.2 (54～70)	92.9 (90～95)	96.5 (91～99)	96.4 (92～99)	96 (92～98)	97.7 (96～99)
*1/*2	19.9 (13.8～27.2)	0.3 (0～1.4)	0 (0～3.1)	0 (0～2.6)	0 (0～1.7)	0 (0～0.6)
*2/*2	2.7 (0.7～6.6)	0 (0～1)	0 (0～3.1)	0 (0～2.6)	0 (0～1.7)	0 (0～0.6)
*1/*3	10.6 (6.2～16.6)	6.6 (4.4～9.5)	3.5 (1.0～8.7)	3.6 (1.2～8.2)	4 (1.9～7.7)	2.3 (1.2～3.8)
3/*3	0.7 (0～3.6)	0.3 (0～1.4)	0 (0～3.1)	0 (0～2.6)	0 (0～1.7)	0 (0～0.6)
2/*3	4.0 (1.5～8.4)	0 (0～1)	0 (0～3.1)	0 (0～2.6)	0 (0～1.7)	0 (0～0.6)

引自文献 Yang JQ, et al. Fund Clin Pharmacol, 2003, 17: 373-376。

CYP2C9*3 等位基因分布频率在韩、日、中国人分别约为 1.1%、2.2% 和 3.3%。黑人分布频率为 1.3%。高加索人 CYP2C9*3 的分布频率为 3.5%～16.2%。西班牙人 CYP2C9*3 分布频率为 3.4%,与中国人(3.3%)相当,但低于高加索人。除 CYP2C9*2 和

CYP2C9*3外,CYP2C9*5的分布也存在种族差异。非裔美国人CYP2C9*5分布频率为0.2%~1.7%,西班牙裔美国人CYP2C9*5分布频率为0~0.5%,但在高加索人、中国人和日本人中缺乏或罕见CYP2C9*5等位基因。CYP2C9*6等位基因是罕见的,在非裔美国人中分布频率仅为0.6%~1.5%。

4. CYP2C9多态性临床意义

CYP2C9显示高度的多态性,且存在种族差异和底物依赖性。如CYP2C9*2和CYP2C9*3等位基因显著降低S-华法林和醋酸香豆素的代谢,然而对于甲苯磺丁脲和塞来昔布而言,CYP2C9*3携带者清除率降低程度大于CYP2C9*2携带者。一些底物药物如华法林、醋酸香豆素、格列本脲和苯妥英等属于治疗窗窄的药物。因此,PMs者尤其是CYP2C9*3/*3携带者,可能因药物代谢能力降低,导致严重的药物毒副作用,相反,一些需要在体内CYP2C9介导活化的药物(如氯沙坦和环磷酰胺)则出现治疗失败。本节主要以抗凝血药和口服降血糖药物阐述CYP2C9多态性的临床意义。

(1)华法林 通常纯合CYP2C9*3或杂合CYP2C9*3携带者,S-华法林的口服游离清除率显著低于CYP2C9*1/*1携带者。有文献基于93例意大利人满足INR在2~3之间设定华法林维持剂量,将病人分成3组:低剂量组(<26.25 mg/W,n=37),中剂量组(26.25~43.75 mg/W,n=32)和高剂量组(>43.75 mg/W,n=24)。同时分析S-华法林的游离清除率和CYP2C9基因分型。结果显示CYP2C9的基因突变在低剂量、中剂量和高剂量中分布频率分别为72%、36%和4%。其S-华法林的游离清除率与维持剂量负相关。

Lindh等人采用荟萃分析,研究了39个研究(涉及7 907个病人)资料,获得CYP2C9等位基因与维持剂量(确保INR在2.0~3.0之间)的关系。结果显示基因型与华法林维持剂量存在高度关联性。CYP2C9*3/*3携带者需用华法林维持剂量最低,而CYP2C9*1/*1携带者需用华法林维持剂量最高。

表15-14 CYP2C9基因型对华法林维持剂量的影响

CYP2C9 基因型	维持剂量降低(%)	95%置信区间
*1/*1	参照	
*1/*2	19.6	17.4~21.9
*1/*3	33.7	29.4~38.1
*2/*2	36.0	29.9~42.0
*2/*3	56.7	49.1~64.3
*3/*3	78.1	72.0~84.3

引自 Lindh JD, et al. Eur J Clin Pharmacol, 2009, 65:365-375。

需要强调的是CPY2C9等位基因对华法林维持剂量的影响程度往往与种族有关。有研究显示,携带CYP2C9*1/*1的日本人口服游离清除率高于高加索人。携带杂合CYP2C9*3的日本人口服游离清除率也低于CYP2C9*1/*1携带者,但CYP2C9*1/*1携带者的清除率与杂合CYP2C9*2或CYP2C9*3无显著差异。在韩国人中,CYP2C9基因分型与华法林维持剂量无相关性。有研究显示,居住在南加利福尼亚州的亚洲人需要华法林的维持剂量平均比高加索人和西班牙人低40%(3.1 mg/d对5.1 mg/d)。生活在香港的中国人维持剂量(3.3 mg/d)比高加索人(6.1 mg/d)约低50%。这种差异可能与CYP2C9*2和

CYP2C9*3 等位基因分布频率有关。中国人缺乏 CYP2C9*2 等位基因,而 CYP2C9*3 等位基因分布频率也低于高加索人,提示存在其他因素导致华法林的低维持剂量。尽管 CYP2C9*2 和 CYP2C9*3 等位基因在非裔美国人不常见,但相对于高加索人,CYP2C9 底物的不良事件高于高加索人,这可能与非裔美国人中存在 CYP2C9*5 和 CYP2C9*6 等位基因有关。

(2)醋酸香豆素 醋酸香豆素羟化代谢主要也是 CYP2C9 介导的。类似华法林,CYP2C9 等位基因变异也损伤醋酸香豆素代谢,醋酸香豆素维持剂量与 CYP2C9 基因型存在一定关系。有研究显示,CYP2C9*1/1 携带者醋酸香豆素维持剂量(17.1±8.7)mg/W 高于携带 CYP2C9*2(CYP2C9*1*/2＋CYP2C9*2/*2)(14.46±6.4)mg/W,也高于携带 CYP2C9*3(CYP2C9*1/*3＋CYP2C9*2/*3)(11.2±6.2)mg/W 者,即携带 CYP2C9*3 者需用醋酸香豆素维持剂量最低。

(3)磺酰脲类降血糖药 磺酰脲类降血糖药的代谢主要是 CYP2C9 介导的,显然 CYP2C9*3 损伤甲苯磺丁脲、格列本脲、格列美脲和那格列奈等药物的代谢。有文献显示,杂合和纯合 CYP2C9*3 携带者甲苯磺丁脲的 AUC 比 CYP2C9*1/*1 携带者分别高 2 倍和 6 倍。甲苯磺丁脲使 CYP2C9*1/*3 携带者口服 100g 葡萄糖负荷后血清葡萄糖的 AUC 的变化比 CYP2C9*1/*1 携带者高 2.7 倍。其他如格列本脲和格列美脲在 CYP2C9*1/*3 携带者中 AUC 也比 CYP2C9*1/*1 携带者高 2 倍以上。在糖尿病人中,CYP2C9*1/*3 携带者中格列美脲的 AUC 显著高于 CYP2C9*1/*1 携带者,同时发现与 CYP2C9*1/*1 携带者比较,CYP2C9*3/*3 和 CYP2C9*2/*3 携带者显示更强的降血糖活性。

五、CYP2D6 多态性与临床意义

1. CYP2D6 介导的药物代谢

CYP2D6 是十分重要的代谢酶,尽管其量只占酶量的 2%,介导 25% 的临床药物包括抗抑郁药(阿米替林、去甲替林、氟西汀等)、抗心律失常药物(胺碘酮、慢心律)、镇痛药(氢可酮、美沙酮和哌替啶等)和抗肿瘤药(他莫昔芬)等代谢。CYP2D6 也介导一些生物胺(如 5-甲氧基吲哚乙胺和 5-甲氧基色胺)和类固醇的代谢。自 1977 年,Mughaud 和 Tucker 分别发现异喹胍羟化代谢多态特性之后,系列 CYP2D6 介导的药物代谢多态性陆续被发现。CYP2D6 多态性改变多种临床上药物代谢动力学行为,因此,CYP2D6 的多态性被认为是引起其底物药物不良反应增加或治疗失败的重要原因之一。根据对异喹胍/金雀花碱的代谢速度将个体归为 4 类与多态性相关的表型,即弱代谢(PM)、中速代谢(IM)、强代谢(EM)和超速代谢(UM)。CYP2D6 多态性表型存在种族差异。PM 群体在欧洲高加索人中分布频率为 7%～10%,而在东方人仅为 1% 左右。UM 群体主要在北非和东非人群中。在埃塞俄比亚人和阿尔及利亚人中,UMs 分布频率约为 29%。澳洲人也有 20% 人属于 UM 人群。欧洲人中,UMs 分布频率为 1%～10%。

2. CYP2D6 等位基因

CYP2D6 基因位于染色体 22 q 13.1 上。已发现 80 多种等位基因变异。重要的变异包括 CYP2D6*2、CYP2D6*3、CYP2D6*4、CYP2D6*5、CYP2D6*6、CYP2D6*10、CYP2D6*17 和 CYP2D6*41。CYP2D6*3、CYP2D6*4 和 CYP2D6*5 变异被认为与高加索人中 PM 有关。CYP2D6*3 等位基因为 2 637 上的 A 碱基的删除导致框移。在瑞典人中 CYP2D6*3 等位基

因的分布频率约为 2%，中国人缺乏 CYP2D6*3 等位基因。CYP2D6*4 在内含子 3 与外显子 4 连接处 1 394 位(1 394 G＞A)突变，导致拼接缺失。在瑞典人中 CYP2D6*4 等位基因发生频率约为 22%，占这类人群中 CYP2D6 基因突变的 75%。而 CYP2D6*3 等位基因在中国人中几乎不存在(0～1%)，这可能是中国人 PM 分布频率低于高加索人的原因。CYP2D6*5 为一删除基因，在不同人群的分布频率相似，为 4%～6%。

与瑞典人比较，中国 EM 人中异喹胍的母药/代谢物比值(MR)分布显著右移，即中国 EM 人中异喹胍羟化的平均速率比高加索 EM 人慢。这可能与在东方人中存在 CYP2D6*10 突变等位基因有关。该基因 188 位上 C 碱基被 T 取代，导致 34 位上 Pro 被 Ser 替换，形成低稳定性的酶。这种等位基因分布频率在中国人、日本人和韩国人中相似，约为 50%，高于高加索人。

在津巴布韦人中存在 CYP2D6*17 等位基因，即 1111C＞T 突变，编码低活性的 CYP2D6 蛋白。即使在非洲黑人中，这种等位基因的分布频率也是不同的。津巴布韦、坦桑尼亚人、加纳人和埃塞俄比亚人分布频率分别为 34%、17%、28% 和 9%。有意义的是三种等位基因仅存在特殊人群中，CYP2D6*4 等位基因主要存在于高加索人中，CYP2D6*10 主要存在于东方人中，而 CYP2D6*17 主要存在于非洲人中。

EM 的 CYP2D6 活性变化大，其 MRs 从 0.01 到 10，与纯合性 EM 比较，缺陷基因杂合性个体的 MR 增大，即存在基因量效关系。与基因缺陷相反，双功能基因(CYP2D6*2)或多功能基因使酶活性增加。在瑞士人中存在两类高 CYP2D6 活性的人群，其异喹胍的 MR 从 0.01 到 0.1。一类是携带双 CYP2D6*2 基因人群，另一类是携带三或多 CYP2D6*2 基因人群，其携带双 CYP2D6*2/多 CYP2D6*2 基因频率为 1%～－2%。这种携带双 CYP2D6*2/多 CYP2D6*2 基因分布频率存在区域性。如德国人分布频率约 3.6%，西班牙人 7%～10%，意大利人 10%，埃塞俄比亚人 29% 和沙特阿拉伯人 20%。通常携带双 CYP2D6*2 高加索人 MR 在 0.01～0.15 之间，而埃塞俄比亚人 MR 则在 0.1～1 之间。

3. CYP2D6 多态性临床意义

CYP2D6 多态性的临床意义往往与 CYP2D6 介导药物代谢的分数，代谢物是否有活性以及介导代谢的药物治疗窗有关。如果 CYP2D6 介导的药物代谢是限速步骤的，且药物效应/毒性为浓度依赖性，那么 CYP2D6 活性多态具有重要的临床意义。对于 PMs 而言，用常规剂量可能出现高血药浓度，从而导致严重的不良反应。相反，快代谢或超快代谢者，用常规剂量难以达到有效血药浓度。本部分仅以两类药物分析 CYP2D6 多态性的临床意义。

(1) 三环类抗抑郁药物　阿米替林和去甲替林等三环类抗抑郁药物主要的问题是血药浓度的个体差异大，导致药物效应差异也大。三环类抗抑郁药物在肝脏代谢往往是 CYP2D6 介导的。如阿米替林和去甲替林的 10-羟化反应，丙米嗪和去甲丙米嗪的 2-羟化反应与异喹胍代谢表型相关。在中国人和瑞士人中，去甲替林及其代谢物 10-羟基去甲替林代谢动力学行为高度依赖于 CYP2D6 表型。一项研究显示，21 名瑞士人包括 5 名无功能基因(CYP2D6*4/*4)，5 名杂合性 EMs(CYP2D6*2/)，5 名纯合 EMs(CYP2D6*2/*2)，5 名双能基因(CYP2D6*2×2/*1)和 1 名多功能基因(CYP2D6*2×13/*4)，单剂量口服 25 mg 去甲替林后血浆中去甲替林及其代谢产物 10-羟基去甲替林与 CYP2D6 功能基因数密切相关(图 15-5)。

去甲替林在携带 13 个 CYP2D6 功能基因者中最低，在 PM(CYP2D6*4/*4)者浓度最高；相

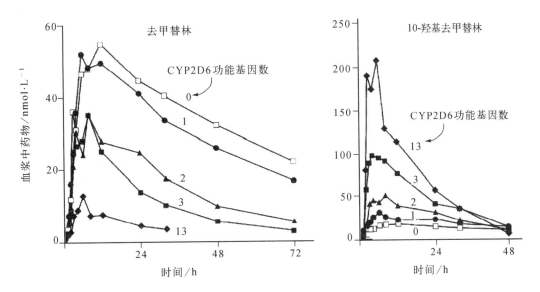

图 15-5 携带不同 CYP2D6 功能基因数人服用 25 mg 去甲替林血浆中去甲替林和 10-羟基去甲替林浓度

携带 CYP2D6 功能基因数分别为 0,1,2,3 和 13。引自 Dalen P,et al. Clin Pharmacol Ther,1998,63:444-452。

反,其代谢物 10-羟基去甲替林在携带 13 个 CYP2D6 功能基因者中最高,而在 PM 者浓度最低。

在中国人中,也存在类似的现象。5 名携带 CYP2D6*1/*1,CYP2D6*1/*10 和 CYP2D6*10/*10 中国人口服去甲替林后结果显示,CYP2D6*10/*10 携带者的 AUC 高于 CYP2D6*1/*1 和 CYP2D6*1/*10 基因携带者,而 CYP2D6*10/*10 基因携带者 10-羟基去甲替林 AUC 低于其他类人群。

(2)抗心律失常 抗心律失常药物治疗窗窄一些,如普罗帕酮、氟卡胺、美西律、英卡胺和丙基阿吗灵也是 CYP2D6 的底物。PM 有可能出现浓度依赖性不良反应的风险。如在普罗帕酮治疗过程中,PM 出现致死性中枢不良反应的风险高。英卡胺在 CYP2D6 介导下转化为活性代谢物 O-去甲基代谢物,其钠通道阻断活性是英卡胺药的 6~10 倍,因此英卡胺在 PM 者疗效不及 EMs 者。

六、其他 CYP450

1. CYP1A2

CYP1A2 在肝高度表达,约占总 CYP450 的 12%,但其表达量存在较大的个体差异,个体间相差 40 倍以上。CYP1A2 主要催化对氯氮平、甲基黄嘌呤、美西律、利多卡因、非那西丁、安替比林、茶碱和 R-华法林等药物,以及一些环境毒物如杂环芳香胺、芳香胺和黄曲霉素 B1 等代谢。非那西丁的 O-去乙基化代谢、氧基异吩恶唑的 O-去乙基化和咖啡因的 N3-去甲基化反应主要是 CYP1A2 介导的,为 CYP1A2 介导的特征反应,因此常用来表征 CYP1A2 活性。CYP1A2 也介导多种芳香胺、多胺以及多芳香碳氢化合物等环境毒物的代谢,形成毒性和致癌活性中间体,因此 CYP1A2 也参与一些致癌物质的活化。

CYP1A2 活性受多种因素的影响。一些药物包括环境物质如呋拉茶碱、氟伏沙明、α-萘黄酮、环丙沙星、伊诺沙星和一些膳食黄酮可抑制 CYP1A2 活性,而呋拉茶碱、氟伏沙明、环丙沙星和伊诺沙星属于特异性抑制剂。CYP1A2 活性可以被多种物质包括多芳香碳氢化合物、多氯联苯、二氧(杂)芑和吲哚类以及吸烟等诱导。一些药物如奥美拉唑和氟洛克生也是强CYP1A2诱导剂。CYP1A2诱导至少涉及两种机制,一是诱导剂与胞浆芳香核受体结合机制,另一种是CYP1A2的蛋白稳定性增加。

2. CYP2C8

CYP2C8主要表达在肝脏,约占肝CYP 450的7%。在其他组织如肾、心、肾上腺、脑、子宫、卵巢和十二指肠等组织中均有表达。CYP2C8基因位于染色体10q24,接近CYP2C9、CYP2C19和CYP2C18,因此与这些基因存在一定的联系。CYP2C8的基因序列与CYP2C9有74%的相似度。CYP2C8表达受PXR、雄烷受体(CAR)、糖皮质激素受体和肝核因子-4α调控。CYP2C8介导多种药物如噻唑烷二酮类(如罗格列酮、吡格列酮和曲格列酮)、氯茴苯酸类(如瑞格列奈)、他汀类(如西立伐他汀)、抗肿瘤药物(如多烯紫杉醇和全反式视黄酸)、抗疟药(如阿莫地喹、氯喹)和抗心律失常药(胺碘酮)等药物代谢。紫杉醇的6-羟化代谢常用来表征CYP2C8活性。此外,CYP2C8也参与了花生四烯酸和视黄醇类等内源性物质代谢。花生四烯酸在CYP2C8催化下形成活性的环氧代谢物,然后再参与血管张力和血压的调节。

3. CYP2E1

CYP2E1主要表达在肝中,是一个相对保守的CYP450。除了参与药物代谢外,还参与内源性物质代谢。CYP2E1的内源性调控与葡萄糖异生酶的调控相似。正常饮食时该酶表达受到抑制,而饥饿和糖尿病状态下,酶活性增加。其生理性底物似乎是葡萄糖异生前体丙酮、羟基丙酮和脂肪酸等。CYP2E1表达也受细胞因子调控。类似CYP1A2、CYP2C和CYP3A,IL-1、IL-6和TNF-α降低CYP2E1水平,而IL-4诱导CYP2E1表达。CYP2E1有广泛的底物,介导70多种不同物质代谢。其底物多数是小分子和疏水性的,包括醇类/酮/醛、芳香化合物、卤代烷烃类/烯烃、麻醉剂、一些前致癌物质(如亚硝胺类和含氮致癌物)。某些底物如乙醇、异烟肼、吡啶和吡唑等本身也是诱导剂。通常用氯唑沙宗的6-羟化反应表征CYP2E1活性。

4. CYP2B6

CYP2B6主要表达在肝。对CYP的贡献为1%~10%,且个体差异达100倍以上。导致个体差异大的原因之一是容易被多种物质诱导。一些典型的诱导剂如苯妥英和苯巴比妥以及其他类型药物如利福平、环磷酰胺、贯叶金丝桃素、卡马西平、安乃近和利托那韦等药物是强效的CYP2B6诱导剂。这种诱导作用与核受体CAR有关。

CYP2B6的底物通常是亲脂性的、中性或弱碱性非平面分子。其底物包括各种药物,也包括一些杀虫剂。环磷酰胺体内活化代谢,依法韦仑的8-羟化代谢以及安非拉酮的羟化代谢等均是CYP2B6介导的。CYP2B6也介导如丙泊酚、氯胺酮和青蒿素等药物以及花生四烯酸、月桂酸、17β-雌二醇、雌酮和睾丸酮等内源性物质代谢。S-美芬妥因的去甲基化反应,安非拉酮羟化反应和依法韦仑的羟化反应等属于CYP2B6介导的特征反应,常用作表征CYP2B6活性。尽管CYP2B6的底物与其他CYP450间有重叠性,但也有各自特异性反应和临床意义。如CYP2B6是唯一介导甲苯巴比妥的N-去甲基化反应CYP450,而4-羟化反应是CYP2Cs介导的。CYP2B6能够催化甲氧氯O-去甲基化反应和邻位羟化反应,而其他CYP只能催化一种反应。此外,CYP2B6是主要介导丙泊酚、安非拉酮、青蒿素、美沙酮和度冷丁等代谢的CYP450。一些药物如氯吡格雷、噻氯匹定卡、米非司酮、司立吉林、美沙酮和他莫昔芬可以抑制CYP2B6的活性。这些药物往往是CYP2B6的机制性抑制剂。

5. CYP2A6

CYP2A6 主要在肝脏表达。在鼻黏膜、支气管、肺、食道和皮肤均有表达。CYP2A6 活性个体差异大,如肝中相差 30 倍,在肺个体间差异达 50 倍。尽管 CYP2A6 参与一些药物和毒物的代谢,但往往其介导的途径是次要代谢途径,且伴随高的 K_m,因此对药物代谢贡献可以忽略不计。尼古丁的 3-羟化代谢和香豆素 7-羟化反应主要是 CYP2A6 介导,常用作在体和离体评价 CYP2A6 的活性。除药物外,一些化学物质如 N-亚硝胺类在 CYP2A6 作用下代谢。因此,肺和食道高 CYP2A6 活性可能与肺癌和食道癌风险有关。

第三节　Ⅱ 相代谢酶

一、尿苷二磷酸-葡萄糖醛酸转移酶

药物葡萄糖醛酸结合是主要的 Ⅱ 相代谢反应。尿苷二磷酸-葡萄糖醛酸转移酶(UDP-glucurosyltransferases,UGTs)利用 UDP-葡萄糖醛酸(UDP-glucuronic acid,UDPGlcUA)作为辅因子催化多种底物葡萄糖醛酸化结合反应。多数葡萄糖醛酸结合物是无活性的。但也有例外,如吗啡在体内转化为 6-葡萄糖醛酸吗啡,其活性强于吗啡 100 倍。一些药物(如胆红素、视黄酸、某些非甾体抗炎药和霉酚酸等)的葡萄糖酸结合物是活性葡萄糖醛酸苷,这些活性葡萄糖醛酸苷会引起细胞毒或免疫毒性。

至少发现 22 种以上人 UGT 蛋白。根据基因序列,将人 UGTs 分为 4 个基因家族,即 UGT1(位于染色体 2q37)、UGT2(位于染色体 4q13)、UGT3(位于染色体 5p13.2)和 UGT8(位于染色体 4q26)。UGT1 和 UGT2 是主要的药物葡萄糖醛酸代谢酶,辅因子为 UDPGl-cUA。不同于 UGT1 和 UGT2,UGT3 家族主要存在于胸腺、睾丸和肾,而在肝和肠中未检出 UGT3。UGT3 利用 UDP-葡萄糖、UDP-N-乙酰氨基葡萄糖或 UDP-半乳糖为辅因子,而不是 UDPGlcUA。UGT3 在药物代谢中的作用还没有证实。UGT8A1 也是一种利用 UDP-半乳糖为辅因子的酶,似乎也不参与药物代谢。

UGT1 基因有 9 个不同的成员,其主要差别表现在基因外显子 1 上的不同(A1,A3,A4,A5,A6,A7,A8,A9 和 A10),但它们共享 4 个外显子(即外显子 2~5)。外显子 1 差异可能是相应酶功能的差异分子学基础。不同于 UGT1,UGT2 是由含有 6 个外显子的各自基因克隆的,因此肽链的系列是完全不同的。UGT2 进一步分为两个亚家族,即 UGT2A 和 UGT2B。UGT2A 家族有三个成员(2A1、2A2 和 2A3),而 UGT2B 家族有 7 个成员(2B4、2B7、2B10、2B11、2B15、2B17 和 2B28)。系列研究证实,UGT1A1、UGT1A3、UGT1A4、UGT1A6、UGT1A9、UGT2B7 和 UGT2B15 在肝药物代谢中作用。

1. UGT 表达

UGT 是肝中重要的代谢酶。除肝外,在肾、卵巢、小肠、结肠、肺、胃、上皮组织、乳腺和前列腺等肝组织中均有 UGT1A 和 UGT2B 表达。就药物代谢而言,肾和肠被认为是重要的肝外代谢组织。除 UGT1A5、UGT1A7、UGT1A8、UGT1A10 和 UGT2A1 外,其他 UGT1 和 UGT2 均在肝中有表达,UGT2B mRNA 水平高于 UGT1A 家族,其中 UGT2B4 表达最为丰富(图 15-6)。

胃、小肠和结肠中也有丰富的 UGT 表达,且存在区域差异。在胃中,主要 UGT 是 UGT2B15(50%)、UGT2B17(25%)和 UGT1A6(19%),约占胃中总 UGT 的 95%。类似肝,

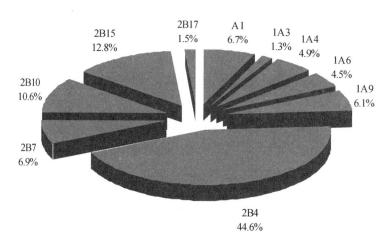

图 15 - 6　UGT mRNA 在人肝中相对表达量(%)

作图数据引自 Rowland A，et al．Int J Biochem Cell Biol，2013，45：1121 - 1132。

肠(小肠和结肠)中 UGT2B 表达高于 UGT1A。然而,肝中高表达的 UGT2B4 在肠中表达则相当低,且肝中缺乏的 UGT1A7、UGT1A8 和 UGT1A10 在肠中均表达。

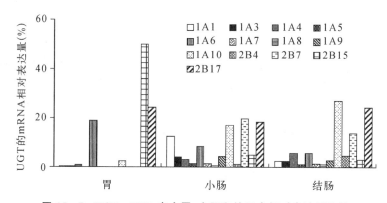

图 15 - 7　UGT mRNA 在人胃、小肠和结肠中相对表达量比较

作图数据来自 Rowland A，et al．Int J Biochem Cell Biol，2013，45：1121 - 1132。

在肾中,主要的 UGTs 是 UGT1A9(45%)、UGT2B7(41%)和 UGT1A6(7%),约占肾中总 UGT 表达的 93%。

2．UGT 临床意义

(1) UGT 底物　参与肝中药物葡萄糖醛酸化反应的主要 UGT 被认为是 UGT1A1、UGT1A3、UGT1A4、UGT1A6、UGT1A9 和 UGT2B7。各自有相应的底物药物,同时底物也有交叉重叠。

UGT1A1:UGT1A1 底物包括酚类、蒽醌类、黄酮类和甾醇类。UGT1A1 倾向于非平面酚和雌三醇类。UGT1A1 催化炔雌醇形成 3β -葡萄糖醛酸结合物,而不是 17β -葡萄糖醛酸结合物。UGT1A1 也是催化丁丙诺啡和 SN38 葡萄糖醛酸结合反应的主要酶。

UGT1A3:UGT1A3 催化系列苯并[a]芘、α-乙酰氨基芴代谢物、香豆素类、黄酮、酚(非异丙酚)、蒽醌类、羧酸类、类罂粟碱、初级/三级胺、雌二醇、胆酸等物质的葡萄糖醛酸反应。香豆素类(特别是莨菪亭)、黄酮和蒽醌是其优良底物。

UGT1A4:UGT1A4 催化三级胺和初级胺的葡萄糖醛酸结合反应。萘胺和 4-氨基联苯是 UGT1A 的优良底物。UGT1A4 介导的 N-葡萄糖醛酸化反应效率强于 UGT1A3。

UGT1A6、UGT1A7、UGT1A8 和 UGT1A9：UGT1A6 底物限于平面酚类化合物。UGT1A7、UGT1A8 和 UGT1A9 更倾向于非平面酚类、蒽醌类、黄酮类、芳香酸类和类固醇类。异丙酚是 UGT1A9 的优良底物。UGT1A9 催化托卡朋和安托卡朋葡萄糖醛酸结合反应。UGT1A8、UGTA9 和 UGT1A10 催化如霉酚酸等药物葡萄糖醛酸反应。

UGT2:UGT2 主要催化类固醇和胆酸的葡萄糖醛酸反应,也催化一些外源性物质的葡萄糖醛酸结合反应。如 UGT2B7 参与 S-卡维地洛、可待因、双氯芬酸、表柔比星、吗啡、氟比洛芬、纳洛酮和齐多呋定等葡萄糖醛酸反应,而 UGT2B15 介导劳拉西泮和 S-奥沙西泮等葡萄糖醛酸反应。

(2) UGT1A1 多态性及其临床意义　尽管许多 UGT 多态性等位基因被鉴定,但只有 UGT1A1 证实与某些疾病有关。UGT1A1 缺陷可引起 Crigler-Najjar 综合征,其程度从无临床症状(Gilbert's 综合征)、严重的毒性症状(Ⅱ 型 Crigler-Najjar 综合征)到致死性(Ⅰ 型 Crigler-Najjar 综合征)。Crigler-Najjar 综合征是一种家族性遗传,由胆红素葡萄糖醛酸反应功能损伤引起的严重高游离胆红素血症。病人往往缺乏胆红素 UGT 酶活性。对酚、5-羟基色胺和乙基雌二醇等物质葡萄糖醛酸反应也弱。一些药物的葡萄糖醛酸结合能力也显著降低。

UGT1A1 基因多态性也会影响一些药物的解毒作用,导致不良反应显著增加。依立替康在体内转化为活性代谢物(SN38),后则在 UGT1A1 代谢失活。依立替康的主要不良反应是腹泻和嗜中性白细胞减少症。有关文献显示,依立替康诱导的毒性与 UGT1A1*28 和 UGT1A1*6 存在关联性。有研究显示,在高加索人中,与野生型(UGT1A1*1/*1)或杂合 UGT1A1*1/比较,纯合 UGT1A1*28/*28 携带者中,依立替康引起嗜中性白细胞减少的关联度(相对危险度 OR)分别是 4.79 和 3.4。携带 UGT1A1*1/*28 者出现嗜中性白细胞减少症的风险约为野生型的 2 倍。类似 UGT1A1*28/*28 携带者出现腹泻的风险增加约 2 倍。在亚洲人中,与野生型比较,携带杂合 UGT1A1*6 者中依立替康引起严重嗜中性白细胞减少症的风险约增加 2 倍,纯合 UGT1A1*6/*6 者风险增加更大(OR＝4.44)。尽管杂合 UGT1A1*6 引起腹泻的风险较少,但纯合 UGT1A1*6/*6 引起腹泻的风险显著增加。

二、乙酰基转移酶

1. N-乙酰基转移酶及其乙酰化反应

介导芳基胺类乙酰化反应是 N-乙酰基转移酶(N-acetyltransferase,NAT)。人中有两种 NAT 亚型,即 NAT1 和 NAT2。NAT1 和 NAT2 催化乙酰辅酶上乙酰基转移至胺基氮上形成乙酰胺产物。芳香胺和肼是其底物。尽管一些化合物无游离胺基,但在体内代谢可释放出游离胺基。如咖啡因和硝基安定等也是 NAT 的底物。

尽管 NAT1 和 NAT2 均能催化 N-乙酰化和 O-乙酰化反应,也主要在肝脏表达,但肝外组织表达以及底物是不同的。如 NAT2 的特异性底物是磺胺甲嘧啶、普鲁卡因胺和异烟肼,而 NAT1 的特异性底物是对氨基水杨酸和对氨基苯甲酸。NAT2 活性个体差异大,似乎与乙酰化多态性有关。NAT1 在人单核细胞中有表达,但在人单核细胞中未检出 NAT2。

2. NAT2 多态性临床意义

经典的异烟肼/磺胺甲嘧啶代谢多态性与 NAT2 基因突变有关。NAT2 基因位于染色体

8p22。已发现 20 多个等位基因。NAT2*4 被认为是野生型,携带该等位基因者属于快代谢者。其他等位基因往往伴随活性降低。

NAT2 等位基因分别存在种族差异和区域性。美国高加索人和欧洲高加索人,NAT2*4 分布频率为 20%～25%,低于非洲裔美国人(36%)和西班牙裔美国人(42%)。中国香港人 NAT2*4 分布频率约 48%。生活在美国的韩国人和土著日本人 NAT2*4 分布频率分别为 66% 和 70%。

美洲高加索人和欧洲高加索人携带 NAT2*5B 和 NAT2*6A 的频率分别为 40% 和 30%,高加索人携带 4,5B 和 6A 等位基因约占所有 NAT2 等位基因的 95%。相对于高加索人,非洲裔美国人中携带 5B(30%)和 6A(23%)的频率有所降低,但约 10% 的人携带 14A/14B 等位基因,这些等位基因在非非洲裔人群中是罕见的。相对于非洲裔美国人,西班牙裔人群携带 5B(23%)和 6A(17%)的频率进一步降低,但有 17% 的人携带 7A/7B。在东方人中携带 5B 等位基因是罕见的(中国香港人约 5%,日本人 1%),但携带 6A(20%～30%)和 7A/7B(7%～16%)等位基因较为常见。

NAT2 多态对底物药物代谢动力学影响,与底物药物有关。如普鲁卡因胺在快乙酰化者血浆中 N-乙酰普鲁卡因胺/普鲁卡因胺比值要比慢乙酰化者高 3 倍,而快乙酰化者磺胺甲噁唑乙酰化能力是慢乙酰化者的 3～8 倍。也有文献显示,膀胱癌风险与 NAT2 有关。

三、甲基转移酶

1. 甲基化反应和甲基转移酶

甲基化反应是许多药物、内源性物质包括一些蛋白质、RNA 和 DNA 重要的代谢反应。甲基转移酶(methyltransferase)利用 S-腺苷-L-蛋氨酸为甲基供体,促使底物分子甲基化。

药物甲基化反应包括 O-,S-或 N-甲基反应,相对应的酶分别为 O-甲基转移酶、S-甲基转移酶和 N-甲基转移酶。

(1) O-甲基转移酶　有几种类型的 O-甲基转移酶。常见的是儿茶酚 O-甲基转移酶(COMT)。在 Mg^{2+} 存在下,催化儿茶酚 O-甲基化,COMT 参与单胺神经递质如多巴胺、肾上腺素和去甲基肾上腺素以及一些药物如 L-多巴和甲基多巴代谢。一些 COMT 抑制剂硝替卡朋和托卡朋与左旋多巴合用治疗帕金森病。COMT 广泛分布于各组织中,肝和肾的活性最高。COMT 以两种形式存在,即溶解型(S-COMT)和膜结合型(M-COMT)。S-COMT 主要在胞浆中,特别是肝脏。M-COMT 主要在中枢神经系统和嗜铬细胞组织中。

(2) S-甲基转移酶　已发现两种 S-甲基转移酶:硫嘌呤甲基转移酶(thiopurine methyltrnasferase,TPMT)和巯基甲基转移酶(thiol methyltransferase,TMT),它们有不同的细胞定位、底物和调控机制等。

TPMT 是胞浆酶,主要催化芳香和杂环的硫基化合物的 S-甲基化反应如硫嘌呤药物 6-巯基嘌呤。TPMT 可以被苯甲酸衍生物如氨基水杨酸抑制,但不能抑制 TMT。TPMT 广泛存在于大多数组织中,尤其是肝、肾和肠。

TMT 是膜结合酶,主要催化脂肪族硫基化合物如巯基乙醇、卡托普利、二甲基半胱氨酸和 N-乙酰半胱氨酸。TMT 可被 SKF-525A 和芳基烷基胺类(如 2,3-二氯-α-甲基苄胺)抑制,但不受苯甲酸衍生物抑制。

(3) N-甲基转移酶　N-甲基转移酶催化胺类和含氮杂环类化合物的 N-甲基化反应。

其有三种类型的 N-甲基转移酶。苯基乙醇胺 N-甲基转移酶(Phenylethanolamine N-methyltransferase,PNMT)催化去甲肾上腺素和其他 β-羟基苯基乙醇胺的 N-甲基化反应。PNMT主要存在于肾上腺细胞的胞浆中,在心脏和一些脑核中也有 PNMT 表达。

组胺 N-甲基转移酶(histamine N-methyltransferase,HNMT)催化组胺及其结构类似物的 N-甲基化反应。α-甲基组胺也是其底物,H1 和 H2 拮抗剂以及抗疟药如阿莫地喹和氯喹是其抑制剂。

烟酰胺 N-甲基转移酶(methyltransferase,NNMT)催化烟酰胺及其类似物的 N-甲基化反应。

2. 硫嘌呤甲基转移酶多态性与临床意义

尽管一些甲基转移酶基因多态性已被鉴定,除了 TPMT,其他转移酶的代谢表型和临床意义有待进一步验证。

硫嘌呤类包括 6-疏基嘌呤、硫鸟嘌呤和唑硫嘌呤等常常用于淋巴性白血病、炎性肠病、类风湿关节炎和器官移植等。这类药物的代谢酶主要是 TPMT。临床研究显示,TPMT 多态性往往与硫嘌呤类药物疗效和毒性相关。常见的基因突变包括 TPMT*2、TPMT*3A、TPMT*3B 和 TPMT*3C,这四种等位基因占低 TPMT 活性高加索人基因突变的 80%～95%。TPMT*2 基因上一个碱基替换(G238C),导致相应蛋白质的氨基酸替代(80Ala＞Pro),相对于野生型,该等位基因克隆酶活性降低 100 倍以上。TPMT*3A 基因的两个碱基被替换(G460A 和 A719G),导致 TPMT*3A 克隆的蛋白质上的两个氨基酸替换(154Ala＞Thr 和 240Tyr＞Cys),其酶活性也只有野生型的 1/200。

TPMT 基因突变分布频率存在种族差异。一项研究比较了 200 名中国儿童、200 名马来西亚儿童和 200 名印度儿童中基因突变分布。结果显示,TPMT*3C 等位基因在三类人群中均发现,分布频率分别是 3%,2.3% 和 0.8%。TPMT*3 等位基因仅在印度人群中发现,频率仅为 0.5%。另一项研究显示,在 98 名波兰儿童中,有 87 人(88.8%)为纯合野生型,其余 11 名属于杂合基因,包括 10 名 TPMT*1/*3A(10.2%)和 1 名 TPMT*1/*2(1%)。同时发现 TPMT 活性与其基因表型存在显著关联性。

临床研究表明,携带一个以上基因突变的淋巴性白血病病人用 6-疏基嘌呤的疗效优于野生型病人。然而携带低 TPMT 活性病人存在硫嘌呤类引起的骨髓抑制等毒性不良反应的风险。可见 TPMT 突变是把双刃剑,TPMT 活性降低,导致与硫嘌呤类相关的继发性肿瘤风险也会增加。

TPMT 活性可以被苯甲酸衍生物氨基水杨酸等抑制。临床上往往用硫嘌呤与苯甲酸衍生物柳氮磺胺吡啶、奥沙拉嗪合用治疗炎性肠病。因临床有报道显示硫嘌呤与苯甲酸衍生物合用显著抑制硫嘌呤引起的骨髓毒性。

三、其他Ⅱ相代谢酶

1. 谷胱甘肽转移酶

谷胱甘肽转移酶(glutathione transferases,GSTs)是体内一种重要的解毒酶,其功能是清除体内各种亲电子中间产物。人 GSTs 有两大类,即膜结合型和溶解型。至少发现 6 种以上膜结合型 GSTs。第一个发现膜结合型 GSTs 是 MGST1。MGST1 主要定位在内质网和线粒体外膜上,占这些膜中总蛋白的 3%～4%。MGST1 被认为是清除内源性和外源性亲电性成分的解毒酶,这种酶能够被亲电性成分激活。其次是白细胞三烯 C4 合成酶,其功能是合成白细胞三烯 C4。

已发现 14 种溶解型 GSTs。溶解型 GSTs 是由蛋白亚基构成的二聚体,为同源二聚体或异二聚体。GST 活性部位由两个结合点,分别是谷胱甘肽结合点和疏水的结合点。谷胱甘肽结合点氨基酸序列高度保守,但疏水的结合点不同亚型间变化大。

每个组织均有 GSTs 表达,表达量和种类存在组织差异,在同一组织内也存在区域性。人肝表达的主要是 α 类酶,如 GSTA1-1 占肝胞浆中总蛋白的 2%～3%。GSTM1-1 也是人的主要形式。GSTP1-1 尽管存在于大多数组织中,但在肝细胞中不存在 GSTP1-1,在肝中仅局限于诸如胆管等上皮细胞中。GSTs 受到多种因素诱导。GST 诱导被认为是应对氧化应激的一种反应。GSTs 底物往往是 GSTs 强诱导剂。一些药物如苯巴比妥、抗氧化剂、一些蔬菜和水果中成分均能诱导 GSTs 表达。

2. 硫酸转移酶

硫酸转移酶(sulfotransfearse,ST)主要催化一些神经递质、激素、药物和化合物的硫酸化反应。硫酸转移酶主要存在于胞浆中。在人中发现多种硫酸转移酶,其中 5 种硫酸转移酶研究得比较充分。有三种属于酚性硫酸转移酶,其中两种是热稳定的,特异性底物是 4-硝基酚,第三种是不耐热的,特异性底物是多巴胺。该酶主要催化儿茶酚的硫酸化反应。其他两种酶,一种是脱氢表雄酮硫酸转移酶,特异性底物是脱氢表雄酮,催化雄甾酮、睾丸酮、雌酮、胆酸和牛磺石胆酸的硫酸化;另一种是雌激素硫酸转移酶,特异性底物是雌激素。

(刘晓东,刘 李)

参考文献

[1] Dalen P, Dahl ML, Ruiz ML, et al. 10-hydroxylnortriptyline of nortriptyline in white persons with 0,1, 2,3 and 13 functional CYP2D6 genes[J]. Clin Pharmacol Ther, 1998, 63: 444 – 452.

[2] Jeong YH, Tantry US, Kim IS, et al. Effect of CYP2C19*2 and*3 loss-of-function alleles on platelet reactivity and adverse clinical events in east Asian acute myocardial infarction survivors treated with clopidogrel and aspirin[J]. Circ Cardiovasc Interv, 2011,4:585 – 594.

[3] Lindh JD, Holm L, Andersson ML, et al. Influence of CYP2C9 genotype on warfarin dose requirements-a systematic review and meta-analysis[J]. Eur J Clin Pharmacol, 2009,65:365 – 375.

[4] Linder MW, Looney S, Adams JE 3rd, et al. Warfarin dose adjustments based on CYP2C9 genetic polymorphisms[J]. J Thromb Thrombolysis, 2002,14:227 – 232.

[5] Mao L, Jian C, Changzhi L, et al. Cytochrome CYP2C19 polymorphism and risk of adverse clinical events in clopidogrel-treated patients: A meta-analysis based on 23,035 subjects[J]. Arch Cardiovasc Dis, 2013, 106:517 – 527.

[6] Park MW, Her SH, Kim HS, et al. Impact of the CYP2C19*17 polymorphism on the clinical outcome of clopidogrel therapy in Asian patients undergoing percutaneous coronary intervention[J]. Pharmacogenet Genomics, 2013,23:558 – 562.

[7] Rowland A, Miners JO, Mackenzie PI. The UDP-glucuronosyltransferases: their role in drug metabolism and detoxification[J]. Int J Biochem Cell Biol, 2013,45:1121 – 1132.

[8] Shiral N, Furuta T, Moriyama Y, et al. Effects of CYP2C19 genotypic differences in the metabolism of omeprazole and rabeprazole on intragastric pH[J]. Aliment Pharmacol Ther, 2001, 15: 1929 – 1937.

[9] Zhang L, Chen Y, Jin Y, et al. Genetic determinants of high on-treatment platelet reactivity in clopidogrel

treated Chinese patients[J]. Thromb Res，2013，132：81－87.

[10] Zhou SF，Zhou ZW，Huang M. Polymorphisms of human cytochrome P450 2C9 and the functional rele-vance[J]. Toxicology，2010，278：165－168.

[11] Zou JJ，Xie HG，Chen SL，et al. Influence of CYP2C19 loss-of-function variants on the antiplatelet effects and cardiovascular events in clopidogrel-treated Chinese patients undenrgoing percutaneous coro-nary intervention[J]. Eur J Clin Pharmacol，2013，69：771－777.

[12] Yang JQ，Morin S，Verstuyft C，et al. Frequency of cytochrome P450 2C9 allelic variants in the Chinese and French populations[J]. Fund Clin Pharmacol，2003，17：373－376.

第十六章　药物相互作用

第一节　概　述

药物相互作用可以导致严重的不良反应,促使药物中止研究、处方限制和撤出市场等。CYP450s 是主要的代谢酶。已有因 CYP450 活性改变引起临床上严重药物相互作用的报道。如在 1998 年 6 月中旬,一名 88 岁老人,尽管已经停用米贝拉地尔 2 d,但在服用美托洛尔和维拉帕米缓释片后,仍然出现严重的不良反应。心率每分钟只有 41 次,血压 59/30 mmHg 和窦性心动过缓症状,导致米贝拉地尔-维拉帕米事件。环孢素 A 与辛伐他汀合用抑制辛伐他汀的代谢,诱发辛伐他汀横纹肌溶解症不良反应。另一方面,药物代谢酶活性诱导增加药物代谢,因药物浓度降低导致治疗失败或毒性代谢产物形成加速,致使不良事件风险增加。如利福平与美沙酮合用,由于药物代谢加速,有 70% 合用利福平患者出现戒断症状。本章重点论述药物代谢酶抑制/诱导以及药物转运方面的相互作用。

第二节　药物代谢抑制

一、药物代谢酶抑制和抑制剂

根据药物代谢酶的抑制特性将抑制剂分为三类。

1. 快速可逆性抑制剂

该类抑制剂快速可逆性地与酶结合,表现竞争性或非竞争性酶抑制特性。抑制程度取决于抑制剂与酶的结合力(K_i)和抑制剂浓度(I)。强效 CYP3A 抑制剂如咪唑类抗真菌药物和第一代 HIV 蛋白酶抑制剂等,其 K_i 常常小于 1 μmol/L。

2. 机制性抑制剂

一些抑制剂经 CYP450s 代谢形成活性中间产物(MI),后者与 CYP450s 牢固结合,导致短暂性酶失活;或与酶发生共价结合,导致酶永久性失活。如在肝微粒实验中,一些抑制剂在与微粒体和 NADPH 共温孵一段时间后,其抑制强度进一步加强,即呈现抑制剂浓度和微粒体- NADPH 共温孵时间的依赖性。这类抑制称为机制性抑制(mechanism-based inhibition,MBI),又称时间依赖性抑制(time dependent inhibition,TDI)。如红霉素和维拉帕米等属于这种类型的抑制剂。这种类型抑制可以解释尽管在体外肝微粒体中红霉素属于中等程度的抑制剂,其 K_i 值为 16～194 μmol/L,远高于血浆中红霉素的峰浓度(5～6 μmol/L),但多剂量给药后,则能显著抑制他克莫司和环孢素 A 等代谢。也可以解释尽管米贝拉地尔体内浓度已经消失,但药物代谢酶仍然被抑制的事实。

3. 其他

除上述类型外,还存在其他类型。如金属 Co 通过调节 CYP450 蛋白血红素的合成和降解抑制 CYP450s。表 16-1 列举了几种其他类型的抑制剂。

表 16-1 几种其他类型抑制剂

药物/化合物	抑制性质
7,8-苯黄酮	与 CYP450 结合成复合物
二硫化碳	CYP450 变性和丧失,脂质过氧化
四氯化碳	微粒体蛋白丧失,脂质过氧化
西咪替丁	与 CYP450 结合
氯霉素	混合型
环磷酰胺	酶活性部位烷基化,酶变性
双硫醒	抑制醛基氧化酶,抑制醇氧化
玫瑰树碱	强 CYP450 竞争性抑制剂
吲哚美辛	CYP 耗竭
美替拉酮	与 CYP 紧密结合

二、药物代谢抑制的相互作用

药物代谢相互作用类型

由于 CYP450 酶的特殊性,在酶分子中存在多个相互独立的底物结合点,酶与底物间相互作用呈现下列各种类型。

(1) 正协同作用(positive cooperativity) 正协同作用类似于氧与血红蛋白结合模式,即第一个药物分子与酶结合会增加与第二个药物分子与酶的亲和力。如该药物分子为底物,表现为自身激活作用。可以用 Hill 方程描述这种关系,其斜率 $s > 1$。如果用 Eadie-Hofstee 作图,则呈双曲线模式。如睾丸酮的 6β-羟化代谢和地西泮的 3-羟基代谢属于这种类型(图16-1)。如果该药物分子为抑制剂,则表现正协同抑制作用。如非洛地平对咪达唑仑 1-羟化代谢抑制作用符合这种特征(图 16-2A)。有时同一抑制剂,不同浓度表现不同的特性,如低浓度奎尼丁(小于 5 μmol/L)对非洛地平氧化代谢有促进作用,而高浓度奎尼丁则呈现抑制作用(图 16-2B)。

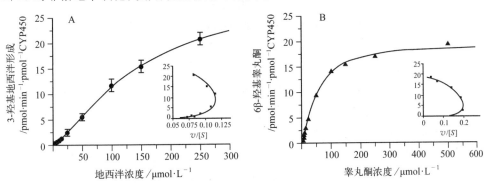

图 16-1 在重组 CYP3A4 蛋白中地西泮 3-羟化代谢(A)和睾丸酮 6β-羟化代谢(B)

内插图为 Eadie-Hofstee 图。引自 Kenworthy KE, et al. Drug Metab Dispos, 2001, 29:1644-1651。

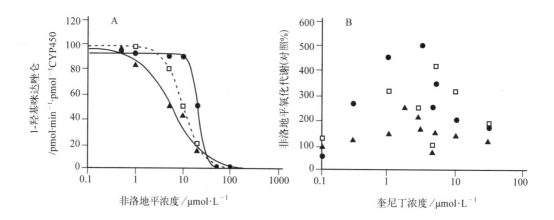

图 16-2 非洛地平对咪达唑仑 1-羟化代谢的影响（A）和奎尼丁对非洛地平氧化代谢的影响（B）

咪达唑仑的浓度：5 μmol/L（▲），10 μmol/L（□）和 50 μmol/L（●）。非洛地平的浓度：10 μmol/L（▲），25 μmol/L（□）和 50 μmol/L（●）。引自 Galetin A, et al. Drug Metab Dispos, 2002, 30:1512-1522; Galetin A, et al. Drug Metab Dispos, 2003, 31:1108-1116。

双氯芬酸的 5-羟化代谢是 CYP3A4 介导的。在猴体内奎尼丁与双氯芬酸合用，显著增加双氯芬酸的清除率（图 16-3）。猴肝微粒体结果也显示奎尼丁增加双氯芬酸 5-羟化代谢，且这种增加可以被 CYP3A 抗体抵消。

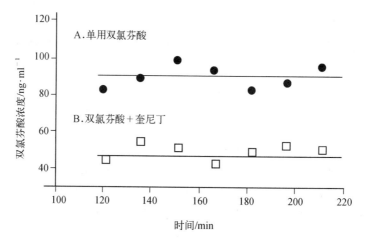

图 16-3 奎尼丁对猴血浆中双氯芬酸稳态浓度影响

门静脉滴注给药，剂量：双氯芬酸和奎尼丁分别为 0.055 mg/kg/h 和 0.25 mg/kg/h。

引自 Tang W, et al. J Pharmacol Exp Ther, 1999, 291:1068-1074。

（2）部分抑制（partial inhibition） 部分抑制是指不完全抑制。如睾丸酮抑制咪达唑仑 1-羟化代谢和奎尼丁抑制睾丸酮的 6β-羟化代谢属于这种类型。与竞争性抑制不同的是，即使在很高的抑制剂浓度情况下，酶仍然有一定的活性。

（3）底物抑制（substrate inhibition） 第二个底物分子与酶结合，导致由酶底物-复合物形成产物能力降低，出现抑制现象，称为底物抑制。例如，三唑仑在体内代谢是 1-羟化和 4-羟化代谢，不同的代谢途径呈现不同的特性。在高浓度时，1-羟基三唑仑形成反而降低，呈底物抑制现象。

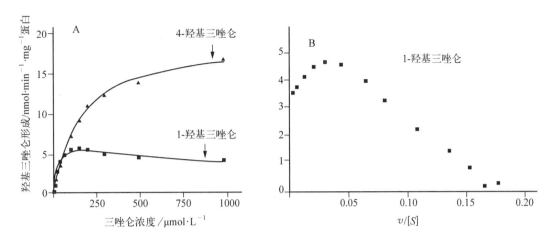

图16-4　三唑仑在人肝微粒体中羟化代谢的底物抑制

A. 三唑仑羟化代谢物形成速率与三唑仑浓度的关系；B. 1-羟基三唑仑形成的 Eadie-Hofstee 图。

引自 Schrag ML, et al. Drug Metab Dispos, 2001, 29: 70-75。

（4）底物混杂性抑制（heterotropic inhibition of substrate）　在无抑制剂时，底物与酶结合存在协同作用或存在底物抑制，然而在抑制剂存在时，由于两物质分子间的相互作用，这种特性发生改变，表现出底物混杂性抑制。如尼非地平氧化代谢本身呈现底物抑制作用，然而在非洛地平存在时，随着非洛地平浓度增加，这种底物抑制作用逐渐消失（图16-5A）。睾丸酮的羟化代谢存在正协同作用，同样在尼非地平存在情况下，随着尼非地平浓度增加，这种正协同作用也逐渐消失（图16-5B）。

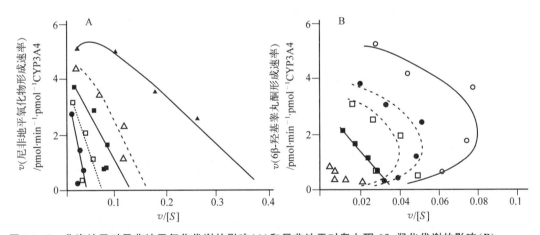

图16-5　非洛地平对尼非地平氧化代谢的影响（A）和尼非地平对睾丸酮 6β-羟化代谢的影响（B）

非洛地平浓度：0（对照，▲），10 μmol/L（△）、20 μmol/L（■）、50 μmol/L（□）和 100 μmol/L（●）；尼非地平浓度：0（对照，○），1 μmol/L（●）、5 μmol/L（□）、10 μmol/L（■）和 50 μmol/L（△）。引自 Galetin A, et al. Drug Metabo Dispos, 2003, 31: 1108-1116。

（5）途径依赖性效应（pathway differential effect）　当底物有几种代谢途径时，抑制剂可能抑制一种途径，而激活另一种代谢途径，表现途径依赖性效应。如咪达唑仑代谢主要是 1′-羟化代谢和 4′-羟化代谢。如睾丸酮抑制咪达唑仑 1′-羟化代谢，而激活咪达唑仑 4′-羟化代谢（图16-6A）。相反 7，8-苯黄酮激活咪达唑仑的 1′-羟化代谢，而抑制咪达唑仑 4′-羟化代谢（图16-6B）。

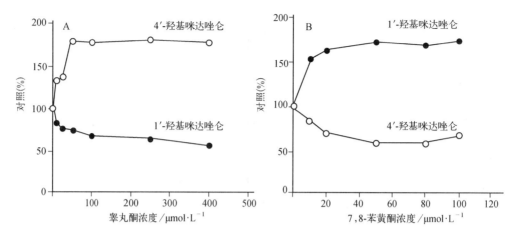

图 16－6 睾丸酮（A）和 7,8－苯黄酮（B）对在人肝微粒体中咪达唑仑 1′－羟化和 4′－羟化代谢的影响

引自 Wang RW, et al. Drug Metabo Dispos, 2000, 28: 360－366。

（6）药物代谢抑制相互作用呈现底物－抑制剂对依赖性 一些药物代谢相互作用呈现底物－抑制剂对依赖性。如睾丸酮与特非那定：特非那定抑制睾丸酮的 6β－羟化代谢。低浓度的睾丸酮促进特非那定的代谢，而高浓度睾丸酮则抑制特非那定的代谢（图 16－7A,B）。睾丸酮与尼非地平：尼非地平抑制剂睾丸酮 6β－羟化代谢,睾丸酮不影响尼非地平的氧化代谢（图16－7C,D）。

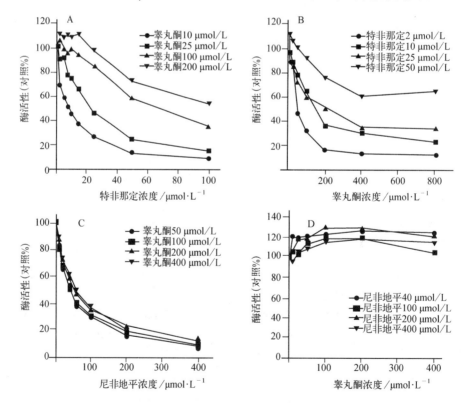

图 16－7 睾丸酮与特非那定以及睾丸酮与尼非地平在人肝微粒体中代谢相互作用

A. 特非那定对睾丸酮代谢的影响；B. 睾丸酮对特非那定代谢的影响；C. 尼非地平对睾丸酮代谢的影响；D. 睾丸酮对尼非地平代谢的影响。

引自 Wang RW, et al. Drug Metabo Dispos, 2000,28：360－366。

三、药物代谢抑制临床实例

实例一 一些药物增加他汀类药物浓度。他汀类药物有很好的耐受性,但其横纹肌溶解不良反应仍然是一个严重的问题。这种不良反应是剂量依赖性的。当洛伐他汀和辛伐他汀等他汀类药物与一些 CYP3A 抑制剂合用后,由于代谢抑制作用,使得他汀药物的不良反应发生率显著增加。表 16-2 列举了几种 CYP3A 抑制剂对他汀类在人体中暴露的影响。

表 16-2 几种 CYP3A 抑制剂对他汀类药物的药代动力学参数(中位数)的影响

抑制剂/剂量	他汀/剂量	标记物	参数	单用	合用	变化(%)
维拉帕米/120 mg	辛伐他汀/40 mg	辛伐他汀	$c_{max}/ng \cdot ml^{-1}$	6	31	+400
			$AUC/ng \cdot h \cdot ml^{-1}$	32	135	+315
		辛伐他汀酸	$c_{max}/ng \cdot ml^{-1}$	2	5	+194
			$AUC/ng \cdot ml^{-1}$	8	34	+310
米贝拉地尔/100 mg	阿伐他汀/80 mg	阿伐他汀	$c_{max}/ng \cdot ml^{-1}$	24	111	+357
			$AUC/ng \cdot h \cdot ml^{-1}$	134	594	+344
伊曲康唑/200 mg	阿伐他汀/80 mg	阿伐他汀	$c_{max}/ng \cdot ml^{-1}$	54	130	+143
			$AUC/ng \cdot h \cdot ml^{-1}$	799	1174	+47
克拉霉素/80 mg	辛伐他汀/40 mg	辛伐他汀	$c_{max}/ng \cdot ml^{-1}$	7	50	+609
			$AUC/ng \cdot h \cdot ml^{-1}$	22	219	+885
		辛伐他汀酸	$c_{max}/ng \cdot ml^{-1}$	1	10	+677
			$AUC/ng \cdot h \cdot ml^{-1}$	6	73	+1 092
	阿伐他汀/80 mg	阿伐他汀	$c_{max}/ng \cdot ml^{-1}$	21	113	+446
			$AUC/ng \cdot h \cdot ml^{-1}$	102	454	+343

引自 Jacobson TA. Am J Cardiol, 2004,94:1140-1146。

除了药物外,一些果汁饮料如葡萄柚汁也可以因抑制 CYP3A 酶活性,而显著增加他汀类药物暴露。如 10 名受试者交叉饮用 200 ml 葡萄柚汁或水,连续 3 d,第 3 天口服 40 mg 辛伐他汀,用相应的饮料(葡萄柚汁或水)送服。结果显示,葡萄柚汁显著增加辛伐他汀和辛伐他汀酸的暴露,使其 AUC 分别增加 3.3 倍和 3.6 倍,辛伐他汀和辛伐他汀酸峰浓度约增加 4 倍(图 16-8)。因此,服用他汀类药物应避免与葡萄柚汁等合用。

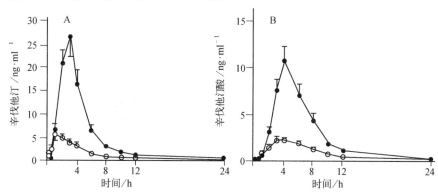

图 16-8 葡萄柚汁对辛伐他汀(A)和辛伐他汀酸(B)浓度

每天服用 200 ml 葡萄柚汁(●)或水(o),连续 3 d 后口服 40 mg 辛伐他汀。引自 Lilja JJ, et al. Brit J Clin Pharmacol, 2004,58:56-60。

除了上述他汀类药物外,葡萄柚汁也会增加其他药物的暴露(表 16-3)。

表 16-3　几种葡萄柚汁能增加生物利用度的药物

药　　物	效　　应	临床意义
钙拮抗剂:非洛地平、尼索地平、尼卡地平、尼群地平、维拉帕米、普尼地平	低血压,心动过缓	避免合用
中枢性药物:三唑仑、地西泮、咪达唑仑、丁螺环酮、卡马西平	不良反应增加	避免合用
他汀类:辛伐他汀、洛伐他汀、阿伐他汀	横纹肌溶解,急性肾衰	避免合用
环孢素 A	肾毒性、高血压、脑毒性	避免合用
西沙比利、特非那定、卤泛群	QT 间期延长	避免合用
胺碘酮	心律失常	避免合用

实例二　伊曲康唑显著增加地塞米松浓度和对肾上腺的抑制。一项研究比较伊曲康唑对地塞米松的药物代谢动力学行为及对肾上腺功能抑制作用。8 名受试者交叉口服 200mg 伊曲康唑或安慰剂,连续 4 d,第 4 天口服 4.5 mg 地塞米松后,测定血浆中地塞米松和可的松浓度(图 16-9)。结果显示,合用伊曲康唑显著增加血浆中地塞米松浓度,使地塞米松的 AUC 增加。同时发现合用伊曲康唑早上血浆中可的松的浓度显著低于安慰剂对照组,提示合用伊曲康唑对肾上腺功能抑制显著增加。

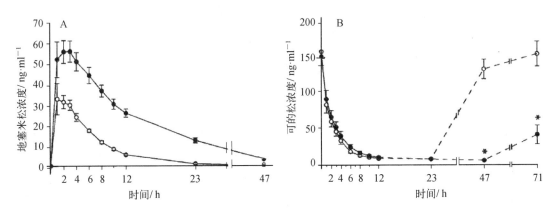

图 16-9　口服 200 mg 伊曲康唑/d×4 d 对口服 4.5 mg 地塞米松后血浆中地塞米松浓度(A)和可的松浓度(B)的影响

安慰剂(o),合用伊曲康唑(●)。引自 Varis T, et al. Clin Pharmacol Ther, 2000,68:487-494。

实例三　氟伏沙明显著增加替扎尼定的浓度与效应。替扎尼定在体内主要是由 CYP1A2 介导代谢的,而氟伏沙明是强效的 CYP1A2 和 CYP2C19 抑制剂。一项研究考察了氟伏沙明对替扎尼定药代动力学和药效学行为的影响。即 10 名受试者参加双交叉随机双盲接受氟伏沙明或安慰剂处理,两种处理间隔 4 周。即受试者每天早上 8:00 口服 100 mg 氟伏沙明或安慰剂,连续 4 d。第 4 天,空腹过夜,在口服氟伏沙明或安慰剂 1 h 后,口服 4 mg 替扎尼定,不同时间取血,测定血浆中药物浓度,并同时观察血压等效应指标。

结果显示,与安慰剂比较,合用氟伏沙明使替扎尼定血药浓度显著增加(图 16-10),使其

的 $AUC^{0\sim24h}$ 增加 33 倍,c_{max} 增加 12 倍,伴随血压显著降低,其中收缩压最大下降 35 mmHg,舒张压下降 20 mmHg,尤其是收缩压低于 80 mmHg,达到警戒水平。

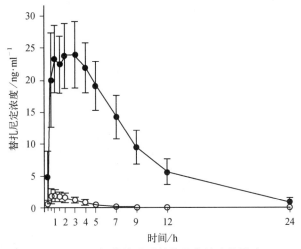

图 16 - 10　氟伏沙明对替扎尼定浓度的影响

10 名每天口服 100 mg 氟伏沙明(●)和安慰剂(o),连续 4 d,第 4 天单剂量口服 4 mg 替扎尼定后血药浓度-时间数据。引自 Granfors MT, et al. Pharmacol Ther, 2004, 75:331 - 341。

第三节　药物代谢诱导

一、药酶活性诱导

许多药物可诱导代谢酶活性,加速自身或其他药物代谢。表 16 - 4 列举了几种肝药物代谢酶诱导剂。

表 16 - 4　一些药物代谢酶诱导剂

分　类	例　子
药物	苯巴比妥类、苯妥因、卡马西平、利福平
醇类	乙醇
黄酮类	5,6 -苯黄酮
食物添加剂	丁基羟基茴香醚、异黄樟素
卤代烯烃	$3,3',4,4'$-四氯联苯、$3,3',4,4',5,5'$-六溴联苯
杀虫剂	二氯联苯三氯乙烷、十氯酮
多环类芳香烃	3 -甲基胆蒽、苯并[a]芘
溶媒	甲苯、二甲苯

1. 药物代谢酶诱导的多样性

不同的诱导剂对不同亚型代谢酶的作用是不同的。表 16 - 5 比较了苯巴比妥和 3 -甲基胆蒽对大鼠肝 CYP450 及其相应底物代谢的作用。

表 16 - 5 苯巴比妥和 3 -甲基胆蒽对诱导大鼠肝 CYP450 底物的代谢产物形成的影响
（nmol · min⁻¹ · nmol⁻¹ CYP450）

底　物	苯巴比妥诱导（CYP2B1）	3 -甲基胆蒽诱导（CYP1A1）
甲苯异丙胺	52	2.5
苯并芘	0.2	3.9
乙氧基香豆素	4.1	56
睾丸酮		
6β -羟化	0.2	0.3
7α -羟化	0.7	1.0
16α -羟化	1.5	0.2

可见,苯巴比妥主要诱导介导甲苯异丙胺的代谢酶,而 3 -甲基胆蒽主要诱导介导乙氧基香豆素的代谢酶。

2. 药物代谢酶诱导机制

代谢诱导机制包括影响酶的合成、降解、激活因子以及细胞增生等过程,改变酶活性。表 16 - 6 列举了一些诱导剂的作用及其相对应的酶。

表 16 - 6　一些 CYP450s 诱导剂的诱导作用机制

CYP 450s	代表性诱导剂	主要的诱导机制
CYP1A1	二噁英	与 Ah 受体结合,激活转录
CYP1A2	3 -甲基胆蒽	mRNA 稳定
CYP2B1/2	苯巴比妥	与雄烷受体（CAR）结合,激活转录
CYP2E1	乙醇、丙酮、异烟肼	蛋白稳定性
CYP3As	地塞米松	激活转录
CYP3As	利福平	与孕烷 X 受体（PXR）结合,激活转录
CYP4As	安妥明	与 PPAR 结合,激活转录

3. 药物代谢酶诱导剂的分类及其特点

根据诱导剂的诱导机制分为以下 5 类。

表 16 - 7　CYPs 诱导剂的分类

诱导剂类型	诱导的 CYPs
苯巴比妥类	CYP2Bs,CYP2Cs,CYP3A3
利福平/地塞米松类	CYP3As,CYP2Cs,CYP2Bs
多环芳香烃类	CYP1A1,CYP1A2
异烟肼、乙醇类	CYP2E1
安妥明类	CYP4As

（1）苯巴比妥类诱导剂　苯巴比妥类诱导剂主要通过激活雄烷受体（constitutive androstane receptor，CAR）,增加相应的 CYP450 的 mRNA 转录,增加相应酶蛋白水平和活性,主要的靶酶是 CYP2BS,如 CYP2B1 和 CYP2B2。这类诱导剂包括苯巴比妥类、苯妥因、多氯化联二苯和 2 -乙酰氨基芴等。

（2）利福平/地塞米松类 这类诱导剂主要通过激活孕烷 X 受体（pregnane X receptor，PXR），诱导多种酶和载体的转录。与苯巴比妥类不同的是诱导 CYP3A4 的作用强于 CYP2Cs 和 CYP2Bs。此外，这类诱导剂也诱导 MDR1 和 MRP2 等药物外排转运体表达。这类诱导剂包括利福平、地塞米松、克霉唑和利托那韦等。

（3）多环芳香烃类诱导剂 这类诱导剂包括多环芳香烃类〔3-甲基胆蒽、苯并（a）芘、苯并（a）蒽〕、植物吲哚类（吲哚-3-乙腈、吲哚-3-甲醇）、吸烟、原油和多氯联苯类等。主要诱导的酶是 CYP1A 家族。

这类诱导剂与细胞浆中芳烃受体（aromatic hydrocarbon receptor，Ah）结合，受体-诱导剂复合物转移到细胞核，诱导相应 mRNA 转录，进而增加 CYP450 蛋白表达。

对总的酶活性而言，这类诱导剂的诱导强度不及苯巴比妥类和利福平/地塞米松，但总的酶活性改变不能反映相应亚酶活性诱导情况。如 CYP1A1 在正常肝中含量只有 2%～5%，但使用这类诱导剂可以使 CYP1A1 的量增加 8～16 倍。

（4）异烟肼、乙醇类诱导剂 给实验动物喂食乙醇可以引起多种药物的代谢加快。这类诱导剂还包括咪唑、丙酮和吡唑等。这类诱导剂诱导机制是不同的（图 16-11），主要的靶酶是 CYP2E1。

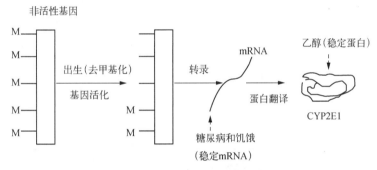

图 16-11 几种诱导剂诱导 CYP2E1 活性的机制

M 为甲基胱氨酸。

（5）安妥明类诱导剂 安妥明为降血脂药物，特异性诱导 CYP4As 酶表达。该酶的最适合底物是脂类，特别是脂肪酸。安妥明主要是通过作用于过氧化物酶体增生激活受体（peroxisome profiferator activated receptor，PPAR）诱导 CYP4As 表达的。

（6）非 CYP450 酶诱导 除诱导 CYP450s 外，诱导剂也可能诱导其他的药物代谢酶。表 16-8 列举了一些药物诱导剂对其他非 CYP450s 的诱导作用。

表 16-8 非 CYP450 酶诱导与诱导剂

酶	诱导剂
环氧化物水合酶	2-乙酰氨基芴、艾氏剂、氯化三联、狄氏剂、乙氧基喹、黄樟素、3-甲基胆蒽、苯巴比妥
葡萄糖醛酸转移酶	狄氏剂、黄樟素、3-甲基胆蒽、苯巴比妥、多卤联苯
NADPH-细胞色素 450 还原酶	2-乙酰氨基芴、狄氏剂、黄樟素、苯巴比妥、多卤联苯
谷胱甘肽-S-转移酶	2-乙酰氨基芴、3-甲基胆蒽、苯巴比妥
细胞色素 b5	2-乙酰氨基芴、丁基羟基甲苯、灰黄霉素

二、核受体与药酶诱导

1. 核受体

参与药物代谢酶诱导的(孤)核受体先与相应的配基结合,随后受体-配基复合物结合到靶基因启动区域的响应元件上,增加相应 mRNA 转录。核受体有几个功能调节区域。核受体的调节区域具有共同的结构模式(图 16 – 12),即在氨基末端有高度保守的 DNA 结合区域(DNA-binding domain,DBD)和保守程度较低的配基结合区域(ligand binding domain,LBD)。DNA 结合区域有两个 C4 –类型锌指(C4-type zinc finger),连接受体与靶基因的启动区,该区域称为激素响应元件(hormone response elements,HRE)或异物响应元件(xenobiotics response elements,XRE)。DNA 结合区域能识别响应元件,该元件含有 1 个或 2 个相同的与六碱基聚体(即 ACAACA 或 AGGTCA)相关联的核心半点(core half-sites)。不同的核受体以同类二聚体或与 RXR –异类二聚物或单体形式与相应的响应元件结合。激素响应元件或异物响应元件含有两个六聚体半点(hexameric half-sites),两个六聚体半点间隔 3～6 个碱基对,通过反向重复序列(inverted repeat,IR)、外向重复序列(everted repeat,ER)或同向重复序列(direct repeat,DR)方式进行识别(图 16 – 13)。配基结合区域变化较大,位于受体的羧酸端,不仅作为配基的结合点,而且含有二聚物模体。配基与其结合后诱导配基结合区域折叠的构象变化,导致蛋白辅助激活因子和辅助调节子如类固醇受体辅助激活子(steroid receptor co-activator,SRCs)等介入,激活转录。

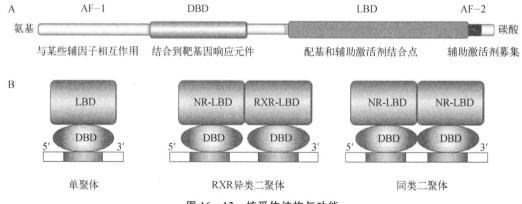

图 16 – 12　核受体结构与功能

A. 核受体的基本结构。AF-1 和 DBD 在氨基末端,而 AF-2 和 LBD 在羧酸末端。B. 不同的核受体以单聚体与 RXR 形成异类二聚体或同类二聚体调节相应的靶基因的表达。DBD 为 DNA 结合域,AF 为激活功能,LBD 为配基结合域,NR 为核受体。

2. 参与药物代谢酶诱导核受体

参与药物代谢酶诱导核受体主要包括 PXR、CAR、法尼醇(farnesoid X receptor,FXR)、PPARs、肝 X 受体(liver X receptor、LXR)和视黄酸 X 受体(refinoid X receptor,RXR)等。

(1) PXR　PXR 主要在动物及人肝和肠中表达,肾和肺中表达相对较少。PXR 被认为是 CYP3A 表达的重要调节子。在 CYP3A 基因启动子中含有 PXR 响应元件。石胆酸可能是 PXR 内源性配基。

PXR 激活剂介导的诱导作用存在动物种属差异性。如利福平在人和兔中为有效诱导剂,但在大鼠和小鼠中无诱导作用。相反,PCN 是大鼠的 PXR 强诱导剂,而对人和兔的 PXR 几乎无活性。种属间 PXR 的 DNA 结合域序列 95% 是相同的,而配基结合域只有 75%~80% 的氨基酸序列相同,这可能是引起种属差异性的分子基础。在人类的 PXR(hPXR) 的配基结合域中存在一个广泛的疏水配基结合区,内含有几个极性残基,允许各种分子量的化合物与其结合。

PXR 也参与 CYP2B6 和 MDR1 的诱导。核受体通过两个半点 (AGGTCA) 间隔 3 个或 6 个碱基对识别共同的响应元件,参与多种的 CYPs 调节。此外,这些响应的元件有可能被多个核受体激活,称为"交叉作用(cross talk)"。如 PXR 可以与苯巴比妥响应元件(phenobarbital-response element)结合,该元件含有两个核受体结合点(NR1

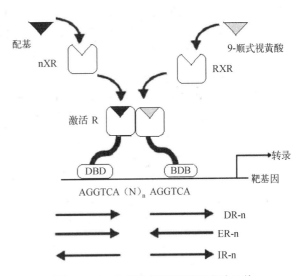

图 16 - 13 核受体识别靶基因启动元件

核受体以 n 间隔碱基对同向重复序列(DR-n),反向重复序列(IR-n)或外向重复序列(ER-n)识别并与 AGGTCA 半点结合。

和 NR2)。在 CYP2B6 基因启动子的远端存在异物响应增强调节器(xenobitic responsive enhancer module),异物响应增强调节器可以与人 PXR 和人 CAR 结合和激活。在原代人肝细胞中,人 PXR 诱导剂利福平、苯巴比妥、苯妥因和克霉唑在诱导 CYP3A 的同时,也能诱导 CYP2B6。

由于 CYP3A4 和 P-GP 往往共表达和共诱导,因此 PXR 配基如利福平和尼非地平等也能显著诱导 MDR1 表达。PXR 也参与其他载体如 OATP2、MRP2 和 CYP7As 的转录调控。

(2) CAR CAR 主要在肝脏中表达。雄甾烯二醇和雄甾醇是 CAR 内源性配基。主要的靶基因是 CYP2Bs。苯巴比妥类通过激活该受体诱导 CYP2Bs 的表达。在 CYP2B 基因编码上游 −2318 至 −2155 间有 163 b 长度的基因序列,该序列与苯巴比妥响应元件有关。苯巴比妥响应元件有两个核受体结合点(NR1 和 NR2)和一个核因子 1(nuclear factor 1,NF1)结合点。其 NR1 高度保守,人与动物只有一个碱基的差别。

与 PXR 不同的是在没有配基存在下,CAR 存在胞浆中,与诱导剂结合后,再迁移到核中。CAR 迁移到核中是十分重要的,被认为是苯巴比妥类诱导剂激活的第一步。但也有一些实验结果显示为受体与配基结合不是 CAR 迁移绝对必需的。如在 HepG2 细胞中,在无 CAR 或 CYP2B 诱导剂存在下,瞬间表达的 CAR 已经出现在核中。CAR 的激活也可能涉及蛋白磷酸化过程。

CAR 激活作用也存在种属差异。如 1,4 - bis -[2(3,5 - dichloropyridyloxy)] benzene (TCPOBOP)被认为是最强的小鼠 CAR 配基,但不能激活大鼠或人的 CAR。又如小鼠 CAR 抑制剂如雄甾醇、孕酮和雄激素等不能抑制人的 CAR 激活。这种 CAR 激活种属差异性阻碍了用动物结果预测人诱导作用。

CAR 与 PXR 存在交叉作用现象。苯巴比妥同时诱导 CYP2B 和 CYP3A,利福平也是 CYP2B 和 CYP3A 的典型诱导剂。然而 CAR 与 PXR 交叉作用存在种属差异。如在 PXR 缺陷的小鼠中,苯巴比妥和克霉素均能有效地诱导 CYP3A 表达,且苯巴比妥在 PXR 缺陷小鼠中的诱导作用比野生鼠的作用更强,但在 CAR 缺陷的小鼠中,苯巴比妥和 TCPOBOP 不能诱导 CYP2B10。类似地,在肥胖 Zucker 大鼠中,CAR 低表达,而 PXR 水平正常。在 Zucker 大鼠中,苯巴比妥诱导 CYP2B 和 CYP3A 表达作用弱,但 PCN 很强地诱导 CYP3A 表达。即在大鼠中苯巴比妥主要通过 CAR 激活诱导 CYP3A 和 CYP2B 表达,而与 PXR 无关。相反,PXR 激活剂如利福平、克霉素和苯巴比妥均有效地诱导人 CYP2B6 和人 PXR 介导的苯巴比妥响应元件报告基因的表达。

(3) PPARs 在 PPAR 家族中,已分离 3 种亚型:PPARα、PPARβ 和 PPARγ。PPARα 高度表达于肝、心脏、肾脏、肠和棕色脂肪组织中。PPARβ 广泛分布于组织中,在脑、肾和小肠表达最高。PPARγ 主要分布在脾、肠和脂肪细胞。除表达不同外,PPARs 在功能方面也有不同。PPARα 主要参与调节脂蛋白和脂肪酸代谢,多种脂肪酸及其代谢物均能激活 PPARα。一些羧酸类药物如非甾体抗炎药布洛芬、芬洛芬、吲哚美辛和降血脂药物(氯贝特、环丙贝特、吉非贝齐)等均为 PPARα 外源性配基。

配基通过诱导 PPARs 的构象改变,激活 PPARs,后者结合到靶基因上游区域的过氧物酶体增生响应元件(peroxisome proliferator response elements),即激活的 PPARs 与 RXR 形成二聚体,该活性二聚体结合到过氧物酶体增生响应元件上,促进靶酶的表达。PPAR 的靶酶主要是 CYP4As。CYP4As 参与脂肪酸和胆固醇的代谢。

PPARγ 又有 PPARγ1 和 PPARγ2 两种。PPARγ1 主要在肝脏表达,在脂肪中很少,而 PPARγ2 广泛分布于脂肪中,与脂肪细胞分化有关,参与血脂和血糖代谢平衡调节。曲格列酮等为 PPARγ 特异性激活剂。PPARγ 和 PPARα 有许多共同的内源性激活剂,如单不饱和脂肪酸、多不饱和脂肪酸和类花生酸等,说明这两种 PPARs 在脂质代谢的作用。

(4) LXR 已分离 LXRα 和 LXRβ 两种。LXRα 主要在肝脏表达,而 LXRβ 几乎在所有组织中均有表达。LXRs 主要在核中,必须与 RXR 形成二聚物。胆固醇代谢物 24S,25-环氧-胆固醇和 24-羟基-胆固醇是其内源性配基,也是至今为止最强的 LXRα 配基。其靶酶主要是胆固醇 7α-羟化酶(CYP7A)。后者介导胆固醇羟化代谢下转化为水溶性的胆酸。而 LXRβ 没有 LXRα 的功能。

LXRα 与 PPARs 间存在交叉作用。研究显示,在原代人巨噬细胞和细胞株中氧化性低密度脂蛋白、氧化固醇和合成 LXRα 配基均可诱导 LXRα 表达。特异性 PPARγ 配基也能激活 LXRα。似乎 LXRα 竞争抑制 PPARα 的激活。

(5) FXR FXR 主要表达在肝和肠,与其他孤核受体一样,与 RXR 形成二聚物后与靶基因启动区域的 FXR 响应元件结合。FXR 是一种胆酸受体,在生理条件下,激活导致抑制肝脏胆酸的合成和增加胆酸从肠腔向肝脏转运。鹅去氧胆酸、脱氧胆酸、石胆酸和胆酸均是 FXR 内源性配基,而鹅去氧胆酸是最强的内源性 FXR 配基。其靶基因包括回肠胆汁酸结合蛋白(ileal bile acid-binding protein, IBABP),胆盐外排泵(bile salt export pump, BSEP/ABCC11),小异源二聚体(small heterodimer partner, NR0B2/SHP),磷脂转移蛋白(phospholipid transfer protein, PLTP),阿朴蛋白 C-II(apoliprotein C-II, apo C-II),CYP7A1 和 MRP2 等。与其他核受体如 PXR、CAR 和 LXR 有一定的重叠性。

FXR 在维持胆酸平衡方面具有重要作用。胆酸是食物吸收、转运必需的,在正常情况下受到严格调控。回肠中胆酸聚集激活 FXR,激活 IBABP 转录,导致胆酸吸收增加。FXR 与胆酸配基结合后降低 CYP7A1 表达。

（6）RXR 已经发现 3 种 RXR，即 RXRα、RXRβ 和 RXRγ。RXRα 主要在肝、肌肉和肺。RXRβ 在除肝、肠和睾丸以外的所有组织中。RXRγ 仅在骨骼肌（胚胎）、心脏和脑等组织中。9-顺式-视黄酸是天然的配基。RXR 的重要特点是与其他核受体形成二聚体。与 RXR 形成二聚体是已知的所有核受体特异性结合和激活的关键一步。有两种类型的二聚体：非允许型（nonpermissive）和允许型（permissive）。在非允许型的二聚体中，RXR 完全是静态的，只被搭档核受体的配基激活，如甲状腺素受体（T3R/RXR）和维生素 D 受体（VDR/RXR）。允许型的二聚物体，可以被搭档受体和 RXR 配基激活，如 PPAR/RXR，LXRα/RXR，FXR/RXR。由于 RXRs 与其他核受体的结合，继而影响对应的靶基因，因此 RXRs 直接或间接地影响几乎所有药物代谢酶和转运载体的调节，因此可以认为 RXR 是肝脏基因表达的关键因素。

3. 药物代谢酶及核受体在内源性物质代谢中的作用

CYP450 也参与许多内源性物质如类固醇、胆固醇、脂类和胆酸的代谢。一些内源物质也影响 CAR 和 PXR 活性与表达。如牛磺酸增加利福平诱导的 CYP3As，但不影响苯巴比妥诱导的 CYP3As。生育酚诱导 CYP3A4 和 CYP3A5 表达。类固醇激素包括合成的糖皮质激素、孕烷衍生物、孕酮羟化代谢产物、可的松、氢化可的松、雌二醇、羟基睾丸酮和去氢表雄酮以及其他类固醇类不同程度地激活 PXR。17β-雌二醇激活 CAR，而 17α-乙炔基-3，17β-雌二醇、雄激素和雄甾醇抑制 CAR 活性。3-酮石胆酸、石胆酸和熊脱氧胆酸可以激活 PXR、胆酸，鹅去氧胆酸和脱氧胆酸对 PXR 也有一定程度的激活作用，提示 PXR 可以作为胆汁郁积症的靶点。实际上利福平、苯巴比妥和熊脱氧胆酸已用于缓解胆汁郁积症状。

除促进胆酸代谢外，PXR 也能抑制 CYP7A1 的表达，该酶是胆固醇代谢为胆酸的限速酶，从而防止更多的胆酸形成。药物代谢相关的核受体也可能参与胆固醇与氧化固醇的平衡调节。与野生型比较，胆酸和一些药物在 Car 和 Pxr 缺陷小鼠显示严重的毒性作用。药物代谢相关的核受体参与胆红素的代谢，如在 Car 或 Pxr 缺陷的小鼠血浆中胆红素显著升高。炎症引起的细胞因子水平升高可以引起肝 Cyp450s，Car 和 Rxr 水平降低。

表 16-9 与药酶诱导有关的核受体与配基及其靶基因

配基	核受体	靶基因
类固醇，化学异物	CAR	CYP2B，CYP3A，CYP2Cs，OATP2，MRP2，UGT1AT1
类固醇，化学异物	PXR	CYP3A，CYP2B，CYP2Cs，OTAP2，MRP2，MDR1，GST-A2，BSEP，CYP7A1
胆酸，化学异物	FXR	CYP7A1，CYP8B，BSEP，IBABP
类固醇，化学异物	LXR	CYP7A
噻唑烷二酮类，贝特类	PPARα	CYP7A，CYP4A，GST

BSEP 为胆盐外排泵；GST 为谷胱甘肽-S-转移酶；IBABP 为回肠胆酸结合蛋白；UGT 为尿苷二磷酸胆红素葡萄糖醛酸基酶。

三、典型药物代谢酶诱导剂

1. 利福平

利福平为广谱的抗结核病药物。在临床应用时发现该药显著改变与其合用药物的疗效或血药浓度。这种现象与诱导多种药物代谢酶和药物转运体表达有关。

（1）利福平诱导 CYP450s 活性　利福平为典型的 PXR 激动剂，通过 PXR 诱导 CYP3A4 表达。利福平也可以诱导其他酶蛋白如 CYP1A1、CYP2C8、CYP2C9、UGT、硫酸转移酶和羧酸酯酶等的表达。

表 16-10 列举了一些合用利福平后，引起血药浓度或 AUC 降低程度大于 80% 的药物。这类药物大多是 CYP3A4 的底物，如咪达唑仑、三唑仑、辛伐他汀、维拉帕米以及二氢吡啶类钙拮抗剂。对于这类药物，利福平的使用往往会抵消药物的疗效，使治疗失败，应禁止两者合用。

表 16-10　几种利福平引起显著药物相互作用的药物（AUC 改变程度大于 80%）

咪达唑仑、可待因、环己烯巴比妥、阿普唑仑、三唑仑、佐匹克隆、奎宁、奎尼丁、克拉霉素、氨苯砜、伊曲康唑、酮康唑、茚地那韦、奈非那韦、沙喹那韦、普罗帕酮、苯并香豆素、华法林、普萘洛尔、尼非地平、尼伐地平、维拉帕米、辛伐他汀、西罗莫司、异环磷酰胺、他莫昔芬、茶碱、利托那韦、他克莫司、芬太尼

（2）利福平诱导药物转运体表达　利福平除了诱导 CYP450s 活性外，也诱导一些药物转运体的表达，如 P-GP、MRPs、肺抵抗相关蛋白（lung resistance-related protein，LRP）和 OTAPs 等表达。利福平诱导 P-GP 表达也是通过 PXR 介导的，呈现与 CYP3A4 的协同诱导效应。由于 P-GP 的底物与 CYP3A4 的底物存在较大的重叠性，因此利福平对药物处置的影响往往是诱导 CYP3A4 和 P-GP 表达的综合结果。

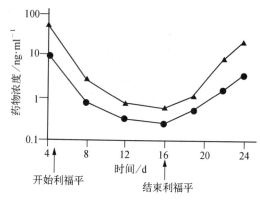

图 16-14　给药利福平前（第 4 天），给利福平过程和停用利福平后血浆中 S-维拉帕米（●）和 R-维拉帕米（▲）的平均谷浓度

给药方案：维拉帕米每天两次 120 mg 消旋体连续 24 d；第 5 天至第 16 天同服利福平，剂量 600 mg/d。引自 Romm MF, et al. Hepatology, 1996, 24: 796-801。

（3）诱导的时间依赖性和停药后的可恢复性　有研究分析利福平对维拉帕米血药浓度的影响。即受试者每天口服 120 mg 维拉帕米，4 d 后血药浓度达稳态，第 5 天至第 16 天同时服用 600 mg 利福平，分析在服用利福平过程中和停用利福平后血浆中 S-维拉帕米和 R-维拉帕米的谷浓度（图 16-14）。

结果显示，随着利福平应用，血浆中 R-维拉帕米和 S-维拉帕米谷浓度逐渐下降。维拉帕米的代谢主要是 CYP3A 介导的，维拉帕米血药浓度降低，反映 CYP3A 活性增加，即肠和肝代谢酶的活性增加，肠首过代谢加强。用 R-维拉帕米和 S-维拉帕米为指标估算的酶活性诱导半衰期分别为 0.9 d 和 1.0 d。停用利福平后，酶的活性逐渐降低恢复到正常水平，其恢复半衰期分别为 1.5 d 和 2.1 d。由于维拉帕米也是 P-GP 的底物，因此肠中 P-GP 表达加强也可成为浓度降低的原因之一。

利福平的诱导作用强弱也与底物药物有关。如用可的松为模型药物，利用尿中 6β-羟基可的松/可的松比值为指标，发现在服用利福平 6 d 达到稳态。而用泼尼松龙为指标发现，2 周达到稳态，给药 5 d 内，诱导效应只达到最大效应的 50%。但对尼非地平而言，单次服用 1 200 mg 利福平 8 h 后，就观察到显著的诱导效应，使尼非地平的清除率显著增加。

停用利福平后，其代谢酶的诱导效应逐渐消失，诱导效应的消失半衰期约为 2 d。以咪达

唑仑为指标研究发现,在用利福平期间,咪达唑仑的 AUC 仅为对照的 2%;停用利福平 4 d 后,咪达唑仑 AUC 恢复到对照的 13%。用阿普唑仑为模型药物研究显示,在给阿普唑仑前,每天给 450 mg 利福平连续 6 d 后以及停用 2 周后,3 个时间段服用 1 mg 阿普唑仑 10 h 后的血药浓度中值浓度分别为 8.4 μg/L、1.8 μg/L 和 7.8 μg/L,也就是说,停用 2 周后,酶的活性恢复正常水平。

（4）利福平诱导存在用药途径依赖性 尽管利福平能增加静脉给药的消除,但对广泛首过代谢的药物,口服效果最大。口服给药,药物必须通过肠壁和肝脏两个代谢组织。肠和肝中均被诱导,在肠中 CYP2C8、CYP2CP、CYP2D6 和 CYP3A4 均有较高的表达,尤其是 CYP3A4。这些酶在药物系统前代谢方面起着十分重要的作用。

有研究显示,口服利福平显著降低血浆中羟考酮浓度,但对口服给药的诱导程度强于静脉给药,使静脉给药的羟考酮 AUC 降低 55%,而使口服给药的羟考酮 AUC 下降 86%（图 16-15）。类似利福平降低口服非洛地平的 AUC,而不影响静脉注射非洛地平的 AUC。利福平对静脉注射的维拉帕米,使 R-维拉帕米的 AUC 降低 50%,但使口服给药的维拉帕米 AUC 下降 97%~98%。肠壁上的 P-GP 对于口服药物的吸收也起着十分重要的作用,利福平在诱导 CYP 的同时,也诱导 P-GP 表达,也是口服给药药物相互作用强的原因之一。

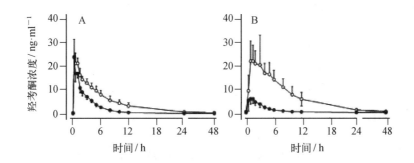

图 16-15 口服利福平对血浆中羟考酮浓度的影响（均值±SD，$n=12$）

受试者每天晚 20:00 口服利福平（600 mg/d）或溶媒,连续 7 d,于第 6 天早上 8:00 静脉 0.1 mg/kg 盐酸羟考酮（A）和口服 15 mg 盐酸羟考酮（B）。引自 Nieminen TH, et al. Anesthesiology, 2009, 110:1371-1378。

（5）诱导作用的性别和年龄差异性 利福平诱导酶的活性是否存在年龄和性别差异,可能与底物有关。以环戊巴比妥为模型药物研究显示,年轻人（6 人）和老人（6 人）口服 600 mg 利福平,连续 14 d 后,环戊巴比妥的口服清除率显著增加,并存在年龄和立体选择性。对 R-对映体的改变程度大于 S-对映体。S-对映体在两人群中变化程度相当,降低 500% 左右,但 R-对映体在年轻人增加程度高于老年人,分别增加 7 258% 和 1 833%。

而用非索非那丁为模型药物研究显示,年轻人（6 男,6 女）和老人（6 男,6 女）,每天服用 600 mg 利福平,连续 6 d,使非索非那丁的 AUC 显著降低,降低幅度分别为 87%,169%,162% 和 119%。非索非那丁较少代谢,引起口服清除率增加可能是诱导肠 P-GP 所致。

2. St John's wort

St John's wort 在欧洲和美国为非处方草药,治疗各种疾病,如外伤或烧伤,或作为药茶治疗发热或改善中枢神经系统症状等。近来研究发现,St John's wort 可以与许多药物在药物代谢动力学和药效学方面发生显著相互作用,如表 16-11 所示。

表 16－11　St John's wort 药物相互作用可能的机制

药　　物	可能机制
华法林、苯并香豆素	诱导 CYP2C9
环孢素	诱导 CYP3A4,P-GP
口服避孕药	诱导 CYP1A2,CYP3A4
茶碱	诱导 CYP1A2
地高辛	诱导 P-GP
HIV 蛋白酶抑制剂	诱导 CYP3A4,P-GP
抗癫痫药(卡马西平、苯巴比妥和苯妥因)	诱导 CYP3A4
SSRIS	增加 5－HT 浓度
曲坦类	增加 5－HT 浓度

（1）St John's wort 诱导药物代谢作用　St John's wort 也可能是通过 PXR 机制诱导酶的表达,主要诱导的酶也是 CYP3A4,加速药物代谢,导致药物清除率增加,尤其是口服药物的清除率,对肠的诱导作用似乎强于肝脏。在临床上有多例 St John's wort 与药物相互作用进而降低药物治疗作用的临床报道。如环孢素 A 是器官移植抗排异反应的主要药物,在体内主要是 CYP3A 介导代谢的。然而有报道显示,使用 St John's wort 后,因药物代谢酶诱导,导致血浆中环孢素 A 浓度显著降低,出现免疫排斥反应。有些病人停用 St John's wort 后,环孢素 A 的浓度恢复,而另一些病人需要用其他免疫抑制剂。图 16－16 给出了两个典型的病例。病例 1 为 61 岁心脏移植病人,接受环孢素 A(125 mg×2/d)、硫唑嘌呤(100 mg/d)、可的松(7.5 mg/d),环孢素 A 血药谷浓度保持稳态,国际心肺移植协会(ISHT)评分等级为 0 或 1A。St John's wort 按每日 3 次 300 mg,3 周后环孢素 A 浓度降到 95 μg/L,ISHT 等级达到 3A。病例 2 为 63 岁心脏移植病人,接受环孢素 A(125 mg×2/d)、硫唑嘌呤(125 mg/d)、可的松(7.5 mg/d),环孢素 A 血药浓度保持稳态,ISHT 为 0 或 1。服用 St John's wort 300 mg,每日 3 次,3 周后环孢素 A 浓度下降到 87 μg/L,ISHT 等级达到 2A。上述两例病人,停用 St John's wort,环孢素 A 浓度恢复到正常。

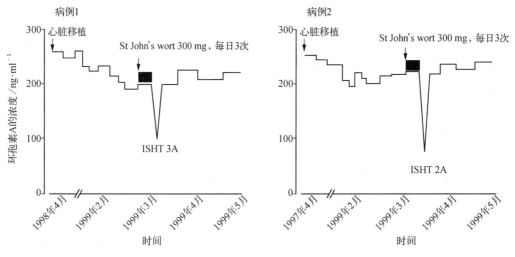

图 16－16　St John's wort 引起急性心脏移植排斥反应

引自 Ruschitzka F, et al. Lancet, 2000, 355：548－549。

除了诱导 CYP3A4 外,St John's wort 也诱导 CYP2C9、CYP1A2 和 CYP2C19 等酶活性。对 CYP2C19 的诱导作用存在基因型依赖性。奥美拉唑在体内代谢主要是由两种酶催化的。CYP3A4 催化奥美拉唑生成奥美拉唑砜,而 CYP2C19 催化形成 5 -羟基奥美拉唑。有研究分析比较了在 CYP2C19 正常人和基因缺陷中 St John's wort 对奥美拉唑药物代谢动力学的影响。结果显示,14 d 口服 St John's wort,使奥美拉唑浓度显著降低,奥美拉唑砜的改变程度相近,但 5 -羟基奥美拉唑的 c_{max} 和 AUC 的增加仅出现在 CYP2C19 野生型受试者,即 St John's wort 对奥美拉唑和代谢产物的影响呈现 CYP2C19 基因类型依赖性动力学特征。

（2）诱导 P-GP 的表达 除诱导 CYP3A4 外,St John's wort 也诱导肠 P-GP。如受试者口服 St John's wort 不但诱导外周淋巴细胞 P-GP 的表达,也显著增加肠 P-GP 和 CYP3A 的表达,导致口服地高辛的清除率下降和红霉素呼吸试验（CYP3A 活性）增加。

四、药物代谢诱导的临床意义

除了利福平和 St John's wort 等诱导剂外,实际上还存在其他的诱导剂,如苯巴比妥、卡马西平和地塞米松等。通常药物诱导剂对药物代谢影响程度取决于底物性质和给药途径,在大多数情况下,诱导剂使药物浓度降低,导致药效学下降。在某些情况下,如代谢产物有活性或前药,可能增加药物活性。然而,由于代谢物进一步代谢或母药经其他途径的代谢加强,因此总的结果是药效仍然下降,如利福平增加可待因生成吗啡,但吗啡和可待因的浓度均显著下降,使可待因无效。

多数诱导剂如利福平、St John's wort 和地塞米松等通过诱导 CYPs 和药物转运载体增加药物的肝肠首过代谢,尤其是肠的首过代谢,以及加速从肠腔排泄。因此,多数情况下,对口服给药的影响程度大于其他途径给药。在临床用药过程中,应该考虑诱导剂与其他药物合用时,药物的疗效有可能降低或治疗失败,尽可能了解药物与哪些诱导剂存在相互作用以及强弱,以便合理地合并用药。

第四节　体内药物代谢的相互作用的预测

药物相互作用的预测愈来愈受到制药企业重视。一些药物如米贝地尔、特非那定、阿司咪唑、西沙必利和西立伐他汀等因药物相互作用引起安全性问题,已从市场上撤市。因此,药物相互作用的风险评估已经成为药物发现和研发的关键问题之一。对于新的化学实体,通常先用特异性探针药物在体外评价其对药物代谢酶的影响,然后拓展到其他类似代谢途径的药物。一些数学模型成功地预测体内药物相互作用。本节主要介绍几种模型。

一、竞争性抑制相互作用预测

1. 静态模型（static model）
如药物仅在肝脏中代谢,且抑制剂属于竞争性的,则在抑制剂存在情况下,药物内在清除率（CL'_{int}）变化为

$$CL'_{int} = CL_{int}/(1 + f_u I_h/K_i) \qquad (16-1)$$

式中,CL_{int} 为在无抑制剂时药物内在清除率,f_u 和 I_h 分别为血浆中抑制剂游离分数和肝

脏中抑制剂浓度，K_i 为抑制剂的抑制常数。在实际工作中，I_h 常用坪浓度（I_{sys}）、稳态峰浓度（I_{max}）或进入肝脏药物浓度（I_{inlet}）表示，即

$$I_{sys} = \frac{F \times D}{\tau \times CL} \tag{16-2}$$

$$I_{max} = \frac{I_{sys} \times k\tau}{1 - e^{-k\tau}} \tag{16-3}$$

$$I_{inlet} = I_{sys} + \frac{k_a \times f_{abs} \times f_{gut} \times D}{Q_h \times R_B} \tag{16-4}$$

或

$$I_{inlet} = c_{max} + \frac{f_{abs} \times k_a \times D}{Q_h \times R_B} \tag{16-5}$$

式中，F 为抑制剂的口服生物利用度，τ 为抑制剂的给药间隔，CL 为抑制剂的清除率，k 和 k_a 分别为抑制剂的消除速率常数和口服吸收速率常数，f_{abs} 和 f_{gut} 分别为肠吸收分数和肠利用度，Q_h 为肝血流速率（97 L/h/70 kg），D 为抑制剂的剂量，c_{max} 为血浆中抑制剂的峰浓度，R_B 为血/血浆药物浓度比。

药物相互作用程度常用有无抑制剂存在下相应药物 AUC 或 c_{max} 比（AUCR）表示，即

$$AUCR = \frac{AUC_i}{AUC} = 1 + f_u I_h / K_i \tag{16-6}$$

式中，AUC_i 和 AUC 分别为有和无抑制剂存在下相应药物的 AUC。

多数情况下药物属于口服给药，因此应考虑肠壁上的药物代谢相互作用的贡献。此外，抑制剂有可能同时影响多个代谢途径或存在多个抑制剂（如母药和代谢产物）。这样可以用式（16-7）综合表征抑制剂的贡献。

$$AUCR = \left(\frac{1}{\frac{1 - f_{gut}}{1 + \sum I_g/(K_i + I_g)} + f_{gut}} \right) \times \left(\frac{1}{\frac{\sum f_m \times f_{m,j}}{1 + \sum f_u I_h / K_i} + (1 - \sum f_m \times f_{m,j})} \right) \tag{16-7}$$

式中，f_m 为肝代谢清除率占总清除率分数，$f_{m,j}$ 为抑制剂所抑制的药物代谢途径占总代谢分数，I_g 为肠壁中抑制剂浓度，可用式（16-8）估算。

$$I_g = f_{abs} \times k_a \times D / Q_{en} \tag{16-8}$$

式中，Q_{en} 为肠壁血流速率，通常取 $Q_{en} = 18$ L/h/70 kg。

2. 药物相关作用预测实例

实例一　甲苯磺丁脲-磺胺苯吡唑相互作用。80% 的甲苯磺丁脲在体内是羟化代谢，代谢酶为 CYP2C9。磺胺苯吡唑为该酶的抑制剂。临床报道，甲苯磺丁脲与 500 mg 磺胺苯吡唑合用后，AUC 增加 5 倍。实验测得磺胺苯吡唑的 K_i 为 0.1~0.2 μmol/L，口服 500 mg 磺胺苯吡唑后，其 c_{max} 为 70 μmol/L，$f_u = 0.32$，$k_a = 0.009\,5$ min^{-1}，$f_{abs} = 0.85$。利用式（16-5），算得 I_h 为 78 μmol/L，$f_u \times I_h = 25$ μmol/L 和 $f_u \times I_h / K_i = 125~250$。80% 的甲苯磺丁脲以羟化方式消除，即取 $f_m = 0.8$，利用式（16-7）算得 AUCR 约为 5。

实例二　酮康唑与特非那定相互作用。特非那定口服几乎完全吸收，在体内主要羟化代谢和 N-去烷基化代谢。尿中代谢物 13% 为羟化产物和 45% 为 N-去烷基化代谢物。酮康唑

抑制上述两种代谢途径,其 K_i 分别为 0.24 μmol/L 和 0.024 μmol/L。测得口服酮康唑 200 mg×2/d 的 c_{max}=6.6 μmol/L,k_a=0.009 9~0.018 min^{-1},f_{abs}=0.59,算得 I_h=8.0~9.1 μmol/L。取 I_h=9 μmol/L,f_u=0.01,$f_u \times I_h$=0.09 μmol/L,算得羟化代谢和 N-去烷基化代谢的 $f_u \times I_h / K_i$ 分别为 0.38 和 3.8,设羟化和 N-去烷基化代谢分数分别占总清除率的 13%和 45%,代入式(16-7)算得 AUCR=1.3,低于观察值 13。

造成这种差异的原因之一可能是没有考虑肠壁中药物相互作用。在肠壁上存在丰富的药物代谢酶如 CYP3A4,口服抑制剂在肠壁中浓度高于肝脏中浓度,对酶也产生强大的抑制剂作用。引入肠壁的贡献,利用式(16-8)算得 I_g=11.1 μmol/L。假定药物特非那定的肠利用度(F_G)为 11%,酮康唑对肝和肠的酶抑制特性一致,算得 AUCR 约为 12,接近观测值 13。

二、机制性抑制相互作用预测

1. 静态模型法

（1）理论基础 机制性抑制剂（I）与酶（E）的结合模式如图 16-17 所示。抑制剂与酶结合形成酶-抑制剂复合物（E-I）后有两种去路：① 可逆性的,解离释放出活性,解离常数为 K_i；② 抑制剂本身被代谢,其不可逆的中间代谢物-酶复合物,使酶永久失活,速率常数为 k_{inact}。

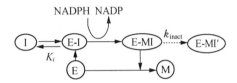

图 16-17 抑制剂（I）与酶（E）结合后的两种去路

I 为抑制剂；E-MI 为酶-中间代谢物可逆性复合物；E-MI' 为酶-中间代谢物不可逆性复合物；K_i 和 k_{inact} 分别为酶与抑制剂复合物表观解离常数和抑制剂引起的酶失活速率常数；M 为代谢物。

在抑制剂存在下,酶失活速率方程为

$$dE/dt = -k_{inact} \times \frac{I \times E}{I + K_i} \quad (16-9)$$

式中,E 为酶浓度或活性,I 为酶部位抑制剂的游离浓度,k_{inact} 为抑制剂引起的酶失活最大速率常数,K_i 为酶与抑制剂复合物表观解离常数。

由式(16-9),得到酶活性方程

$$E = E_0 \times \exp\left(\frac{-t \times I \times k_{inact}}{I + K_i}\right) \quad (16-10)$$

式中,E_0 初始酶浓度,即无抑制剂存在下的酶活性。

定义抑制剂引起酶表观失活常数（apparent inactivation rate constant,k_{obs}）为

$$k_{obs} = \frac{I \times k_{inact}}{I + K_i} \quad (16-11)$$

在正常情况下,体内酶维持在稳态水平,酶量（E）与合成速率（k_{sys}）/降解速率（k_{deg}）比有关,即

$$E \propto \frac{k_{sys}}{k_{deg}} \quad (16-12)$$

在抑制剂存在时,假定合成与本身的降解速率不变,则酶减少速率等于本身降解速率（k_{deg}）+失活速率,即

$$E' \propto \frac{k_{sys}}{k_{deg} + k_{obs}} \quad (16-13)$$

由式(16-13)与式(16-12)的比值,得到抑制剂引起酶活性比值为

$$\frac{E'}{E} = \frac{k_{\text{deg}}}{k_{\text{deg}} + \dfrac{I \times k_{\text{inact}}}{I + K_i}} \tag{16-14}$$

通常药物的清除率(CL)与酶活性成正比,而血药浓度曲线下面积(AUC)与酶活性成反比,其相互作用程度(AUCR)为

$$\text{AUCR} = \frac{\text{AUC}_i}{\text{AUC}} = 1 + \frac{\dfrac{I \times k_{\text{inact}}}{I + K_i}}{k_{\text{deg}}} \tag{16-15}$$

一般来说,多数药物属于口服给药,肠壁上药物代谢相互作用的贡献不可忽视。此外,抑制剂有可能同时影响多个代谢途径或存在多个抑制剂。可以用式(16-16)综合表征抑制剂的贡献。

$$\text{AUCR} = \left\{ \frac{1}{\left[\dfrac{k_{\text{deg,g}}}{k_{\text{deg,g}} + \sum I_g \times k_{\text{inact}}/(K_i + I_g)} \right] \times (1 - f_{\text{gut}}) + f_{\text{gut}}} \right\} \times$$

$$\left[\frac{1}{\dfrac{k_{\text{deg,h}} \times \sum f_m \times f_{m,E}}{k_{\text{deg,h}} + \sum I_h \times k_{\text{inact}}/(K_i + I_h)} + \left(1 - \sum f_m \times f_{m,E} \right)} \right] \tag{16-16}$$

静态模型法的关键要获得参数 K_i、k_{inact} 和 k_{deg}。k_{deg} 可以用文献资料,而 K_i 和 k_{inact} 需用实验方法求得。

(2)K_i 和 k_{inact} 测定方法 通常用肝微粒体或重组酶进行实验,求得 K_i 和 k_{inact} 值。即肝微粒体或重组酶与不同浓度的抑制剂在 NADPH 存在下,温孵不同时间,再用探针底物测定酶的活性。利用预温孵时间与酶的活性的对数作图,由斜率求算相应浓度的抑制剂存在下的 k_{obs}。用求算的 k_{obs} 与抑制剂浓度 I 按式(16-11)作曲线回归,求得相应的参数(K_i 和 k_{inact})。表 16-12 给出了 FDA 推荐的探针底物及其特征反应。

表 16-12 探针底物及其特征反应

CYP	优先考虑底物反应	K_m /μmol·L^{-1}	可接受底物反应	K_m /μmol·L^{-1}
1A2	非那西丁 O-去乙基化反应	1.7～152	乙氧基试卤灵 O-去乙基化反应	0.18～0.21
			茶碱 N-去甲基化反应	280～1 230
			咖啡因 3-N-去甲基化反应	220～1 565
			他克林 1-羟化反应	2.8,16
2A6	香豆素 7-羟化反应	0.30～2.3		
	尼可丁 C-氧化反应	13～162		
2B6	依法韦仑羟化反应	17～23	丙泊酚羟化反应	3.7～94
	安非他酮羟化反应	67～168	S-美芬妥因 N-去甲基化反应	1 910
2C9	甲苯磺丁脲甲基羟化反应	67～838	氟比洛芬 4'-羟化反应	3.7～94
	S-华法林 7-羟化反应	1.5～4.5	苯妥因 4-羟化反应	11.5～117
2C8	紫杉醇 6-羟化反应	5.4～19	阿莫地喹 N-去甲基反应	2.4
			罗格列酮对位羟化反应	4.3～7.7

续表

CYP	优先考虑底物反应	K_m /μmol·L^{-1}	可接受底物反应	K_m /μmol·L^{-1}
2D6	丁呋洛尔 1′-羟化反应	9～15	异喹胍 4-羟化反应	5.6
	右美沙芬 O-去甲基化反应	0.44～8.5		
2E1	氯唑沙宗 6-羟化反应	39～157	对硝基酚 3-羟化反应	3.3
			月桂酸 11-羟化反应	130
			苯胺 4-羟化反应	
2C19	S-美芬妥因 4′-羟化反应		奥美拉唑 5-羟化反应	17～26
			氟洛西汀 O-去烷基化反应	3.7～4
3A	咪达唑仑 1-羟化反应	1～14	红霉素 N-去甲基化反应	33～88
	睾丸酮 6β-羟化反应	52～94	右美沙芬 N-去甲基化反应	133～710
			三唑仑 4-羟化反应	234
			特非那定 C-羟化反应	15
			尼非地平氧化反应	

（3）应用实例 安妥沙星与茶碱相互作用。同多数沙星类药物相似,安妥沙星与茶碱合用显著增加茶碱的血药浓度,这种作用也往往是在多剂量后才发生,呈现机制性抑制特性。图 16-18 显示在人肝微粒体中安妥沙星对茶碱三种代谢物:1,3-二乙基尿酸（1,3-DMU）,3-甲基黄嘌呤（3-MX）和 1-甲基黄嘌呤（1-MX）时间依赖性抑制作用。表 16-13 为估算的相应酶抑制参数。

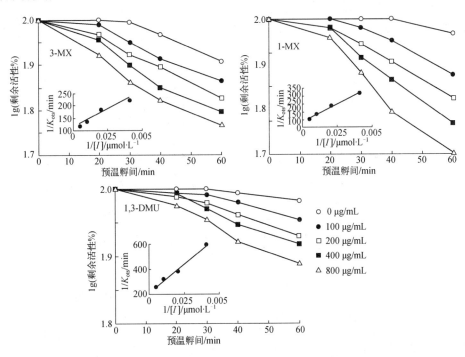

图 16-18 人肝微粒体中安妥沙星对茶碱代谢物 1,3-二乙基尿酸（1,3-DMU）,3-甲基黄嘌呤（3-MX）和 1-甲基黄嘌呤（1-MX）生成的影响

内插图为表观失活常数与抑制剂浓度关系图。

表 16 - 13　在人肝微粒体中安妥沙星对茶碱代谢机制性抑制作用

代谢产物	K_i /μmol · L^{-1}	k_{inact} /min^{-1}	k_{inact}/K_i ($\times 10^{-5}$) /L · μmol^{-1} · min^{-1}
3-甲基黄嘌呤	265.88	0.009 7	3.65
1-甲基黄嘌呤	353.3	0.007 3	3.06
1,3-二乙基尿酸	430.21	0.004 7	1.09

引自 Liu L, et al. Acta Pharmacol Sin, 2011,32:1285-1293。

测得受试者口服 200 mg/d 安妥沙星,稳态血浆药物的峰浓度(c_{max})和坪浓度(c_{av})分别为 5.73 μmol/L 和 2.79 μmol/L,血浆游离分数 $f_u = 0.825$。已知约 86% 茶碱在肝中消除。取 $k_{deg} = 0.000\,5$ min^{-1},利用峰浓度(5.73 μmol/L)和式(16 - 16)算得茶碱与安妥沙星合用后 AUCR 为 1.47,利用坪浓度(2.79 μmol/L)算得茶碱与安妥沙星合用的 AUCR 为 1.24,与实验观测的结果 1.3 相近。

2. 生理模型法

前述的静态模型,没有考虑抑制剂浓度以及酶活性动态变化,也只能预测 AUC 改变,不能解决药物浓度的变化过程问题。利用生理模型,能够克服静态模型的不足。

(1)理论基础　酶(E_{act})活性动力学方程:

$$dE_{act}/dt = -(k_{inact} E_{act} f_u I_h/K_p)/(K_i + f_u I_h/K_p) + k_{deg}(E_0 - E_{act}) \qquad (16 - 17)$$

式中,K_p 和 E_0 分别为肝/血抑制剂浓度比和启始酶活性。当 $t = 0$ 时,$E_{act} = E_0$。在无抑制剂存在下,肝脏酶的合成与降解速率($k_{deg} \times E_0$)相等,k_{deg} 不受抑制剂的影响。

(2)案例　安妥沙星与茶碱相互作用,用半生理模型描述安妥沙星和茶碱相互作用(图 16 - 19)。

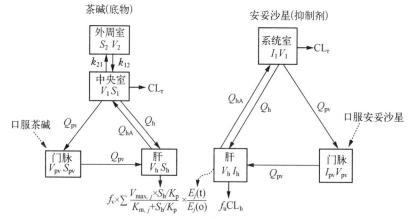

图 16 - 19　茶碱(底物,S)和安妥沙星(抑制剂,I)的生理处置模型

V_h、V_{pv} 和 V_1 分别为肝、门静脉体积、中央室和外周室体积,CL$_r$ 和 CL$_h$ 分别为肾和肝清除率。S_i 和 I_i 分别为在相应房室中茶碱和安妥沙星浓度。Q_{pv} 和 Q_h 分别为门静脉和肝动脉血流速率。Q_{hA} 为总血流速率($= Q_h + Q_{pv}$)。E_j 为酶活性。

假设底物和抑制剂口服给药,底物主要在肝中消除;底物和抑制剂在肝中处置符合血流灌注模型特征。

茶碱（S）

假定茶碱的系统室符合二房室模型特征，相应房室速率方程为

$$V_{pv} \times dS_{pv}/dt = Q_{pv} \times S_1 + V_{abs} - Q_{pv} \times S_{pv} \qquad (16-18)$$

$$V_{abs} = k_a \times f_a \times D \times \exp(-k_a \times t) \qquad (16-19)$$

$$V_h \times dS_h/dt = Q_{pv} \times S_{pv} + Q_{hA} \times S_1 - Q_h \times S_h / K_p - f_u \times \sum \frac{V'_{max,j} \times S_h / K_p}{K_{m,j} + S_h / K_p} \qquad (16-20)$$

$$V'_{max,i} = V_{max,j}(0) \times E_{act,j}(t) / E_{act,j}(0) \qquad (16-21)$$

$$V_1 \times dS_1/dt = Q_h \times S_h / K_p - Q_{hA} \times S_1 - Q_{pv} \times S_1 + k_{12} \times S_2 - k_{21} \times S_1 - CL_r \times S_1 \qquad (16-22)$$

$$V_2 \times dS_2/dt = k_{21} \times S_1 - k_{12} \times S_2 \qquad (16-23)$$

安妥沙星（I）

假定安妥沙星的系统室符合一房室模型特征，相应房室速率方程：

$$V_h \times dI_h/dt = Q_h \times I_{pv} + Q_{hA} \times I_1 - Q_h \times S_h / K_p - f_u \cdot CL_h I_h / K_p \qquad (16-24)$$

$$V_{pv} \times dI_{pv}/dt = Q_h \times I_1 + V_{abs} - Q_h \times I_{pv} \qquad (16-25)$$

$$V_{abs} = k_a \times f_a \times D \times \exp(-k_a \times t) \qquad (16-26)$$

$$V_1 \times dI_1/dt = Q_h \times I_h / K_p - Q_h \times I_1 - CL_r \times I \qquad (16-27)$$

式中，V_h 和 V_{pv} 分别代表肝脏和门静脉的体积，V_1 代表中央室的分布容积。S_i 和 I_i 分别代表相应室中底物和抑制剂浓度。Q_i 代表肝血流速率，$K_{m,j}$ 和 $V_{max,j}$ 为酶反应参数；$E_{act,j}$ 代表相应代谢途径的酶活性。V_{abs} 代表肠道药物吸收速率，k_a 为吸收速率常数，f_a 为吸收分数。CL_r 和 CL_h 分别为肾清除率和肝清除率。

表 16-14 用于茶碱与安妥沙星相互作用预测的参数

参数	茶碱	安妥沙星
Q_h/ml·min^{-1}	1 450	1 450
Q_{hA}/ml·min^{-1}	300	300
Q_{pv}/ml·min^{-1}	1 150	1 150
V_h/ml	1 690	1 690
V_{pv}/ml	70	70
V_1/ml	16 114	261 100
V_2/ml	8 051	
k_{21}/h^{-1}	2.70	
k_{12}/h^{-1}	1.35	
K_p	0.69	1
f_u	0.56	0.82
$K_{m,1}$/mmol·L^{-1}	2.49	
$K_{m,2}$/mmol·L^{-1}	16.08	

续表

参数	茶碱	安妥沙星
$K_{m,3}/mmol \cdot L^{-1}$	9.02	
$V_{max,1}/pmol \cdot min^{-1} \cdot mg^{-1}$ 蛋白	19.51	
$V_{max,2}/pmol \cdot min^{-1} \cdot mg^{-1}$ 蛋白	54.33	
$V_{max,3}/pmol \cdot min^{-1} \cdot mg^{-1}$ 蛋白	225.84	
比放因子/mg 蛋白/SRW	87 791	
$CL_h/ml \cdot min^{-1}$		74.9
$CL_r/ml \cdot min^{-1}$	7.14	96.6
k_a/min^{-1}	0.01	0.019
f_a	0.78	0.81
k_{deg}/min^{-1}	0.000 5	

引自 Pan X, et al. Drug Metab Pharmacokinet, 2011, 26:387 - 398。

利用表 16 - 13 和表 16 - 14 中的参数, 求解上述微分方程, 获得血浆中安妥沙星和茶碱浓度以及酶活性-时间曲线(图 16 - 20)。预测的合用安妥沙星引起茶碱 AUC 增加值为 1.3, 与观测接近。与静态模型比较, 生理模型不但可以预测 AUC 的改变, 同时也可以预测血药浓度的动态变化。

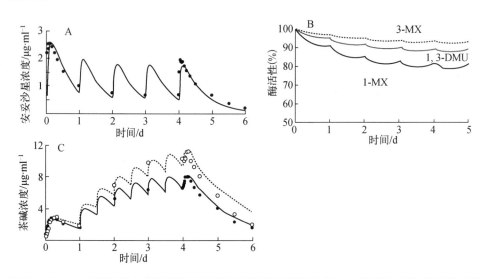

图 16 - 20 **A.** 安妥沙星血药浓度拟合值(线)和观察值(●)比较; **B.** 服用安妥沙星过程中肝 CYP1A2 活性; **C.** 单用和与安妥沙星合用时血浆中茶碱浓度预测值(线)和观测值(点)比较

符号: ●和实线为单用茶碱; ○和虚线为茶碱与安妥沙星合用。1,3 - DMU 为 1,3 - 二乙基尿酸, 3 - MX 为 3 - 甲基黄嘌呤, 1 - MX 为 1 - 甲基黄嘌呤。给药方案: 茶碱和安妥沙星单用或合用。茶碱, 第 1 天和第 5 天口服 200 mg, 第 2~4 天每天 2 次, 每次 200 mg。安妥沙星: 第 1 天 400 mg, 随后每天 1 次 200 mg。

三、药物代谢诱导相互作用预测

1. 静态模型

(1) 理论基础   在药物代谢酶诱导剂存在下, 酶(E)活性可用式(16 - 28)表示。

$$E = E_0 \times \left(1 + \frac{d \times E_{\max} \times I_h}{EC_{50} + I_h} \right) \tag{16-28}$$

式中，$E_{\max}$ 和 EC_{50} 分别为最大诱导效应和达到最大效应时诱导剂的浓度，I_h 为诱导剂的游离浓度，d 为从体外到体内比放的经验校正系数。通常用预测的 AUC 与观测的 AUC 近似估算该值。

药物的清除率(CL)与酶活性成正比，而血药浓度曲线下面积(AUC)与酶活性成反比，即在诱导剂存在下，底物药物 AUC 变化为

$$AUCR = \frac{1}{1 + \frac{d \times E_{\max} \times I_h}{EC_{50} + I_h}} \tag{16-29}$$

如介导药物代谢的多个酶被诱导，则式(16-29)可改写为

$$AUCR = \frac{1}{\sum f_m \times f_{m,i} \times \left(1 + \sum \frac{d \times E_{\max} \times I_h}{EC_{50} + I_h} \right) + \left(1 - \sum f_m \times f_{m,i} \right)} \tag{16-30}$$

对于口服给药而言，肠壁中药物代谢酶也可能被诱导。此时，式(16-30)可改写为

$$AUCR = \frac{f'_{gut}}{f_{gut}} \times \frac{1}{\sum f_m \times f_{m,i} \times \left(1 + \sum \frac{d \times E_{\max} \times I_h}{EC_{50} + I_h} \right) + \left(1 - \sum f_m \times f_{m,i} \right)} \tag{16-31}$$

式中，

$$\frac{f'_{gut}}{f_{gut}} = \frac{1}{F_{gut} + f_{mg} \times (1 - F_{gut}) \times \left(1 + \frac{d \times E_{\max} \times I_{gut}}{EC_{50} + I_{gut}} \right)} \tag{16-32}$$

式中，f_{mg} 为靶酶介导的肠代谢分数。

（2）EC_{50} 和 $E_{\max}$ 参数估算　药物代谢诱导试验通常采用肝细胞培养与不同浓度的待测药物共培养 3 d 后，用相应的探针测定酶活性或测定蛋白表达或 mRNA 水平作为诱导效应指标，与(溶媒)阴性对照，计算诱导倍数 R。常用利福平作为 CYP3A 的阳性对照，奥美拉唑作为 CYP1A2 的阳性对照。用 M-M 方程进行曲线拟合，求算 EC_{50} 和 $E_{\max}$。

（3）案例　利福平与咪达唑仑、辛伐他汀、尼非地平和三唑仑的相互作用。假定咪达唑仑、辛伐他汀、尼非地平和三唑仑的肠利用度分别为 0.43, 0.34, 0.25 和 0.22。药物在体内 93% 被 CYP3A 代谢。利福平诱导 CYP3A 作用：$EC_{50} = 0.40$ $\mu mol/L$，$E_{\max} = 9.95$，口服利福平剂量为 600 mg/d，其稳态 AUC = 79.79 $\mu g \cdot h/ml$。假定利福平的 $k_a = 0.03$ min^{-1}，$Q_{en} = 300$ ml/min，药物肠吸收分数 $f_{abs} = 1$，代入式(16-8)求得 $I_g = 72.99$ $\mu mol/L$。算得 $I_h = 4.0$ $\mu mol/L$，$f_u = 0.25$，$d = 0.8$，代入式(16-31)和式(16-32)，求得利福平与咪达唑仑、辛伐他汀、尼非地平或三唑仑合用后，其 AUCR 分别为 0.032, 0.028, 0.025 和 0.024，与观察值 0.06, 0.09, 0.081 和 0.05 接近。

2. 生理模型

前述的静态模型没有考虑抑制剂浓度以及酶活性动态变化，也只能预测 AUC 改变，不能

解决药物浓度的变化过程问题。利用生理药物代谢动力学模型,能够克服静态模型的不足。

酶(E_{act})活性动力学方程:

$$\mathrm{d}E_{act}/\mathrm{d}t = R_{syn}(1 + d \times E_{max}f_u I_i/K_p)/(EC_{50} + f_u I_i/K_p) - k_{deg} \times E_{act} \qquad (16-33)$$

式中,K_p 为诱导靶部位/血诱导剂浓度比。R_{syn} 为酶合成速率,当 $t=0$ 时,$E_{act} = E_0$,E_0 为初始酶活性。I_i 为诱导靶部位诱导剂游离浓度。在无诱导剂存在时,酶的合成等于降解,通常定义 $R_{syn} = k_{deg} \times E_0$。

四、混合效应模型

一些药物如三乙酰竹桃霉素、沙奎那韦和氟西汀等药物往往同时伴有可逆性抑制、机制性抑制或诱导作用,在此种情况下,需要同时考察这些因素的综合作用。通常用式(16-34)综合表述药物代谢酶的可逆性抑制、机制性抑制和药物代谢酶的诱导作用。

$$AUCR = \frac{1}{A \times B \times C \times f_m + (1 - f_m)} \times \frac{1}{X \times Y \times Z \times (1 - f_{gut}) + f_{gut}} \qquad (16-34)$$

式中,

$$A = \frac{k_{deg,h}}{k_{deg,h} + \dfrac{I_h \times k_{inact}}{I_h + K_i}} \qquad (16-35)$$

$$B = 1 + \frac{d \times E_{max} \times I_h}{I_h + EC_{50}} \qquad (16-36)$$

$$C = \frac{1}{1 + \dfrac{I_h}{K_i}} \qquad (16-37)$$

$$X = \frac{k_{deg,G}}{k_{deg,G} + \dfrac{I_G \times k_{inact}}{I_G + K_i}} \qquad (16-38)$$

$$Y = 1 + \frac{d \times E_{max} \times I_G}{I_G + EC_{50}} \qquad (16-39)$$

$$Z = \frac{1}{1 + \dfrac{I_G}{K_i}} \qquad (16-40)$$

案例:米贝拉地尔可逆性抑制的 $K_i = 0.1\ \mu mol/L$,机制性抑制的 $K_i = 2.3\ \mu mol/L$,$k_{inact} = 0.40\ min^{-1}$,诱导效应 $EC_{50} = 4.1\ \mu mol/L$ 和 $E_{max} = 6.5$。取 $k_{deg,h} = 0.000\ 32\ min^{-1}$,$k_{deg,G} = 0.000\ 5\ min^{-1}$。口服 100 mg 米贝拉地尔后 $I_{sys} = 1.24\ \mu mol/L$,$f_u = 0.005$,假定 $k_a = 0.1\ min^{-1}$,$f_{abs} = 1$,$I_g = 58.62\ \mu mol/L$。取咪达唑仑的肠利用度 $f_{gut} = 0.43$,利用式(16-39)算得合用米贝拉地尔引起咪达唑仑的 AUCR 值为 8.6,与观察值 8.9 接近。

五、体内药物相互作用预测的复杂性

尽管有许多成功的例子,但也有不能用体外结果对体内相互作用预测的例子。目前的预

测主要是定性预测,准确定量预测比较困难,甚至失败。原因是多方面的,主要有:

(1) 药物与酶相互作用机制复杂性。许多研究表明,在酶中存在多个相互独立的结合点,药物与CYP450酶间的动力学不符合典型的M－M方程,而多数预测模型仍然是基于M－M方程模式。有些底物本身是抑制剂,产生底物抑制作用。有些抑制剂对底物代谢作用呈双向性,低剂量诱导,高剂量抑制。

(2) 难以准确预测酶周围体内抑制剂的游离浓度。多数预测是基于酶周围的游离分数与血中游离分数相同,实际上可能存在差异。

(3) 不同来源的酶活性动力学性质不同,尤其是重组酶。酶的这些动力学特征改变反映相关的辅助蛋白、酶的构型或实验条件的差异,导致不同的实验室报道的结果差别大。

(4) 存在肝外代谢,尤其是肠壁药物代谢在口服药物的首过代谢方面起十分重要的地位。代谢抑制剂在抑制肝脏代谢的同时,抑制肠代谢,由于口服抑制剂往往肠中浓度高于肝脏,导致肠代谢的抑制程度大于肝脏。

(5) 相关参数的差异性大。如机制性抑制和诱导实验中,有关酶的降解速率常数是难以准确测定的,且文献报道差异也大。CYP3A4的k_{deg}报道值在$0.000\,15\sim0.000\,44\ min^{-1}$。选取不同的$k_{deg}$值,往往得到不同的预测结果。如某抑制剂$k_{inact}=0.034\ min^{-1}$,$K_i=4.94\ \mu mol/L$,$I_u=0.1\ \mu mol/L$。如取$k_{deg,h}=0.000\,15\ min^{-1}$,算得AUCR＝5.50,而取$k_{deg,h}=0.000\,44\ min^{-1}$,则算得AUCR＝2.53。

(6) 有些药物,尤其是口服药物,可能涉及载体方面,如P-GP。CYP3A与P-GP的底物和抑制剂之间存在较大的重叠性,有些CYP3A抑制剂如酮康唑在抑制CYP3A的同时,也抑制P-GP,增加底物的吸收可能是共同结果。此外,一些药物摄取转运体如OATPs参与药物在肝和肠中药物转运,某些酶抑制剂同时也是这些转运体的抑制剂。

第五节　新药药物相互作用研究

一、体外药物代谢研究

1. 候选药物是否是某药物代谢酶底物

常用肝微粒体、重组酶、新鲜肝细胞或冷冻肝细胞进行药物代谢研究,考察哪些酶介导候选药物代谢。如当某一代谢途径超过总清除的25%,该代谢途径临床有意义,需要在体研究与相应的酶抑制剂或诱导剂合用后,候选药物代谢动力学行为改变。在体试验研究的顺序通常是首先用强效诱导剂或抑制剂,以充分暴露药物相互作用。如果强抑制剂/诱导剂呈现阳性结果,再考察与较弱的抑制剂/诱导剂合用后相互作用。候选药物与弱抑制剂/诱导剂相互作用的研究可以与临床研究相结合,也可以用合适的模型包括生理模型进行药物相互作用的预测。对于微小的代谢途径,只有在特定人群如肾功能受损和弱代谢(PM)者才考虑药物相互作用。

(1) Ⅰ相代谢酶　考虑进行药物相互作用的CYP450s包括CYP1A2,CYP2B6,CYP2C8,CYP2C9,CYP2C19,CYP2D6和CYP3A。如果候选药物是某一特定酶的底物,需要在体研究该药物与其强效的药酶诱导剂/抑制剂合用后,候选药物的代谢动力学行为改变及其程度。如果结果是阴性,则提示无需用弱的抑制剂/诱导剂进行试验。如果介导药物代谢酶不是主要的

CYP450s,则有可能是其他的 CYPs(如 CYP2A6 和 CYP2E1 等)或非 CYP450s 酶。非
CYP450s 酶包括单胺氧化酶(MAO)、黄素单氧化酶(FMO)、黄素氧化酶(XO)和醇/醛脱氢
酶等。

(2) Ⅱ相代谢酶　Ⅱ相代谢酶涉及结合反应包括葡萄糖醛酸、硫酸、谷胱甘肽或氨基酸。
UGTs 催化多种药物转化,参与药物葡萄糖醛酸结合的 UGTs 包括 UGT1A1,UGT1A3,
UGT1A4,UGT1A6,UGT1A9,UGT2B7 和 UGT2B15 等。由于缺乏 UGT 特异性分布的数
据和特异性抑制剂,确定 UGT 亚型的贡献是比较困难的。阿扎那韦是 UGT1A1 抑制剂,也
能抑制 CYP3A。如葡萄糖醛酸结合反应是药物主要消除途径,需要在体外研究候选药物是
UGT1A1,UGT1A3,UGT1A4,UGT1A6,UGT1A9,UGT2B7 还是 UGT2B15 底物,其研究
结果为在体实验提供有意义的信息。体外实验常用重组酶。在某些情况下,通过比较 UGT
基因型中药物代谢行为,以确定相应 UGT 的重要性。

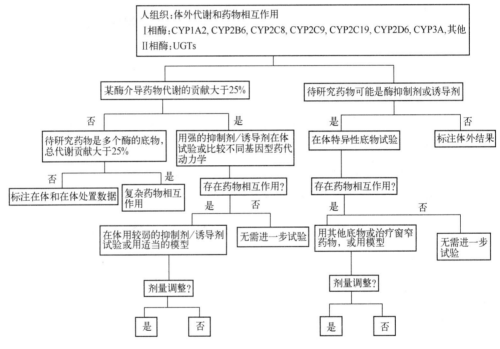

图 16-21　基于代谢药物相互作用决策树

2. 候选药物是否是药物代谢酶抑制剂及其相互作用预测

常用肝微粒体或重组酶分析候选药物是否为代谢酶抑制剂,抑制特性(可逆性抑制或机制
性抑制)和抑制强度等。根据抑制剂相关参数和抑制剂在体最大浓度,计算相互作用程度 R
值。如 $R>1.1$,认为可能存在相互作用。对于口服给药,如[I]浓度按(剂量/250 mL)计算,
其阈值定义为 11,即如果 $R>11$,认为可能存在相互作用。如果某一代谢产物生成占 25%,则
要考虑该代谢产物的抑制作用。对于机制性抑制的 R 不但取决于抑制剂的浓度和抑制参数,
而且还与酶的降解速率有关。然而,关于每种酶的降解速率常数还没有达成共识,因此,如果
$R>1.1$,需要进行在体实验。

3. 候选药物是否代谢诱导剂

尽管新鲜人肝细胞是药物体外诱导的金标准,但冷冻人肝细胞仍然是一种可用的常规方

法。在人肝细胞诱导试验中,应该考虑:① 个体间的变异,因此至少需要来自 3 个人体的细胞。如果至少一个供体的 R 超过阈值,提示候选药物可能是诱导剂;② 肝细胞对阳性诱导剂应呈现诱导作用;③ 建议用 mRNA 水平改变作为效应终点。④ 应设立溶媒对照、阴性对照(已知不是酶的诱导剂)和阳性对照。推荐的阳性对照及其浓度见表 16-15。

由于 PXR 激活共同诱导 CYP3A 和 CYP2C,因此 CYP3A 诱导是阳性的,提示应该在体或体外考虑 CYP2C 的诱导作用。调控 CYP1A2(AhR)和 CYP2B6(CAR)核受体不同于调控 CYP3A 的受体。因此,不论候选药物是否诱导 CYP3A 酶,都必须考察是否诱导 CYP1A2 和 CYP2C 酶。如果诱导值高于阈值,提示可能是药酶诱导剂,进一步用相应模型预测在体可能的相互作用以及考虑是否在体研究。

表 16-15　体外诱导剂及推荐浓度

CYP450	诱导剂	推荐浓度/$\mu mol \cdot L^{-1}$	报道诱导倍数
CYP1A2	奥美拉唑	25~100	15~24
	兰索拉唑	10	10
CYP2B6	苯巴比妥	500~1 000	5~10
CYP2C8	利福平	10	2~4
CYP2C9	利福平	10	4
CYP219	利福平	10	20
CYP2D6	未鉴定		
CYP3A4	利福平	10~50	4~31

4. 基于模型的药物相互作用预测框架

图 16-23 给出了评价候选药物是否是药酶诱导剂或抑制剂的基本框架。体外实验获得的药物代谢酶诱导或抑制数据,利用静态机械模型或生理模型对药物在体内相互作用进行预测。

二、药物转运体的体外研究

1. 候选药物是否是药物转运体底物

P-GP 和 BCRP 主要表达在肠、肝和肾中,在药物处置中发挥重要作用,因此必须考察待研究的药物是否是 P-GP 和 BCRP 的底物。推荐用 Caco-2 或过表达的细胞株研究候选药物双向转运。如结果是阳性,建议进行在体研究。对于高通透性和溶解性的药物,由于肠吸收不是限制因素,建议在体利用与 P-GP 或 BCRP 抑制剂合用后,考察候选药物的药物代谢动力学变化,分析候选药物是否是 P-GP 或 BCRP 的底物。

如果肝脏是主要的消除途径,且其清除率大于 25% 时,应考察候选药物是否是肝 OATP1B1/OATP1B3 的底物。类似地,如肾主动清除大于总清除的 25% 时,也应考察候选药物是否是 OAT1/3 和 OCT2 的底物。

2. 候选药物是否是药物转运体抑制剂

通常用候选药物与相应转运体的经典底物(P-GP 底物:地高辛;BCRP 和 OATP1B1/1B3 底物:他汀类;OCT2 底物:二甲双胍;OAT 底物:甲氨蝶呤、替诺福韦和齐夫多定)合用,分析其底物在相应细胞的摄取或转运变化,从而分析候选药物是否是相应转运体的抑制剂。

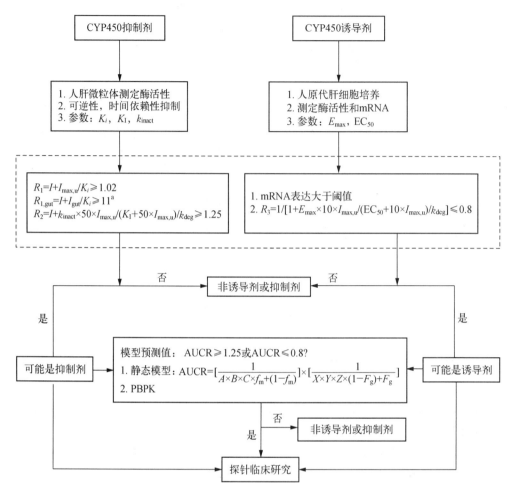

图 16 - 22 基于模型药物相互作用基本框架:候选药物(包括代谢物)与 CYP 相互作用

a. 对于口服抑制剂,肠中浓度可以用[I]=剂量/250 ml 估算,此时 R 的阈值大于 11。

3. 候选药物是否是药物转运体诱导剂

一些药物转运体的诱导与 CYP450 相似,如利福平和 St. John's wort 同时诱导 CYP3A, P-GP,MRP2,MRP3,MRP4 和 OATP1A2。然而,目前体外诱导模型还不成熟。人结肠腺癌 LS 180/WT,阿霉素耐药株 LS 180/AD 50 或长春碱耐药株 LS 180/V 等细胞株广泛用于 P-GP 的体外诱导研究。通常用对应核受体(如 PXR)的诱导作为药物转运体诱导的重要评价 指标,但最终确定是否为药物转运体诱导剂需要在体研究验证。

三、药物代谢产物相互作用问题

如果某一代谢产物的生成量大于原药的 25%,并显示一定的毒性或活性,则需要考察该 代谢物对药物代谢酶和转运体的影响。在分析代谢产物对酶和转运体活性影响时,应考虑代 谢产物的活性/毒性以及代谢产物的处置动力学特性等。如果原药物的半衰期长,其代谢产物 的重要性可能会被掩盖。然而,当药物清除器官功能受损时,因代谢产物的高暴露可能会影响 母药的代谢。因此,需要建立能够同时考察母药和代谢物的代谢动力学模型以评价其代谢相互作用及其程度。

四、在体药物相互作用研究

如果体外试验显示药物可能在体发生药物相互作用,最终结论需要进行在体研究。

1. 在体相互作用的实验设计

在体相互作用实验通常是比较探针药物(S)在与候选药物(I)合用前后的血药浓度和暴露。一般采用交叉试验设计(即先单用底物药物后底物药物与候选药物合用或先底物药物与候选药物合用后单用底物药物)或平行试验设计(一组仅用底物药物,另一组为底物药物和候选药物合用)。根据临床需求考虑:单剂量/单剂量,单剂量/多剂量,多剂量/单剂量和多剂量/多剂量等方案。对于交叉试验设计,要考虑药物的清洗期足够长,以保证酶的活性恢复至正常水平。

试验设计应考虑:① 底物和候选药物是单次还是多次给药;② 安全性考虑包括底物是治疗窗窄(NTR)药物还是非 NTR 药物;③ 底物和待研究药物的药物代谢动力学和药效动力学特性;④ 设计目的是研究抑制还是诱导;⑤ 抑制作用是否存在延迟;⑥ 停药后,其诱导作用或抑制效应是否存在永久效应。剂量应参考临床剂量,剂量选择应保证获得最大相互作用的可能性,因此尽可能选用最大剂量和最小的给药时间间隔。给药途径也应采用拟定临床用药途径。

建议先进行模拟,同时也要考虑:

(1)是否要求稳态血药浓度。如底物或候选药物的半衰期较长,是否需要负荷剂量。由于候选药物效应的延迟如诱导和机制性抑制,应考虑在血药浓度达稳态状态下研究药物相互作用,要求底物药物和候选药物的用药时间足够长,以充分暴露其药物作用。同时应考虑停药后,药物代谢酶恢复到正常水平的时间。

(2)研究是开放性的,除非用药效作为评判终点。

(3)对于快速可逆性抑制剂,候选药物与底物同时或在给底物前用药,通过评价最大暴露以增加敏感性。对于机制性抑制,应在服用底物前给予候选药物,以达到最大抑制效应。如候选药物口服受到其他因素如胃 pH 影响,应控制这些因素。

(4)服药时间也是评价诱导和抑制的关键。如候选药物是酶和 OATP 的底物,在用利福平作为诱导剂时,应注意利福平本身又是 OATP 的抑制剂,候选药物与利福平同时服用,酶的诱导作用可能会低估,候选底物建议推迟使用。

(5)要避免一些食物和饮料对实验结果的影响,因此在试验前1周和整个实验过程中,应停用能够影响药物处置的因素,如烟草、食物、饮料(如葡萄柚汁、橘子汁)和烤肉等。

(6)在可能的情况下,应考察基因型对药物相互作用的影响。

2. 底物和相关药物的选择

(1)CYP450 介导的相互作用 候选药物是 CYP450 的底物。根据体外药物代谢介导的酶及其代谢途径研究结果,选择合适的抑制剂和诱导剂。首选应选择强的抑制剂和诱导剂,以充分暴露其相互作用。如 CYP3A 介导的候选药物代谢途径贡献大于 25%,原则上应分别用酮康唑和利福平作为抑制剂和诱导剂,尽管其他的抑制剂和诱导剂也可以接受。如结果是阴性,说明无临床相互作用。如果是阳性结果,再通过在体实验或相应的数学模型来评价与较弱的药物代谢酶抑制剂和诱导剂相互作用,并标注建议剂量调整。

如果药物是 CYP3A 介导代谢的,合用强效 CYP3A 抑制剂导致 AUC 增加 5 倍或 5 倍以上,提示该药是 CYP3A 敏感性底物,应标注"CYP3A 敏感性底物"字样,并根据药物的暴露-安全关系警示在与强 CYP3A 抑制剂合用时的注意事项。如果增加倍数大于 2,且效应/毒性-暴露关系显示可能引起安全性问题,认为该药物是治疗窗窄的 CYP3A 底物。例如,他汀类药物,尽管耐受性好,但与强 CYP3A 抑制剂合用后,可以导致致命性的横纹肌溶解症。

如果候选药物是口服的,且是 CYP3A 底物,这类药物往往因广泛首过代谢导致生物利用度低,但葡萄柚汁等可以显著增加其暴露。如果候选药物是 CYP3A 或 P-GP 底物,与 St. John's wort 合用因药物代谢酶或转运体诱导,降低其暴露。

如果介导候选药物的代谢酶具有基因多态性如 CYP2D6,CYP2C9,CYP2C19 或 UGT1A1 等时,应比较在 EM 和 PM 人群中药物相互作用。如果在 PM 人群中候选药物与强抑制剂间存在显著的相互作用,应进一步评价与较弱抑制剂合用或中等代谢人群中的药物相互作用。

(2) 候选药物是诱导剂或抑制剂 根据体外结果选择合适的底物药物进行在体相互作用研究。如果考察候选药物对相应代谢酶的抑制作用,应选择已知敏感底物进行试验,以最大限度地反映候选药对酶的抑制作用。CYP3A 敏感底物:咪达唑仑;CYP1A2:茶碱;CYP2B6:安非他酮;CYP2C8:瑞格列奈;CYP2C9:S-华法林;CYP2C19:奥美拉唑;CYP2D6:地西帕明等。

如果结果是阴性,则说明候选药物与其他底物的相互作用的可能性小。反之,需要根据临床进一步研究与其他底物药物的相互作用。如果候选药物是酶抑制剂,应进行分类,即强抑制剂、中等强度抑制剂和弱抑制剂。以 CYP3A 抑制剂为例,其分类标准是强 CYP3A 抑制剂:合用后使咪达唑仑的 AUC 增加 5 倍或以上;中等强度 CYP3A 抑制剂:合用后使咪达唑仑的 AUC 增加在 2～5 倍;弱 CYP3A 抑制剂:合用后使咪达唑仑的 AUC 增加 1.25～2 倍。

在体诱导相互作用实验中,也采用相应敏感底物如口服咪达唑仑。如果多次服用候选药物后,对咪达唑仑的药物代谢动力学无影响,提示候选药物不是 CYP3A 的诱导剂,也可以得出结论候选药物不是 CYP3A 的抑制剂。需要注意的是某些药物既是药酶诱导剂又是抑制剂,如利托那韦。在这种情况下,其净效应取决于给药时间。

需要说明的是有些底物不是单一酶介导代谢的。如奥美拉唑和瑞格列奈常分别作为 CYP2C19 和 CYP2C8 的底物,但它们也被 CYP3A 介导代谢。因此在用奥美拉唑作为底物研究 CYP2C19 诱导时,应同时测定代谢物羟基奥美拉唑(CYP2C19)和奥美拉唑砜(CYP3A)。

(3) 转运体相互作用 转运体的抑制也可以改变底物的暴露。他汀类药物的肝摄取主要是 OATP1B1 介导的,OATP1B1 基因多态人群使用他汀类药物往往伴有肌病不良反应。因此除了 P-GP 外,其他转运体如 BCRP、OATPs、OATs 和 OCTs 应进行药物相互作用的评估。在可能的情况下也要考察 MRPs、MATE 和 BSEP 等转运体。

候选药物是某转运体的底物。类似 CYP450s,基于体外结果,首选强效的转运体抑制剂进行试验。由于底物和抑制剂在转运体间存在较大的重叠性,用广谱抑制剂获得阴性结果可以排除多通路介导的相互作用。如环孢素 A 是 P-GP、OATP 和 BCRP 等转运体的抑制剂,用它研究候选药物是否是转运体的底物是合适的。如阴性结果可以排除这些转运体对候选药物处置的影响。但如果是阳性,则难以区分各转运体的贡献作用,需要用特异性抑制剂进行试验。对于一些特殊转运体如 OATP1B1 应比较不同基因型人群中的药物相互作用。

候选药物是转运体的抑制剂或诱导剂。开始实验时建议用已认可的典型底物进行研究。需要注意的是有些底物往往是多种转运体的底物，也是一些酶的底物。如瑞舒伐他汀是 BCRP、OATP1B1 和 OATP1B3 的底物，拉帕替尼是 P-GP 和 BCRP 的底物。如果候选药物也是这些转运体的抑制剂，临床观察的结果可能是这些转运体的共同贡献。

由于缺乏可行的体外转运体诱导评价模型，候选药物诱导转运体的强度取决于在体实验。目前 FDA 正探索关于在体研究转运体诱导技术问题。

（4）鸡尾酒法　采用鸡尾酒法，即同时服用多种转运体或酶的底物进行试验，也是一种药物相互作用的评价方法。它基于：① 底物是酶或转运体特异性的；② 转运体或酶底物间无相互作用；③ 有足够的受试者样本数。阴性结果可以排除需要进一步研究特异性酶的需求，但阳性结果需要进一步评价在体暴露改变。鸡尾酒结果可以补充体外和其他在体数据。

（5）多种类型的相互作用　多酶抑制剂，一些药物是多种 CYP450s 抑制剂。如果药物浓度增加会引起安全性问题或多种酶介导药物代谢，应该考虑与一种或多种抑制剂的相互作用。在此种情况下，多酶抑制剂对候选药物浓度的影响往往大于单用抑制剂。

转运体/酶的重叠问题。一些底物或抑制剂在酶和转运体间有很大的重叠性。伊曲康唑抑制 P-GP 和 CYP3A 活性，利福平诱导 P-GP 和 CYP3A 表达。然而也有例外，伏立康唑是强效的 CYP3A 抑制剂，但不抑制 P-GP 功能。胺碘酮和奎尼丁是强效的 P-GP 抑制剂，但对 CYP3A 抑制作用弱。因此在研究药物相互作用时，应考虑对转运体和代谢酶抑制作用的差异性。如评价候选药物是否同时是 P-GP 和 CYP3A 的底物，应选用同时抑制 P-GP 和 CYP3A 活性的抑制剂如伊曲康唑进行研究。如仅考察 P-GP 或 CYP3A 的贡献，应选用其 P-GP 或 CYP3A 特异性抑制剂进行研究。某些药物是一种酶/转运体抑制剂，也可能是另一种酶或转运体诱导剂。如利托那韦是 CYP3A 抑制剂，却是 UGT 诱导剂；替拉那韦是 CYP3A 抑制剂和 P-GP 诱导剂。利福平是多种酶/转运体的诱导剂，也是 OATP1B1 的抑制剂。如果候选药物同时是 CYP450 和 OATP1B1 的底物，用利福平进行药物相互研究结果的解释应慎重。其净效应取决于转运体和酶的作用相对强弱以及用药时间长短。如利福平单次用药，显著增加血浆中阿托伐他汀浓度，而多次服用利福平则显著降低血浆中阿托伐他汀浓度。因此，这种重叠活性导致复合相互作用，预测困难。如伊曲康唑和吉菲贝齐对瑞格列奈的作用是母药及其代谢物对 CYP2C8 和 OATP1B1 抑制作用的综合效应。

3. 在体药物相互作用的评价指标

通常采用底物药物单用和合用后的药物代谢动力学主要参数如 AUC、c_{max} 和 t_{max} 进行评估。其他药物代谢动力学参数如清除率和谷浓度等有时也作为评估指标。药物代谢相互作用的统计方法通常参照生物等效性评价中的置信区间法，即考察（c_{max} 或 AUC）合用/单用比值的几何均数比值的 90％ 置信区间，即其参数是否落在 80％～125％。如落在 80％～125％，则认为无药物相互作用，否则认为存在药物相互作用。

（刘晓东，刘　李）

参考文献

[1] Fahmi OA，Hurst S，Plowchalk D，et al. Comparison of different algorithms for predicting clinical drug-drug interactions，based on the use of CYP3A4 in vitro data：predictions of compounds as precipitants of

interaction[J]. Drug Metab Dispos, 2009, 37:1658 - 1666.

[2] Fahmi OA, Maurer TS, Kish M, et al. A combined model for predicting cyp3a4 clinical net drug-drug interaction based on CYP3A4 inhibition, inactivation, and induction determined in vitro[J]. Drug Metab Dispos, 2008, 36:1698 - 1708.

[3] Liu L, Pan X, Liu HY, et al. Modulation of pharmacokinetics of theophylline by antofloxacin, a novel 8-amino-fluoroquinolone, in humans[J]. Acta Pharmacol Sin, 2011, 32: 1285 - 1293.

[4] Gou HF, Liu C, Li J, et al. A mechanistic physiologically based pharmacokinetic-enzyme turnover model involving both intestine and liver to predict CYP3A induction-mediated drug-drug interactions[J]. J Pharm Sci, 2013, 102:2819 - 2836.

[5] Guidance for Industry: drug interaction studies-study design, data analysis, implications for dosing, and labeling recommendations. http://www. fda. gov/Drugs/GuidanceComplianceRegulatoryInformation/Guidances/default. htm.

第十七章　药物代谢动力学计算软件及其原理

药物代谢动力学研究所得到的数据量比较庞大,涉及的模型复杂,并且药物代谢动力学参数十分抽象。本章简要介绍国内外研究常用的药物代谢动力学计算软件及其数据处理过程中的注意事项。

第一节　常用药物代谢动力学计算软件

国外常用的软件有 WinNonlin、Kinetica 等,国内常用的软件有 BAPP 和 DAS 等。

(一) WinNonlin 软件

WinNonlin 由美国 Pharsight 公司开发,是目前国际上应用最为广泛的药物代谢动力学软件。WinNonlin 有标准版、专业版、企业版三个版本,标准版中包含了药物代谢动力学与药效学分析的各种工具,专业版和企业版较标准版增加了几个模块。其主要功能有:① 计算分析,包括房室模型以及非房室模型的分析。② 数据输入输出的管理,通过与 Excel 兼容的工作表和工作簿文件来管理输入输出的数据,数据编辑能力很强。③ 统计功能,可进行常规以及加权等描述性统计,除常见统计功能外,还包括与药物代谢动力学相关的统计功能,如交叉设计、双单侧 t 检验、置信区间估计等,用户还可自定义误差条件,生物等效性统计等。④ 工具箱 (toolbox) 功能及帮助功能,非参数重叠法,用来预测多剂量用药后达到稳态的血药浓度;半房室模型法,用来估算给定时间和血浆浓度的效应地点浓度;交叉试验设计等;在线帮助和指导课功能为用户节省学习和使用软件的时间。

图 17-1 为 WinNonlin 软件使用过程中拟合模型和模型拟合初值选择的界面。

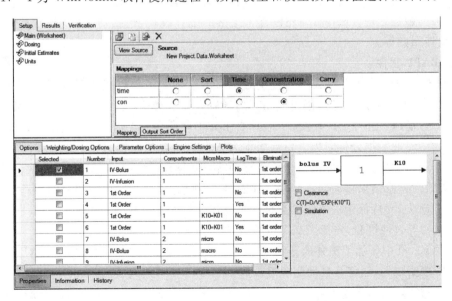

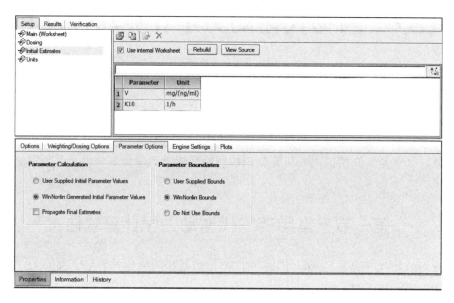

图 17 - 1　WinNonlin 软件使用界面

（二）Kinetica 软件

Kinetica 是国外著名药物代谢动力学数据分析软件，Thermo Electron 公司产品，Windows 操作界面，与 Excel 可以方便实现数据交换，是一款药物代谢动力学、药效学和非房室数据分析应用程序，它包含预先建立的即用型药物代谢动力学、毒代动力学和 PK/PD 模型库，功能与 WinNonlin 相当。

利用 Kinetica 可以方便地进行 10 多种常规药物代谢动力学模型拟合、PK-PD 分析、非房室模型分析、尿药动力学数据处理、双交叉试验设计、结合动力学、吸收动力学估算等。其运行界面简洁，操作方便，每种模型下均有丰富的可选项进行参数设定，同时支持批量计算。Kinetica 最大的特色在于其强大的群体药物代谢动力学数据分析功能，利用其内置的 30 多种群体药物代谢动力学模块，你可以方便地进行包括静脉推注、静脉滴注及非静脉给药的群体药物代谢动力学数据处理。Kinetica 还包含了丰富的统计模块，包括均数比较、方差分析、正态性检验、线性回归等。

（三）BAPP 软件

BAPP 软件是由中国药科大学药代中心编写的生物利用度数据处理通用软件（BioAvailability Program Package），专门用于生物利用度研究和生物等效性评价数据处理，最大的特点是在 Excel 的基础上进行二次开发，不但具有 Excel 自身强大、方便的常用数据处理能力，而且具有强大的专业数据分析能力。目前版本为 3.4，其主要功能如图 17 - 2 所示。

其中全程自动处理功能提供了全球首创的"傻瓜"操作模式，所有图表、药物代谢动力学数据处理、等效性检验结果自动转移到 Word 中，自动排版，可以直接用到用户的实验报告中，并且支持数据缺失，支持低于检测限的数据。另外还支持如下单独功能。

（1）生物等效性检验，支持三交叉试验设计。

（2）在 Excel 中添加了额外的药物代谢动力学计算函数，其中包括 AUC、AUMC、MRT、$t_{1/2}$ 等，支持数据缺失，能将其自动删除后计算。

（3）药物代谢动力学参数的拟合　主要采用改良单纯形法和 Gauss-Newton（Levenberg

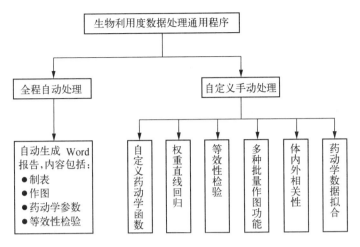

图 17－2　BAPP 软件主要功能

Hartly)法等对血药浓度-时间数据进行寻优拟合,找到最小残差平方和,给出血药浓度预报值和一系列药物代谢动力学参数,并进行作图。在曲线形状不理想的情况下解析法拟合发散时,能够自动转用稳定的单纯形拟合方法,并得出拟合结论。为了减少拟合的初值依赖性,程序内核采用了分段计算的方法得出拟合初值,与最终拟合结果相当接近,根据实践来看,初值依赖性大幅度降低,拟合稳定性也很好。

（4）自动作图,包括五种生物利用度研究报告中的常用作图模式,并将图形自动拷贝到 Word 中。

（5）权重直线回归,能同时给出不权重（权重因子为 1）、权重因子为 $1/y$、权重因子为 $1/y^2$ 三种权重回归结果。

（6）缓释制剂体内外相关性分析。

（7）t_{max} 非参数检验,支持三交叉试验设计。

国内外还有大量的优秀软件,国外如 NONMEN 软件,国内如 PKBP—N1、DAS 等,功能也非常强大,用户选择余地很大。

第二节　药物代谢动力学数据模型拟合方法和软件的选择

在进行经典的房室模型数据处理时,需要进行拟合寻优。寻优的算法很多,例如,单纯形法（Simplex）、高斯-牛顿迭代法（Gauss-Newton）、半分法（Damping）、Levenbevg-Marquardt 法等。目前已有很多商品化软件,例如,国外的 WinNonlin、Kinetica 等软件,国内的 DAS、BAPP 等。前述国内外软件均经过较长时间的实践考验,或者经过专家的鉴定,在权威性方面是值得信赖的。但是,即使使用权威的软件,也有可能得到错误的结果。下面对上述模型拟合方法的适用条件、优缺点及相关知识做介绍,并进行相应比较。

药物代谢动力学中涉及的曲线拟合实际上就是多元函数求极值的过程,即模型选定后,以与该模型有关的药物浓度经时变化公式中独立参数为参变量,进行多维搜索寻求某目标函数的最小值。一般目标函数设定为拟合值与实测值偏差的平方和。解决这类问题有解析法与非解析法两种,解析法是以高斯-牛顿迭代法为基础,非解析法常采用的是单纯形法。

一、解析法

(一)高斯-牛顿迭代法

高斯-牛顿迭代法基本思想是将目标函数(R_e)在待定药物代谢动力学参数初值(a_1,a_2,…,a_m)附近的微分方程用泰勒级数的一次项展开,得到正规方程组,然后采用列主元高斯消元法解出该方程组,就可以计算出理论上使得目标函数(R_e)最小的最佳药物代谢动力学参数。具体过程如下:

假设测得不同时间 t_k 的血药浓度为 $c_k(k=1,2,…,n)$,又设拟合函数形式为

$$c_k=f(t_k;x_1,x_2,K,x_m) \tag{17-1}$$

该函数含有 m 个待定参数 $x_1,x_2,…,x_m$,f 为非线性函数。

先给定待定参数 $x_j(j=1,2,…,m)$ 的初始近似值,记为 x_{j0},初始与真值 x_j 的差记为 e_j,则

$$x_j=x_{j0}+e_j,(j=1,2,K,…,n) \tag{17-2}$$

为了确定 e_j,将非线性函数 f 在 $x_{j0}(j=1,2,…,m)$ 附近展开成 Taylor 级数,略去 e_j 的二次以上的项,得到 f 的近似表达式:

$$f(t_k;x_1,x_2,K,x_m)\approx f_{k0}+\left(\frac{\partial f}{\partial x_1}e_1+\frac{\partial f}{\partial x_2}e_2+K+\frac{\partial f}{\partial x_m}e_m\right),k=1,2,K,n \tag{17-3}$$

t_k 时间的血药浓度拟合值的残差平方和为

$$R_e=\sum_{k=1}^{n}\left[c_k-f(t_k;x_1,x_2,K,x_m)\right]^2\approx\sum_{k=1}^{n}\left\{c_k-\left[f_{k0}+\left(\frac{\partial f}{\partial x_1}e_1+\frac{\partial f}{\partial x_2}e_2+K+\frac{\partial f}{\partial x_m}e_m\right)\right]\right\}^2 \tag{17-4}$$

根据最小二乘法原理,并应用式(17-3),得

$$\frac{\partial R_e}{\partial X_j}\approx-2\sum_{k=1}^{n}\frac{\partial f}{\partial x_j}\left\{c_k-\left[f_{k0}+\left(\frac{\partial f}{\partial x_1}e_1+\frac{\partial f}{\partial x_2}e_2+K+\frac{\partial f}{\partial x_m}e_m\right)\right]\right\}=0 \tag{17-5}$$

即式(17-5)成立时,R_e 得极小值。

因此,当 j 分别取 $1,2,…,m$ 时,即得正规方程组:

$$\begin{cases} \sum_{k=1}^{n}\frac{\partial f}{\partial x_1}(c_k-f_{k0})=\sum_{k=1}^{n}\frac{\partial f}{\partial x_1}\frac{\partial f}{\partial x_1}e_1+\sum_{k=1}^{n}\frac{\partial f}{\partial x_2}\frac{\partial f}{\partial x_1}e_2+K+\sum_{k=1}^{n}\frac{\partial f}{\partial x_m}\frac{\partial f}{\partial x_1}e_m \\ \sum_{k=1}^{n}\frac{\partial f}{\partial x_2}(c_k-f_{k0})=\sum_{k=1}^{n}\frac{\partial f}{\partial x_1}\frac{\partial f}{\partial x_2}e_1+\sum_{k=1}^{n}\frac{\partial f}{\partial x_2}\frac{\partial f}{\partial x_2}e_2+K+\sum_{k=1}^{n}\frac{\partial f}{\partial x_m}\frac{\partial f}{\partial x_2}e_m \\ L \quad L \\ \sum_{k=1}^{n}\frac{\partial f}{\partial x_m}(c_k-f_{k0})=\sum_{k=1}^{n}\frac{\partial f}{\partial x_1}\frac{\partial f}{\partial x_m}e_1+\sum_{k=1}^{n}\frac{\partial f}{\partial x_2}\frac{\partial f}{\partial x_m}e_2+K+\sum_{k=1}^{n}\frac{\partial f}{\partial x_m}\frac{\partial f}{\partial x_m}e_m \end{cases} \tag{17-6}$$

这就是各参数修正项 $e_1,e_2,…,e_m$ 的线性方程组,采用 Gauss 消元法,即可求得 $e_1,e_2,…,e_m$,进而求得 x_{j1}:

$$x_{j1}=x_{j0}+e_j(j=1,2,K,m) \tag{17-7}$$

将式(17-7)代入血药浓度-时间曲线的方程后,得各时间点浓度的拟合值 f_{k1},其中 $k=1$,$2,\cdots,n$。设定迭代精度(也称收敛精度)ε,当 $\max|e_j|<\varepsilon$ 时,则 $x_{j1}=x_{j0}+e$ 即为所求得拟合函数 f 中的待定参数的近似解。当 $\max|e_j|\geqslant\varepsilon$ 时,就以此时计算得到的 x_{j1} 代替原来的近似值 x_{j0},重复上述过程,求得 x_{j2}。若此时 $\max|e_j|<\varepsilon$,则 $x_{j2}=x_{j1}+e_j$ 即为所求的拟合函数 f 中的待定参数的近似解;若迭代精度达不到设定的要求,则继续重复迭代过程。第 r 次迭代时,方程组(17-6)中的 f_{k0} 可表示为 $f_{k(r-1)}$。若记

$$a_{ij}=\sum_{k=1}^{n}\frac{\partial f}{\partial x_i}\frac{\partial f}{\partial x_j}(i,j=1,2,K,m) \tag{17-8}$$

$$a_{ic}=\sum_{k=1}^{n}\frac{\partial f}{\partial x_i}(c_k-f_{k0})(i,j=1,2,K,m) \tag{17-9}$$

则式(17-6)可记为

$$\begin{cases} a_{11}e_1+a_{12}e_2+L+a_{1m}e_m=a_{1c} \\ a_{21}e_1+a_{22}e_2+L+a_{2m}e_m=a_{2c} \\ \cdots\cdots \\ a_{m1}e_1+a_{m2}e_2+\cdots+a_{mm}e_m=a_{mc} \end{cases} \tag{17-10}$$

解矩阵方程可求得 $e_1,e_2,\cdots,e_m$:

$$\begin{bmatrix} a_{11} & a_{12} & K & a_{1m} \\ a_{21} & a_{22} & K & a_{2m} \\ K & K & K & K \\ a_{m1} & a_{m2} & K & a_{mm} \end{bmatrix} \cdot \begin{bmatrix} e_1 \\ e_2 \\ K \\ e_m \end{bmatrix} = \begin{bmatrix} a_{1c} \\ a_{2c} \\ K \\ a_{mc} \end{bmatrix} \tag{17-11}$$

$$\begin{bmatrix} e_1 \\ e_2 \\ K \\ e_m \end{bmatrix} = \begin{bmatrix} a_{11} & a_{12} & K & a_{1m} \\ a_{21} & a_{22} & K & a_{2m} \\ K & K & K & K \\ a_{m1} & a_{m2} & K & a_{mm} \end{bmatrix} \cdot \begin{bmatrix} a_{1c} \\ a_{2c} \\ K \\ a_{mc} \end{bmatrix} \tag{17-12}$$

Gauss-Newton 法突出的优点是:① 在某种程度上按最佳梯度方向搜索,效果较好。② 虽对参数初值有一定依赖性,但依赖程度远低于其他类型的方法,因此收敛较快,运算时间短。③ 可以计算出各个待定参数的 95% 置信区间,精确度较高。该方法的缺点是计算量较大,但随着电子计算机的日益普及,这点计算就显得微不足道了。此外,由于泰勒展开中丢弃高次项、正规方程系数矩阵的条件数较差等原因导致结果往往不能收敛,甚至会引起发散,不能求出解。为了弥补这种不足,人们对该法作了种种改进,如哈特莱法(Hartley 法)、阻尼最小二乘法(Levenbevg-Marquardt,简称 LM 法)等。

(二)Damping 法(半分法)

Damping 法是在 Gauss-Newton 法的基础上进行改进,即当迭代进行过程中发生 SS 的发散现象时,将修正步长 $(\Delta k_1,\Delta k_2,\cdots,\Delta k_n)$ 一律半分化,再算出 SS 值;若仍发散,则再次半分化,即 $1/2,1/4,1/8,\cdots$ 分化,直到 SS 收敛为止。再将其代入下一轮迭代运算,若经若干次后,还不收敛,则判定此次以前的未修正值为终解,打印输出。此方法可有效地防止 SS 的发散现

象,但不能避免陷于"死点"(局部极小值)的现象。

(三) 阻尼最小二乘法(Levenbevg-Marquardt,简称 LM 法)

LM 法即在正规方程的系数矩阵的对角元上加了一定的阻尼因子 Pi,组成新的矩阵,此种矩阵的条件数要优于原矩阵,从而避免了解正规方程式的困难。但 Pi 的选择要适当,如果 Pi 值太小,则阻尼效果不佳;如果 Pi 太大,则矩阵变形太大,求出的解也会偏离真实值较大。LM 法由于增加了选择阻尼因子以及排列新的阻尼化矩阵的步骤,迭代一次所需时间较长,解的全局观稍好。该法一般仅当 Gauss-Newton 法迭代轮次中发散时再转入,实行有效后,再转回 Gauss-Newton 迭代。LM 方法可以有效地改进拟合发散的缺点,但还是不能完全避免。

此外,还有一些类似的对 Gauss-Newton 法的改进算法,如美国 WinNonlin 程序采用的 Hartley 法(抛物线求极值)以及 Dampin-Newton 法等,其基本原理均是在原修正步长的方向上进行一维搜索并求极小值点,然后在此点进行修正,比 Damping 法稍多几步程序,但实践结果并没有明显的优势。

解析类方法具有一个无法忽略的重大缺点:若模型的待定参数个数大于等于 6,采用解析方法进行运算,发散的机会会大大增加。如果在拟合过程中因各种原因无法避免发散,此时就要考虑采用非解析方法。

二、非解析法

非解析法中较通用的是单纯形法(Simplex),其与 Gauss-Newton 法有本质的不同,它没有求导步骤,也不计算梯度方向,是一种多维搜索的直接方法。通过比较 n 维空间的 $n+1$ 个点(它们构成一个初始单纯形)上的函数值,去掉其中函数值最大的点,代之以新的点,从而构成一个新的单纯形。这样,通过多次迭代逐步逼近极小点。

$$R_e(A,k) = \sum (y_i - \hat{y}_i) = \sum (y_i - A * \exp(-k * t_i)) \qquad (17-13)$$

首先要求给出初始点 $X0 = (x1(0), x2(0) \cdots xn(0))$,单纯形边长 a,反射系数 $\alpha > 0$,收缩系数 $\beta (0 < \beta < 1)$,延伸系数 $\gamma > 1$。然后,

(1) 形成初始单纯形　除顶点 $x(0)$ 外,其余 n 个顶点为

$$X^{(1)} = (x1^{(0)} + p, x2^{(0)} + q, \cdots, xn^{(0)} + q)$$
$$X^{(2)} = (x1^{(0)} + q, x2^{(0)} + p, \cdots, xn^{(0)} + q) \qquad (17-14)$$
$$\cdots\cdots$$
$$X^{(n)} = (x1^{(0)} + q, x2^{(0)} + q, \cdots, xn^{(0)} + p) \qquad (17-15)$$

式中,

$$p = \frac{\sqrt{n+1} + n - 1}{\sqrt{2}\,n} a \qquad (17-16)$$

$$q = \frac{\sqrt{n+1} - 1}{\sqrt{2}\,n} a = p - \frac{a}{\sqrt{2}} \qquad (17-17)$$

（2）计算 $f_i = f(X^{(i)}), i = 0, 1, 2, \cdots, n$

定义

$$f(X^{(h)}) = \max\{f(X^{(0)}), f(X^{(1)}), \cdots, f(X^{(n)})\} \tag{17-18}$$

$$f(X^{(l)}) = \min\{f(X^{(0)}), f(X^{(1)}), \cdots, f(X^{(n)})\} \tag{17-19}$$

（3）求反射点

$$X^{(n+2)} = X^{(n+1)} + \alpha(X^{(n+1)} - X^{(h)}) \tag{17-20}$$

式中，$X^{(n+1)}$ 是单纯形顶点中除 $X^{(h)}$ 以外的其余点的中心点，即

$$X^{(n+1)} = \frac{1}{n}\left(\sum_{i=0}^{n} X^{(i)} - X^{(h)}\right) \tag{17-21}$$

（4）延伸 若 $f(X^{(n+2)}) \leqslant f(X^{(l)})$，则计算延伸点 $X^{(n+3)}$

$$X^{(n+3)} = X^{(n+1)} + \gamma(X^{(n+2)} - X^{(n+1)}) \tag{17-22}$$

若 $f(X^{(n+3)}) \leqslant f(X^{(l)})$，则以 $X^{(n+3)}$ 代替 $X^{(h)}$，否则以 $X^{(n+2)}$ 代替 $X^{(h)}$。

（5）收缩 若对满足 $i \neq h$ 的所有 i，都有 $f(X^{(h)}) > f(X^{(n+2)}) > f(X^{(i)})$ 或 $f(X^{(n+2)}) \geqslant f(X^{(h)})$，则将向量 $X^{(h)} - X^{(n+1)}$ 收缩。在 $f(X^{(h)}) > f(X^{(n+2)})$ 的情况下，先以 $X^{(n+2)}$ 代替 $X^{(h)}$，然后再收缩，即令

$$X^{(n+4)} = X^{(n+1)} + \beta(X^{(h)} - X^{(n+1)})$$

当 $f(X^{(n+4)}) < f(X^{(h)})$，则将所有向量 $X^{(i)} - X^{(l)}$ 缩小一半，即令

$$X^{(i)} = X^{(l)} + 0.5(X^{(i)} - X^{(l)}) =$$
$$0.5(X^{(i)} + X^{(l)})(i = 0, 1, 2, \cdots, n) \tag{17-23}$$

（6）若 $\max_{1 \leqslant i \leqslant n} |f(X^{(i)}) - f(X^{(n+1)})| < \varepsilon$，则计算终止，否则转（2）。

单纯形法的优点是原理简单，可以避免解正规方程以及求导运算等步骤，避免了一系列固有缺点，所得解很少发散，容易收敛，几乎没有拟合失败的情况。单纯形法并不是很经济的算法，它存在一些缺陷：① 由于属于非最佳梯度方向的搜索，收敛速度慢，结果的质量高度依赖于初值的选定，具有一定的初值依赖性；② 存在着拟合在次好点附近徘徊的可能，有严重的陷入局部最小区或最小点附近的所谓"死区""死点"的弊病。由于单纯形法具有严重的初值依赖性，因此初值的选取特别重要，不主张单独运用。总结以上各种拟合算法，列于表 17-1 中：

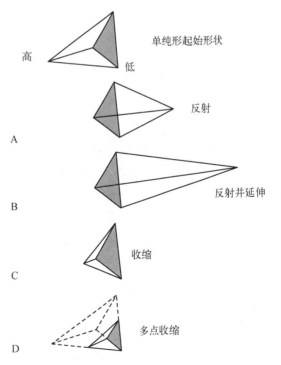

图 17-3 单纯形法的计算原理图

表 17-1　房室模型拟合算法比较

算　　法	Gauss-Newton 法	Hartley 法	Damping 法	LM 法	单纯形法
原理复杂程度	+++	+++	+++	+++	+
搜索效率	+++	+++	+++	+++	+
初值依赖性	++	+	+	+	+++
能否求出拟合参数的 SD	+	+	+	+	—
发散程度	+++	++	++	++	—
推荐指数	+	+++	+++	+++	++ *
软件采用	—	WinNonlin®	BAPP3.4	BAPP3.4 Kinetica®	BAPP3.4 WinNonlin®

注：* 待定参数大于 6 个时，首选单纯形法。

　　实际应用中，对药物代谢动力学数据模型进行拟合时，一般首选对 Gauss-Newton 法进行改进的解析方法，此法具有搜索效率高，初值依赖性较小，能求出待定参数的 95% 置信区间等突出优点，但是该法也具有容易发散的缺点。如果解析方法始终发散，不能求出拟合结果，可以考虑采用图示方法给出合适的符合专业要求的初始值，然后采用单纯形法作局部区域内的精确搜索。所谓的图示法，就是采用作图法，将待定参数和半对数血药浓度-时间曲线图链接，通过手动改变待定参数从而使得拟合曲线和实测值接近。改变待定参数时必须符合房室模型的要求，例如，三房室静脉注射，待定参数中 $K_\alpha > K_\beta > K_\gamma$，$A > B > C$，$A$、$B$、$C$ 分别为 α、β、γ 相的截距。改变过程中可以动态反映拟合的残差平方和 R_e，R_e 最小的待定参数组合就是最优初始值，最后以该最优初始值采用单纯形法作局部区域内的精确搜索拟合。具体过程如以下系列图所示：

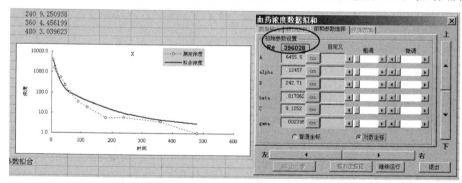

图 17-4　软件通过残数法产生的待定参数初始值

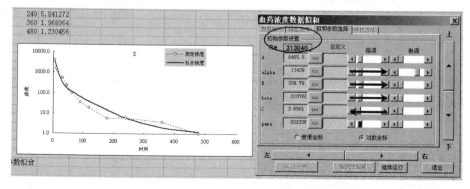

图 17-5　手动调节待定参数，使得 R_e 值降低

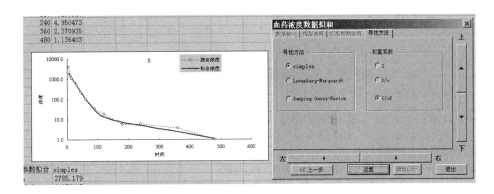

图 17-6 以图 17-5 手动调节所得的 R_e 最小参数的组合作为初始值进行拟合所得的结果图

以上计算过程在中国药科大学药代中心编写的 BAPP3.4 版本中得以实现。该方法既能防止 Simplex 局部次优解的寻优，又不会拟合发散，对于不典型的数据以及待定参数多的模型，均可采用该方法。

第三节 经典房室模型的特点和模型的选择

在运用房室模型估算药物代谢动力学参数时所选模型很关键，因此，在进行药物代谢动力学拟合分析时应首先判断所研究药物是属于哪种房室模型，具体判别标准一般可先用半对数图进行初步判断，再通过计算机拟合后加以进一步判断。目前最常采用的是赤池信息判据最小准则（Akaike's information criterion，AIC）。

假设观测数据点数为 n，拟合函数中所含待定参数的个数为 m，拟合所得残差平方和（或加权残差平方和）为 R_e，$R_e = \sum_{i=1}^{n} (c_i - \hat{c}_i)^2$，则

$$AIC = n \ln R_e + 2m \tag{17-24}$$

赤池提出按 AIC 值最小的准则来挑选模型，即在几种预定的模型中，最佳模型的 AIC 值应该最小。根据这一准则，我们就可以对几种不同的房室模型分别进行曲线拟合，算出各自的 R_e 和 AIC 值，比较 AIC 值的大小，然后选 AIC 值最小的房室作为优选的模型。另外，根据这一准则，我们对同一模型，在用不同的计算方法作曲线拟合时，AIC 值最小的那种方法算得的参数较为精确。不过这时 AIC 值最小就相当于 R_e 值最小，因此，只要比较 R_e 值的大小即可。AIC 值兼顾了模型房室个数和 R_e 两个因素，既使得 R_e 值低，同时又限制了复杂函数的使用，增加了拟合函数的实用价值。从实用角度看，房室模型的房室个数不宜超过 3 个。

在选取模型时要特别注意，因为房室模型中房室只是数学模型中的一个抽象概念，并不代表解剖学上的任何组织或器官，因此它的划分具有相对性和主观随意性。当实验数据比较准确和充分时，可以将药物在体内分布的较小速度差异区分开来，从而可以将体内分成更多的房室。但是当实验数据比较少或者误差较大时，药物在体内的速度差异就无法区分，只能将机体分成较少的房室或单一的中央室。由于上述原因，有可能同一种药物，在不同的文献报道中有

不同的房室模型,要理解和容忍这种房室划分的相对性,简单地将房室模型看成固定不变是错误的。

第四节　房室模型拟合的影响因素

在应用计算机程序进行房室模型拟合、估算药物代谢动力学参数时,影响结果的因素主要有以下几个。

一、实验中血药浓度-时间曲线采样点的设计问题

血药浓度-时间曲线的采样点数显著地影响着模型的识别和拟合的质量,因而采样时间点和采样点个数的设计是成功进行拟合的第一步。原则上要求以较少的采样,尽可能获取血药浓度经时曲线的变化形态信息,如峰浓度、峰时间、拐点、变化趋势等。在曲线变化较大的地方,应多采样;在曲线变化小的范围内,则可少采样。但是,由于个体差异以及其他因素的存在,可能血药浓度-时间曲线的拐点等位置不一样,所以只能尽量做到符合以上原则。另外经验证明,对于有 m 个参数的模型,采样点个数 n 至少为 $2m+1$,例如,二房室口服给药模型有 5 个待定参数,采 11 个点以上比较可靠。$n \leqslant m$ 是不可行的,否则残差的自由度为 $n-m-1 \leqslant -1$,不符合统计学要求。事实上,国家药品审评机构的指导原则中明确表明血药浓度-时间曲线采样点个数不得少于 11 个,一般我们进行血药浓度-时间曲线的点数设计时都会超过 11 个。

二、样品浓度测定的准确性

国家食品药品监督管理局的实验指导原则中明文规定,对于生物样品检测,低浓度的检测相对误差必须在 $\pm 20\%$ 以内,而中、高浓度的检测相对误差必须在 $\pm 15\%$ 以内。由于存在实验误差,曲线拟合时必须考虑权重系数的选取。如果低浓度样品测量比较准确,就要采取权重拟合,反之则选用普通拟合。对于半衰期等参数,更多地取决于血药浓度-时间曲线末端相的下降速率。因此,样品检测的准确性显著地影响这类参数拟合的准确度。

三、权重系数的选取

房室模型拟合过程中,一般认为所采用的目标函数残差平方和 R_e 值越小,拟合曲线和实测值-时间曲线重合性越好,则拟合效果越好。但是 R_e 值的大小往往过分取决于高浓度的观察值,而忽视了低浓度观测值的作用。例如,同样是 $|c_i - \hat{c}_i| = 0.5$ 的差值,对于 100 ng/ml 相对误差很小,对于 1 ng/ml 相对误差就很大,所以不能采用绝对残差平方和最小,把高低浓度的差值等同看待的做法。这时候就需要采用权重系数的方法,即在加权的情况下,求加权残差平方和 $R_e = \sum_{i=1}^{n} (c_i - \hat{c}_i)^2 W_i$ 的最小值问题。其中 W_i 称为权重系数。权重系数最常采用的是 $W_i = 1/c_i$ 或 $W_i = 1/c_i^2$,则加权残差平方和为

$$R_e = \sum_{i=1}^{n} (c_i - \hat{c}_i)^2 W_i \tag{17-25}$$

即为相对残差平方和最小。

当 $W_i=1$ 时,不进行权重。有时候 $W_i=1/c_i$,权重介于 1 和 $1/c_i^2$ 之间。在使用 AIC 法选择模型时,应充分考虑不同的权重系数对结果的影响,特别是当血药浓度范围较宽时考虑采用加权法估算药物代谢动力学参数。至于选择何种权重系数,目前仍然在讨论之中,没有统一的方法,需要根据不同的情况进行具体分析。需要强调的是,不同的权重系数间的 R_e 值和 AIC 值没有可比性。

四、收敛精度的选取

收敛精度的选取,通常采用由大到小逐步修正的办法,即初始精度可以取得大些,查看计算结果是否满意(残差平方和/或加权残差平方和是否可以明显减少,观察值与估算值之间的相关系数,是否可以明显增大等),再决定是否提高精度(将精度值取小)。继续拟合时,应选前一次结果作为初值。

五、初值的选择

目前所采用的非线性最小二乘法的算法都面临一个初值如何选取的问题。初值选得好,迭代次数少,收敛速度快,所得结果也相对理想。初值选取一般首先参考以往的经验或者文献上的资料,也可以应用残数法的计算结果作为初值。但是无论初值如何选取,也还是存在初值依赖性的问题。

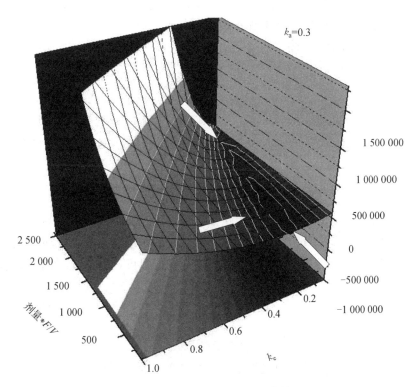

图 17-7 拟合中的初值依赖性

初值依赖性是指随着初值选取的不同,拟合所得药物代谢动力学参数也会随之变化。图 17-7 是一个实际的利用单纯形法拟合药物代谢动力学参数过程中目标函数 R_e 值的分布图。该例为口服一房室模型,有三个待定参数:k_a,剂量 $* F/V$,k_e。在 $k_a = 0.3$ 时,罗列剂量 $* F/V$ 和 k_e 两个参数在一定范围内的所有对应组合情况下的 R_e 值。从图中可以看到颜色越深,R_e 值越小,低于某一限度的 R_e 值区域为一个不规则的长条状。寻优过程中,当参数组合点到达最深区域的边缘就可以终止拟合。由图可见,随着起始位置不同,从三个方向开始拟合,在 R_e 值最小区域的边缘,所到达的目标值并不是归结为一个点,而是三个点,这就存在药物代谢动力学参数拟合的初值依赖性。

六、拟合的约束条件问题

对于拟合过程中限定待定参数取值范围和大小顺序有着严格的专业要求。

在房室模型拟合过程中,参数必须限定在具有实际意义的范畴内,最起码的要求是所有的参数为正值。如图 17-7 所示,参数剂量 $* F/V$ 的取值在小于 0 时,该值没有实际意义,R_e 值依然很小,说明了数据拟合寻优过程中必须限定取值范围,否则拟合出来的数据没有实际意义。在模型拟合时,可以经常忽略约束条件,简单地考察所收敛的参数估计值是否满足约束条件。如果模型很好地拟合了数据,参数的估计应当在有意义的范围内。但是,在迭代过程中,让待定参数进入非法区域有时会引起参数的剧烈波动或者引起数值溢出,所以应该对整个迭代过程的参数取值范围和大小关系加以限制。对于含有带约束条件的参数拟合,常规的优化方法是非线性规划。幸运的是,对于非线性回归模型来说,其约束条件往往简单的足以由参数变化来处理。例如,参数 θ 的区间类约束 $a \leqslant \theta \leqslant b$,可以采用 Logistic 转换来实现:

$$\theta = a + \frac{b-a}{1+e^{-\phi}} \qquad (17-26)$$

对于次序类的约束 $a \leqslant \theta_1 \leqslant \theta_2 \leqslant \cdots \leqslant \theta_i \leqslant b$ 则可以采用 Jupp 转换来实现。以二房室静脉给药作为典型,试对拟合过程中参数的转换加以详细说明。二房室静脉注射宏参数模型为双指数函数:

$$c = Ae^{-\alpha t} + Be^{-\beta t} \qquad (17-27)$$

式中,参数 (A 和 B)、(α 和 β)是可以相互交换的,换言之,(A 和 B)、(α 和 β)同时相互交换并不会改变 c 的值,而是参数可交换在进行拟合时会得到两组同等最优解,可线性近似不能说明这种对称性。在本例中,当约束条件为 $0 \leqslant A \leqslant B$ 时,则可以消除这种可交换性。而利用变换

$$A = \exp^{\phi_{\text{小}}}(1 + \exp^{\phi_{\text{大}}}) \qquad (17-28)$$

$$B = \exp^{\phi_{\text{小}}} \qquad (17-29)$$

则可实现上述约束条件,消除可交换性。拟合过程中变换参数的计算公式如下:

$$\phi_{\text{小}} = \ln(B) \qquad (17-30)$$

$$\phi_{\text{大}} = \ln\left(\frac{A}{\exp^{\phi_{\text{小}}}} - 1\right) = \ln\left(\frac{A}{B} - 1\right) \qquad (17-31)$$

第五节　有关药物代谢动力学参数的几个概念

一、一级参数和衍生参数

药物代谢动力学参数一般可以分成一级参数和衍生参数两类。所谓一级参数,就是指最易受生理指标直接影响的药物代谢动力学参数,例如,清除率与肝、肾功能有直接关系,表观分布容积与体重、血浆蛋白含量以及体内脂肪比例有关。衍生参数则是指由一个或多个一级参数计算求得的参数。例如,消除速度常数 $k = \dfrac{CL}{V}$,由 CL 和 V 两个一级参数计算求得。在进行临床药物代谢动力学应用过程中,我们应该更多地采用一级参数来建议临床个体用药,因其能够更好地和病人的生理因素相衔接。目前,经常有人根据药物的半衰期进行给药方案的设计。例如,在确定采血时间点时,一般定为半衰期的 3～4 倍。但是,如果药物符合二房室模型,则如图 17-8 所示。当取样点取到 1 号时间时,半衰期很小;当取样点取到 3 号位置时,其末端半衰期会远大于整个消除相的半衰期。取样时间点不同,半衰期差别极大。因此,单纯以药物的半衰期进行临床给药方案的调整、药物代谢动力学试验的设计,会带来很大的偏差。

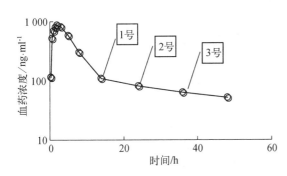

图 17-8　半衰期受取样点影响示意图

二、宏参数(macro parameters)和微参数(micro parameters)

在二房室以上的房室模型拟合中,可以将待定参数分成宏参数和微参数。所谓的宏参数是指在二房室以上的房室模型中,血药浓度-时间曲线公式可以表达为多指数函数的和,与这些多指数函数有关的参数称为宏参数,而微参数则是基本药物代谢动力学参数。

例如,二房室静脉注射用宏参数形式如式(17-26)所示,此时共有四个待定宏参数:A、B、α 和 β。用微参数形式表示如下:

$$c_1 = \frac{X_0(\alpha - k_{21})}{V_1(\alpha - \beta)} e^{-\alpha t} + \frac{X_0(k_{21} - \beta)}{V_1(\alpha - \beta)} e^{-\beta t} \tag{17-32}$$

$$\alpha = 0.5\left[(k_{12} + k_{21} + k_{10}) + \sqrt{(k_{12} + k_{21} + k_{10})^2 - 4k_{21}k_{10}}\right] \tag{17-33}$$

$$\beta = 0.5\left[(k_{12} + k_{21} + k_{10}) - \sqrt{(k_{12} + k_{21} + k_{10})^2 - 4k_{21}k_{10}}\right] \tag{17-34}$$

此时有四个待定微参数:$V_1, k_{10}, k_{12}, k_{21}$。

由于微参数的初始值难以估算,而宏参数可以通过对血药浓度-时间曲线半对数作图进行预估,所以目前拟合通常采用宏参数进行计算,再通过相应的公式计算微参数。

第六节　特殊数据的处理

在进行数据处理时,有时会发现血药浓度-时间曲线中存在双峰现象,这就给数据的解析带来了困难。

一、原因分析——双峰现象

我们进行药物代谢动力学研究并不是着重于对数据本身的分析,而是通过数据来研究药物在体内的 ADME 规律,从而为临床前的药理、毒理实验以及临床试验提供参考。所以出现双峰现象,应更着重对其产生的生理原因进行探讨,再加上对数据的解析处理。通常情况下双峰产生的原因有如下几种:

(1)肝肠循环或胃肠循环　这种情况应该是产生双峰最常见的原因。若第二个峰在 3～4 h,其往往是由肠肝循环产生的。若第二个峰在 8 h 以后,极可能是原型药物在肝脏以Ⅱ相代谢产物的形式进入肠道,经肠道菌群降解成原型药物并再次被吸收而产生的。

(2)制剂因素　有些药物被设计成脉冲释放,在体内有两次或多次释放。

(3)双吸收窗　药物在胃肠道存在双吸收窗现象,例如,药物在小肠上段存在一个吸收窗,在结肠或者直肠存在第二个吸收窗。

(4)时辰因素的影响　人体内一些酶系以及某些其他生理指标,存在着节律现象。例如,饭前人体内胃酸分泌量会增加,使胃部的 pH 呈现亚日节律现象(所谓亚日节律,是指规律变化周期不到 20 h 的节律,例如,血压、胃部 pH)。此外,有些药物在特定的 pH 下才能释放或吸收。这种亚日节律的 pH 变化导致药物的释放或吸收呈现出一种双峰或多峰血药浓度-时间曲线现象。

(5)其他因素　例如浓度检测误差。一般生物样品分析低浓度变异大于高浓度。在血药浓度-时间曲线的末端,各个时间点本身浓度差别并不大,若出现检测误差,就可能导致后一时间点的浓度高于前一时间点的浓度,表现为双峰现象。

具体产生双峰的原因可以通过设计各种实验来探索。比如,我们可以通过比较胆管结扎与否两种情况下血药浓度-时间曲线数据来判断是否存在肝肠循环。确认产生双峰的原因后,我们可以通过如下方法对数据进行处理。

二、双峰现象的数据处理

对于 AUC 可以用统计矩方法进行处理,与是否存在双峰现象无关。至于 c_{max} 和 t_{max} 两个参数,可以先观察每个试验对象是否都具有双峰。如果每个都有,可以分别统计 c_{max1}、c_{max2} 和 t_{max1}、t_{max2}。如果有个别试验对象没有双峰,可以将 c_{max}、t_{max} 分别计算两次,认为该试验对象两个峰重叠。这样我们就可以分别计算两个峰的峰浓度和达峰时间,并进行统计比较。

三、缓控释制剂的吸收倒置现象

在口服一房室模型中,血药浓度公式如下:

$$c = \frac{k_a F X_0}{V(k_a - k)}(e^{-kt} - e^{-kat})$$

(17-35)

通常情况下，$k_a \gg k$，当 t 充分大时，则 e^{-kat} 先趋于零，即 $e^{-kat} \to 0$。见表 17 - 2。

表 17 - 2　不同时间段吸收相和消除相的比较

t/h	$k_a = 1$	$k = 0.1$
	e^{-kat}	e^{-kt}
1	0.367 9	0.905 0
2	0.155 3	0.818 7
3	0.018 3	0.678 3
4	0.006 7	0.606 5

所以对数浓度-时间曲线的末端，其斜率等于 k_e。但是，对于缓控释制剂，由于 k_a 不必然大于 k_e，则不能认为 e^{-kat} 先趋于零，而如果 $k_a \ll k_e$，对数浓度-时间曲线的末端斜率等于 k_a。这就是所谓的吸收倒置现象。但我们不可能仅仅只通过缓控释制剂本身口服后的数据来区分吸收指数项和消除指数项，从而进行吸收解析。这就是吸收解析的时候最好要同时进行静脉给药实验的原因——能够确切地知道药物的消除相的情况。但是，当药物静脉给药和口服给药消除情况不一致时，哪怕进行静脉注射也无法进行口服药物的吸收解析。而药物静脉给药和口服给药消除情况不一致的现象是比较常见的，其中最常见的就是药物存在肝肠首过效应。

药物代谢动力学的数据千差万别，解析过程中需要注意的事项非常多。本文作者只能根据工作实践的一些经验加以整理，不可能涵盖所有的问题。但是无论用何种方法处理数据，依然要牢记数据处理的目的：为新药临床前研究和临床用药服务，而不能仅仅为了处理数据而处理数据。

（杨　劲）

参考文献

[1] 谢海棠，黄晓晖，孙瑞元.国内外常用的药物代谢动力学软件介绍[J].中国临床药理学与治疗学，2001，6：289 - 292.

[2] Douglas M. Bates，Donald G. Watts. 非线性回归分析及其应用[M].北京：中国统计出版社，1997.

[3] 杨劲，柳晓泉，刘晓东，王广基等.开发生物利用度研究的数据处理通用程序[J].中国临床药理学杂志，2003，19：125 - 127.

图书在版编目(CIP)数据

药物代谢动力学教程/刘晓东,柳晓泉主编.—南京:江苏凤凰科学技术出版社,2015.8(2022.7重印)

ISBN 978 - 7 - 5537 - 4350 - 9

Ⅰ.①药… Ⅱ.①刘…②柳… Ⅲ.①药物代谢动力学—教材 Ⅳ.①R969.1

中国版本图书馆 CIP 数据核字(2015)第 073256 号

药物代谢动力学教程

主　　　编	刘晓东　柳晓泉	
责 任 编 辑	陈　静	
责 任 校 对	仲　敏	
责 任 监 制	刘　钧	

出 版 发 行	江苏凤凰科学技术出版社
出版社地址	南京市湖南路 1 号 A 楼,邮编:210009
出版社网址	http://www.pspress.cn
照　　　排	江苏凤凰制版有限公司
印　　　刷	南京新洲印刷有限公司

开　　　本	787 mm×1092 mm　1/16
印　　　张	23.75
字　　　数	580 000
版　　　次	2015 年 8 月第 1 版
印　　　次	2022 年 7 月第 5 次印刷

标 准 书 号	ISBN 978 - 7 - 5537 - 4350 - 9
定　　　价	68.00 元

图书如有印装质量问题,可随时向我社印务部调换。